Diagnostische Verfahren in der Rehabilitation

Diagnostik für Klinik und Praxis
Band 5

Diagnostische Verfahren in der Rehabilitation
hrsg. von Prof. Dr. Dr. Jürgen Bengel, Prof. Dr. Markus Wirtz und Dr. Christian Zwingmann

Herausgeber der Reihe:
Prof. Dr. Elmar Brähler und Prof. Dr. Bernhard Strauß

Diagnostische Verfahren in der Rehabilitation

herausgegeben von

Jürgen Bengel, Markus Wirtz
und Christian Zwingmann

unter Mitarbeit von Lisa Lyssenko

HOGREFE 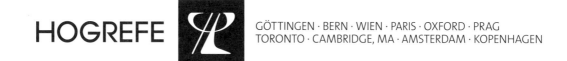 GÖTTINGEN · BERN · WIEN · PARIS · OXFORD · PRAG
TORONTO · CAMBRIDGE, MA · AMSTERDAM · KOPENHAGEN

Prof. Dr. Dr. Jürgen Bengel, geb. 1955. 1974-1979 Studium der Psychologie in Mannheim, Freiburg und Hamburg. 1979-1987 Studium der Medizin in Freiburg. 1986 Promotion Psychologie, 1987 Promotion Medizin. 1980-1992 Mitarbeiter am Psychologischen Institut der Universität Freiburg. 1992 Habilitation. 1992-1993 Vertretung des Lehrstuhls für Medizinische Psychologie am Universitätsklinikum Hamburg-Eppendorf, 1993-1994 Professor am Institut für Rehabilitationswissenschaften der Humboldt-Universität zu Berlin. Seit 1994 Professor am Institut für Psychologie der Universität Freiburg. 1999 Approbation als Psychologischer Psychotherapeut.

Prof. Dr. Markus Wirtz, geb. 1969. 1990-1995 Studium der Psychologie in Münster. 2001 Promotion. 1995-2001 Wissenschaftlicher Mitarbeiter am Psychologischen Institut III der Universität Münster. 1999-2000 Mitarbeiter der Jugendpsychiatrie in Hamm (Westf.). 2000-2006 Wissenschaftlicher Angestellter an den Universitäten Tübingen und Freiburg sowie im Methodenzentrum des Rehabilitationswissenschaftlichen Forschungsverbundes Freiburg/Bad Säckingen. 2004 Vertretungsprofessor und seit 2006 Professor für Pädagogische Psychologie an der Pädagogischen Hochschule Freiburg.

Dr. Christian Zwingmann, geb. 1963. 1984-1991 Studium der Psychologie, Theologie und Philosophie in Frankfurt. 2002 Promotion. Berufliche Stationen: Verband Deutscher Rentenversicherungträger in Frankfurt, Universität Würzburg, Arbeitsbereich Rehabilitationswissenschaften, Hochrhein-Institut für Rehabilitationsforschung in Bad Säckingen und Institut für Psychologie der Universität Frankfurt. Seit 2006 Projektleiter im Geschäftsfeld „Gesundheit und Soziales" bei der Prognos AG in Düsseldorf.

Mit Unterstützung durch: 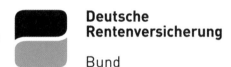 **Deutsche Rentenversicherung** Bund

Bibliografische Information der Deutschen Nationalbibliothek

Die Deutsche Nationalbibliothek verzeichnet diese Publikation in der Deutschen Nationalbibliografie; detaillierte bibliografische Daten sind im Internet über http://dnb.d-nb.de abrufbar.

© 2008 Hogrefe Verlag GmbH & Co. KG
Göttingen · Bern · Wien · Paris · Oxford · Prag
Toronto · Cambridge, MA · Amsterdam · Kopenhagen
Rohnsweg 25, 37085 Göttingen

http://www.hogrefe.de
Aktuelle Informationen · Weitere Titel zum Thema · Ergänzende Materialien

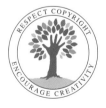

Umschlaggestaltung: Daniel Kleimenhagen, Designer AGD, Hildesheim
Gesamtherstellung: Druckerei Hubert & Co, Göttingen
Printed in Germany
Auf säurefreiem Papier gedruckt

ISBN 978-3-8017-2095-7

Inhaltsverzeichnis

B7: Pneumologie

Teil C: Sozialmedizinische Begutachtung

Einleitung: Assessmentverfahren in der Rehabilitation

Jürgen Bengel, Markus Wirtz und Christian Zwingmann

Ziele der Rehabilitation und Anforderungen an das Assessment

Rehabilitation zielt auf die Beseitigung oder Verringerung der Folgen einer chronischen Erkrankung, einer Behinderung oder eines spezifischen akuten Ereignisses (z. B. eines Unfalls) (Bundesarbeitsgemeinschaft für Rehabilitation, 2005). Sie dient somit der Vorbeugung einer drohenden Behinderung oder der Vermeidung der Verschlimmerung einer bestehenden gesundheitlichen Schädigung. Trotz eventuell bleibender Gesundheitsschäden und ihrer Folgen sollen Menschen mit (beginnenden) chronischen Krankheiten und Behinderungen in die Lage versetzt werden, möglichst gut mit den alltäglichen Anforderungen zurechtzukommen und ihre Rollenverpflichtungen in Familie, Beruf und Gesellschaft möglichst weitgehend zu erfüllen. Für den Fall, dass eine vollständige Rehabilitation nicht zu erreichen ist, sollen die Auswirkungen der chronischen Erkrankung bzw. Behinderung auf die genannten Lebensbereiche auf ein Minimum reduziert werden. Insofern soll durch die Rehabilitation eine Linderung der Beschwerden, eine Stabilisierung des aktuellen Zustandes, eine Verlangsamung der Progression, eine günstige Krankheitsverarbeitung, eine Rezidivprophylaxe, der Erwerb kompensatorischer Leistungen mit und ohne technische Hilfen sowie eine funktionsgünstige Gestaltung der persönlichen Umwelt erreicht werden. Ein wesentliches Behandlungsziel von Rehabilitationsmaßnahmen besteht darin, dem Rehabilitanden Kompetenzen zu vermitteln, die den Umgang mit der Erkrankung bzw. Behinderung und die Krankheitsverarbeitung unterstützen (Bengel & Helmes, 2005).

Grundsätzlich sind die Aufgaben der Diagnostik in der Rehabilitation wie in der klinischen Versorgung unter zeitlicher Perspektive zu sehen: Indikationsorientierte Diagnostik (elektive und adaptive Indikation), Verlaufs- und Prozessdiagnostik (Therapieprozessdiagnostik und therapiebegleitende Veränderungsmessung) sowie evaluative Diagnostik (z. B. Beurteilung der Therapiezielerreichung, Qualitätskontrolle). Aus den weit gefächerten Rehabilitationszielen ergeben sich umfassende Anforderungen an das Assessment: Die Folgen von Gesundheitsschäden weisen ein breites Merkmalsspektrum mit unterschiedlichen Ebenen auf und das Assessment in der Rehabilitation muss folglich eine angemessene Beschreibung dieser Merkmalsebenen ermöglichen sowie Informationen für die Planung entsprechend angepasster Rehabilitationsmaßnahmen zur Verfügung stellen (Heinemann, 2005). Darüber hinaus muss das Assessment den Rehabilitationsverlauf abbilden und die Effekte dokumentieren, d. h. auch zur Evaluation und zum Qualitätsmanagement geeignet sein. Aus der Variabilität und Heterogenität der Krankheitsfolgen ergibt sich die Forderung nach einer individuellen Definition und Berücksichtigung von Therapie- bzw. Rehabilitationszielen, um patientenspezifisch die Behandlung anpassen und den Nutzen der Rehabilitation vor dem Hintergrund der Bedürfnisse des Patienten angemessen beurteilen zu können.

Standardisierte Assessmentinstrumente sollen Aussagen zu den Ausgangsbedingungen des Rehabilitanden, zu den Behandlungseffekten sowie zur Prognose und zu den wichtigen Einflussvariablen auf einer möglichst objektiven und überprüfbaren Basis ermöglichen. Sie tragen somit dazu bei, die professionelle Kommunikation zu erleichtern, die Ergebnisdokumentation zu verbessern und die Aussagekraft der Diagnostik zu erhöhen. Sie sind dabei nicht nur „technische Hilfsmittel", sondern spiegeln in komprimierter Form Diskussionsstand und Differenzierungsgrad der rehabilitationswissenschaftlichen Forschung wider.

ICF als Rahmenmodell

Als allgemein akzeptiertes theoretisches Modell der Rehabilitation gilt die von der WHO entwickelte „Internationale Klassifikation der Funktionsfähigkeit, Behinderung und Gesundheit bzw. der funktionalen Gesundheit" (ICF; DIMDI, 2004; Peterson, 2005; Schliehe, 2006). In der ICF liegt der Schwerpunkt auf den individuellen und sozialen Auswirkungen von chronischer Krankheit, Unfällen und angeborenem Leiden oder hohem Lebensalter. Die ICF ist ein Klassifikationssystem, mit dem

Gesundheitsschäden auf der somatischen Ebene und ihre Folgeerscheinungen im Bereich der Leistungsfähigkeit im Beruf und Alltagsleben sowie der sozialen Partizipation klassifiziert werden können (Bruyere, Van Looy & Peterson, 2005). Das multifaktorielle Modell versucht, den gesamten gesundheitsrelevanten Lebenshintergrund einer Person zu berücksichtigen. In der Regel betreffen Einschränkungen des Gesundheitszustandes die drei zentralen, in der ICF formulierten Behinderungsdimensionen: Die (1) Schädigung von Körperstrukturen und -funktionen hat (2) Aktivitätsbegrenzungen zur Folge (Aktivitäten), wodurch (3) die Möglichkeiten eingeschränkt werden, am sozialen und gesellschaftlichen Leben teilzuhaben (Partizipation oder Teilhabe). Nach der ICF wird Behinderung als das Ergebnis einer Wechselwirkung zwischen dem Gesundheitsproblem und den Kontextfaktoren, d. h. den umweltbezogenen Faktoren (z. B. Einstellungen und Vorurteile der Gesellschaft, Vorhandensein von behindertengerechten Einrichtungen) und den persönlichen Faktoren (z. B. Lebensstil, Ressourcen, Bewältigungsstrategien) betrachtet.

Alle rehabilitativen Bemühungen zielen letztlich – durch eine verbesserte Kompetenz des Patienten oder die Optimierung der Lebens- und Umweltbedingungen – auf eine Verbesserung der Partizipation ab, d. h. die Folgen der funktionalen Einschränkungen sollen bestmöglich reduziert werden: Menschen mit Einschränkungen sollen aktiv und produktiv in der Gesellschaft leben können sowie familiär und gesellschaftlich integriert sein. Partizipation ist das Ziel, unabhängig von Merkmalen der Person und dem Ausmaß der Beeinträchtigung der Körperfunktionen und -strukturen. Um diesen umfassenden Anspruch der ICF in der Rehabilitationsdiagnostik umsetzen zu können, muss das gesamte als relevant definierte Merkmalsspektrum erfassbar sein (Perenboom & Chorus, 2003). Mit der ICF steht ein Rahmenmodell für die Rehabilitation insgesamt und damit auch für die rehabilitative Diagnostik zur Verfügung. Besondere Bedeutung in der Rehabilitation besitzen Verfahren zur Bewältigung von Krankheiten, zur Wiedererlangung der Funktionsfähigkeit im Alltag und zur Erfassung von Aspekten der Partizipation.

Auf der Ebene der Aktivitäten besitzt das Assessment der „Funktionsfähigkeit im Alltag" in der Rehabilitation eine besondere Relevanz (Coster, Haley, Andres, Ludlow, Bond & Ni, 2004). Hier wird erfasst, inwiefern Patienten in der Lage sind, Aktivitäten des alltäglichen Lebens problemlos durchzuführen. Die „Funktionsfähigkeit im Alltag" hat sich in empirischen Studien als wichtigster Prädiktor der Partizipation eines Patienten und des Behandlungserfolgs erwiesen (Reed, Lux & Bufka, 2005).

Eine Vielzahl von relevanten Themenbereichen ist jedoch diagnostisch noch gar nicht oder nicht ausreichend mit standardisierten Instrumenten abgedeckt. Dabei sind nicht nur genuin psychologische Verfahren, sondern auch sozialmedizinisch und rehabilitationsmedizinisch fundierte Instrumente vorzulegen. Der Bedarf nach Neuentwicklungen dimensionaler ICF-orientierter Assessmentverfahren oder der Adaptation bestehender Assessmentverfahren an das Modell der ICF ist deswegen erheblich. So wird seit einiger Zeit verstärkt die Entwicklung von Instrumenten gefordert, die direkt auf der ICF basieren oder zumindest mit dieser kompatibel sind (siehe dazu Wirtz & Bengel, im Druck). Derzeit können die meisten patientennahen Assessmentverfahren den Dimensionen der ICF nicht eindeutig zugeordnet werden, sodass als Lösungsweg die psychometrisch fundierte Modifikation der erfassten Konstrukte diskutiert wird, die den ICF-Kategorien entsprechende operationale Definitionen gewährleistet.

Als wichtiges Bindeglied zwischen dem detaillierten Klassifikationssystem der ICF und psychometrischen Assessments können sog. „ICF Core Sets" gelten, in denen die für eine bestimmte Gesundheitsstörung bedeutsamen ICF-Kategorien zusammengefasst werden (Stucki, Ewert & Cieza, 2003). Diese Core-Sets können für einzelne klinische Anwendungen zielgerichtet ausgewählt werden und ermöglichen eine vergleichsweise ökonomische und in der Rehabilitationspraxis umsetzbare Diagnostik. Angesichts der aktuellen und zunehmenden Bedeutung der ICF im Bereich der Rehabilitation wird der aktuelle Stand der Arbeiten zu den „ICF Core Sets" im Anschluss an dieses Einleitungskapitel dargestellt (siehe Cieza, Geyh & Stucki, in diesem Band).

Rehabilitationsspezifische Diagnostik

Hinsichtlich des methodischen Zugangs ist die Diagnostik in der Rehabilitation vergleichbar mit der klinischen Diagnostik in der Gesundheitsversorgung insgesamt: Exploration und Anamnese sowie standardisierte Assessmentverfahren stellen die wichtigsten Ansätze dar. Bei den standardisierten

Assessmentverfahren überwiegen in der Rehabilitation die Selbstbeurteilungsverfahren (Fragebogen). Sie stellen das wichtigste Hilfsmittel dar, um die Patientenperspektive in der rehabilitationsspezifischen Diagnostik und Evaluation systematisch abzubilden. Gerade im Bereich der Rehabilitation ist der Einbezug der Patientenselbsteinschätzungen wichtig, weil die eigene Wahrnehmung von z. B. Gesundheitszustand, Leistungsmöglichkeiten und Motivation entscheidende Auswirkungen auf die Krankheitsverarbeitung und das tatsächliche Verhalten hat. Die subjektive Wahrnehmung, Bewertung und Verarbeitung der Krankheits- und Behinderungsfolgen variiert erheblich, ebenso die der behandlungsbedingten Veränderungen in einzelnen Merkmalsbereichen. Entsprechend stellt die gesundheitsbezogene Lebensqualität – ein Oberbegriff für Selbsteinschätzungen der Patienten zu ihrem Gesundheitszustand – das wichtigste patientennahe Outcome-Kriterium dar.

Aufgrund der Heterogenität der Belastungsprofile von chronisch kranken und behinderten Menschen und der Vielfalt der Behandlungserwartungen und -ziele muss ein für den jeweiligen Patienten optimierter Assessmentplan erstellt werden. Diese individualisierte Diagnostik ist notwendig, um die Behandlungsplanung, den Behandlungsverlauf und den Behandlungserfolg auf das spezifische Bedarfsprofil des Patienten abzustimmen. Eine generelle Erfassung aller potentiell relevanten Merkmale würde vor dem Hintergrund des breiten Spektrums potentiell bedeutsamer Variablen und dem gleichzeitigen Anspruch, hohe Messqualität sicherzustellen, eine nicht vertretbare Belastung des Patienten durch das Assessment bedeuten. Insofern ist von dem Diagnostiker vor allem die Kompetenz zur begründeten Selektion nützlicher und notwendiger Erhebungsverfahren gefordert.

Neben der theoriebasierten Identifikation erkrankungs- und behandlungsrelevanter Merkmale, die die subjektiven Bedürfnisse des Patienten adäquat repräsentieren, muss der Diagnostiker dabei wichtige messtheoretische Aspekte mit berücksichtigen: Hierunter fällt beispielsweise, dass beachtet werden muss, ob der Patient in einer angemessenen Referenzpopulation lokalisiert werden kann, ob Hinweise auf eine im Individualfall eingeschränkte Validität der Befunde vorliegen und ob das Instrument hinreichend änderungssensitiv auf die angestrebten Behandlungseffekte reagiert. Hinzuweisen ist z. B. auf folgende Besonderheiten: Beim Testen von Personen mit chronischen Erkrankungen und Behinderungen stellt sich nicht selten die grundsätzliche Frage, ob ein an normalgesunden Probanden entwickeltes Inventar auch für den Einsatz bei chronisch kranken und behinderten Menschen geeignet ist. Dies betrifft nicht nur das Vorliegen von Normen, sondern auch die Möglichkeiten in der Durchführung und die differentielle Validität bzw. Verfahrenseignung. Hier muss der Diagnostiker entscheiden, ob er das jeweilige Instrument einsetzen kann und wie er die Testergebnisse interpretieren muss. Ein besonderes Problem für die Diagnostik in der Rehabilitation können darüber hinaus Personen mit einem Rentenbegehren darstellen. Hier muss die Validität der Testdiagnostik kritisch geprüft bzw. diese besondere Motivationslage bei der Interpretation berücksichtigt werden.

Organisatorische oder strukturelle Merkmale, die den Versorgungskontext oder die Rahmenbedingungen der Behandlung betreffen (z. B. Dauer der Behandlung, ambulante vs. stationäre Behandlung), müssen beim diagnostischen Vorgehen ebenfalls mit berücksichtigt werden. Weiterhin wird insbesondere durch die ICF die Bedeutung des sozialen Umfelds des Patienten hervorgehoben. Neben den Selbstauskünften des Patienten und dem diagnostischen Urteil der Behandler ist es somit wünschenswert und bei vielen diagnostischen Anlässen notwendig, die Perspektive der Angehörigen zu berücksichtigen.

Die genannten Aspekte verdeutlichen, dass gerade im Anwendungsfeld Rehabilitation aufgrund der inhaltlichen Komplexität der Konstrukte und der besonderen messtheoretischen und messmethodischen Anforderungen besondere Kompetenz beim Diagnostiker notwendig ist. Eine fundierte psychologische und testmethodische Ausbildung ist für eine fachgerechte Anwendung der Instrumente und adäquate Interpretation der Befunde unerlässlich. Dies gilt umso mehr, als auch in Zukunft nicht zu erwarten ist, dass für die verschiedenen Problemlagen und diagnostischen Anlässe jeweils spezifische Instrumente vorliegen werden.

Einteilung der Assessmentverfahren und Aufbau des Bandes

Eine erste Zusammenstellung von Assessmentinstrumenten für die Rehabilitation erfolgte durch Sibylle Biefang, Peter Potthoff und Ferdinand Schliehe im Jahr 1999. Seit Erscheinen dieses Bandes hat sich die Diagnostik insgesamt und in der medizinischen Rehabilitation im Besonderen dynamisch entwickelt. Das hier vorliegende Kompendium soll die ursprüngliche Sammlung von Verfahren aktualisieren und die zwischenzeitliche Entwicklung adäquat abbilden (siehe auch Biefang & Schuntermann, 2000). Die Abstracts der Rehabilitationswissenschaftlichen Kolloquien seit 1998 wurden auf Präsentationen zu diagnostischen Instrumenten überprüft, es wurden rehabilitationswissenschaftliche Experten befragt (s. u.) sowie Literaturchecks durchgeführt. Aufgenommen wurden deutschsprachige Verfahren bzw. Übersetzungen und Adaptionen, die für den Einsatz in der Rehabilitation entwickelt wurden oder für die ausreichende Erfahrungen in der Rehabilitation vorliegen. Die Indikationsbereiche geriatrische Rehabilitation, Rehabilitation im Kindes- und Jugendalter sowie die psychosomatische Rehabilitation (siehe auch Brähler, Schumacher & Strauß, 2002) wurden nicht berücksichtigt. Diese Bereiche sind besonders spezifisch bzw. umfangreich und verdienen jeweils einen eigenen Band.

Aufgrund der heterogenen Indikationsgruppen und unterschiedlichen Krankheitsbilder ist zwischen generischen und krankheitsspezifischen Instrumenten zu unterscheiden. Generische bzw. krankheits-/indikationsübergreifende (generic) Instrumente erlauben die Messung von Merkmalen, die unabhängig von der Indikationsstellung die Belastungen oder Einschränkungen des Patienten widerspiegeln, sowie weiteren Merkmalen, die für den Behandlungsverlauf und die Bewertung des Behandlungserfolgs von Bedeutung sind. Generische Verfahren zur Erfassung der gesundheitsbezogenen Lebensqualität sind so konzipiert, dass Vergleiche zwischen verschiedenen Krankheiten, Personengruppen bzw. Interventionen ermöglicht werden. Sie stellen eine wichtige Grundlage für den indikationsübergreifenden Vergleich des Versorgungsbedarfs und der Versorgungsqualität in der Rehabilitation dar. Generische Verfahren ermöglichen es außerdem, für die Ergebnisqualität relevante indikationsübergreifende Beziehungsgefüge (z. B. prädiktiver Wert der Behandlungsmotivation für die Verbesserung der gesundheitsbezogenen Lebensqualität) und Wirkmechanismen zu identifizieren und auf indikationsspezifische Besonderheiten empirisch zu prüfen.

Bei generischen Verfahren zur Erfassung der gesundheitsbezogenen Lebensqualität werden in der Regel mehrere Dimensionen – insbesondere physische, psychische, soziale und funktionale Aspekte – berücksichtigt, sodass eine Profildarstellung des subjektiven Gesundheitszustands möglich wird (siehe auch Schumacher, Klaiberg & Brähler, 2003). Wenn die Lebensqualität als patientennaher Ergebnisindikator in gesundheitsökonomischen Kosten-Nutzwert-Analysen verwendet werden soll, ist es hingegen erforderlich, die verschiedenen Dimensionen zu einem einzigen Indexwert zu aggregieren.

Die indikationsübergreifenden Verfahren zur Lebensqualität und zum Funktionszustand werden in Teil A dieses Bandes dargestellt (A.1). Den gesundheitsökonomisch orientierten Instrumenten ist ein eigener Abschnitt gewidmet (A.2). Weiterhin werden unter den krankheitsgruppenübergreifenden Verfahren in Teil A die folgenden Themenbereiche behandelt:

– Reha-Motivation und Behandlungserwartung (A.3)

– Gesundheitsverhalten und gesundheitsbezogene Kognitionen (A.4)

– Krankheitsverarbeitung (A.5)

– Soziale Unterstützung (A.6)

– Schmerz (A.7)

– Screening psychischer Störungen und Beschwerden (A.8)

– Rehabilitations- und Behandlungszufriedenheit (A.9)

Ebenfalls im Rahmen der indikationsübergreifenden Verfahren wird im vorliegenden Band ein eng an der ICF orientierter Fragebogen zu Mobilität und Selbstversorgung dargestellt (Teil C).

Krankheits-/indikationsspezifische (specific/targeted) Instrumente ergänzen das Verfahrensspektrum in Teil B des Bandes. Hier werden Merkmalsbereiche, die lediglich für einzelne Indikationsstellungen relevant sind oder indikationsspezifische Besonderheiten aufweisen, aufgeführt. Diese Verfahren sind also auf bestimmte Krankheiten bzw. Indikationen zugeschnitten. Gegenüber den allgemeineren Konzeptionen generischer Verfahren bieten sie grundsätzlich besonders günstige Voraussetzungen sowohl für klinisch notwendige Differenzierungen als auch für die adäquatere Abbildung von Veränderungen über die Zeit. Im vorliegenden Band werden indikationsspezifische Verfahren aus folgenden Bereichen vorgestellt:

- Dermatologie (B.1)

- Diabetes (B.2)

- Gastroenterologie (B.3)

- Kardiologie (B.4)

- Onkologie (B.5)

- Orthopädie und Rheumatologie (B.6)

- Pneumologie (B.7)

Zusätzlich zur therapeutischen Eingangs-, Verlaufs- und Abschlussdiagnostik spielen die Eignungs-diagnostik und die Beurteilung der beruflichen Leistungsfähigkeit im Rahmen der sozialmedizinischen Begutachtung eine wichtige Rolle. Hierfür geeignete Instrumente werden im vorliegenden Band in einem separaten Teil C „Sozialmedizin" dargestellt.

Die Auswahl der Verfahren gestaltete sich nicht immer einfach: Mehrere wichtige Instrumente sind noch in einer recht frühen Entwicklungsphase, sodass sie nicht routinemäßig eingesetzt werden können. Instrumente wurden nicht aufgenommen, wenn noch keine Daten zu wesentlichen Gütekriterien vorlagen. Eine Aufnahme erfolgte demnach nur, wenn ein Mindestentwicklungsstand gegeben war. Hinzu kommt, dass einige wenige der angeschriebenen Autoren der Einladung zur Darstellung nicht gefolgt sind. Ältere Verfahren wurden nicht berücksichtigt, wenn sie nicht weiter „gepflegt" bzw. aktualisiert wurden. Einzelne wichtige Themenbereiche sind nur schwach vertreten, insbesondere gilt dies für den Bereich der sozialmedizinischen Beurteilung und der beruflichen Rehabilitation. Hier ist derzeit eine besonders dynamische Entwicklung zu beobachten.

Neben der thematischen Gliederung wird das Auffinden einzelner Instrumente durch eine alphabetische Übersicht der verzeichneten Verfahren erleichtert. Der Aufbau der Verfahrensbeschreibung erfolgt nach einem einheitlichen Schema. Selbstverständlich stellt ein solches Korsett mit vorgegebenen Kategorien nicht für jedes Verfahren gleichermaßen eine adäquate Hülle dar. Unterschiedlich ist auch der Platzbedarf für die einzelnen Verfahren. Wir haben uns hier bemüht und die Autoren und Autorinnen gebeten, in Abhängigkeit von notwendigen Ausführungen innerhalb von drei bis fünf Seiten zu bleiben. Aus Platzgründen wurden auch alle im Rahmen der Beschreibungen der Verfahren zitierten weiteren Assessmentinstrumente nicht in den Literaturverzeichnissen der einzelnen Beschreibungen aufgeführt, sondern in einer Übersicht am Ende des Bandes zusammengestellt (S. 384f.).

Aktuelle Entwicklungen und Aufgaben

Die Rehabilitationswissenschaften haben – unterstützt durch den Förderschwerpunkt „Rehabilitationswissenschaften" – zu einer intensiven Neu- und Weiterentwicklung patientennaher Assessmentinstrumente geführt (Zwingmann, Moock & Kohlmann, 2004). So stehen inzwischen für verschiedene differenzierte Fragestellungen und spezifische Anwendungszwecke geeignete Verfahren zur Verfügung. Auch etablierte Instrumente wurden in den letzten Jahren einer erneuten psychometrischen Prüfung unterzogen und gegebenenfalls entsprechend überarbeitet. Auch neuere testtheoretische Aspekte und Analysemethoden werden zunehmend einbezogen. So gehört die Bestimmung der Änderungssensitivität bei evaluativ eingesetzten Instrumenten inzwischen ebenso zum Standard wie die konfirmatorische Überprüfung der dimensionalen Fragebogenstruktur mit Hilfe von linearen Strukturgleichungsmodellen. Vereinzelt beruhen die Analysen sogar auf anspruchsvollen testtheoretischen Modellen aus der Familie der Item-Response-Theorie. Für einige zentrale Instrumente sind einfach zu bedienende PC-Programme verfügbar bzw. in Entwicklung, sodass eine routinemäßige Dateneingabe und -auswertung in Rehabilitationseinrichtungen erheblich erleichtert wird. Da für mehrere Assessmentinstrumente validierte Kurzversionen verfügbar sind, kann – ohne substantiellen Verlust an psychometrischer Güte – ein ökonomisches Screening verwirklicht werden (Maurischat, Morfeld, Kohlmann & Bullinger, 2004; Wirtz, Farin, Bengel, Jäckel, Hämmerer & Gerdes, 2004).

Auf methodischer Ebene bieten sich durch die Methoden der Item-Response-Theorie viel versprechende Möglichkeiten, die Validität, die Fairness und die Ökonomie von Datenerhebungsmethoden zu verbessern (Ware, Gandek, Sinclair & Bjorner, 2005). Die vielfältigen Befunde zur Analyse und Optimierung von Messskalen und -prozeduren lassen auch im deutschen Sprachraum die verstärkte Entwicklung entsprechender Assessmentstrategien erwarten. In Bezug auf den Aspekt der Fairness stellt auch bei etablierten klassischen Instrumenten die Entwicklung adäquater gruppenspezifischer Normen für die Zukunft eine wichtige Aufgabe dar. Dies gilt insbesondere für Verfahren, die in der klinischen Psychologie und Psychotherapie und anderen Anwendungsfeldern entwickelt wurden. Hier ist immer zu prüfen, inwieweit das Verfahren für die jeweilige Rehabilitandengruppe geeignet ist und entsprechende Normwerte verfügbar sind. Die Methode der zielorientierten Ergebnismessung (ZOE) und des „Goal-Attainment-Scaling" (GAS) sind interessante methodische Ansätze, die die Integration multipler Ergebniskriterien patientenspezifisch ermöglichen. Es ist jedoch notwendig, die Skalierungseigenschaften und die Validität der resultierenden diagnostischen Befunde messtheoretisch besser zu fundieren, um diese Methoden als Standard für die Evaluationspraxis empfehlen zu können.

Auf inhaltlicher Ebene sollten vor allem prognostische Faktoren für die Rückkehr in das Arbeitsleben (return to work) oder für die Entscheidung bei Rentenbegehren des Patienten in stärkerem Maße empirisch untersucht werden. Neben der Entwicklung oder Optimierung von Instrumenten und deren Evaluation besteht hier ein Bedarf für Entscheidungsstrategien. Ein in der Gesundheitsversorgung aktueller Themenbereich ist das außerdem „Shared Decision Making" (SDM). Die sog. partizipative Entscheidungsfindung, die insbesondere für Therapieentscheidungen bei schwerwiegenden Erkrankungen mit Behandlungsalternativen wichtig ist, wird inzwischen auch in der Rehabilitation intensiv diskutiert. Assessmentinstrumente zur Erfassung des SDM befinden sich derzeit ebenfalls in der Entwicklung (z. B. Simon, Loh & Härter, 2005).

Künftig sollten verstärkt vergleichende psychometrische Untersuchungen durchgeführt werden, um Hinweise für den differentiellen Einsatz der für einen Konstruktbereich zur Auswahl stehenden Instrumente zu erhalten. Eine systematische Gegenüberstellung der jeweils zugrunde gelegten theoretischen Konzepte, operationalisierten Inhalte und empirisch validierten Dimensionen kann bei der Instrumentenauswahl ebenfalls weiterhelfen. Auch Vergleiche zwischen verschiedenen generischen Lebensqualitätsfragebögen sowie zwischen krankheitsübergreifenden und -spezifischen Verfahren sind noch wenig zu finden. Erst in einzelnen Themenbereichen – etwa bei der nutzentheoretischen Lebensqualitätserfassung (Moock, Kohlmann, Besch & Drüner, 2005) und beim Screening auf psychische Komorbidität (Härter, Baumeister & Bengel, 2007) – liegen bereits aussagekräftige Instrumentenvergleiche vor. Schließlich sollte bei der Neuentwicklung von Patientenfragebögen häufiger die Möglichkeit geprüft werden, ob ein gemeinsames Vorgehen im Rahmen multinationaler Studien verwirklicht werden kann. Originär deutschsprachige Instrumente können zwar u. U. besser auf die nationalen Spezifika in der Rehabilitation zugeschnitten werden, sind aber hinsichtlich ihrer internationalen Vergleichsmöglichkeiten erheblich eingeschränkt.

Danksagung

Wir bedanken uns bei allen Autoren und Autorinnen für die Bereitschaft, ihre Verfahren in dem von uns bzw. der Reihe vorgegebenen Format zu beschreiben. Alle haben die Änderungs- und Ergänzungswünsche und auch die Seitenzahlbegrenzung der Herausgeber akzeptiert. Die Herausgeber bedanken sich für wertvolle Hinweise auf Verfahren bei Prof. Dr. Elmar Brähler, Dr. Ruth Deck, Prof. Dr. Edgar Geissner, Dr. Thomas Hansmeier, Prof. Dr. Birgit Kröner-Herwig, Dr. Thomas Kubiak, Priv.-Doz. Dr. Oskar Mittag, Prof. Dr. Dr. Fritz A. Muthny, Dr. Silke Neuderth, Dr. Hartmut Pollmann, Dr. Heiner Vogel und Prof. Dr. Joachim Weis.

Die redaktionelle Arbeit wurde entscheidend durch Lisa Lyssenko unterstützt. Zusammen mit Aline Arndt hat sie ferner die gesamte Kommunikation mit den Autorinnen und Autoren sowie dem Verlag organisiert. Unser Dank gilt auch Susanne Weidinger für die Betreuung von der Verlagsseite. Besonderer Dank geht an die „Deutsche Rentenversicherung Bund", namentlich an Dr. Rolf Buschmann-Steinhage, die das Projekt inhaltlich und finanziell entscheidend gefördert und unterstützt hat.

Literatur

Bengel, J. & Helmes, A. W. (2005). Rehabilitation. In M. Perrez & U. Baumann (Hrsg.), *Lehrbuch Klinische Psychologie – Psychotherapie* (3. Aufl.; S. 530–553). Bern: Huber.

Biefang, S. & Schuntermann, M. (2000). Diagnostik und Assessment in der Rehabilitation. In J. Bengel & U. Koch (Hrsg.), *Grundlagen der Rehabilitationswissenschaften. Themen, Strategien und Methoden der Rehabilitationsforschung* (S. 103–120). Berlin: Springer.

Biefang, S., Potthoff, P. & Schliehe, F. (Hrsg.) (1999). *Assessmentverfahren für die Rehabilitation.* Göttingen: Hogrefe.

Brähler, E., Schumacher, J. & Strauß, B. (Hrsg.) (2002). *Diagnostische Verfahren in der Psychotherapie.* Göttingen: Hogrefe.

Bruyere, S., Van Looy, S. & Peterson, D. B. (2005). The International Classification of Functioning, Disability and Health: Contemporary literature overview. *Rehabilitation Psychology, 50,* 113–121.

Bundesarbeitsgemeinschaft für Rehabilitation (Hrsg.) (2005). *Rehabilitation und Teilhabe* (3. Aufl.). Köln: Deutscher Ärzte-Verlag.

Coster, W. J., Haley, S. M., Andres, P. L., Ludlow, L. H., Bond, T. L. Y. & Ni, P. (2004). Refining the conceptual basis for rehabilitation outcome measurement. Personal care and instrumental activities domain. *Medical Care, 42,* 62–72.

DIMDI (2004). *ICF Internationale Klassifikation der Funktionsfähigkeit, Behinderung und Gesundheit.* Köln: DIMDI.

Härter, M., Baumeister, H. & Bengel, J. (Hrsg.) (2007). *Psychische Störungen bei körperlichen Erkrankungen.* Berlin: Springer.

Heinemann, A. W. (2005). Putting outcome measurement in context: A rehabilitation psychology perspective. *Rehabilitation Psychology, 50,* 6–14.

Maurischat, C., Morfeld, M., Kohlmann, T. & Bullinger, M. (Hrsg.) (2004). *Lebensqualität. Nützlichkeit und Psychometrie des Health Survey SF-36/SF-12 in der medizinischen Rehabilitation.* Lengerich: Pabst.

Moock, J., Kohlmann, T., Besch, D. & Drüner, K. (2005). Nutzentheoretische Lebensqualitätsmessinstrumente in der medizinischen Rehabilitation: Ein anwendungsbezogener Vergleich. *Zeitschrift für Medizinische Psychologie,14,* 25–32.

Perenboom, R. J. & Chorus, A. M. (2003). Measuring participation according to the International Classification of Functioning, Disability and Health (ICF). *Disability and Rehabilitation, 25,* 577–87.

Peterson, D. B. (2005). International Classification of Functioning, Disability and Health: An introduction for Rehabilitation Psychologists. *Rehabilitation Psychology, 50,* 105–112.

Reed, G. M., Lux, J. B. & Bufka, L. F. (2005). Operationalizing the International Classification of Functioning, Disability and Health in Clinical Settings. *Rehabilitation Psychology, 50,* 122–131.

Schliehe, F. (2006). Das Klassifikationssystem der ICF. Eine problemorientierte Bestandsaufnahme im Auftrag der Deutschen Gesellschaft für Rehabilitationswissenschaften. *Rehabilitation, 45,* 258–271.

Schumacher, J., Klaiberg, A. & Brähler, E. (Hrsg.). (2003). *Diagnostische Verfahren zu Lebensqualität und Wohlbefinden.* Göttingen: Hogrefe.

Simon, D., Loh, A. & Härter, M. (2005). Messung der Partizipativen Entscheidungsfindung. In M. Härter, A. Loh. & C. Spies (Hrsg.), *Gemeinsam entscheiden – erfolgreich behandeln. Neue Wege für Ärzte und Patienten im Gesundheitswesen* (S. 239–247). Köln: Deutscher Ärzte-Verlag.

Stucki, G., Ewert, T. & Cieza, A. (2003). Value and application of the ICF in rehabilitation medicine. *Disability and Rehabilitation, 25,* 628–634.

Ware, J. E., Gandek, B., Sinclair, S. J. & Bjorner, J. B. (2005). Item response theory and computerized adaptive testing: Implications for outcomes measurement in rehabilitation. *Rehabilitation Psychology, 50,* 71–78.

Wirtz, M. & Bengel, J. (in Vorbereitung). Diagnostik in der Rehabilitation. In L. F. Hornke & M. Amelang (Hrsg.), *Enzyklopädie der Psychologie. Psychologische Diagnostik.* Göttingen: Hogrefe.

Wirtz, M., Farin, E., Bengel, J., Jäckel, W. H., Hämmerer, D. & Gerdes, N. (2004). IRES-24 Patientenfragebogen – Entwicklung der Kurzform eines Assessmentinstrumentes in der Rehabilitation mittels der Mixed-Rasch-Analyse. *Diagnostica, 51,* 75–87.

Zwingmann, C., Moock, J. & Kohlmann, T. (2004). Patientennahe Assessmentinstrumente in der deutschsprachigen Rehabilitationsforschung – Aktuelle Entwicklungen aus dem Förderschwerpunkt „Rehabilitationswissenschaften". *Rehabilitation, 44,* e57–e68.

Entwicklung der ICF Core Sets

Alarcos Cieza, Szilvia Geyh & Gerold Stucki

Die Funktionsfähigkeit steht im Zentrum des rehabilitativen Handelns. Der Begriff „Funktionsfähigkeit" umfasst alle Aspekte der funktionalen Gesundheit. Eine Person ist funktional gesund, wenn – vor dem Hintergrund gesundheitsrelevanter Kontextfaktoren – a) ihre körperlichen Funktionen und Körperstrukturen denen eines gesunden Menschen entsprechen, b) sie all das tut oder tun kann, was von einem Menschen ohne Gesundheitsprobleme erwartet werden kann und c) sie ihr Dasein in allen Lebensbereichen, die ihr wichtig sind, in der Weise und dem Umfang entfalten kann, wie es von einem Menschen ohne gesundheitsbedingte Beeinträchtigungen erwartet wird. Das Ziel der Rehabilitation ist es, dazu beizutragen, Menschen, die eine Einschränkung ihrer Funktionsfähigkeit erfahren oder mit hoher Wahrscheinlichkeit erfahren werden, dazu zu befähigen, eine optimale Funktionsfähigkeit in der Interaktion mit ihrer unmittelbaren Umwelt zu erreichen und zu erhalten (Stucki, Cieza & Melvin, in press). Die Bedeutung der Funktionsfähigkeit für die Gesellschaft und die Notwendigkeit, durch geeignete rehabilitative Maßnahmen die Funktionsfähigkeit der Bevölkerung zu verbessern und zu erhalten, wurde durch die 2005 einstimmig verabschiedete WHO-Resolution Nr. R114 „Behinderung, einschließlich Prävention, Management und Rehabilitation" deutlich gemacht. Die Mitgliedsstaaten der „World Health Organisation" (WHO), die bei der WHO akkreditierten Nicht-Regierungsorganisationen, sowie die wissenschaftlichen und professionellen Organisationen wurden aufgefordert, durch Forschung und bessere Leistungserbringung zur Optimierung der Funktionsfähigkeit von Menschen mit Gesundheitsproblemen beizutragen.

Entscheidende Voraussetzungen, um dieses Ziel zu erreichen, sind (a) ein disziplinübergreifendes und international akzeptiertes Konzept der Funktionsfähigkeit und Behinderung und (b) entsprechende klinische Assessmentmethoden, die dieses Konzept erfassbar machen. Mit der „internationalen Klassifikation der Funktionsfähigkeit, Behinderung und Gesundheit" (ICF), die im Jahr 2001 durch die Mitgliedsstaaten der WHO einstimmig verabschiedet wurde, steht nun erstmals eine solche Konzeption und Klassifikation zur Verfügung (World Health Organization, 2001a). Die ICF ist in verschiedenen gesellschaftlichen Bereichen wie Gesundheit, Bildung, Soziales und Arbeit anwendbar.

Trotz der hohen Akzeptanz der ICF hat sie sich die in der praktischen Anwendung bisher nicht als Standard etablieren können. Einer der Gründe dafür liegt in der inhaltlichen Breite und Detailliertheit der ICF, die hohe Ansprüche an den Anwender stellt. Der potentielle Aufwand wird deutlich, wenn man den Aufbau und die Struktur der ICF betrachtet (Wirtz & Bengel, im Druck). Die ICF unterteilt sich zunächst in vier Komponenten:

1. „Körperfunktionen" („body functions"): Elementare physiologische und psychologische Funktionen von Körpersystemen.

2. „Körperstrukturen" („body structures"): Anatomische Teile des Körpers (Organe, Gliedmaßen und ihre Bestandteile). Ihr Vorhandensein stellt die Voraussetzung adäquater Körperfunktionen dar.

3. „Aktivitäten und Partizipation" („activity and participation"): Ausmaß, in dem eine Person mit Behinderungen selbstständig alltägliche Aktivitäten durchführen kann bzw. in dem eine Person in das alltägliche Leben in einem gesellschaftlichen Kontext eingebunden ist und Rollenfunktionen ausfüllen kann.

4. „Umweltfaktoren" („environment"): Umweltbezogene und persönliche Merkmale, die den gesamten Lebenshintergrund eines Menschen abbilden.

Diese vier Komponenten sind auf einer nächsten Ebene wiederum in fünf bis neun Kapitel unterteilt. Beispielsweise wird der Bereich (3) „Aktivitäten und Partizipation" in folgende Kapitel gegliedert: (i) „Lernen und Wissensanwendung", (ii) „Allgemeine Aufgaben und Anforderungen", (iii) „Kommunikation", (iv) „Mobilität", (v) „Selbstversorgung", (vi) „Häusliches Leben", (vii) „Interpersonelle Interaktionen und Beziehungen", (viii) „Bedeutende Lebensbereiche" sowie (ix) „Gemeinschafts-, soziales und staatsbürgerliches Leben". Innerhalb der insgesamt 30 Kapitel auf zweiter Ebene sind alle klinisch potentiell bedeutsamen Merkmale (ICF-Kategorien) differenziert definiert. Diese werden hinsichtlich der Schwere des Problems für die Patienten auf einer Ratingskala (vgl. Tabelle 1) eingeschätzt. Insgesamt resultieren mit 493 Körperfunktionen, 310 Körperstrukturen, 393 Aktivitäten und Partizipationsarten und 258 Umweltfaktoren insgesamt 1454 ICF-Kategorien, die zur Beschreibung des Zustands der Patienten potentiell bedeutsam sind.

Tabelle 1: Allgemeine Ausprägungen der Beurteilungsskalen der ICF-Kategorien

xxx.0	Problem nicht vorhanden	(ohne, kein, unerheblich …)	
xxx.1	Problem leicht ausgeprägt	(schwach, gering …)	
xxx.2	Problem mäßig ausgeprägt	(mittel, ziemlich …)	
xxx.3	Problem erheblich ausgeprägt	(hoch, äußerst …)	
xxx.4	Problem voll ausgeprägt	(komplett, total …)	
xxx.8	nicht spezifiziert		
xxx.9	nicht anwendbar		

Damit die ICF im Gesundheitssektor und durch die verschiedenen Gesundheitsberufe sinnvoll angewendet werden kann, ist es notwendig, Assessmentverfahren oder -strategien zu entwickeln. Neben der Adaptation bestehender Verfahren an das Konstrukt der ICF kommt der Neuentwicklung ICF-basierter praktikabler Instrumente ein besonderer Stellenwert zu (Üstün, Chatterji & Kostanjsek, 2004). Dabei ist es entscheidend, dass die Entwicklung dieser Instrumente entsprechend dem Anspruch der ICF, eine Universalsprache darzustellen, in einem internationalen Kontext und unter Einbezug aller relevanten Anwendergruppen erfolgt. In der „ICF Research Branch des WHO Kooperationszentrums für die Familie der Internationalen Klassifikationen" (DIMDI), Deutschland, am Institut für Gesundheits- und Rehabilitationswissenschaften der Ludwig-Maximilians-Universität München, werden deshalb seit einigen Jahren im Rahmen eines internationalen Forschungsprogramms so genannte „ICF Core Sets" für den Akutkontext, für die Rehabilitation und für chronische Gesundheitsstörungen entwickelt (Cieza et al., 2004; Grill, Ewert, Chatterji, Kostanjsek & Stucki, 2005). „ICF Core Sets" stellen Listen der häufigsten Patientenprobleme und darauf bezogene kontextuelle Einflussfaktoren für bestimmte Gesundheitsprobleme anhand von ICF-Kategorien dar.

Es wird zwischen „Umfassenden" und „Kurzen ICF Core Sets" unterschieden. Die „Kurzen ICF Core Sets" können als Standards für Planung und Berichterstattung in der Forschung fungieren, beispielsweise als eine Mindestanforderung, welche Bereiche der Funktionsfähigkeit in klinischen Studien berücksichtigt und berichtet werden sollten. Die umfassenden ICF Core Sets bilden demgegenüber die Basis für die Erhebung eines patientenbezogenen Funktionsstatus durch ein interprofessionelles Team, beispielsweise im Rahmen eines Eingangsassessments für die Rehabilitation oder einer Patientenbegutachtung. Sie stellen dementsprechend auch die Basis für den patientenorientierten Rehabilitationsprozess dar.

Vor diesem Hintergrund ist das Ziel dieses Beitrags, aufzuzeigen, wie die „ICF Core Sets" entwickelt werden, wie sie im klinischen Alltag zur Strukturierung der Patientenproblematik, insbesondere in der interdisziplinären Betreuung von Patienten und als Referenz für den Vergleich von Messverfahren, verwendet werden können.

Prozess der Entwicklung der ICF Core Sets

Die Entwicklung der „ICF Core Sets" basiert zum einen auf der Grundlage wissenschaftlicher Evidenz, zum anderen auf einem strukturierten Konsensus-Prozess unter Einbeziehung zukünftiger Anwender (Cieza et al., 2004; Grill, Ewert et al., 2005). Die Entwicklung von „ICF Core Sets" gliedert sich in drei Phasen: Phase der Vorstudien, Phase I – Konsensus-Konferenzen und Phase II – empirische Testung und Validierung.

Phase der Vorstudien

In der Phase der Vorstudien wird die wissenschaftliche Datengrundlage für die anschließenden Konsensus-Konferenzen generiert. Die Studien dieser Phase tragen verschiedenen Perspektiven Rechnung.

Im Rahmen der empirischen Datenerhebung werden unter Berücksichtigung der klinischen Perspektive die häufigsten Probleme in der Funktionsfähigkeit von Patienten identifiziert. Im Rahmen der Vorstudien für die bis heute entwickelten „ICF Core Sets" wurden Daten an 1 782 teilnehmenden Patienten in 37 Akutkliniken und Rehabilitationszentren in Deutschland, Österreich und der Schweiz erhoben (Ewert et al., 2004; Grill, Huber et al., 2005; Grill, Lipp, Boldt, Stucki & Koenig, 2005; Grill, Stucki, Boldt, Joisten & Swoboda, 2005).

Die Datenerhebungen erfolgen mit Hilfe der ICF. Dazu können die ICF-Checkliste (World Health Organization, 2001b) oder die gesamte Klassifikation der zweiten Ebene eingesetzt werden. Die ICF-Checkliste ist eine von der WHO erstellte, ausdrücklich erkrankungsunspezifische Kurzfassung der ICF, die 125 Kategorien der zweiten Ebene und alle 30 Kapitel der ICF abdeckt.

Mit dem Expertensurvey werden ICF-Kategorien identifiziert, die aus der Perspektive der Gesundheitsfachpersonen als typisch und relevant betrachtet werden. Der Expertensurvey wird via Internet oder per E-Mail durchgeführt. Dafür wurde ein Standardfragebogen entwickelt und eingesetzt. Für die bis heute entwickelten „ICF Core Sets" wurden 362 Experten und Expertinnen aus 46 Ländern befragt (Grill, Quittan, Huber, Boldt & Stucki, 2005; Weigl et al., 2004).

Fokusgruppen und individuelle Interviews mit betroffenen Patienten tragen dazu bei, die Aspekte der Funktionsfähigkeit und Gesundheit zu untersuchen, die aus der Perspektive der Patienten selbst von Bedeutung sind.

Die systematischen Literaturreviews geben Aufschluss darüber, welche Bereiche der Funktionsfähigkeit aus der Sicht wissenschaftlicher Untersuchungen als relevant betrachtet werden können. Für die bis heute entwickelten „ICF Core Sets" wurden insgesamt 3 172 Literaturstellen bearbeitet und mehrere hundert standardisierte Outcome-Instrumente mit der ICF verknüpft (Brockow, Cieza et al., 2004; Brockow, Duddeck et al., 2004; Brockow, Wohlfahrt et al., 2004; Geyh et al., 2004; Scheuringer et al., 2005; Wolff et al., 2004).

Als Resultat der Vorstudien kann eine Vorauswahl potentiell relevanter ICF-Kategorien für eine bestimmte Gesundheitsstörung oder Versorgungssituation getroffen werden. Die Ergebnisse der Vorstudien werden in einer anschließenden Konsensus-Konferenz vollständig präsentiert und bilden die Grundlage eines Entscheidungsprozesses für die Entwicklung der „ICF Core Sets".

Phase I: Konsensus-Konferenzen

Zu den Konsensus-Konferenzen werden internationale Experten und Expertinnen aus verschiedenen Berufsgruppen, aus der klinischen Praxis wie auch der Wissenschaft eingeladen. Für die bisher entwickelten „ICF Core Sets" beteiligten sich insgesamt 369 Teilnehmer und Teilnehmerinnen aus 32 Ländern und aus verschiedenen Fachgebieten der Medizin sowie Pflege, Psychologie, Physiotherapie, Ergotherapie, Sozialarbeit, Soziologie und Epidemiologie an dem Entscheidungs- und Konsensus-Prozess. Die ICF-Kategorien, welche in die jeweiligen „ICF Core Sets" aufgenommen werden, werden in einem strukturierten iterativen Entscheidungsprozess mit moderierten Diskussions- und Abstimmungsrunden identifiziert.

Phase II: Validierung

Die in den Konsensus-Konferenzen entwickelten „ICF Core Sets" stellen eine erste, vorläufige Version dar. In einer zweiten Phase des Entwicklungsprozesses werden verschiedene Untersuchungen zur Testung und Validierung der „ICF Core Sets" durchgeführt. In den Validierungsstudien werden, ähnlich wie in den Vorstudien, verschiedene methodische Ansätze und verschiedene Perspektiven der Anwendung der ICF berücksichtigt. Die Validierungsstudien beinhalten z. B. empirische Datenerhebungen in internationalen multizentrischen Studien und Delphi-Befragungen von ExpertInnen aus den verschiedenen in der Rehabilitation involvierten Berufsgruppen. Die ersten Versionen der „ICF Core Sets" werden zum einen daraufhin überprüft, inwieweit bestimmte Kategorien im klinischen Alltag eine geringe Relevanz haben und somit entfallen können. Zum anderen wird ermittelt, ob wichtige Kategorien fehlen, welche in die „ICF Core Sets" aufgenommen werden sollten.

Die Ergebnisse der Validierungsstudien werden die Grundlage für einen Konsens über die endgültige Fassung der „ICF Core Sets" bilden. Die Entwicklung der „ICF Core Sets" stellt einen von der WHO ausgehenden, strukturierten und standardisierten wissenschaftlichen Prozess dar. Die Ergebnisse dieses Prozesses sind entsprechend der „Philosophie" der WHO „public domain tools", die allen Anwendern zur Verfügung stehen (www.icf-research-branch.org).

Anwendung der ICF Core Sets im klinischen Alltag

Wie bereits in der Einleitung erwähnt, können im Rahmen der klinischen Anwendung die umfassenden „ICF Core Sets" als Listen von ICF-Kategorien definiert werden, die in der Anamnese und klinischen Untersuchung erfasst werden sollten, um ein umfassendes Bild der Funktionsfähigkeit der Patienten sowie von den relevanten Umweltfaktoren zu erhalten. Demzufolge können die „ICF Core Sets" als Anleitung für die Anamnese und die klinische Untersuchung dienen, um ein Funktionsfähigkeitsprofil der Patienten zu erstellen.

Abbildung 1 zeigt exemplarisch das Profil einer Patientin mit Rheumatoider Arthritis (RA). Das „Umfassende Core Set RA" enthält insgesamt 94 ICF-Kategorien, das „Kurze Core Set" wird aus den 29 fett gedruckten Items gebildet. In der ersten Spalte ist die entsprechende ICF-Kategorie aufgeführt, wobei an erster Stelle des Codes die Hauptkategorie auf erster Ebene der ICF alphanumerisch vermerkt ist (b = body functions, s = body structure, d = domains of activities and participation, e = environmental factors). Der folgende Zahlencode gibt die Kategorie zweiter Ebene an, deren inhaltliche Bedeutung in der zweiten Spalte ausformuliert ist. Die Werte der zur Einschätzung der Problemintensität verwendeten Ratingformate sind in Tabelle 1 angegeben. Für jede einzelne ICF-Kategorie werden die Felder von 0 bis zur vom Diagnostiker eingeschätzten Merkmalsintensität in der Form eines Balkendiagramms markiert. Der Codes b134.1 entspricht demnach der Information, dass Probleme mit den Schlaffunktionen gering ausgeprägt sind. Ist die Intensitätsausprägung nicht spezifizierbar („8") oder ist eine Kategorie nicht anwendbar („9"), so wird dies durch die Markierung der entsprechenden Felder gekennzeichnet. s710.8 gibt beispielsweise an, dass Probleme der Kopf-Nacken-Region nicht spezifiziert sind. Da in der Komponente der Umweltfaktoren Kategorien entweder eine Barriere oder einen Förderfaktor darstellen können, wird hier die Beurteilungsskala bipolar erweitert. Sie erstreckt sich von −4 (Barriere voll ausgeprägt) über 0 (keine Barriere / kein Förderfaktor) bis +4 (Förderfaktor voll ausgeprägt).

Das Patientenprofil kann als Grundlage für eine Teambesprechung und für die in diesem Rahmen durchgeführte Bestimmung der Interventionsziele genutzt werden. Anhand des Patientenprofils kann auch ein bedarfsorientierter Interventionsplan aufgestellt und angepasst werden. Diese Vorgehensweise verlangt ebenfalls Wissen darüber, welche ICF-Kategorien am effektivsten mit welchen Interventionen und von welchen Gesundheitsfachberufen behandelt werden. Jeder Mitarbeiter des Rehabilitationsteams hat somit Einblick in alle Interventionsziele, die von den entsprechenden Kollegen durchgeführt und angestrebt werden, wodurch redundante Interventionen und dadurch wieder eine Zusatzbelastung der Patienten bezogen auf die Interventionen vermieden werden kann. Dieser Vorgang stellt zudem sicher, dass alle relevanten Probleme der Patienten berücksichtigt und diese optimal behandelt werden.

Darüber hinaus ist zu betonen, dass durch die gemeinsame Sprache der ICF die Kommunikation zwischen den Berufsgruppen, aber auch zwischen verschiedenen Abteilungen und Einrichtungen einfacher, und die Kommunikation mit den Patienten transparenter wird (Allan, Campbell, Guptill, Stephenson & Campbell, 2006; Rentsch & Bucher, 2005; Rentsch et al., 2003). Damit kann ein entscheidender Beitrag zu einer verbesserten Zusammenarbeit an den Schnittstellen der Gesundheitsversorgung geleistet werden.

In diesem Kontext ist es wichtig zu betonen, dass die ICF eine Klassifikation und kein Messinstrument darstellt. Die „ICF Core Sets" dienen demzufolge dazu, die Funktionsfähigkeit eines Patienten zu klassifizieren, indem man ein Funktionsfähigkeitsprofil erstellt. Die „ICF Core Sets" geben an, was, und nicht wie erfasst oder gemessen werden sollte. Wie gemessen wird, nämlich welche Instrumente einzusetzen sind, ist von Fall zu Fall zu entscheiden. Jeder Gesundheitsberufsgruppe steht eine große Anzahl an reliablen und validen Messinstrumenten zur Erfassung des Ausmaßes der Schädigung oder Beeinträchtigung in den jeweiligen ICF-Kategorien zur Verfügung. Diese Messinstrumente, von denen viele in diesem Kompendium beschrieben sind, sollten weiterhin zusammen mit der ICF Anwendung finden. Die „ICF Core Sets" sind gegenüber den in dem vorliegenden Band dargestellten generischen und spezifischen Messinstrumenten nicht als konkurrierende, sondern als komplementäre Ansätze zu sehen. Voraussetzung dafür ist allerdings das Wissen darüber, welche ICF-Kategorien von welchen Messverfahren erfasst werden.

Wenn Assessmentinstrumente zur Erfassung von ICF-Kategorien und zur Erstellung eines Patientenprofils verwendet werden, müssen die Ergebnisse der jeweiligen Messverfahren in Werte der Beurteilungsmerkmale übertragen werden. Dies stellt heute noch eine erhebliche Herausforderung dar, da es keine Übersetzungsregeln gibt. Bis solche Regeln existieren, muss dieser Übertragungsprozess der klinischen Erfahrung überlassen werden.

ICF code	ICF Kategorienbezeichnung	0	1	2	3	4	8	9
b130	Funktionen der psychischen Energie	▨						
b134	**Funktionen des Schlafes**	▨	▨					
b152	Emotionale Funktionen	▨						
b180	Die Selbst- und die Zeitwahrnehmung betreffende Funktionen	▨						
b1801	Körperschema	▨						
b280*	**Schmerz**	▨	▨	▨	▨			
b2800	Generalisierter Schmerz	▨						
b2801	Schmerz in einem Körperteil	▨	▨					
b28010	Kopf- und Nackenschmerz	▨				▨		
b28013	Rückenschmerz	▨	▨					
b28014*	Schmerz in den oberen Gliedmaßen	▨	▨					
b28015	Schmerz in den unteren Gliedmaßen	▨						
b28016*	Gelenkschmerz	▨						
b430	Funktionen des hämatologischen Systems	▨						
b455	**Funktionen der kardiorespiratorischen Belastbarkeit**	▨						
b510	Funktionen der Nahrungsaufnahme	▨						
b640	Sexuelle Funktionen	▨	▨	▨				
b710*	**Funktionen der Gelenkbeweglichkeit**	▨	▨	▨	▨			
b7102	Allgemeine Gelenkbeweglichkeit	▨						
b715*	Funktionen der Gelenkstabilität	▨						
b730*	**Funktionen der Muskelkraft**	▨				▨		
b740	**Funktionen der Muskelausdauer**	▨						
b770	**Funktionen der Bewegungsmuster beim Gehen**	▨						
b780	**Mit den Funktionen der Muskeln und der Bewegung im Zusammenhang stehende Empfindungen**	▨						
b7800	Empfindung der Muskelsteifigkeit	▨						
s299	Strukturen des Auges und des Ohres						▨	
s710	**Struktur der Kopf- und Halsregion**				▨			
s720	**Struktur der Schulterregion**	▨						
s730	**Struktur der oberen Extremitäten**	▨						
s73001	Ellbogengelenk	▨						
s73011*	Handgelenk	▨			▨			
s7302*	Struktur der Hand	▨	▨					

ICF code	ICF Kategorienbezeichnung	0	1	2	3	4	8	9
s73021*	Gelenke der Hand und Finger	■	■	■	■			
s73022	Muskeln der Hand	■	■					
s750	**Struktur der unteren Extremitäten**	■	■					
s75001	Hüftgelenk						■	
s75011	Kniegelenk	■	■	■				
s7502	Struktur der Knöchelregion und des Fußes	■	■					
s760	Struktur des Rumpfes	■						
s7600	Struktur der Wirbelsäule	■						
s76000	Halswirbelsäule	■						
s770	Weitere m. d. Bewegung im Zusammenhang steh. muskuloskel. Struktur	■	■					
s810	Struktur der Hautregion	■						
d170	Schreiben	■						
d230	Die tägliche Routine durchführen	■						
d360	Kommunikationsgeräte und -techniken benutzen	■						
d410	Eine elementare Körperposition wechseln	■						
d415	In einer Körperposition verbleiben	■						
d430	Gegenstände anheben und tragen	■						
d449	Gegenstände tragen, bewegen und handhaben						■	
d450	Gehen	■	■	■				
d455	Sich auf andere Weise fortbewegen	■	■	■				
d460	Sich in verschiedenen Umgebungen fortbewegen	■						
d465	Sich unter Verwendung von Geräten/Ausrüstung fortbewegen							■
d470	Transportmittel benutzen	■						
d475	Ein Fahrzeug fahren	■						
d510	Sich waschen	■						
d520*	Seine Körperteile pflegen	■	■	■	■			
d530	Die Toilette benutzen	■						
d540*	Sich kleiden	■	■	■				
d550	Essen	■						
d560	Trinken	■						
d570	Auf seine Gesundheit achten	■						
d620	Waren und Dienstleistungen des täglichen Bedarfs beschaffen	■	■	■				
d630	Mahlzeiten vorbereiten	■						
d640	Hausarbeiten erledigen	■						
d660	Anderen helfen							■
d760	Familienbeziehungen	■	■					
d770	Intime Beziehungen	■	■					
d850	Bezahlte Tätigkeiten	■	■	■	■			
d859	Arbeit und Beschäftigung						■	
d910	Gemeinschaftsleben	■						
d920	Erholung und Freizeit	■	■	■				
e110*	Produkte und Substanzen für den persönlichen Verbrauch			+				
e115*	Produkte und Technologien zum persönlichen Gebrauch im täglichen Leben			+				
e120	Produkte und Technologien zur persönlichen Mobilität drinnen und draußen und zum Transport			+				
e125	Produkte und Technologien zur Kommunikation	0						
e135	Produkte und Technologien für die Erwerbstätigkeit							9
e150	Entwurf, Konstruktion sowie Bauprodukte und Technologien von öffentlichen Gebäuden		+					
e155	Entwurf, Konstruktion sowie Bauprodukte und Technologien von privaten Gebäuden		-					
e225	Klima	-						
e310	Engster Familienkreis				+			
e320	Freunde				+			
e340	Persönliche Hilfs- und Pflegepersonen			+				
e355	Fachleute der Gesundheitsberufe				+			
e360	Andere Fachleute							9
e410	Individuelle Einstellungen der Mitglieder des engsten Familienkreises				+			
e420	Individuelle Einstellungen von Freunden		+					

ICF code	ICF Kategorienbezeichnung	0	1	2	3	4	8	9
e425	Individuelle Einstellungen von Bekannten, Seinesgleichen (Peers), Kollegen, Nachbarn und anderen Gemeindemitgliedern						8	
e450	Individuelle Einstellungen von Fachleuten der Gesundheitsberufe			+				
e460	Gesellschaftliche Einstellungen	0						
e540	Dienste, Systeme und Handlungsgrundsätze des Transportwesens			+				
e570	Dienste, Systeme und Handlungsgrundsätze der sozialen Sicherheit			+				
e580	Dienste, Systeme und Handlungsgrundsätze des Gesundheitswesens			+				

Abbildung 1: Profil einer Patientin mit Rheumatoider Arthritis (RA) basierend auf dem „Umfassenden ICF Core Set für RA". Die Kategorien, die fettgedruckt sind, repräsentieren die ICF-Kategorien des „Kurzen ICF Core Sets" für RA. Die Kategorien, die mit einem Stern versehen sind, sind die Interventionsziele des Rehabilitationsteams.

Vergleich von Messverfahren anhand der ICF und ICF Core Sets

Die „ICF Core Sets" können als Referenz verwendet werden, wenn ein Vergleich bzw. eine Bewertung und eine darauf folgende Auswahl von Messinstrumenten durchgeführt werden muss. Messinstrumente, die sich mit gesundheitsbezogenen Phänomenen befassen, können – unabhängig davon, ob sie z. B. klinische Tests oder Fragebögen zum Gesundheitszustand sind – anhand von standardisierten Regeln in Verbindung mit der Sprache der ICF gebracht werden (Cieza et al., 2002; Cieza et al., 2005). Nachdem diese Verknüpfung (man könnte auch von Übersetzung sprechen) mit einem Messinstrument durchgeführt worden ist, kann sein Inhalt anhand der standardisierten Sprache der ICF analysiert werden, d. h. man wird Auskunft darüber erhalten, welche ICF-Kategorien das Messinstrument abdeckt.

Wenn diese Verknüpfung nicht nur mit einem, sondern mit mehreren Messinstrumenten durchgeführt wird, dient die ICF als Referenz, und man erhält Informationen darüber, welche ICF-Kategorien und insbesondere welche ICF-Kategorien der „ICF Core Sets" diese Instrumente abdecken. D. h. die Messinstrumente sind im Bezug auf die Referenz der ICF vergleichbar. Diese Information kann von sehr großem Nutzen sein, wenn man sich für eines von mehreren konkurrierenden Instrumenten entscheiden muss – wenn man z. B. möchte, dass die Belastung der Patienten bzgl. des Umfangs des Assessments reduziert wird.

Es liegen mehrere Arbeiten vor, die sich mit der Verknüpfung von krankheitsübergreifenden und krankheitsspezifischen Messinstrumenten zur Erfassung des Gesundheitszustands mit der ICF beschäftigen (Borchers et al., 2005; Cieza & Stucki, 2005; Geyh, Cieza, Kollerits, Grimby & Stucki, in Druck; Sigl et al., 2006; Sigl, Cieza, van der Heijde & Stucki, 2005; Stamm, Cieza, Machold, Smolen & Stucki, 2004; Stucki et al., 2006; Weigl et al., 2003). Man konnte in diesen Arbeiten zeigen, dass der Inhalt von Messinstrumenten zur Erfassung des Gesundheitszustands in der Sprache der ICF ausgedrückt werden kann. In diesem Zusammenhang ist es wichtig zu betonen, dass die genannten Verknüpfungsregeln nicht nur dazu dienen, Messinstrumente mit der ICF in Verbindung zu setzen, sondern auch Interventionen. Deshalb sind diese Verknüpfungsregeln auch eine Hilfestellung, wenn ein Interventionsplan, dem ein ICF-basiertes Patientenprofil zugrunde liegt, aufgestellt wird.

Ausblick

Alle Mitgliedstaaten der WHO sind aufgefordert, die ICF in die Praxis umzusetzen. Deutschland ist unter den ersten Ländern weltweit, welche die ICF im Bereich der Gesetzgebung und Politik etabliert haben (Deutscher Bundestag, 2004). In Deutschland ist die ICF eine wichtige Grundlage zur Konzeptualisierung von Behinderung und der Zugangsregelungen zur rehabilitativen Versorgung, entsprechend der aktuellen Sozialgesetzgebung und geltender Richtlinien (z. B. SGB V, §92 Abs. 1 Satz 2 Nr. 8; SGB IX, §4; Richtlinien des Gemeinsamen Bundesausschusses über Leistungen zur medizinischen Rehabilitation). Aber auch andere Staaten, z. B. Frankreich, die Niederlande, Kanada, Australien, Japan und die USA, berücksichtigen die ICF in ihrer Gesetzgebung. Weitere Staaten planen die Umsetzung der ICF, z. B. in nationalen Gesundheitssurveys, in der Gesundheitsstatistik, der Gesundheitsberichterstattung und für elektronische Informationssysteme (Bruyere, van Looy & Peterson, 2005; Sato, 2005). Bemühungen, die ICF im klinischen sowie im Forschungsbereich, bei verschiedenen Erkrankungen und durch verschiedene Berufsgruppen einzusetzen, werden in vielen Ländern unternommen (Bruyere et al., 2005).

Eine wichtige, aktuell viel diskutierte Frage bezieht sich auf die Operationalisierung der ICF-Kategorien, d. h. welches Messinstrument beispielsweise verwendet werden sollte, um die Beeinträchtigung in einer ICF-Kategorie, wie b117 – „Intelligenzfunktionen", zu beurteilen. Verschiedene Institutionen haben bereits eigene Manuale entwickelt, um eine standardisierte Anwendung der ICF zu unterstützen, z. B. das „Australian Institute of Health and Welfare" oder die „American Psychological Association". Die Entwicklung ICF-basierter Messverfahren ist ein weiterer Schritt zur Operationalisierung der ICF, wie sie auch in Deutschland bereits unternommen wird (Farin, Fleitz & Follert, 2006). Weiterhin liegt bisher von Seiten der WHO kein Klassifizierungsschema für die personenbezogenen Faktoren vor, denen im Rahmen der Diagnostik und Evaluation ein zentraler Stellenwert zukommen muss. An dieser Stelle ist es wichtig zu betonen, dass die ICF ein noch junges Mitglied in der WHO-Familie der Internationalen Klassifikationen ist. Auch wenn sie rasant an Bedeutung gewonnen hat, wird ihre zukünftige Verbreitung und Anwendung wesentlich davon beeinflusst werden, wie diese noch offenen Fragen beantwortet werden.

Dass mit der Implementierung der ICF und der „ICF Core Sets" in der klinischen Praxis zunächst ein zeitlicher Mehraufwand verbunden ist, versteht sich von selbst, da eine Umstellung der Organisationsstruktur und der Arbeitsprozesse erforderlich ist. Dies vermag zu Widerständen bei den betroffenen Angehörigen der Gesundheitsberufen führen. Nichtsdestotrotz kann die Anwendung der ICF und der „ICF Core Sets" nach einer Umstellungsphase zur Umsetzung der WHO-Resolution Nr. R114 bezogen auf eine verbesserte Leistungserbringung zur Optimierung der Funktionsfähigkeit von Menschen mit Gesundheitsproblemen beitragen.

Literatur

Allan, C. M., Campbell, W. N., Guptill, C. A., Stephenson, F. F. & Campbell, K. E. (2006). A conceptual model for interprofessional education: The international classification of functioning, disability and health (ICF). *Journal of Interprofessional Care, 20,* 235–245.

Borchers, M., Cieza, A., Sigl, T., Kollerits, B., Kostanjsek, N. & Stucki, G. (2005). Content comparison of osteoporosis-targeted health status measures in relation to the International Classification of Functioning, Disability and Health (ICF). *Clinical Rheumatology, 24,* 139–144.

Brockow, T., Cieza, A., Kuhlow, H., Sigl, T., Franke, T., Harder, M. & Stucki, G. (2004). Identifying the concepts contained in outcome measures of clinical trials on musculoskeletal disorders and chronic widespread pain using the International Classification of Functioning, Disability and Health as a reference. *Journal of Rehabilitation Medicine, 44* (Suppl.)*,* 30–36.

Brockow, T., Duddeck, K., Geyh, S., Schwarzkopf, S., Weigl, M., Franke, T. & Brach, M. (2004). Identifying the concepts contained in outcome measures of clinical trials on breast cancer using the International Classification of Functioning, Disability and Health as a reference. *Journal of Rehabilitation Medicine, 44* (Suppl.), 43–48.

Brockow, T., Wohlfahrt, K., Hillert, A., Geyh, S., Weigl, M., Franke, T. et al. (2004). Identifying the concepts contained in outcome measures of clinical trials on depressive disorders using the International Classification of Functioning, Disability and Health as a reference. *Journal of Rehabilitation Medicine, 44* (Suppl.), 49–55.

Bruyere, S., Van Looy, S. & Peterson, D. B. (2005). The International Classification of Functioning, Disability and Health: Contemporary Literature Overview. *Rehabilitation Psychology, 50,* 113–121.

Cieza, A., Brockow, T., Ewert, T., Amman, E., Kollerits, B., Chatterji, S. et al. (2002). Linking health-status measurements to the international classification of functioning, disability and health. *Journal of Rehabilitation Medicine, 34,* 205–210.

Cieza, A., Ewert, T., Üstün, T. B., Chatterji, S., Kostanjsek, N. & Stucki, G. (2004). Development of ICF Core Sets for patients with chronic conditions. *Journal of Rehabilitation Medicine, 44* (Suppl.), 9–11.

Cieza, A., Geyh, S., Chatterji, S., Kostanjsek, N., Üstün, B. & Stucki, G. (2005). ICF linking rules: an update based on lessons learned. *Journal of Rehabilitation Medicine, 37,* 212–218.

Cieza, A. & Stucki, G. (2005). Content comparison of health-related quality of life (HRQOL) instruments based on the international classification of functioning, disability and health (ICF). *Quality of Life Research, 14*, 1225–1237.

Deutscher Bundestag (2004). *Bericht der Bundesregierung über die Lage behinderter Menschen und die Entwicklung ihrer Teilhabe. Drucksache 15/4575.* Berlin: Deutscher Bundestag.

Ewert, T., Fuessl, M., Cieza, A., Andersen, C., Chatterji, S., Kostanjsek, N. & Stucki, G. (2004). Identification of the most common patient problems in patients with chronic conditions using the ICF checklist. *Journal of Rehabilitation Medicine, 44* (Suppl.), 22–29.

Farin, E., Fleitz, A. & Follert, P. (2006). Entwicklung eines ICF-orientierten Patientenfragebogens zur Erfassung von Mobilität und Selbstversorgung. *Physikalische Medizin, Rehabilitationsmedizin, Kurortmedizin, 16*, 197–211.

Geyh, S., Cieza, A., Kollerits, B., Grimby, G. & Stucki, G. (in press). Content comparison of health-related quality of life measures used in stroke based on the international classification of functioning, disability and health (ICF): a systematic review. *Quality of Life Research.*

Geyh, S., Kurt, T., Brockow, T., Cieza, A., Ewert, T., Omar, Z. & Resch, K. L. (2004). Identifying the concepts contained in outcome measures of clinical trials on stroke using the International Classification of Functioning, Disability and Health as a reference. *Journal of Rehabilitation Medicine, 44* (Suppl.), 56–62.

Grill, E., Ewert, T., Chatterji, S., Kostanjsek, N. & Stucki, G. (2005). ICF Core Sets development for the acute hospital and early post-acute rehabilitation facilities. *Disability and Rehabilitation, 27*, 361–366.

Grill, E., Huber, E. O., Stucki, G., Herceg, M., Fialka-Moser, V. & Quittan, M. (2005). Identification of relevant ICF categories by patients in the acute hospital. *Disability and Rehabilitation, 27*, 447–458.

Grill, E., Lipp, B., Boldt, C., Stucki, G. & Koenig, E. (2005). Identification of relevant ICF categories by patients with neurological conditions in early post-acute rehabilitation facilities. *Disability and Rehabilitation, 27*, 459–465.

Grill, E., Quittan, M., Huber, E. O., Boldt, C. & Stucki, G. (2005). Identification of relevant ICF categories by health professionals in the acute hospital. *Disability and Rehabilitation, 27*, 437–445.

Grill, E., Stucki, G., Boldt, C., Joisten, S. & Swoboda, W. (2005). Identification of relevant ICF categories by geriatric patients in an early post-acute rehabilitation facility. *Disability and Rehabilitation, 27*, 467–473.

Rentsch, H. & Bucher, P. (2005). *ICF in der Rehabilitation. Die praktische Anwendung der internationalen Klassifikation der Funktionsfähigkeit, Behinderung und Gesundheit im Rehabilitationsalltag.* Idstein: Schulz-Kirchner Verlag.

Rentsch, H. P., Bucher, P., Dommen-Nyffeler, I., Wolf, C., Hefti, H., Fluri, E. et al. (2003). The implementation of the 'International Classification of Functioning, Disability and Health' (ICF) in daily practice of neurorehabilitation: an interdisciplinary project at the Kantonsspital of Lucerne, Switzerland. *Disability and Rehabilitation, 25*, 411–421.

Sato, H. (2005). A survey on the use of ICF in policy. *RIVM WHO-FIC Newsletter, 3* (1), 2.

Scheuringer, M., Grill, E., Boldt, C., Mittrach, R., Mullner, P. & Stucki, G. (2005). Systematic review of measures and their concepts used in published studies focusing on rehabilitation in the acute hospital and in early post-acute rehabilitation facilities. *Disability and Rehabilitation, 27*, 419–429.

Sigl, T., Cieza, A., Brockow, T., Chatterji, S., Kostanjsek, N. & Stucki, G. (2006). Content comparison of low back pain-specific measures based on the International Classification of Functioning, Disability and Health (ICF). *The Clinical Journal of Pain, 22*, 147–153.

Sigl, T., Cieza, A., van der Heijde, D. & Stucki, G. (2005). ICF based comparison of disease specific instruments measuring physical functional ability in ankylosing spondylitis. *Annals of the Rheumatic Diseases, 64*, 1576–1581.

Stamm, T. A., Cieza, A., Machold, K. P., Smolen, J. S. & Stucki, G. (2004). Content comparison of occupation-based instruments in adult rheumatology and musculoskeletal rehabilitation based on the International Classification of Functioning, Disability and Health. *Arthritis and Rheumatism, 51*, 917–924.

Stucki, A., Borchers, M., Stucki, G., Cieza, A., Amann, E. & Ruof, J. (2006). Content comparison of health status measures for obesity based on the international classification of functioning, disability and health. *International Journal of Obesity, 30*, 1791–1799.

Stucki, G., Cieza, A. & Melvin, J. (in press). The International Classification of Functioning, Disability and Health (ICF): a unifying model for the conceptual description of the rehabilitation strategy. *Journal of Rehabilitation Medicine.*

Üstün, B., Chatterji, S. & Kostanjsek, N. (2004). Comments from WHO for the Journal of Rehabilitation Medicine Special Supplement on ICF Core Sets. *Journal of Rehabilitation Medicine, 44* (Suppl.), 7–8.

Weigl, M., Cieza, A., Andersen, C., Kollerits, B., Amann, E. & Stucki, G. (2004). Identification of relevant ICF categories in patients with chronic health conditions: a Delphi exercise. *Journal of Rehabilitation Medicine, 44* (Suppl.), 12-21.

Weigl, M., Cieza, A., Harder, M., Geyh, S., Amann, E., Kostanjsek, N. & Stucki, G. (2003). Linking osteoarthritis-specific health-status measures to the International Classification of Functioning, Disability, and Health (ICF). *Osteoarthritis and Cartilage, 11*, 519-523.

Wirtz, M. & Bengel, J. (in Vorbereitung). Assessment in der Rehabilitation. In L. Hornke & M. Amelang (Hrsg.), *Enzyklopädie der Psychologie – Psychologische Diagnostik*. Göttingen: Hogrefe.

Wolff, B., Cieza, A., Parentin, A., Rauch, A., Sigl, T., Brockow, T. & Stucki, A. (2004). Identifying the concepts contained in outcome measures of clinical trials on four internal disorders using the International Classification of Functioning, Disability and Health as a reference. *Journal of Rehabilitation Medicine, 44 Suppl*, 37-42.

World Health Organization (2001). *ICF Checklist Version 2.1a, Clinical Form for International Classification of Functioning, Disability and Health: ICF*. Geneva: World Health Organization.

World Health Organization (2001). *International Classification of Functioning, Disability and Health: ICF*. Geneva: World Health Organization.

Kontaktadresse:

Institut für Gesundheits- und Rehabilitationswissenschaften (IHRS)
ICF Research Branch of WHO
Ludwig-Maximilians-Universität
Marchioninistr. 17
81377 München
E-Mail: alarcos.cieza@med.uni-muenchen.de
www.ICF-research-branch.org

Teil A
Indikationsübergreifende Verfahren

Abschnitt A1
Lebensqualität und Funktionszustand

FEW 16

Fragebogen zur Erfassung des körperlichen Wohlbefindens

Autorinnen	Petra Kolip, Bettina Schmidt
Quelle	Kolip, P. & Schmidt, B. (1999). Der Fragebogen zur Erfassung körperlichen Wohlbefindens (FEW 16): Konstruktion und erste Validierung. *Zeitschrift für Gesundheitspsychologie, 7,* 77–87.
Bezugsquelle	Erhältlich bei der Autorin dieses Beitrags.

Anwendungsbereich	Erfassung positiver Aspekte des Wohlbefindens bei Erwachsenen.
Zielsetzung und Kurzbeschreibung	Der Fragebogen erfasst vier Dimensionen habituellen körperlichen Wohlbefindens: Belastbarkeit, Vitalität, Genussfähigkeit und innere Ruhe. Er enthält ausschließlich positiv formulierte Items und versucht so, auch auf der Ebene der Erfassung körperlichen Wohlbefindens dieses nicht als die Abwesenheit von Krankheit, Schmerzen oder Funktionseinschränkungen zu operationalisieren.
Art des Verfahrens	Selbstbeurteilungsverfahren („Paper & Pencil")
Technische Informationen	– 16 Items auf 4 Skalen – Bearbeitungszeit: 5 bis 10 Minuten – Auswertungszeit: 5 Minuten – Keine automatisierte Auswertung verfügbar.
Theoretischer Hintergrund	Ausgehend von der Gesundheitsdefinition der WHO und dem Salutogenesekonzept Aaron Antonovskys (1997) war es das Ziel der Fragebogenentwicklung, ein kurzes Instrument zu erarbeiten, das den positiven Pol des Gesundheits-/Krankheitskontinuums operationalisiert und dabei unterschiedliche Dimensionen des habituellen körperlichen Wohlbefindens abdeckt. Die zum Zeitpunkt der Instrumentenentwicklung vorliegenden Instrumente konzentrierten sich entweder auf das psychische Wohlbefinden oder operationalisierten den negativen Pol körperlichen Befindens (z.B. über Funktionseinschränkungen, Schmerzen). Lediglich der „Fragebogen zur Erfassung des Wohlbefindens" (FAW) von Frank orientiert sich ebenfalls am positiven Pol, ist aber auf die Erfassung habituellen Befindens ausgerichtet. Aufgrund dieser Beschränkungen war es das Ziel, ein Instrument zur Erfassung habituellen körperlichen Wohlbefindens zu entwickeln, das sich für die Interventionspraxis eignet, aber trotz hinreichender Stabilität genügend änderungssensitiv ist, um interventive Effekte, etwa im Laufe einer Rehabilitationsmaßnahme, abbilden zu können.

Entwicklung des Verfahrens

Der Fragebogen wurde im Rahmen einer Interventionsstudie mit chronischen Rückenschmerzpatienten und -patientinnen, die sich im Rahmen einer AHV-Maßnahme in einer orthopädischen Rehabilitationsklinik befanden, entwickelt, er lässt sich aber auch in anderen Patientengruppen und in nichtklinischen Stichproben einsetzen.

Entwicklungsschritte waren:

1. Qualitative Interviews und Literaturanalyse zur Bestimmung zentraler Dimensionen habituellen körperlichen Wohlbefindens; Formulierung eines Itempools.
2. Gruppendiskussion der Vorversion (Version 1) mit der Zielgruppe; Erstellung einer ersten Fassung (Version 2); Erprobung in einer Klinikstichprobe.
3. Nach Item- und Faktorenanalyse: Reduktion des Fragebogens auf fünf Dimensionen mit jeweils fünf Items (Version 3); Erprobung in einer weiteren Klinikstichprobe sowie einer Studierendenstichprobe.
4. Nach erneuter Item- und Faktorenanalyse Reduktion auf vier Dimensionen mit jeweils vier Items (Endversion: FEW 16).

Aufbau und Auswertung

Der Fragebogen erfasst mit jeweils vier Items vier Dimensionen habituellen körperlichen Wohlbefindens:

– **Belastbarkeit** (Itembeispiel: „Ich bin körperlich belastbar.")
– **Vitalität** (Itembeispiel: „Ich wache morgens energiegeladen auf.")
– **Genussfähigkeit** (Itembeispiel: „Ich nehme mir Zeit, meinem Körper Gutes zu tun.")
– **Innere Ruhe** (Itembeispiel: „Ich fühle mich innerlich im Gleichgewicht.")

Vorgegeben ist ein sechsstufiger Antwortmodus von „Trifft voll und ganz zu" bis „Trifft überhaupt nicht zu." Der Fragebogen kann sowohl auf der Ebene der Einzelskalen als auch als Gesamtskala ausgewertet werden. Eine automatisierte Auswertung liegt nicht vor.

Gütekriterien

Reliabilität: (Cronbach's Alpha in einer Klinikstichprobe / Retestreliabilität [drei Wochen] in einer Studierendenstichprobe / Retestreliabilität [drei Wochen] in einer Klinikstichprobe):

– Gesamtskala: .92 / .74 / .73
– „Belastbarkeit": .86 / .71 / .70
– „Genussfähigkeit": .82 / .75 / .55
– „Vitalität": .90 / .79 / .69
– „Innere Ruhe": .86 / .76 / .73

Validität: Kriterien: „Fragebogen zum Gesundheitszustand" (SF-36; Schmerzskala, Vitalitätsskala); „Funktionsfragebogen Hannover zur alltagsnahen Diagnostik der Funktionsbeeinträchtigung durch Rückenschmerzen" (FFbH-R), „Oswestry Low Back Pain Disability Questionnaire" (erfassen jeweils Funktionseinschränkungen bei Rückenschmerzpatienten und -patientinnen). Korrelation der Gesamtskala mit SF-36 „Schmerz": .40 (Subskalen: .24 bis .42), mit SF-36 „Vitalität" (Subskalen: .39 bis 53), mit FFbH-R .34 (Subskalen: .14 bis .41), mit Oswestry .51 (Subskalen: .23 bis .52)

Bei der Itemformulierung wurde darauf geachtet, dass der Fragebogen für Frauen und Männer in unterschiedlichen Altersgruppen gleichermaßen geeignet ist und z. B. keine geschlechtsspezifischen Verzerrungen aufweist. Eine varianzanalytische Auswertung der

Klinikstichprobe zeigt, dass Alters- und Geschlechterunterschiede nicht zu beobachten sind. Lediglich auf der Subskala „Innere Ruhe" weisen die Männer leicht höhere Skalenwerte auf als die Frauen.

Die ausschließlich positive Formulierung der Items hat ein sechsstufiges Antwortformat notwendig gemacht, um differenzierte Antworten zu erlangen. Die Itemanalysen zeigen, dass die Skalen weder links- noch rechtsschief sind und die Probandinnen und Probanden das Antwortspektrum ausschöpfen.

Vergleichswerte/ Normen

Liegen seit 2006 vor (Albani et al., 2006).

Literatur

Albani, C., Blaser, G., Geyer, M., Schmutzer, G., Hinz, A. & Bailer, H. et al. (2006). Validierung und Normierung des „Fragebogens zur Erfassung des körperlichen Wohlbefindens (FEW-16)" von Kolip und Schmidt an einer repräsentativen Bevölkerungsstichprobe. *Psychotherapie, Psychosomatik, Medizinische Psychologie, 56*, 172–181.

Antonovsky, A. (1997). *Salutogenese. Zur Entmystifizierung der Gesundheit* [Deutsche Herausgabe von Alexa Franke]. Tübingen: dgvt-Verlag.

Autorin des Beitrags

Prof. Dr. Petra Kolip
Institut für Public Health und Pflegeforschung
Universität Bremen
Postfach 33 04 40
D-28334 Bremen
E-Mail: kolip@uni-bremen.de

FFB-Mot

Fragebogen zur Erfassung des motorischen Funktionsstatus

Autor(inn)en	Klaus Bös, Alexander Woll, Steffen Niemann, Susanne Tittlbach, Thomas Abel
Quelle	Bös, K., Abel, T., Woll, A., Niemann, S., Tittlbach, S. & Schott, N. (2002). Der Fragebogen zur Erfassung des motorischen Funktionsstatus (FFB-Mot). *Diagnostica, 48 (2)*, 101–111.
Bezugsquelle	Erhältlich beim Autor dieses Beitrags.

Anwendungsbereich	Der Fragebogen FFB-Mot eignet sich für Erhebungen in Form von schriftlichen Befragungen und persönlichen und telefonischen Interviews bei Erwachsenen.
Zielsetzung und Kurzbeschreibung	Ziel der Anwendung des Fragebogens FFB-Mot ist die approximative Erfassung des motorischen Funktionsstatus in Normalpopulationen von erwachsenen Männern und Frauen. Bei einmaliger Anwendung liefert der Einsatz des FFB-Mot eine Beurteilung des motorischen Funktionsstatus. Die Beurteilung der Ergebnisse erfolgt auf der Basis von alters- und geschlechtsspezifischen Vergleichswerten. Bei Testwiederholung liefert der Einsatz des Fragebogens eine Analyse der Veränderungen des motorischen Funktionsstatus.
	Der FFB-Mot besteht aus einer Langfassung (LF) mit 20 Items und einer Kurzfassung (KF) mit 12 Items. Zusätzlich bilden vier „leichte" Items zu den vier Subskalen eine ADL-Skala („Activities of daily living") und vier „schwere" Items eine Sport-Skala. Diese Ergänzungsskalen sollen eine Beurteilung für besonders leistungsschwache bzw. leistungsstarke Personen, deren Funktionszustand mit der Standardskala alleine nicht differenziert werden kann, ermöglichen.
Art des Verfahrens	Selbstbeurteilungsverfahren („Paper & Pencil")
Technische Informationen	– 20 Items zu 4 Dimensionen – Bearbeitungszeit: 5 Minuten – Auswertungszeit: 5 Minuten
Theoretischer Hintergrund	Dem motorischen Funktionsstatus wird in der Gesundheitsforschung wachsende Aufmerksamkeit gewidmet. Dies gilt sowohl für die Arbeiten im Rahmen der Risikofaktorenmodelle (u. a. kardio-respiratorische Fitness und ihre Relevanz für koronare Herzerkrankungen) als auch für die lebensweiseorientierten Modelle der Salutogenese (u. a. motorische Fitness als Ressource für adäquate Lebensbewältigung).
	Zur wissenschaftlichen Beschreibung des motorischen Funktionsstatus wird üblicherweise auf Systematisierungen motorischer Fähigkeiten zurückgegriffen und es werden die Dimensionen Kraft, Ausdauer, Beweglichkeit, Koordination und Schnelligkeit unterschieden. Die Erfassung dieser Fähigkeiten kann auf unterschiedlichen Ebenen

erfolgen. Man unterscheidet physiologische und psycho-physische Messverfahren, biomechanische Messverfahren und sportmotorische Messverfahren (Bös, 2001).

Bei Felduntersuchungen – insbesondere mit größeren Stichproben – stellen aus Gründen der Durchführbarkeit und Ökonomie zumeist sportmotorische Tests die Methode der Wahl dar. Die Durchführung von motorischen Tests stellt jedoch immer noch erhebliche Anforderungen an die personellen und finanziellen Ressourcen. In der Regel wird pro Testperson ein Zeitaufwand von einer Stunde und mehr und geschultes Testpersonal benötigt, spezielle Testgeräte und -räume.

In größeren Reihenuntersuchungen und Surveys in Normalpopulationen finden daher motorische Tests nur selten Berücksichtigung. Zur Einschätzung des motorischen Funktionsstatus werden meist nur einzelne Fragen zum Fitnesszustand oder zur körperlich-sportlichen Aktivität gestellt. Bewährte Skalen liegen für spezifische Zielgruppen vor, so z. B. für ältere, leistungsschwächere und gesundheitlich eingeschränkte Personen (z. B. „Physical Activity Readiness Questionnaire", PAR-Q; „Active Daily Living", ADL-Skalen; „Funktionsfragebogen Hannover").

Für Normalpopulationen im Erwachsenenalter steht bisher keine Skala zur umfassenden Erfassung des motorischen Funktionsstatus zur Verfügung. In dieser Arbeit wird mit dem FFB-Mot ein Instrumentarium vorgestellt, das diese Lücke schließt.

Entwicklung des Verfahrens

Zur Beschreibung des motorischen Funktionsstatus wurden alltagsnahe Bewegungsaufgaben verwendet. In einer Vorauswahl wurden aus der Vielzahl denkbarer Bewegungsaufgaben 44 Beispiele ausgewählt. Die Auswahl der abgefragten Fertigkeiten erfolgte nach Alltagsrelevanz, Verständlichkeit und Angemessenheit der Aufgabenschwierigkeit für die Zielgruppe sowie nach den vier Inhaltsbereichen Kraft, Ausdauer, Beweglichkeit und Koordination. Wichtig für die Aufgabenauswahl war ferner, dass eine Differenzierung über eine möglichst große Bandbreite der körperlichen Leistungsfähigkeit möglich sein sollte.

In mehreren Schritten der Itemanalyse und Testentwicklung wurde die Anzahl der Fragen auf 20 (Langform) bzw. 12 (Kurzform) reduziert. In der Langform werden bei der Testvorgabe die 20 Fragen um vier „ADL"-Items und um vier „Sport"-Items ergänzt.

Aufbau und Auswertung

Der Fragebogen FFB-Mot zur Erfassung des motorischen Funktionsstatus erfasst in vier Subskalen à fünf Fragen die motorischen Dimensionen mittels Selbsteinschätzung.

- **Kraft (K):** „Können Sie einen schweren Einkaufskorb (8 kg) über mehrere Etagen tragen?"
- **Ausdauer (A):** „Können Sie mehrere Treppen hochgehen ohne auszuruhen?"
- **Beweglichkeit (B):** „Können Sie aus dem Stand (Knie gestreckt) mit den Händen den Boden erreichen?"
- **Koordination (Ko):** „Können Sie auf einem Bein stehen ohne sich festzuhalten (mind. 15 sec.)?"

Zur Abbildung der vier motorischen Dimensionen im Fragebogen wurden schwierigkeitsabgestufte Items entwickelt, die eine große Bandbreite der körperlichen Leistungsfähigkeit in erwachsenen Normalpopulationen abdecken. Die fünf Fragen sind nach Schwierigkeit geordnet. Jede Dimension wird zusätzlich von einem „ADL"-Item (Bsp. ADL-K: „Können sie auf einem Stuhl sitzend ohne Hilfe der Arme aufstehen?") eingeleitet und um ein „Sport"-Item (Bsp. Sport-A: „Können Sie einen Marathonlauf (42 km) laufen?") ergänzt. Den Versuchspersonen werden die Items mit der Bitte um Einschätzung der individuellen Schwierigkeiten bei der Aufgabenlösung auf einer fünfstufigen Antwortskala von „Kann ich ohne Probleme" bis „Kann ich nicht" vorgegeben.

Die vier Subskalen haben jeweils fünf Items (2 bis 6) und damit einen Messwertbereich von 5 bis 25 Punkten; die Gesamtskala der Langform (LF) reicht von 20 bis 100 Punkten. Bei der Kurzform (KF) wird nur der Summenwert betrachtet. Dessen Punkteskala reicht von 12 bis 60 Punkten. Die zwei Ergänzungsskalen „ADL" (jeweils Item 1) und „Sport" (jeweils Item 7) haben jeweils vier Items und damit einen Messwertbereich von 4 bis 20 Punkten.

Im Rahmen von Gesundheitssportkampagnen mit Medien („Focus", „Apotheken Umschau") und Krankenkassen (BEK) wurden internetbasierte Testauswertungen zum FFB-Mot entwickelt, die eine automatische Testauswertung sowie die Zuweisung von Programmvorschlägen zur gesundheitsorientierten Fitness ermöglichen.

Ergänzende Verfahren

Im Rahmen von Forschungsarbeiten wurde der FFB-Mot um Aktivitätsfragebögen und um sportmotorische Tests ergänzt.

Gütekriterien

Objektivität: Die Objektivität wird beim FFB-Mot durch die standardisierten Aufgabenformulierungen und präzise festgelegte Auswertungsvorschriften gewährleistet.

Reliabilität: Die Reliabilität des FFB-Mot wurde mittels Retestanalysen und Betrachtungen zur internen Konsistenz überprüft. Zur Bestimmung der Retestreliabilität wurde der FFB-MOT derselben Stichprobe (N = 150, Männer und Frauen der Normalpopulation im Alter von 30 bis 70 Jahren) zweimal vorgelegt. Das Zeitintervall zwischen den Messungen betrug zwei Wochen. Die Retestreliabilität für die Langform (20 Items) beträgt .90 (Männer) bzw. .89 (Frauen). Diese Reliabilitätskoeffizienten können als ausgezeichnet bezeichnet werden. Für die Kurzform (12 Items) liegen die Reliabilitätskoeffizienten in gleicher Höhe und indizieren damit, dass unter dem Aspekt der Messgenauigkeit problemlos die Kurzform verwendet werden kann.

Für die einzelnen Dimensionen, die aus jeweils vier Testitems bestehen, sind die Reliabilitäten der Subskalen kaum geringer als für die Gesamtskalen. Auch für die ADL- und die „Sport"-Skala liegen die Retestkoeffizienten über .75.

Der ebenfalls bei der Reliabilitätsanalyse berechnete Mittelwertsvergleich zwischen Vortest und Nachtest zeigt einige signifikante Mittelwertsunterschiede. Dabei werden im Nachtest die Items als schwieriger eingeschätzt. Numerisch betrachtet sind die Unterschiede allerdings sehr gering und liegen in Größenordnungen von etwa 3 %.

Die Berechnung der internen Konsistenz (Cronbach's Alpha) für die Subskalen des FFB-Mot ergibt Werte von .79 bis .88. Für die Gesamtskalen (Langform, Kurzform) sind die Koeffizienten .87 bis .92.

Validität: Zur Bestimmung der internen Validität des FFB-Mot wurden Expertenratings und Analysen zur Konstruktvalidität (Hauptkomponentenanalysen, Multitrait-Multimethod-Analysen) durchgeführt. Die externe Validität wurde mit Hilfe von Außenkriterien ermittelt.

Expertenrating (inhaltl. Validität): Der FFB-Mot wurde 33 Experten in zufälliger Reihenfolge vorgelegt. Die Aussagekraft der Items wurde als gut bewertet. Ebenso werden nahezu allen Items eine gute bis sehr gute Plausibilität und Verständlichkeit bescheinigt.

Konstruktbezogene Validität (Faktorenanalyse): Die Hauptkomponentenanalyse bestätigt die vierfaktorielle Struktur des Fragebogens. Eine Multitrait-Multimethod-Analyse bestätigt die konvergente und diskriminante Validität des FFB-Mot.

Kriterienbezogene Validität: Für die Kurzfassung des FFB-Mot wurde überprüft, inwieweit der Summenwert zur motorischen Fitness mit den externen Kriterien Geschlecht, Alter, Sportaktivität sowie zwei Indikatoren des Gesundheitsstatus in erwarteter Richtung korreliert. Hierzu wurden die Daten des „Berner Lebensstil Panels" (N = 787, Alter 57 bis 67 Jahre) herangezogen (Abel et. al., 1999). Der Summenwert des FFB-Mot-12 zeigte die erwarteten Zusammenhänge mit den ausgewählten Kriteriumsvariablen. Die Mittelwerte liegen für Männer höher als für Frauen, für jüngere höher als für ältere Befragte (trotz der eingeschränkten Altersspanne) und für Sportaktive höher als für Passive. Die Korrelationen mit dem subjektiven Gesundheitsstatus (fünfstufig von 1 = „sehr gut" bis 5 = „schlecht"), der 36-Monats-Prävalenz von Rückenschmerzen (0 = „nein", 1 = „ja") und der subjektiv eingeschätzten Intensität von eigener Sportaktivität (dreistufig von 0 = „kein Sport" bis 2 = „sehr intensiv") mit dem Summenwert des FFB-Mot liegen für Männer und Frauen in etwa gleicher Größenordnung (ca. .3 bis .5) und zeigen für beide Geschlechtergruppen die erwarteten signifikanten Zusammenhänge.

Vergleichswerte/ Normen

Die publizierten Orientierungsdaten basieren auf der Anwendung bei 228 Männern und 228 Frauen im Altersbereich von 33 bis 60 Jahren. Weiter wurde der FFB-Mot im „Berner Längsschnitt Panel" im Telefoninterview mit 800 Versuchspersonen eingesetzt (Abel et al., 1999). Aus den deutschen Gesundheitskampagnen liegen 13 000 Datensätze („Apotheken Umschau") sowie 7 000 Datensätze („Focus") vor.

Kurzversion

Die Kurzform besteht aus 12 Items (drei pro Dimension). Bei Anwendung der Kurzform kann nur der Summenscore verwendet werden.

Literatur

Abel, T., Walter, E., Niemann, S. & Weitkunat, R. (1999). The Berne-Munich Lifestyle Panel. Background and baseline results from a longitudinal health lifestyle survey. *Sozial- und Präventivmedizin, 44(3)*, 91–106.

Bös, K. (Hrsg.). (2001). *Handbuch motorischer Tests*. Göttingen: Hogrefe.

WWW-Ressourcen

www.Fit-for-health.com

Autor des Beitrags

Prof. Dr. Klaus Bös
Institut für Sport und Sportwissenschaft
Kaiserstraße 12
D-76128 Karlsruhe
E-Mail: Boes@sport.uka.de

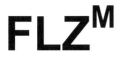

FLZ^M

Fragen zur Lebenszufriedenheit^Module

Autoren	Peter Herschbach, Gerhard Henrich
Quellen	Henrich, G. & Herschbach, P. (2000a). Questions on Life Satisfaction (FLZ^M) – A short questionnaire for assessing subjective quality of life. *European Journal of Psychological Assessment 16* (3), 150–159.
	Henrich, G. & Herschbach, P. (2000b). *Fragen zur Lebenszufriedenheit (FLZ^M)* (S. 98–110). In U. Ravens-Sieberer & A. Cieza (Hrsg.), *Lebensqualitätsforschung und Gesundheitsökonomie in der Medizin*. Landsberg: ecomed.
	Henrich, G. & Herschbach, P. (2001). *FLZ^M – Fragen zur Lebenszufriedenheit^Module. Kurzbeschreibung, Normdaten*. München: Klinik und Poliklinik für Psychosomatische Medizin und Psychotherapie.
Bezugsquelle	Erhältlich beim Autor dieses Beitrags.
Anwendungsbereich	Die *FLZ^M* „Fragen zur Lebenszufriedenheit^Module" können zur Bestimmung der subjektiven Lebensqualität bei Patienten mit chronischen oder anderen schwerwiegenden Erkrankungen, bei gesunden Vergleichsstichproben und im Längsschnitt zur Beurteilung des Krankheitsverlaufs und der erwünschten und unerwünschten Wirkungen von therapeutischen Maßnahmen eingesetzt werden.
Zielsetzung und Kurzbeschreibung	Der Fragebogen erfasst die allgemeine und die gesundheitsbezogene subjektive Lebensqualität und besteht in der Basisversion aus zwei Teilen („Modulen"):

– das Modul *FLZ^M-A* „Allgemeine Lebenszufriedenheit" enthält acht Items (acht relevante Lebensbereiche), die jeweils von der Testperson nach „subjektiver Zufriedenheit" und zusätzlich nach „subjektiver Wichtigkeit" beurteilt werden.

– in dem Modul *FLZ^M-G* „Zufriedenheit mit der Gesundheit" werden acht relevante Aspekte der Gesundheit nach „Zufriedenheit" und „Wichtigkeit" beurteilt.

Die *FLZ^M* können in Einzel- und in Gruppenuntersuchungen zum Selbstausfüllen vorgegeben werden. Es ist oft sinnvoll, beide Module zusammen einzusetzen, aber der Einsatz eines einzelnen Moduls ist auch möglich. Da der Fragebogen die Anweisung zum Ausfüllen enthält, ist nur darauf hinzuweisen, dass die Instruktion sorgfältig zu lesen und zu beachten sei. Die *FLZ^M* sind nach bisher vorliegenden Erfahrungen gut verständlich und können auch von älteren Probanden oder Patienten mit akuter und schwerer Erkrankung ausgefüllt werden. Die *face validity* trägt zu ihrer hohen Akzeptanz bei.

Art des Verfahrens	Selbstbeurteilungsverfahren („Paper-Pencil"), eine Din-A4-Seite je Modul.

**Technische
Informationen**

– 8 Items
– Bearbeitungszeit: ca. 5 Minuten
– Auswertungszeit: ca. 5 Minuten
– Automatisierte Auswertung: SPSS-Syntax; Excel-Tabelle

**Theoretischer
Hintergrund**

„Lebensqualität" bezieht sich auf die subjektive Einschätzung (mindestens) somatischer, sozialer und psychischer Aspekte des Erlebens durch den Probanden. „Zufriedenheit" beinhaltet ein Werturteil (nicht einen spontanen Zustand wie etwa „Glück"), das sich aus einem kognitiven und einem affektiven Anteil zusammensetzt. Insbesondere der kognitive Anteil ist abhängig von verschiedenen Wertmaßstäben, z. B. von dem, was man sich wünscht, von dem, was vergleichbare andere Personen bereits haben, oder von den Erfahrungen aus der eigenen Vergangenheit. Das Ausmaß von Zufriedenheit bzw. Unzufriedenheit ergibt sich aus der Kluft zwischen den individuellen Erwartungen, Ansprüchen, Wünschen und der (erlebten) Realität. Die Zufriedenheit kann sich also ändern, wenn sich entweder die Realität oder die eigenen Maßstäbe (etwa im Verlaufe der Krankheitsbewältigung) ändern.

Lebensqualität ist anerkanntermaßen multidimensional. Folglich sind verschiedene (als relevant nachgewiesene) Lebensbereiche von den Probanden nach Zufriedenheit zu bewerten. Eine Gleichgewichtung bzw. eine normierte Gewichtung der Zufriedenheitsbewertungen für die Bildung eines Summenwerts scheidet aus, da von einer Stabilität der Bedeutung der erfragten Lebensbereiche für die Lebensqualität über Personen hinweg bzw. über die Zeit nicht ausgegangen werden kann. Nach empirischen Befunden und klinischer Erfahrung gibt es eine starke inter- und intraindividuelle Variation der subjektiven Wichtigkeit von Lebensbereichen. Es kann also nicht sinnvoll sein, wenn die Zufriedenheitsbewertung eines Probanden in einem Lebensbereich, der ihm zurzeit nicht wichtig ist (z. B. materieller Wohlstand) im gleichen (bzw. normierten) Maß in den Gesamtwert eingeht, wie die Bewertung eines Lebensbereiches, der ihm besonders am Herzen liegt (z. B. Partnerschaft). Dies bedeutet für die Messung der subjektiven Lebensqualität, dass bei jedem Einzelfall zusätzlich zur Zufriedenheit die Gewichtung erhoben werden muss. Dazu sind entsprechende Fragen in den Fragebogen zu integrieren.

**Entwicklung
des Verfahrens**

Die Entwicklung der *FLZ^M* erstreckt sich über mehrere Phasen der Datenerhebung an großen Stichproben von gesunden und kranken Personen, in denen aufgrund von statistischen Analysen (Faktoren-, Itemanalysen, Gruppenvergleiche, Korrelationen) und aufgrund der Rückmeldung der Testpersonen Zahl und Formulierung der Items, Zahl und Verbalisierung der Antwortkategorien und die Form der Instruktion modifiziert und optimiert wurde.

**Aufbau und
Auswertung**

Jedes Modul enthält Instruktion und acht Items, die im ersten Teil auf einer fünfstufigen Likert-Skala nach der subjektiven Wichtigkeit zu beurteilen sind. Beispiel:

– Wie **wichtig** sind für Sie …
  Freunde/Bekannte – nicht/etwas/ziemlich/sehr/extrem wichtig

Im zweiten Teil werden die gleichen Items (= Lebensbereiche) hinsichtlich der persönlichen Zufriedenheit bewertet. Beispiel:

– Wie **zufrieden** sind Sie mit (dem Lebensbereich) …
  Freunde/Bekannte – unzufrieden/ eher unzufrieden/ eher zufrieden/ ziemlich zufrieden/ sehr zufrieden

Die Angaben zu „wichtig" und „zufrieden" werden bei der Auswertung zu einer „gewichteten Zufriedenheit" kombiniert, wobei die Bipolarität und die Asymmetrie der Zufriedenheitratings berücksichtigt wird, und zu einem Summenwert je Modul addiert. Der Summenwert ist ein Maß für die globale Zufriedenheit bezogen auf den Inhalt des jeweiligen Moduls.

Zur graphischen Darstellung der Testergebnisse können die acht gewichteten Zufriedenheitswerte in einem Netzdiagramm abgebildet werden. Sie spannen auf diese Weise eine Fläche auf, die die globale Lebenszufriedenheit repräsentiert. Der Abstand der Einzelpunkte vom Kreismittelpunkt beschreibt den Beitrag der einzelnen Lebensbereiche zur Gesamtzufriedenheit.

Zur automatisierten Auswertung liegen eine SPSS-Syntax und ein Excel-Tabellenblatt vor, das neben den beschriebenen Scores auch das Netzdiagramm erzeugt. Eine computergestützte Version des Moduls „Allgemeine Lebenszufriedenheit" auf der Basis von *FileMaker Pro* (für Windows und MacOS) bietet eine unmittelbare Rückmeldung der Testergebnisse in Form von alters- und geschlechtskorrigierten standardisierten Abweichungswerten (SDS) von einer repräsentativen Stichprobe der BRD.

Ergänzende Verfahren

Die *FLZ^M* sind nicht als Alternative, sondern als Ergänzung zu anderen Messinstrumenten der Lebensqualität wie SF-36 oder EORTC zu sehen, deren Inhalte sich eher auf „objektive" Sachverhalte wie das Ausmaß der Symptomatik und den Funktionszustand beziehen.

Gütekriterien

Objektivität: Durchführungs- und Auswertungsobjektivität ist gegeben.

Reliabilität: Cronbach's Alpha als Maß für die interne Konsistenz der beiden Module liegt bei .82 und .89 (N = 2562 und N = 2226). Die Retestreliabilität (in einer kleinen Studentenstichprobe) ist für die beide Summenwerte r_{tt} = .87 bzw. .85 (N = 45).

Validität: Die FLZ^M nehmen aufgrund ihrer Konzeption und Entwicklung inhaltliche Validität für sich in Anspruch. Es liegen zahlreiche Hinweise für ihre Konstruktvalidität vor. Es handelt sich dabei vor allem um Zusammenhänge mit etablierten Skalen (z. B. „Beck Depressionsinventar" BDI, „General Well-Being Scale" GWB, „Nottingham Health Profile" NHP, „Symptom Checkliste" SCL-90-R, „Fragebogen zum Gesundheitszustand" SF-36, „State-Trait-Anxiety-Scale" STAI) in verschiedenen Stichproben von Gesunden und Patienten, die eine Bestimmung der Verwandtschaft mit bzw. eine Abgrenzung gegenüber anderen Konzepten erlauben (konvergente und diskriminante Validität; vgl. Tabelle 2 aus Henrich und Herschbach, 2000a). Weitere Hinweise zur Konstruktvalidität ergeben sich daraus, dass sich Gruppen in den FLZ^M-Werten unterscheiden, von deren unterschiedlicher Lebensqualität man ausgehen muss (diskriminante Validität). Ein Beispiel dafür ist eine Stichprobe von arbeitssuchenden Frauen (N = 3083), deren Lebenszufriedenheit gegenüber der (weiblichen) Normstichprobe (N = 1054; BRD-West) insgesamt reduziert ist (Mittelwert von 32.6 vs. 62.1; Mann-Whitney U-test: z – corrected for ties = −21.8, p < .001), deren gewichtete Zufriedenheit für den Lebensbereich „Beruf/Arbeit" aber überproportional gering ausfällt (Abweichung von −1.27 SD; Mann-Whitney U-test: z – corrected for ties = −30.4, p < −.001).

Änderungssensitivität: Die FLZ^M weisen strukturelle Eigenschaften auf, die die Änderungssensitivität fördern (Anzahl von Items, Anzahl von Antwortalternativen je Item, großer Skalenbereich der gewichteten

Zufriedenheitsscores und des Summenwerts, Auswertungsmöglichkeit auf Itembasis). Aus einer Reihe von Therapiestudien liegen positive Erfahrungen vor, in denen die FLZ^M therapiebegleitend im Verlauf eingesetzt wurden. Ein Beispiel dafür ist ebenfalls in Henrich und Herschbach (2000a) enthalten: In einer Studie mit 120 Patienten mit Wachstumshormondefizit zeigten die beiden Module zwischen der Baseline und sechs Monaten nach einer Hormontherapie eine SES von .33 bzw. .34 und eine SRM von .45 bzw. .35.

Vergleichswerte/ Normen

Für das Modul *FLZ^M-A* liegen zwei repräsentative Erhebungen der Bevölkerung der BRD von 1991 (N = 2993) und 1994 (N = 2534) vor, außerdem eine Erhebung der Bevölkerung bis zum 50. Lebensjahr von 1999 (Brähler et al., N = 1698). Die Datenbank der Testautoren enthält Vergleichsdaten von 14490 Patienten unterschiedlicher Diagnosen und von 9491 gesunden Personen [Stand: 26.05.2006].

Für das Modul *FLZ^M-G* liegt eine repräsentative Erhebung der Bevölkerung der BRD von 1995 (N = 2219) vor. Die Datenbank der Testautoren enthält Vergleichsdaten von 12550 Patienten unterschiedlicher Diagnosen und von 3415 gesunden Personen [Stand: 26.05. 2006].

Kurzversion

Die Module *FLZ^M-A* und *FLZ^M-G* liegen für internationale Vergleichstudien außer in Deutsch in folgenden Sprachen vor: UK-Englisch, US-Englisch, Holländisch, Französisch, Italienisch, Spanisch, Japanisch. Teilweise liegen auch Daten aus repräsentativen Erhebungen der Bevölkerung des jeweiligen Landes vor. (Nähere Information auf Anfrage.)

Mehrere Module zu spezifischen Aspekten des Lebens im allgemeinen und der Gesundheit im besonderen sind publiziert oder in der Entwicklungsphase:

– CF – Mukoviszidose (zystische Fibrose) (Goldbeck et al., 2003)
– GHD – Wachstumshormondefizit (Herschbach et al., 2001)
– IBD – Chronisch entzündliche Darmerkrankungen (CED) (Janke et al., 2004)
– MD/DBS – Bewegungsstörungen, tiefe Hirnstimulation (Kühler et al. 2003)
– Äußere Erscheinung (Aussehen) – in Vorbereitung
– Gastrointestinale Erkrankungen – in Vorbereitung

Die Module *FLZ^M-A* und *FLZ^M-G* liegen in einer Version für Kinder und Jugendliche im Alter von 12 bis 16 Jahren vor (Henrich et al., 2006).

Literatur

Brähler, E., Horowitz, L. M., Kordy, H., Schumacher, J. & Strauß, B. (1999). Zur Validierung des Inventars zur Erfassung Interpersonaler Probleme (IIP) – Ergebnisse einer Repräsentativbefragung in Ost- und Westdeutschland. *Psychotherapie, Psychosomatik, Medizinische Psychologie, 49*, 422–431.

Goldbeck, L., Schmitz, T. G., Henrich, G. & Herschbach, P. (2003). Questions on life satisfaction for adolescents and adults with cystic fibrosis: Development of a disease-specific questionnaire. *Chest, 123* (1), 42–48.

Henrich, G., Schmitz, T., Goldbeck, L. & Herschbach, P. (2006). *FLZ^M (KJ) Fragen zur Lebenszufriedenheit*^Module *– Version für Kinder/Jugendliche. Kurzbeschreibung • Vergleichsdaten.* München: Klinik und Poliklinik für Psychosomatische Medizin und Psychotherapie.

Herschbach, P., Henrich, G., Strasburger, C. J., Feldmeier, H., Marin, F., Attanasio, A. M. et al. (2001). Development and psychometric properties of a disease-specific quality of life questionnaire for adult patients with growth hormone deficiency. *European Journal of Endocrinology, 145* (3), 255–265.

Janke, K. H., Raible, A., Bauer, M., Clemens, P., Meisner, C., Häuser, W. et al. (2004). Questions on life satisfaction (FLZ^M) in inflammatory bowel disease. *International Journal of Colorectal Disease, 19* (4), 343.

Kühler, A., Henrich, G., Schröder, U., Conrad, B., Herschbach, P. & Ceballos-Baumann, A. (2003). A novel quality of life instrument for deep brain stimulation in movement disorders. *Journal of Neurology Neurosurgery and Psychiatry, 74* (8), 1023.

Autor des Beitrags

Dr. Gerhard Henrich
Klinik und Poliklinik für Psychosomatische Medizin und Psychotherapie
Klinikum rechts der Isar der Technischen Universität München
Langerstraße 3
D-81675 München
E-Mail: G.Henrich@tum.de

FLZ

Fragebogen zur Lebenszufriedenheit

Autoren	Jochen Fahrenberg, Michael Myrtek, Jörg Schumacher, Elmar Brähler
Quelle	Fahrenberg, J., Myrtek, M., Schumacher, J. & Brähler, E. (2000). *Fragebogen zur Lebenszufriedenheit (FLZ). Handanweisung.* Göttingen: Hogrefe.
Bezugsquelle	Erhältlich beim Hogrefe-Verlag unter www.testzentrale.de.
Vorgänger-/ Originalversion	Fahrenberg, J., Myrtek, M., Wilk, D. & Kreutel, K. (1986). Multimodale Erfassung der Lebenszufriedenheit: Eine Untersuchung an Koronarkranken. *Psychotherapie, Psychosomatik, Medizinische Psychologie, 36*, 347–354.
Anwendungsbereich	Jugendliche und Erwachsene (von 14 Jahren bis ins hohe Alter). Der FLZ kann in der klinischen Diagnostik und bei anderen Aufgaben des psychologischen Assessments eingesetzt werden, um die globale und die bereichsspezifische Lebenszufriedenheit zu erfassen.
Zielsetzung und Kurzbeschreibung	Mit Lebenszufriedenheit ist hier die individuelle Bewertung der vergangenen und gegenwärtigen Lebensbedingungen und der Zukunftsperspektive gemeint. Der standardisierte Fragebogen ermöglicht es, die individuelle Zufriedenheit in zehn Lebensbereichen zu erfassen und mit bevölkerungsrepräsentativen Normen zu vergleichen.
Art des Verfahrens	Selbstbeurteilungsverfahren („Paper & Pencil" oder Computerversion)
Technische Informationen	– 70 Items auf 10 Skalen – Bearbeitungszeit: ca. 5 bis 10 Minuten – Auswertung durch Addition der Itemwerte oder durch Testprogramm
Theoretischer Hintergrund	Der Begriff der Lebenszufriedenheit hat eine allgemeine Grundlage in philosophisch-anthropologischen Wesensbestimmungen des Menschen. Der empirische Kontext ist aus den psychologischen und sozialwissenschaftlichen Studien über globale und bereichsspezifische Lebenszufriedenheit (life satisfaction), subjektives Wohlbefinden (wellbeing) und Lebensqualität (quality of life) zu erkennen. Lebenszufriedenheit ist ein nur vage definiertes Konzept, bei dem verschiedene methodische Schwierigkeiten zu nennen sind: Semantische Akzentuierung (z. B. Wohlbefinden, allgemeine Lebensqualität, Glück), Bezugssystem (intra- oder interindividuell vergleichend), Umfang (globale Lebenszufriedenheit oder Differenzierung nach Bereichen), Perspektive (bilanzierend, rückblickend oder gegenwartsbezogen) und Zielsetzung (z. B. individuelle Beratung oder Therapie versus Sozialindikatorenforschung). Häufig werden Lebenszufriedenheit, Subjekti-

ves Wohlbefinden und Lebensqualität gleichgesetzt. Einigkeit besteht jedoch, dass kognitive (bilanzierende) und affektive Komponenten aller Lebensbereiche (z. B. Gesundheit, psychische Stabilität, soziale Beziehungen etc.) zur Lebenszufriedenheit beitragen können.

Aus der Literatur sind zahlreiche Arbeiten zur Lebenszufriedenheit mit Bezug zu klinischen Fragestellungen bekannt (vgl. Fahrenberg et al., 2000; Myrtek, 1998; Schumacher et al., 2003). In vielen Untersuchungen wurde ein substanzieller Zusammenhang zwischen geringer Lebenszufriedenheit und Neurotizismus bzw. Depression nachgewiesen (mittlere Korrelation etwa bei $r = .30$). Die Zufriedenheit ist bei Personen mit objektiven körperlichen Behinderungen oder funktionellen Beeinträchtigungen im Vergleich zu Gesunden vermindert. Unzufriedene suchen häufiger einen Arzt auf und begeben sich auch öfter in psychotherapeutische Behandlung. Eine aktive Gestaltung der Freizeit (Hobby, Veranstaltungen, Vereine, körperliche Aktivitäten) korreliert mit Lebenszufriedenheit. Mangelnde Kontrolle des Essverhaltens, Alkohol-, Tabak- und Drogenkonsum sind mit größerer Unzufriedenheit verknüpft. In Studien zur Lebenszufriedenheit von Herz-Patienten erhöhte sich diese im Verlauf eines Heilverfahrens, nahm später aber wieder ab (Myrtek et al., 1987; Myrtek, 1987, 1998). Bemerkenswert war der Zusammenhang zwischen Zufriedenheit und Angina pectoris, Infarktsymptomatik und tatsächlicher Arbeitsfähigkeit. „Lebenszufriedenheit" war hier eine wichtige Moderatorvariable für den Erfolg der Rehabilitation.

Biographisch wären solche Gewichtungen und Bilanzierungen in Abhängigkeit vom Alter, Lebensereignissen, Krankheiten usw. zu erkunden. Die Dynamik von Anpassung und antizipierter Veränderungsmöglichkeit (vgl. Typisierungsversuch von Bruggemann et al., 1975) entzieht sich allerdings weitgehend einer Fragebogenuntersuchung (Fahrenberg et al., 1986).

Die Skalenwerte des FLZ repräsentieren Selbstbeurteilungen von Personen, die hier eine subjektive Bilanzierung verschiedener Erfahrungen und Bewertungen geben. Die Differenzierung in zehn Bereiche wurde deduktiv vorgenommen und dann faktorenanalytisch in den Selbstbeurteilungen der Durchschnittsbevölkerung belegt. Ausgeklammert wurden Bereiche sozialer Einstellungen wie die Zufriedenheit mit Politik, Gesellschaft, Institutionen, Parteien, Kirchen usw. Der FLZ erfasst und differenziert vergleichsweise viele Lebensbereiche.

Entwicklung des Verfahrens

Der FLZ entstand in einem Forschungsprojekt über die psychologische und medizinische Rehabilitation von Herz-Kreislauf-Patienten (Fahrenberg et al., 1986), wurde aber nicht als Test publiziert. Erst die Repräsentativerhebung 1994 (Schumacher et al., 1995) schuf die notwendige empirische Basis für die Überprüfung der Skalenkonstruktion und die Normierung, denn die Lebenszufriedenheit ist vom Lebensalter und Geschlecht stark beeinflusst.

Die erste Untersuchung war multimodal angelegt und ergab eine hinreichende Konvergenz der verschiedenen Operationalisierungen (Fahrenberg et al., 1986). Nur die FLZ-Skalen hatten Veränderungen während des Rehabilitationsverfahrens erfasst. Viele Patienten waren sehr zurückhaltend, über ihre Ehe/Partner-Beziehungen Auskünfte zu geben und gaben an die schriftliche Form zu bevorzugen.

Der FLZ umfasste ursprünglich nur acht Bereiche: Gesundheit; Arbeit und Beruf; Finanzielle Lage; Freizeit und Hobby; Ehe und Partnerschaft; Beziehung zu den Kindern; Eigene Person; Sexualität. Die heutige Form entstand durch Hinzufügen der zwei Skalen „Freunde, Bekannte, Verwandte" und „Wohnung" (Schumacher et al., 1995).

**Aufbau und
Auswertung**

Der FLZ hat zehn Skalen mit je sieben Items und einen Summenwert FLZ-SUM als Index der allgemeinen Lebenszufriedenheit. Die Addition erfolgt jedoch, da relativ viele Personen die Skalen „Arbeit und Beruf", „Ehe und Partnerschaft" sowie „Beziehung zu den eigenen Kindern" unbeantwortet lassen, nur über die verbleibenden sieben Skalen. Itembeispiele sind:

- **Gesundheit:** „Mit meinem körperlichen Gesundheitszustand bin ich …"
- **Arbeit und Beruf:** „Mit meiner Position an meiner Arbeitsstelle bin ich …"
- **Finanzielle Lage:** „Mit dem was ich besitze, bin ich …"
- **Freizeit:** „Mit dem Erholungswert meiner Feierabende und meiner Wochenenden bin ich …"
- **Ehe und Partnerschaft:** „Mit dem Verständnis, das mir mein(e) (Ehe-)Partner(in) entgegenbringt, bin ich …"
- **Beziehung zu den eigenen Kindern:** „Wenn ich daran denke, wie meine Kinder und ich miteinander auskommen, bin ich …"
- **Eigene Person:** „Mit meinen Fähigkeiten und Fertigkeiten bin ich …"
- **Sexualität:** „Wenn ich daran denke, inwiefern mein Partner und ich in der Sexualität harmonieren, bin ich …"
- **Freunde, Bekannte, Verwandte:** „Mit dem Kontakt zu meinen Verwandten bin ich …"
- **Wohnung:** „Mit den Ausgaben (Miete bzw. Abzahlung) für meine Wohnung bin ich …"

Die Items sind auf Skalenstufen von (1) „sehr zufrieden" bis (7) „sehr unzufrieden" zu beantworten.

Gütekriterien

Objektivität: Der FLZ hat als standardisierter Fragebogen eine hohe Durchführungs- und Auswertungsobjektivität.

Reliabilität: Die an der Normierungsstichprobe berechneten Konsistenzkoeffizienten (Cronbach's Alpha) liegen zwischen .82 und .94. Zur Retestreliabilität des FLZ liegen noch keine Untersuchungen vor (Koeffizienten für die erste Version: siehe Handanweisung).

Validität: Mehr als bei vielen anderen Fragebogen muss hier die Bedeutung der inhaltlichen und logischen Validität unterstrichen werden. Da es sich immer um eine subjektive Bilanzierung handelt, ist kaum zu begründen, wie diese Selbstbeurteilungen am Verhalten einer Person, an ihren objektiven Lebensbedingungen oder am Urteil von Bezugspersonen gemessen werden können. Auch unter schwierigsten äußeren Lebensbedingungen oder bei schweren chronischen Krankheiten können einige Menschen einen Grad von (relativer) Zufriedenheit äußern, der fast unverständlich erscheinen mag. Trotz dieser grundsätzlichen Vorbehalte bleibt es wichtig, möglichen Validitätshinweisen durch empirische Kriterienkorrelationen nachzugehen.

In der Handanweisung sind die zahlreichen Beziehungen zwischen FLZ-Skalen und soziodemographischen Merkmalen sowie anderen Fragebogenskalen dargestellt worden: u. a. zum Lebensalter, zum Geschlecht, zur Einkommensgruppe, zum Status als Arbeitsloser, sowie auch zur Parteipräferenz und zur Konfession. Zwischen FLZ-Skalenwerten und Persönlichkeitsmerkmalen wie Emotionalität („Freiburger Persönlichkeitsinventar", FPI-R), sozialer Resonanz, positiver Grundstimmung und sozialer Potenz („Gießen Test", GT), mit der Häufigkeit körperlicher Beschwerden („Freiburger Beschwerdenliste",

FBL-R; „Gießener Beschwerdebogen", GBB), dem erinnertem Erziehungsstil der Eltern („Fragebogen zum erinnerten elterlichen Erziehungsverhalten", FEE) und der Ausprägung interpersonaler Probleme („Inventar zur Erfassung interpersonaler Probleme", IIP) bestehen deutliche Zusammenhänge. Weiterhin gibt es Korrelationen mit sozialer Schicht, körperlichen Beschwerden, Neurotizismus, Schlafstörungen, Krankenhaus- und Kuraufenthalten, Zahl der Operationen, Arztbesuchen, Einnahme von Medikamenten und Berentung. Die Zufriedenheit verändert sich in den Lebensbereichen mit zunehmendem Alter unterschiedlich. Ältere sind im Vergleich zu den Jüngeren mit den Finanzen zufriedener, mit der Gesundheit unzufriedener. Bemerkenswert sind die Unterschiede der Zufriedenheit zwischen Ost- und Westdeutschen.

Vergleichswerte/ Normen

Es liegen aufgrund einer bevölkerungsrepräsentativen Erhebung Normen von 2 870 Personen vor. Die Normen sind nach Geschlechtszugehörigkeit und sieben Altersgruppen gegliedert.

Literatur

Bruggemann, A., Groskurth, P. & Ulich, E. (1975). *Arbeitszufriedenheit*. Bern: Huber.

Myrtek, M. (1987). Life satisfaction, illness behaviour, and rehabilitation outcome: Results of a one year follow-up study with cardiac patients. *International Journal of Rehabilitation Research, 10*, 373–382.

Myrtek, M. (1998). *Gesunde Kranke – kranke Gesunde. Psychophysiologie des Krankheitsverhaltens*. Bern: Huber.

Myrtek, M., Kreutel, K., Wilk, D., Welsch, M. & Herzog, M. (1987). Lebenszufriedenheit und Rehabilitationsverlauf. Eine Untersuchung an Herz-Kreislauf-Patienten. *Rehabilitation, 26*, 11–19.

Schumacher, J., Klaiberg, A. & Brähler, E. (Hrsg.). (2003). *Diagnostische Verfahren zu Lebensqualität und Wohlbefinden*. Göttingen: Hogrefe.

Schumacher, J., Laubach, W. & Brähler, E. (1995). Wie zufrieden sind wir mit unserem Leben? Soziodemographische und psychologische Prädiktoren der allgemeinen und bereichsspezifischen Lebenszufriedenheit. *Zeitschrift für Medizinische Psychologie, 4*, 17–26.

Autor des Beitrags

Prof. Dr. Jochen Fahrenberg
Institut für Psychologie, Universität Freiburg
Engelbergerstr. 41
D-79085 Freiburg i. Br.
E-Mail: jochen.fahrenberg@psychologie.uni-freiburg.de

IRES-3

Indikatoren des Reha-Status, Version 3

Autoren	Bernhard Bührlen, Nikolaus Gerdes, Wilfried H. Jäckel
Quelle	Bührlen, B., Gerdes, N. & Jäckel, W. H. (2005). Entwicklung und psychometrische Testung eines Patientenfragebogens für die medizinische Rehabilitation (IRES-3). *Rehabilitation, 44*, 63–74.
Bezugsquelle	http://skl14b.ukl.uni-freiburg.de/aqms/live/Download2.html
Vorgänger-/ Originalversion	Gerdes, N. & Jäckel, W. H. (1992). Indikatoren des Reha-Status (IRES) – Ein Patientenfragebogen zur Beurteilung von Rehabilitationsbedürftigkeit und -erfolg. *Rehabilitation, 31*, 73–79. Gerdes, N. & Jäckel, W. H. (1995). Der IRES-Fragebogen für Klinik und Forschung. *Rehabilitation, 34*, XIII–XXIV.
Anwendungsbereich	Der IRES-Fragebogen ist für Rehabilitanden aller Indikationsbereiche und Altersgruppen (außer Kindern und Jugendlichen) konzipiert. In der neurologischen und geriatrischen Rehabilitation ist seine Anwendung jedoch nur eingeschränkt möglich, da viele der betreffenden Patienten einen Selbstauskunftsbogen nicht beantworten können.
Zielsetzung und Kurzbeschreibung	Der IRES dient zur Unterstützung der Eingangsdiagnostik und Therapiezieldefinition (diagnostische Funktion) und zur Bewertung von Reha-Effekten (evaluative Funktion). Er erfasst acht Konstrukte: Somatische Gesundheit, Schmerzen, Funktionsfähigkeit im Alltag, Funktionsfähigkeit im Beruf, Psychisches Befinden, Soziale Integration, Gesundheitsverhalten, Krankheitsbewältigung.
Art des Verfahrens	Selbstbeurteilungsverfahren („Paper & Pencil")
Technische Informationen	– Reha-Beginn: 144 Items auf 27 Skalen bzw. 8 Dimensionen; Reha-Ende: 75 Items; Katamnese: 123 Items – Bearbeitungszeit: ca. 23 bis 32 Minuten – Auswertungszeit: ca. 10 Minuten – Automatisierte Auswertung mittels einer SPSS-Syntax möglich.
Theoretischer Hintergrund	Der IRES-3 ist an der ICF orientiert, die durch die Ergänzung der Dimensionen „Krankheitsbewältigung" und „Gesundheitsverhalten" zu einem Theoriemodell der Rehabilitation erweitert wurde (Gerdes, 2005). Die Fülle von Bereichen, Domänen und Einzelitems der ICF erfordert eine Auswahl von Problembereichen, die im Kontext der Rehabilitation besonders bedeutsam sind. Spezifische Konstrukte und Ziele aus einzelnen Indikationsbereichen müssen durch zusätzliche Instrumente erfasst werden. Der IRES-3 beansprucht nicht, die ICF erschöpfend in einen generischen Patientenfragebogen zu übersetzen, jedoch sind die zentralen Dimensionen der ICF ausreichend repräsentiert.

Entwicklung des Verfahrens

Bei der Weiterentwicklung des IRES-2 zum IRES-3 standen folgende Ziele im Mittelpunkt:

– Die Änderungssensitivität des Instruments sollte verbessert werden, da sich in Re-Analysen des IRES-2 gezeigt hatte, dass an dieser Stelle ein besonders deutlicher Bedarf an Weiterentwicklung bestand (vgl. Zwingmann, 2003; Zwingmann & Igl, 2005). Die Antwortformate wurden von vierstufigen auf fünfstufige Likertskalen im IRES-3 ausgeweitet, um Boden- und Deckeneffekte zu minimieren und die Differenzierungsleistung zu erhöhen.

– Die wichtigsten und häufigsten Therapieziele in den verschiedenen Indikationsbereichen der Rehabilitation sollten zumindest mit einigen Indikatoren vertreten sein. Moderierte Expertentreffen sowie schriftliche Expertenbefragungen wurden in den sieben wichtigsten Indikationsbereichen durchgeführt.

– Skalen, die sich in der klinischen Praxis und in den Re-Analysen bewährt hatten, sollten in den IRES-3 übernommen werden.

In Pilotstudien wurde die Betaversion in Kliniken aus sieben Indikationsbereichen zu Beginn und am Ende der Reha-Maßnahme erhoben und psychometrisch evaluiert (Bührlen et al., 2005). Zu Vergleichszwecken wurden dabei auch einige andere Instrumente erhoben, und zwar der „Freiburger Fragebogen zur Krankheitsverarbeitung" (FKV-LIS SE), der „Fragebogen zur sozialen Unterstützung" (F-SozU-K-22), die „Hospital Anxiety and Depression Scale" (HADS-D) sowie der „Medical Outcomes Study Short Form-36 Health Survey" (SF-36).

Aufbau und Auswertung

Der IRES-3 ist in acht Dimensionen untergliedert, die jeweils mehrere Skalen enthalten:

– **Somatische Gesundheit** (Selbsteinschätzung Gesundheit; Symptome Bewegungsapparat; Symptome Herz-Kreislauf; Zufriedenheit mit Gesundheit); „Ich hatte Muskel- und Gelenkschmerzen beim Aufstehen nach längerem Sitzen": 1 = „stark" bis 5 = „gar nicht"

– **Schmerzen** (Schmerzhäufigkeit; Schmerzintensität; Belastung durch Schmerzen); „Wie häufig haben Sie in letzter Zeit unter Schmerzen gelitten?": 1 = „so gut wie nie" bis 6 = „immer"

– **Funktionsfähigkeit im Alltag** (Alltagsaktivitäten; Mobilität; Selbsteinschätzung der Behinderung); „In welchem Maße hatten Sie in den letzten vier Wochen Schwierigkeiten, körperlich schwere Arbeiten zu verrichten?": 1 = „unmöglich" bis 5 = „ohne Schwierigkeiten"

– **Funktionsfähigkeit im Beruf** (Beanspruchung am Arbeitsplatz; berufliche Sorgen; Arbeitszufriedenheit); „Die Leistungsanforderungen in meinem Beruf sind einfach zu hoch.": 1 = „stimmt voll und ganz" bis 5 = „stimmt überhaupt nicht"

– **Psychisches Befinden** (Depressivität; Ängstlichkeit; vitale Erschöpfung; Selbstwertgefühl; kognitive Leistungsfähigkeit); „Wie oft hatten Sie in den letzten vier Wochen das Gefühl, dass Ihnen nichts mehr Spaß macht?": 1 = „meistens" bis 5 = „nie"

– **Soziale Integration** (soziale Unterstützung; Zufriedenheit mit familiären Beziehungen; Zufriedenheit mit Beziehungen zu Freunden/Bekannten); „Über persönliche Dinge kann ich eigentlich mit kaum jemandem sprechen": 1 = „trifft voll zu" bis 5 = „trifft gar nicht zu"

– **Gesundheitsverhalten** (Information über die Krankheit; Bewertung des Informationsstandes; Umsetzung gesundheitsbezogenen Wissens); „Ich weiß, wie ich mich verhalten muss, um meine Gesundheit positiv zu beeinflussen.": 1 = „stimmt voll und ganz" bis 6 = „stimmt überhaupt nicht"

– **Krankheitsbewältigung** (Krankheitsakzeptanz; Lebensbewälti-
gung; Belastung der Familie durch die eigene Krankheit); „Durch
meine Krankheit belaste ich Menschen, die mir nahe stehen.":
1 = „stark" bis 5 = „gar nicht"

Über alle 27 Skalen kann ein zusammenfassender Summenscore gebildet werden (Indikator des „Reha-Status"). Der Bogen liegt für drei
Erhebungszeitpunkte in unterschiedlicher Länge vor: Reha-Beginn
(IRES-3.1) mit 144 Items, die (neben den demographischen Angaben)
zu 27 Skalen bzw. acht Dimensionen zusammengefasst werden. Bei
Reha-Ende (IRES-3.2) werden nur 75 Items erhoben, weil beispiels-
weise die Funktionsfähigkeit im Alltag oder im Beruf am Ende der Re-
ha-Maßnahme kaum in gültiger Weise beurteilt werden kann. Bei der
Katamnese (IRES-3.3) werden alle Items erhoben, die zu Skalen und
Dimensionen weiter verrechnet werden (123 Items).

Für die Dateneingabe steht ein Programm auf der Basis von
EPIDATA (Freeware) zur Verfügung, das den Datenexport in verschiedene Datenbankformate (z. B. SPSS) ermöglicht. Für die Datenaus-
wertung wird eine SPSS-Syntax bereitgestellt, die aus den Rohdaten
die Skalen- und Dimensionswerte sowie die Variablen- und Werteeti-
ketten erzeugt. Eine zweite SPSS-Syntax berechnet auf der Grundlage
der Normstichprobe zum IRES-3 (s. u.) die entsprechenden Prozentränge und T-Werte in sechs Alters- und Geschlechtsgruppen. Sowohl
das EPIDATA-Eingabeprogramm als auch die beiden SPSS-Syntaxen
sind kostenlos bei der „Abteilung Qualitätsmanagement und Sozialmedizin" (AQMS) der Universitätsklinik Freiburg erhältlich. Ein umfassendes Programm zur Dateneingabe und -auswertung ist hier ab 2008 erhältlich.

Gütekriterien

Objektivität: Hochstandardisiertes Fragebogenverfahren mit schriftli-
cher Ausfüllanleitung. Die Auswertungsobjektivität wird dadurch gewährleistet, dass alle Items aus Ratingskalen bestehen, deren Codie-
rung direkt im Fragebogen vermerkt ist. Die Transformation der Rohdaten in Skalen- und Dimensionswerte ist über Programme möglich.

Reliabilität: Für die Skalen liegt die interne Konsistenz im Mittel bei
einem Cronbach's Alpha von .85 (zwischen .75 und .94) und ist somit
akzeptabel bis sehr gut. Das Alpha für die Dimensionswerte variiert
zwischen .65 und .88, mit einem mittleren Wert von .76. Für den „großen Summenscore" (alle 27 Skalen) liegt Alpha bei .89 und für den
„kleinen Summenscore" (Skalen, die auch bei Reha-Ende erhoben
werden) bei .87. Für die Retestreliabilität (Testwiederholung nach ca.
einer Woche) ergab sich auf den Skalen ein Korrelationskoeffizient, der
zwischen .58 und .90 variierte (Median = .78).

Validität: Die *inhaltliche Validität* des IRES-3 wird durch die Formulie-
rungen der Fragen, die direkt auf den Gegenstand der Rehabilitation
bezogen sind nahe gelegt („Augenschein-Validität"). Des Weiteren sind
die Fragenbogeninhalte durch Expertengremien entwickelt oder bestätigt worden. Für die Vorgängerversion IRES-2 konnte eine hohe Akzeptanz bei den Anwendern nachgewiesen werden.

Die *Kriteriumsvalidität* des IRES-3 wird in zentralen Bereichen des
Instruments durch hohe Korrelationen (zwischen .50 und .80) mit inhaltlich verwandten Konstrukten des SF-36 oder der HADS bestätigt.

Die *Konstruktvalidität* des IRES-3 wurde anhand der Daten aus den
Pilotstudien zunächst mittels exploratorischer Faktorenanalysen geprüft. In der Hauptkomponentenanalyse wurden elf Faktoren extrahiert,
von denen neun aufgrund der Skalen mit den größten Ladungen gut im

Rahmen des zu Grunde gelegten Theoriemodells interpretierbar sind. In konfirmatorischen Faktorenanalysen konnte die Homogenität einzelner Skalen gezeigt werden. Die inhaltliche Struktur des IRES-3 mit den acht Dimensionen und den jeweils zugeordneten Skalen ist an der faktoriellen Struktur ausgerichtet, die sich in diesen Analysen gezeigt hat.

Die *diskriminative Validität* wurde in einer Studie von Neuner und Pilz (2005) geprüft. Die Ergebnisse des Vergleichs einer Patientenstichprobe mit der Normbevölkerung zeigen, dass alle Skalen des IRES-3 diese beiden Gruppen signifikant trennen können. Des Weiteren konnte der IRES-3 zwischen orthopädischen und kardiologischen Patienten gut differenzieren und die unterschiedlichen Belastungen auf den indikationstypischen Skalen deutlich widerspiegeln.

In einer Studie von Igl und Kollegen (2005) wurde die *Änderungssensitivität* des IRES-3 im Vergleich zum SF-36 und zu einigen Skalen der SCL-90-R geprüft. Der IRES-3 zeigt in allen inhaltlich vergleichbaren Bereichen Veränderungen besser an als beispielsweise der SF-36.

Vergleichswerte/ Normen

Für den IRES-3 wurde 2001 durch die „I + G Gesundheitsforschung München" eine Normstichprobe erhoben, die mit einem Standard-Random-Verfahren an einer bevölkerungsrepräsentativen Stichprobe von N = 1737 Personen im Alter zwischen 35 und 70 Jahren durchgeführt wurde (Normwerte für sechs Alters- und Geschlechtsgruppen). Die drei Altersgruppen umfassen dabei Personen unter 50 Jahren, zwischen 50 und 64 Jahren und ab 65 Jahren. Es wurde eine SPSS-Syntax erstellt, die für alle Skalen- und Dimensionswerte des IRES-3 die entsprechenden Prozentränge und T-Werte in diesen sechs Alters- und Geschlechtgruppen der Normstichprobe ausgibt.

Kurzversion

Die Kurzversion IRES-24 (Wirtz et al., 2005) wurde entwickelt, da insbesondere in den somatischen Indikationsgebieten häufig der Bedarf nach einem ökonomischeren Screening besteht, um zuverlässige Informationen über zentrale Aspekte des Funktions- und Gesundheitszustands von Patienten gewinnen zu können. Das Screening durch den IRES-24 unterstützt bei routinemäßigem Einsatz die zuverlässigere Identifikation von Multi- und Komorbiditäten. Diese Informationen können dann sowohl zur Identifikation eines Bedarfs nach einer intensivierten Diagnostik als auch zur Optimierung der Behandlungsplanung und der routinemäßigen Evaluation genutzt werden. Der IRES-24 erfasst die vier Dimensionen, die gemäß der Orientierung an einem bio-psycho-sozialen Krankheitsmodell als zentral zu betrachten sind (Itemformulierungen s. oben):

– **Psychisches Befinden** (8 Items): Cronbach's Alpha = .93, Rasch-Reliabilität = .90
– **Funktionsfähigkeit im Alltag** (8 Items): Cronbach's Alpha = .90, Rasch-Reliabilität = .89
– **Somatische Gesundheit** (5 Items): Cronbach's Alpha = .79, Rasch-Reliabilität = .78
– **Schmerzen** (3 Items): Cronbach's Alpha = .81, Rasch-Reliabilität = .79

Die Personenparameter der vier Skalen des IRES-24 korrelieren hoch mit den entsprechenden Originalskalen des IRES-3: „Psychisches Befinden": r = .93; „Funktionsfähigkeit im Alltag": r = .90; „Somatische Gesundheit": r = .87; „Schmerzen" = .98. Der Mittelwert über die Personenparameter der vier IRES-24-Skalen korreliert zu .86 mit dem „kleinen" und „großen Summenscore" des IRES-3.

Um die Vorzüge des Rasch-Modells für die Evaluation der IRES-24 Daten nutzen zu können, wurden zwei Evaluationsstrategien entwickelt. Die Analyse nach den Annahmen des „Mischverteilungs-Rasch-Modells" ist bei Wirtz und Kollegen (2005) dargestellt. Eine Analyse gemäß dem klassischen Rasch-Modell, die vor allem den Standards der Datenanalyse im anglo-amerikanischen Raum entspricht, findet sich bei Wirtz und Böcker (2005). Eine Auswertungssyntax wird auf der Homepage www.aqms.de zur Verfügung gestellt.

Literatur

Gerdes, N. (2005). Ein ICF-basiertes Theoriemodell der Rehabilitation als theoretischer Bezugsrahmen für den IRES-Fragebogen. In J. Bengel & W.H. Jäckel (Hrsg.), *Der Einsatz des IRES-Fragebogens in der Rehabilitation* (S. 93–110). Regensburg: Roderer.

Igl, W., Zwingmann, C. & Faller, H. (2005). Erste Ergebnisse zur Änderungssensitivität des IRES-Fragebogens (Version 3) In J. Bengel & W.H. Jäckel (Hrsg.), *Der Einsatz des IRES-Fragebogens in der Rehabilitation* (S. 125–142). Regensburg: Roderer.

Neuner, R. & Pilz, C. (2005). Externe Validierung des IRES-3 – Sensitivität und Spezifität. In J. Bengel & W.H. Jäckel (Hrsg.), *Der Einsatz des IRES-Fragebogens in der Rehabilitation* (S. 143–154). Regensburg: Roderer.

Wirtz, M. & Böcker, M. (2005). Der Einsatz des raschskalierten IRES-24 in der klinischen Diagnostik. In J. Bengel & W.H. Jäckel (Hrsg.), *Der Einsatz des IRES-Fragebogens in der Rehabilitation* (S. 175–197). Regensburg: Roderer.

Wirtz, M., Farin, E., Bengel, J., Jäckel, W.H., Hämmerer, D. & Gerdes, N. (2005). IRES-24 Patientenfragebogen – Entwicklung der Kurzform eines Assessmentinstrumentes in der Rehabilitation mittels der Mixed-Rasch-Analyse. *Diagnostica, 51* (2), 75–87.

Zwingmann, C. (2003). *Der IRES-Patientenfragebogen. Psychometrische Reanalysen an einem rehabilitationsspezifischen Assessmentinstrument.* Regensburg: Roderer.

Zwingmann, C. & Igl, W. (2005). Die Skalenwerteverteilung als Determinante der Änderungssensitivität: Reanalysen zur Version 2 des IRES-Patientenfragebogens In J. Bengel & W.H. Jäckel (Hrsg.), *Der Einsatz des IRES-Fragebogens in der Rehabilitation* (S. 25–40). Regensburg: Roderer.

WWW-Ressourcen

http://www.aqms.de

Autoren des Beitrags

Nikolaus Gerdes, Markus Wirtz, Wilfried H. Jäckel

Korrespondenzanschrift:
Dr. Nikolaus Gerdes
Hochrhein-Institut für Rehabilitationsforschung
Bergseestr. 61
D-79713 Bad Säckingen
E-Mail: gerdes@hri.de

NHP
Nottingham Health Profile

Autor(inn)en	Thomas Kohlmann, Monika Bullinger, Inge Kirchberger-Blumstein
Quelle	Kohlmann, T., Bullinger, M. & Kirchberger-Blumstein, I. (1997). Die deutsche Version des Nottingham Health Profile (NHP): Übersetzungsmethodik und psychometrische Validierung. *Sozial- und Präventivmedizin, 42*, 175–185.
Bezugsquelle	Erhältlich bei den Autoren dieses Beitrags. Der Einsatz des NHP-Fragebogens in wissenschaftlichen Studien ist kostenfrei.
Vorgänger-/ Originalversion	Hunt, S. M., McKenna, S. P., McEwen, J., Williams, J. E. & Papp, W. (1980). A quantitative approach to perceived health status: a validation study. *Journal of Epidemiology and Community Health, 34*, 281–286.

Anwendungsbereich	Der NHP-Fragebogen ist ein krankheitsübergreifendes Verfahren zur Messung der gesundheitsbezogenen Lebensqualität bei Patienten mit mittel- bis schwergradigen Beeinträchtigungen. Das NHP kann zum einen in klinischen Studien, bei chronisch erkrankten Personen und zum anderen bei verschiedenen Subgruppen (z. B. gesunden Patienten in Arztpraxen) eingesetzt werden. Die deutschsprachige Adaptation sowie die Praktikabilität des Messverfahrens wurde von Kohlmann und Kollegen (1997) in Studien bei Rehabilitationspatienten aus unterschiedlichen Indikationsgruppen beschrieben.
Zielsetzung und Kurzbeschreibung	Mehrdimensionales, krankheitsübergreifendes Selbstausfüllinstrument zur subjektiven Beschreibung der Lebensqualität in den sechs Dimensionen „Energie/Mobilität", „Schmerz", „Emotionale Reaktion", „Schlaf", „Soziale Isolation" und „Körperliche Mobilität".
Art des Verfahrens	Selbstbeurteilungsverfahren („Paper & Pencil"), auch geeignet für postalische Erhebungen.
Technische Informationen	– 38 Items in 6 Dimensionen – Bearbeitungszeit: ca. 5 bis 10 Minuten – Zur Auswertung existiert eine SPSS-Syntax, die auf der Homepage des „Rehabilitationswissenschaftlichen Forschungsverbundes Bayern" (RFB) zum Download verfügbar (www.rehawissenschaft.uni-wuerzburg.de/methodenberatung/assessment.html) oder bei den Autoren dieses Beitrags erhältlich ist.
Theoretischer Hintergrund	Das NHP gilt als eines der ältesten generischen Verfahren zur Messung der subjektiven Gesundheit. Sowohl national als auch international wurde es in zahlreichen epidemiologischen und klinischen Studien angewendet. Vergleichbar mit dem „Sickness Impact Profile" (SIP) war

das NHP ursprünglich als Verfahren zur Messung des subjektiven Wohlbefindens geplant. Die Endversion des NHP-Fragebogens hingegen beschreibt die subjektive Gesundheit auf der physischen und sozial-psychischen Ebene, wobei auch die wahrgenommenen Gefühle und Emotionen erfasst werden.

Aufgrund seines Morbiditätsschwerpunktes – das NHP misst nur deutliche, gut differenzierbare Beeinträchtigungen – scheint das Verfahren für den Einsatz in der Allgemeinbevölkerung nicht gut geeignet zu sein (Hinz et al., 2003). Diese Tendenz zu übermäßigen „Bodeneffekten" verhindert einen ausreichenden Differenzierungsgrad im Bereich der „Gesunden" bis „leicht Beeinträchtigten" (Kind & Carr-Hill, 1987). Dagegen wird jedoch argumentiert, dass sich das NHP gerade aufgrund dieser Schwerpunktsetzung auf mittel- und schwergradige Beeinträchtigungen, wie chronische Erkrankungen, besonders gut als Screeninginstrument für die Allgemeinbevölkerung eignet, da genau diese Erkrankungen erkannt werden können (Jenkinson et al., 1988).

Entwicklung des Verfahrens

Das „Nottingham Health Profile" gehört zu den etablierten Verfahren zur Messung subjektiver Aspekte der gesundheitsbezogenen Lebensqualität, wobei diese auf unterschiedlichen Ebenen als „Profil" abgebildet wird. Das NHP wurde in den Siebzigerjahren von Hunt und Kollegen (1980) entwickelt. Die deutsche Übersetzung erfolgte in den Neunzigerjahren in mehreren aufeinander aufbauenden Schritten:

– Eine der Autorinnen (Monika Bullinger) fertigte eine durch Rückübersetzung kontrollierte Erstübersetzung an. Vergleiche mit zwei bereits bestehenden deutschen Übersetzungen ergaben eine hohe Übereinstimmung, sodass diese erste Übersetzung in vier Stichproben verwendet wurde.
– Drei deutsch-muttersprachige Personen (Medizin-Soziologin, Ärztin, Krankenschwester) wurden um eine schriftliche Übersetzung gebeten. Vergleiche dieser drei Übersetzungen untereinander und mit der Erstübersetzung zeigten nur geringe Unterschiede, die bei sechs Items der Erstübersetzung zu leichten Veränderungen führten.
– Zur Überprüfung der Verständlichkeit und alltagssprachlichen Angemessenheit wurde die überarbeitete Erstübersetzung vier nur deutschsprachigen Personen aus nicht-akademischen Berufen vorgelegt.
– Die vorliegenden Übersetzungsvarianten und die Vorschläge aus dem Laienpanel wurden mit den beteiligten Übersetzern diskutiert. Eine abschließende Rückübersetzung durch eine englisch-muttersprachige Person ergab nur geringe stilistische Änderungen, jedoch keine inhaltlich relevanten Abweichungen von der englischen Originalfassung.

Aufbau und Auswertung

Das NHP beschreibt sechs Dimensionen der subjektiven Gesundheit, die mit 38 Einzelfragen erfasst werden. Die Einzelfragen sind als Aussagen formuliert, zu denen die Befragten angeben sollen, ob diese „zur Zeit" für sie zutreffen („ja") oder nicht zutreffen („nein"). Die folgenden sechs Dimensionen werden vom NHP abgebildet:

1. **Energieverlust** (3 Items); *Beispielitem*: „Ich bin andauernd müde."
2. **Schmerz** (8 Items); *Beispielitem*: „Ich habe nachts Schmerzen."
3. **Emotionale Reaktion** (9 Items); *Beispielitem*: „Ich fühle mich niedergeschlagen."

4. **Schlaf** (5 Items); *Beispielitem*: „Ich nehme Tabletten, um schlafen zu können."
5. **Soziale Isolation** (5 Items); *Beispielitem*: „Ich fühle mich einsam."
6. **Physische Mobilität** (8 Items); *Beispielitem*: „Ich kann überhaupt nicht gehen."

Die Berechnung der sechs Dimensionen erfolgt so, dass die Werte zwischen 0 (keine Beeinträchtigung der subjektiven Gesundheit) und 100 (starke Beeinträchtigung der subjektiven Gesundheit) liegen. In einem ersten Auswertungsschritt werden die Einzelfragen der jeweiligen Dimension aufsummiert. Anschließend wird die folgende Formel zur Berechung angewendet: Skalenscore = (Summe der Einzelfragen) * 100 / (Anzahl der Einzelfragen). Fehlende Werte werden als „nein" bzw. „0" gewertet. Bei der Berechnung der Skalenwerte ist höchstens ein fehlender Wert zulässig. Ausgenommen von dieser Regel ist die Dimension „Energieverlust".

Ergänzende Verfahren

Bei Einsatz des NHP-Fragebogens kann zusätzlich ein krankheitsspezifisches Lebensqualitätsmessinstrument eingesetzt werden.

Gütekriterien

Objektivität: Aufgrund der Standardisierung des Verfahrens sowohl in der Ausführung als auch in der Auswertung, ist für das NHP die Durchführungs-, Auswertungs- und Interpretationsobjektivität gegeben.

Reliabilität: Abgesehen von einigen „Ausreißerwerten" werden von den Autoren zufriedenstellende Kennzahlen zur Beurteilung der inneren Konsistenz (Cronbach's Alpha) berichtet. Je nach Skala und Stichprobe liegen sie im Bereich von .65 bis .85. Die Retestkorrelationen bestätigten überwiegend die Ergebnisse der internen Konsistenz und liegen, in Abhängigkeit von Subskala und Stichprobe, zwischen .33 und .89.

Validität: Auf der Grundlage eines „Multi-trait/multi-item"-Ansatzes wurde anhand von zwei gesunden Kollektiven (Studenten, Bevölkerungsstichprobe) und drei Diagnosegruppen (Brustkrebs, chronische Polyarthritis, Rückenschmerzen) die Skalenstruktur des NHP-Fragebogens überprüft. Der prozentuale Anteil von Item-Subskalen-Korrelationen, bei denen die Items höher mit der ihnen zugeordneten Skala als mit jeder anderen NHP-Skala korrelieren, liegt je nach Stichprobe zwischen 75 % und 100 %. In der Regel war bei über 90 % der Korrelationen eine erwartungskonforme Zuordnung der Items zu den entsprechenden Subskalen festzustellen.

Zur Beschreibung von Veränderungen im Zeitverlauf bei Rehabilitationspatienten mit leicht- bis mittelgradigen Beeinträchtigungen scheint das NHP nur bedingt geeignet zu sein. In einer Studie bei stationären Rehabilitationspatienten aus drei unterschiedlichen Indikationsgruppen, wies der NHP Effektstärken (hier: „standardized response means"; SRM) zwischen 0.08 („Soziale Isolation") und 0.37 („Energie") in der Gruppe mit muskulo-skelettalen Beeinträchtigung, zwischen 0.00 („Soziale Isolation") und 0.26 („Schmerz") bei den Herz-Kreislauferkrankungen und zwischen 0.06 („Soziale Isolation", „Physische Mobilität") und 0.36 („Emotion") in der Psychosomatik auf (Moock et al., 2005). In anderen Studien mit mittel- bis schwergradig beeinträchtigten Personen erwiesen sich die NHP-Subskalen hingegen als sensitiv gegenüber Änderungen im Zeitverlauf (Kohlmann et al., 1997).

Vergleichswerte/ Normen

Von den Autoren werden für die deutschsprachige Version folgende Werte auf Skalenebene berichtet: Mittelwert, Standardabweichung, Anteil fehlender Werte in Prozent, Prozentwerte für „alle Items verneint" bzw. „alle Items bejaht", interne Konsistenz, Retestkorrelationen, Item-Subskala-Korrelationen.

Die aufgezählten Werte werden jeweils für die folgenden Normierungsstichproben angegeben:

– Medizinstudierende (N = 375)
– Einwohner einer norddeutschen Stadt (N = 308)
– Rehabilitationspatienten mit
  - Mamma-Karzinom (N = 39)
  - tiefen Rückenschmerzen (N = 75)
  - chronischer Polyarthritis (N = 60 und N = 62)
  - unspezifischen Rückenschmerzen (N = 33 und N = 31)
  - Cox-/Gonarthrose (N = 29)
  - internistischen Krankheiten (N = 39)
  - muskulo-skeletalen Krankheiten (N = 37)
– ambulante Patienten mit Rückenschmerzen (N = 268)
– Patienten mit arterieller Verschlusskrankheit (N = 308)

Das durchschnittliche Lebensalter lag zwischen 23.1 Jahren (Medizinstudierende) und 65.5 Jahren (Patienten mit arterieller Verschlusskrankheit).

Literatur

Hinz, A., Klaiberg, A., Schumacher, J. & Brähler, E. (2003). Zur psychometrischen Qualität des Lebensqualitätsfragebogens Nottingham Health Profile (NHP) in der Allgemeinbevölkerung. *Psychotherapie, Psychosomatik, Medizinische Psychologie, 53*, 353–358.

Jenkinson, C., Fitzpatrick, R. & Argyle, M. (1988). The Nottingham Health Profile: An analysis of its sensitivity in differentiating illness groups. *Social Science and Medicine, 27*, 1411–1414.

Kind, P. & Carr-Hill, R. (1987). The Nottingham Health Profile: A useful tool for epidemiologists? *Social Science and Medicine, 25* (8), 905–910.

Moock, J., Kohlmann, T., Besch, D. & Drüner, K. (2005). Die Änderungssensitivität von präferenzbasierten Indexinstrumenten und generischen Profilinstrumenten bei Rehabilitationspatienten mit einer muskulo-skelettalen, psychosomatischen oder Herz-Kreislauf-Erkrankung. *DRV-Schriften, 59*, 57.

Autoren des Beitrags

Dipl.-Soz. Jörn Moock, Prof. Dr. phil. Thomas Kohlmann
Universität Greifswald, Institut für Community Medicine
Walther-Rathenau-Straße 48
D-17475 Greifswald
E-Mail: Joern.Moock@uni-greifswald.de

PLC

Profil der Lebensqualität chronisch Kranker

Autor(inn)en	Johannes Siegrist, Matthias Broer, Astrid Junge
Quelle	Siegrist, J., Broer, M. & Junge, A. (1996). *Profil der Lebensqualität chronisch Kranker. Manual.* Göttingen: Beltz Test.
Bezugsquelle	Erhältlich beim Hogrefe Verlag unter www.testzentrale.de.

Anwendungsbereich	Der PLC ist als Fragebogen zur Lebensqualität chronisch erkrankter Erwachsener (ca. 20 bis 80 Jahre) konzipiert. Eingesetzt wird er beispielsweise bei Typ-II-Diabetikern, Hypertonikern, HIV-Erkrankten oder Patienten mit Herzinsuffizienz. Das Instrument ist nicht für Patienten mit lebensbedrohlichen Erkrankungen oder mit schweren psychiatrischen Erkrankungen geeignet.
Zielsetzung und Kurzbeschreibung	Das Instrument dient der Messung gesundheitsbezogener Lebensqualität bei chronisch Kranken. Gesundheitsbezogene Lebensqualität wird als mehrdimensionales Konstrukt begriffen und operationalisiert. Im globalen Teil werden die Dimensionen physische, psychische und soziale Lebensqualität erfasst. Diese drei Dimensionen werden zudem auf zwei Ebenen, der des Befindens und der des Handlungsvermögens, betrachtet. Unter „Befinden" („Well-Being") kann die subjektive Einschätzung des jeweiligen gesundheitlichen Status subsumiert werden, während unter „Handlungsvermögen" der alltagsspezifische Umgang mit der Erkrankung verstanden wird. Zudem kann je nach Erkrankung noch ein Zusatzmodul zur Symptombelastung eingesetzt werden (z. B. Module zu Hypertonie, Herzinsuffizienz und Epilepsie).
Art des Verfahrens	Selbstbeurteilungsverfahren („Paper & Pencil" oder computergestütztes Interview)
Technische Informationen	– 40 Items auf 6 Subskalen (Basismodul) – Bearbeitungszeit: ca. 15 bis 20 Minuten – Auswertungszeit: ca. 5 Minuten manuell, ca. 2 bis 3 Minuten bei Eingabe in Datenbank – Für SPSS liegen Auswertungsroutinen vor (erhältlich beim Autor dieses Beitrags).
Theoretischer Hintergrund	Die Konstruktion des Messverfahrens orientiert sich an einem Verständnis von Gesundheit als der Fähigkeit, selbst oder fremdgesetzte Ziele durch eigenes Handeln zu ermöglichen (Dubos, 1969). Insofern wird Handlungsvermögen als gleichgewichtige Dimension neben der üblicherweise im Vordergrund stehenden Dimension „Befinden" berücksichtigt. Somit werden im Messverfahren psychologische und soziologische Aspekte gesundheitsbezogener Lebensqualität verknüpft. Indem Krankheitsfolgen in zwei zentralen Dimensionen ermittelt

werden, dem subjektiven Befinden bzw. der Körperwahrnehmung und möglichen Einschränkungen der alltäglichen Handlungsfähigkeit, insbesondere des sozialen Rollenhandelns, wird zugleich jede Dimension unter den drei Aspekten „physisch", „psychisch" und „sozial" analytisch differentiell erfasst. Zu weiteren Einzelheiten siehe Siegrist und Junge (1990).

Entwicklung des Verfahrens

Die Konzeption des Verfahrens entstand im Zuge einer explorativen Untersuchung zur Lebensqualität bei Hypertonikern (Junge et al., 1990). Es war die Intention, ein Instrument zu entwickeln, das speziell auf die Situation chronisch kranker Personen zugeschnitten war. Erste Fragenbatterien wurden entwickelt, den Probanden vorgelegt und im Sinne eines Prätests interpretiert. Das Ergebnis war eine erste Version eines Fragebogens, der dann an verschiedenen Stichproben getestet wurde. Seit 1996 liegt die endgültige Fassung des PLC vor.

Aufbau und Auswertung

Es handelt sich um einen standardisierten Fragebogen mit Likert-skalierten Items von 0 = „gar nicht", bis 4 = „sehr gut". Im Basismodul können Werte für sechs Subskalen ausgewiesen werden:

- **Physisches Leistungsvermögen** (8 Items); „Wie gut waren Sie in den letzten 7 Tagen insgesamt in der Lage, alle Anforderungen zu erfüllen, die an Sie im Beruf oder Haushalt gestellt werden?"
- **Genuss- und Entspannungsfähigkeit** (8 Items); „Wie gut waren Sie in den letzten 7 Tagen insgesamt in der Lage abzuschalten und zu entspannen?"
- **Positive Stimmung** (5 Items); „In welchem Ausmaß fühlten Sie sich in den letzten 7 Tagen aufmerksam und konzentriert?"
- **Negative Stimmung** (8 Items); „In welchem Ausmaß fühlten Sie sich in den letzten 7 Tagen teilnahmslos und gleichgültig?"
- **Soziales Kontaktvermögen** (6 Items); „Wie gut waren Sie in den letzten 7 Tagen insgesamt in der Lage den Kontakt zu Freunden oder Bekannten aufrechtzuerhalten?"
- **Soziales Zugehörigkeitsgefühl** (5 Items); „In welchem Ausmaß fühlten Sie sich in den letzten 7 Tagen wohl und zugehörig im Kreise von Familie oder Freunden?"

Die Auswertung erfolgt, indem die Itemwerte einer Skala addiert und gemittelt werden. Dadurch erhält man Skalenwerte zwischen 0 (= niedrige Lebensqualität) und 4 (= hohe Lebensqualität).

Eine globale Skala ist im PLC nicht vorgesehen, da die einzelnen Dimensionen der Lebensqualität explizit unabhängig voneinander betrachtet werden sollen.

Ergänzende Verfahren

Es hat sich bewährt, ergänzend zum PLC ein generisches Verfahren einzusetzen, um einen breiteren Vergleichsmaßstab zu erhalten (z. B. den „Fragebogen zum Gesundheitszustand" SF-12).

Gütekriterien

Ausführliche Angaben finden sich im unter „Quelle" zitierten Manual.

Objektivität: Die Auswertungs- und Interpretationsobjektivität ist naturgemäß hoch, da es sich um einen standardisierten Fragebogen handelt. Die Durchführungsobjektivität wird im Selbstausfüllverfahren höher sein als beim persönlichen Interview. Um eine Verzerrung der Messung durch die Methode ihrer Durchführung zu vermeiden, muss daher ein möglichst hoher Grad an Standardisierung der Interviewsituation erreicht werden. Bezogen auf persönliche Interviews heißt das vor allem, dass nur geschulte und mit dem Fragebogen vertraute Interviewer zum Einsatz kommen sollen. Die Fragen sind insgesamt einfach formuliert und sollten für die Patienten leicht zu beantworten sein.

Reliabilität: Die interne Konsistenz der Skalen ist, gemessen am Cronbach's-Alpha-Koeffizienten, hoch. In acht Validierungsstudien lagen die Alpha-Werte in der Regel zwischen .75 und .95 (Siegrist et al., 2000a). Die Retestreliabilität des PLC wurde in verschiedenen Studien geprüft (siehe Manual). Die Retestreliabilitätskoeffizienten der Subskalen lagen dabei zwischen .64 und .95 (siehe Manual).

Validität: Im Bezug auf die Validität sind die inhaltliche, die Konstrukt-, die diskriminante und die Kriteriumsvalidität mit befriedigenden Ergebnissen überprüft worden (Siegrist et al., 2000b). Ebenso wurde anhand von Längsschnittdaten die Änderungssensitivität nachgewiesen (Siegrist & Rugulies, 1997). Die faktorenanalytische Struktur des PLC ist wiederholt überprüft und bestätigt worden (Siegrist et al., 1997; siehe auch Testhandbuch).

Vergleichswerte/ Normen

Vergleichswerte aus einer Stichprobe der Allgemeinbevölkerung mit 1 114 teilnehmenden Frauen und 933 teilnehmenden Männern sind von Laubach und Mitarbeitern veröffentlicht worden (2001).

Literatur

Dubos, R. (1969). *Man, Medicine and Environment*. New York: Mentor.

Junge, A., Fünfstück, G. & Siegrist, J. (1990). Ein Fragebogen zur Erfassung der Lebensqualität – erste teststatistische Ergebnisse am Beispiel von Hypertonikern. *Diagnostica, 36*, 353–358.

Laubach, W., Schröder, C., Siegrist, J. & Brähler, E. (2001). Normierung der Skalen, Profil der Lebensqualität chronisch Kranker' an einer repräsentativen deutschen Stichprobe. *Zeitschrift für Differentielle und Diagnostische Psychologie, 22*, 100–110.

Siegrist, J., Broer, M. & Junge, A. (1997). *Perfil de Calidad de Vida en Enfermos Cronicos. Manual.* Oviedo: Universidad de Oviedo, Servicio de Publicaciones.

Siegrist, J., Hernandez-Mejia, R. & Fernandez-Lopez, J. A. (2000a). Profile of Quality of Life in the Chronically Ill (PLC). *QoL Newsletter, 25*, 18.

Siegrist, J. & Junge, A. (1990). Measuring the social dimensions of subjective health in chronic illness. *Psychotherapy and Psychosomatics, 54*, 90–98.

Siegrist, J. & Rugulis, R. (1997) Lebensqualität bei fortgeschrittener koronarer Herzkrankheit. *Zeitschrift für Kardiologie, 86* (Suppl. 1), 1–7.

Siegrist, J., Starke, D., Laubach, W. & Bräher, E. (2000b). Soziale Lage und gesundheitsbezogene Lebensqualität. In M. Bullinger, J. Siegrist & U. Ravens-Sieberer (Hrsg.), *Lebensqualitätsforschung aus medizinpsychologischer und -soziologischer Sicht. Jahrbuch d. Medizinischen Psychologie 18* (S. 307–317). Göttingen: Hogrefe.

WWW-Ressourcen

www.proqolid.org, www.iqpr.de, www.uni-duesseldorf.de/MedicalSociology

Autor des Beitrags

Prof. Dr. Johannes Siegrist
Institut für Medizinische Soziologie, Universität Düsseldorf
Postfach 10 10 07
D-40001 Düsseldorf
E-Mail: siegrist@uni-duesseldorf.de

SF-36

Fragebogen zum Gesundheitszustand

Autorinnen	Monika Bullinger, Inge Kirchberger
Quelle	Bullinger, M. & Kirchberger, I. (1998). *SF-36 Fragebogen zum Gesundheitszustand – Manual*. Göttingen: Hogrefe.
Bezugsquelle	Erhältlich beim Hogrefe Verlag unter www.testzentrale.de.
Vorgänger-/ Originalversion	Ware, J. & Sherbourne, C. (1992). The MOS 36-item Short-Form Health Survey (SF-36): I. Conceptual framework and item selection. *Medical Care, 30*, 473–483.

Anwendungsbereich	Instrument zur Erfassung der generischen Lebensqualität, sowohl für den Einsatz in gesunden als auch in erkrankten Populationen konstruiert; eher geeignet für Personen im mittleren Lebensalter; bei Älteren Gefahr einer hohen Rate fehlender Werte (Morfeld et al., 2003).
Zielsetzung und Kurzbeschreibung	Unter den krankheitsübergreifenden generischen Messinstrumenten zur Erfassung der gesundheitsbezogenen Lebensqualität ist der „SF-36 Health Survey" ein international weit verbreitetes und psychometrisch in verschiedenen Populationen geprüftes Verfahren.
Art des Verfahrens	Selbst- oder Fremdbeurteilungsverfahren (Interview/„Paper & Pencil")
Technische Informationen	– 36 Items (inkl. eines Veränderungsitems) auf 8 Skalen – Bearbeitungszeit je nach Studienpopulation, gesunde Normalbevölkerung ca. 10 Minuten, Ältere bis zu 45 Minuten – Auswertungszeit: bei automatisierter Auswertung max. 2 Minuten – Eine Auswertungsdiskette liegt dem Manual bei (SPSS/SAS).
Theoretischer Hintergrund	Mit dem Begriff „Lebensqualität" verbindet sich der Versuch, Funktionsfähigkeit und Wohlbefinden aus Sicht von betroffenen Personen zu erfassen – dies gilt sowohl für Gesunde als auch für Kranke. In Anlehnung an die WHO-Definition von „Gesundheit" beinhaltet „Lebensqualität" die subjektive Repräsentation von psychischen, sozialen, mentalen und alltagsbezogenen Lebensbereiche im Selbstbericht von Personen. Diese operationale Definition der Lebensqualität legt darüber hinaus nahe, dass Lebensqualitätsinstrumente diese oben bezeichnenden Dimensionen oder Komponenten messen sollten. Der SF-36 erfasst im Wesentlichen die psychischen, sozialen und körperlichen Dimensionen der subjektiven Gesundheit. Dabei ist der Fragenaufbau pro Fragebereich unterschiedlich, ebenso die Antwortkategorien. Basis für die Entwicklung des SF-36 war eine strikt empirische Vorgehensweise mit dem Ziel, diejenigen Items zu identifizieren, die am besten einen bestimmten Gegenstandsbereich repräsentieren. Darüber hinaus liegt eine interne Logik in Bezug auf die Summenscores der Komponenten in der jeweiligen Reihenfolge der Varianzaufklärung der Einzelkomponenten zugrunde.

Entwicklung des Verfahrens

Grundlage für die Entwicklung des „SF-36 Health Surveys" war die „Medical Outcome Study" (MOS) in den USA (Tarlov, 1983), die zur Prüfung der Leistungen des Versicherungssystems in den USA durchgeführt wurde und dabei die Aufgabe hatte, die Gesundheit aus Patientensicht zu operationalisieren. Die ursprüngliche Fragensammlung wurde vom „National Opinion Research Center" (NORC) erstellt und besteht in ihrem größten Umfang aus 149 Items (35 Skalen und acht Summenskalen) und bildet die Themenbereiche „Funktionalität" und „Wohlbefinden" ab. Eine weitere Reduktion besteht aus der 113-Item-Version mit 20 Skalen und vier Summenskalen.

Auf Grundlage dieser Entwicklungsarbeit wurden nach empirischen Verfahren die Items ausgewählt, die das Konstrukt der subjektiven Gesundheit methodisch adäquat repräsentieren. Zur Erstellung des Fragebogens wurden vorliegende theoretische Ansätze sowie Experten-/Patientengespräche herangezogen. Methodisch orientierte sich das zugrunde liegende Reduktionsverfahren zur Erstellung des SF-36 an der Analyse latenter Merkmalsstrukturen mit Hilfe pfadanalytischer Modelle. Entsprechend der zugrunde liegenden Theorie in der Konstruktion des Fragebogens stand die Repräsentation weniger der sozialen als vielmehr der körperlichen und psychischen Dimension von Gesundheit im Vordergrund, woraus eine Bidimensionalität des Messinstrumentes resultierte. Der umfassende Übersetzungsprozess wird von Bullinger und Kollegen (1995, S. 23f.) beschrieben.

Aufbau und Auswertung

Der SF-36 besteht aus insgesamt 11 Frageblöcken, die thematisch so sortiert sind, dass die Einführung in die jeweilige Frage immer mehrere Antwortkategorien abdeckt. Die 36 Items des SF-36 sind acht Dimensionen subjektiver Gesundheit zugeordnet:

- **Körperliche Funktionsfähigkeit** (KÖFU, 10 Items); „Sind Sie in Ihrem jetzigen Gesundheitszustand bei diesen Tätigkeiten eingeschränkt? – Mehrere Straßenkreuzungen zu Fuß gehen, staubsaugen etc. [Auflistung alltäglicher Bewegungsvorgänge]".
- **Körperliche Rollenfunktion** (KÖRO, 4 Items); „Ich konnte nicht so lange wie üblich tätig sein (weil ich mich niedergeschlagen oder ängstlich gefühlt habe)".
- **Schmerz** (SCHM, 2 Items); „In wie weit haben die Schmerzen Sie in den vergangenen 4 Wochen bei der Ausübung Ihrer Alltagstätigkeit zu Hause und im Beruf behindert?"
- **Allgemeine Gesundheitswahrnehmung** (AGES, 5 Items); „Ich scheine etwas leichter als andere krank zu werden".
- **Vitalität** (VITA, 4); „Wie oft waren Sie in den vergangenen vier Wochen – Voller Schwung [Auflistung]".
- **Soziale Funktionsfähigkeit** (SOFU, 2 Items); „Wie sehr haben Ihre körperliche Gesundheit und Ihre seelischen Probleme in den vergangenen vier Wochen Ihre normalen Kontakte zu Familienangehörigen, Freunden, Nachbarn oder zu Bekannten beeinträchtigt?"
- **Emotionale Rollenfunktion** (EMRO, 3 Items); „Ich konnte nicht so sorgfältig wie üblich arbeiten (weil ich mich niedergeschlagen oder ängstlich gefühlt habe)".
- **Psychisches Wohlbefinden** (PSYC, 5); „Wie oft waren Sie in den vergangenen Wochen entmutigt und traurig?"

Die Auswertung erfolgt über die Addition der angekreuzten Itembeantwortungen pro Skala, wobei für einige Skalen spezielle Gewichtungen einbezogen werden. Ausgewertet werden können Skalen dann, wenn weniger als 50 % der Items fehlen, in diesem Fall wird eine Mittelwertsersetzung durchgeführt. Die Antwortmöglichkeiten sind dichotom oder mehrstufig Likert-skaliert. Die Werte der Subskalen reichen von 0 (schlechteste Lebensqualität) bis 100 (beste Lebensqualität).

Ergänzende Verfahren

Da es sich beim SF-36 um einen krankheitsübergreifenden (generic) Ansatz zur Erfassung der gesundheitsbezogenen Lebensqualität handelt, empfehlen die Autoren für den Einsatz bei erkrankten Personen zusätzlich den Einsatz krankheitsspezifischer (targeted) Verfahren.

Gütekriterien

Die interne Konsistenz (Cronbach's Alpha) für die Skala „Körperliche Funktionsfähigkeit" beträgt sowohl bei gesunden wie auch bei kranken Personen zwischen .77 und .93, die der Skala „Körperliche Rollenfunktion" zwischen .74 und .89, der Skala „Schmerz" zwischen .73 und .85, die der Skala „Allgemeine Gesundheitswahrnehmung" zwischen .57 und .75, der Skala „Vitalität" zwischen .78 und .84, die der Skala „Soziale Funktion" zwischen .64 und .88, der Skala „Emotionale Rollenfunktion" zwischen .77 und .94 und die der Skala „Psychisches Wohlbefinden" zwischen .78 und .88. Der Skalenfit, der Anteil der Items, die mit ihrer eigenen Skala signifikant höher als mit den anderen Skalen korrelieren, beträgt für alle Skalen zwischen 70 % („Allgemeine Gesundheitswahrnehmung") und 100 % (Bullinger, 1995; Bullinger et al., 1995).

Die Überprüfung der konvergenten Validität erfolgte durch Korrelation des SF-36 mit Fragebogen, die ebenfalls gesundheitsbezogene Lebensqualität oder verwandte Konstrukte, z. B. Zufriedenheit, erfassen.

Die Korrelation mit dem „Nottingham Health Profile" (NHP) ergab genügend hohe Korrelationen zwischen inhaltlich vergleichbaren Subskalen, wobei die Zusammenhänge in den erkrankten Populationen (z. B. Rückenschmerz-Patienten) stärker ausgeprägt waren, als in den gesunden Stichproben (z. B. Studenten).

Ausreichend hohe Korrelationen zeigten sich auch zwischen den Subskalen des SF-36 und den inhaltlich ähnlichen Dimensionen des EuroQol (EQ-5D). Der zusammenfassende Indexwert des EQ-5D zeigte Korrelationen zwischen .44 und .75 mit den Subskalen des SF-36 und zeigte einen ausgeprägten Zusammenhang ($r = .71$) mit der körperlichen Summenskala des SF-36.

In der Befragung von 5470 LVA-Versicherten ergaben sich für die SF-36 Subskalen „Vitalität" und „Psychisches Wohlbefinden" erwartungsgemäß moderate Korrelationen mit der Subskala „Somatisierung" des SCL-90-R und dem Depressionsfragebogen CES-D und niedrige Korrelationen mit dem „Funktionsfragebogen Hannover" FFbH-R.

Hinweise zur Konstruktvalidität liefert die Berechnung des so genannten Skalierungserfolges. Die Zuordnung der Items zu den Subskalen wird durch diese Analyse konfirmatorisch überprüft. Mehrfach konnte gezeigt werden, dass die Subskalen des SF-36 meist einen sehr guten Skalierungserfolg von 95 % bis 100 % aufweisen. Lediglich die Subskala „Allgemeine Gesundheitswahrnehmung" zeigt in einigen klinischen Populationen schlechtere Werte zwischen 70 % und 92 % (vgl. Bullinger et al., 2003; Maurischat et al., 2004).

Vergleichswerte/ Normen

1994 wurde im Rahmen einer Mehrthemenbefragung die Normierung des SF-36 in Deutschland (alte und neue Bundesländer) durchgeführt. Somit bestehen Referenzwerte klinischer Patientengruppen, die nach entsprechender Stratifizierung mit anderen Werten verglichen werden können. Die Grundgesamtheit dieser Referenzpopulation stellt eine repräsentative Abbildung der bundesdeutschen Bevölkerung in Privathaushalten ab 14 Jahren dar. Die Stichprobengröße beträgt für die alten Bundesländer N = 1932 und für die neuen Bundesländer N = 982. Die Daten dieser Referenzstichprobe stehen als Datensatz in elektronischer Form im Manual zu Verfügung – dort können auch die wesentlichen Stichprobenkennwerte entnommen werden.

Der SF-36 wurde 1998 auch in den Bundesgesundheitssurvey des Robert-Koch-Institutes als Lebensqualitätsinstrument aufgenommen (Radoschewski & Bellach, 1999). Diese Daten stellen somit eine neue repräsentative Datenbasis für den SF-36 und die Kurzversion (SF-12) dar. Nach Abschluss eines entsprechenden Nutzungsvertrages mit dem Robert-Koch-Institut kann dieser Datensatz unter Angabe der Herkunft selbst weiter verwendet werden.

Kurzversion

Neben der Auswertung auf Ebene der acht Subskalen des SF-36 ist durch Gewichtung von Items die Bildung zweier übergeordneter Dimensionen, der körperlichen und psychischen Summenskala, möglich (Ware et al., 1996). Die Auswertung des SF-12 ist beschränkt auf die Bildung der beiden Summenskalen. Die 12 Items sind Bestandteil der Itemgruppe des SF-36 und tragen mit unterschiedlichem Gewicht zum Scoring der beiden Summenskalen bei.

Literatur

Bullinger, M. (1995). German translation and psychometric testing of the SF-36 Health Survey: preliminary results from the IQOLA Project. International Quality of Life Assessment. *Social Science & Medicine, 41* (10), 1359–1366.

Bullinger, M., Kirchberger, I. & Ware, J. (1995). Der deutsche SF-36 Health Survey, Übersetzung und psychometrische Testung eines krankheitsübergreifenden Instrumentes zur Erfassung der gesundheitsbezogenen Lebensqualität. *Zeitschrift für Gesundheitswissenschaften, 1,* 21–36.

Bullinger, M., Morfeld, M., Kohlmann, T., Nantke, J., van den Bussche, H., Dodt, B. et al. (2003). Der SF-36 in der rehabilitationswissenschaftlichen Forschung – Ergebnisse aus dem Norddeutschen Verbund für Rehabilitationsforschung (NVRF). *Rehabilitation 42* (4), 218–225.

Maurischat, C., Morfeld, M., Kohlmann, T. & Bullinger, M. (Hrsg.). (2004). *Lebensqualität: Nützlichkeit und Psychometrie des Health Survey SF-36/SF-12 in der medizinischen Rehabilitation.* Lengerich: Pabst.

Morfeld, M., Dietsche, S., Bürger, W. & Koch, U. (2003). Der SF-12 – Das Problem der Missing Data. *Diagnostica 49* (3),129–135.

Radoschewski, M. & Bellach, B.M. (1999). Der SF-36 im Bundesgesundheitssurvey – Möglichkeiten und Anforderungen der Nutzung auf der Bevölkerungsebene. *Gesundheitswesen, 61* (2), 191–199.

Tarlov, A.R. (1983). Shattuck lecture – the increasing supply of physicians, the changing structure of the health-services system, and the future practice of medicine. *New England Journal of Medicine, 20* (308), 1235–1244.

Ware, J.E., Kosinski, M. & Keller, S.D. (1996). A 12-Item Short-Form Health Survey: construction of scales and preliminary tests of reliability and validity. *Medical Care, 34* (3), 220–233.

Autor(inn)en des Beitrags

Prof. Dr. Matthias Morfeld, Prof. Dr. Monika Bullinger
Hochschule Magdeburg-Stendal, Angewandte Humanwissenschaften, Rehabilitationspsychologie
Osterburger Straße 25
D-39576 Stendal
E-Mail: matthias.morfeld@hs-magdeburg.de

WHODAS II

WHO Psychiatric Disability Schedule, Version 2

Autor	World Health Organization (WHO)
Quelle	Pösl, M., Cieza, A. & Stucki, G. (submitted). Psychometric Properties of the WHODASII in Rehabilitation Patients. *Quality of Life Research*.
Bezugsquelle	Erhältlich bei der World Health Organization (WHO). (www.who.int/icidh/whodas/translations.html)
Vorgänger-/ Originalversion	World Health Organization (1988). *WHO Psychiatric Disability Assessment Schedule (WHO/DAS: With a Guide to Its Use)*. Geneva: WHO.

Anwendungsbereich	Der WHODAS II wurde für Personen über 18 Jahre entwickelt, um deren Probleme bei Aktivitäten und bei der Teilhabe am gesellschaftlichen Leben zu erheben. Der WHODAS II ist ein generisches Instrument, d. h. er kann bei allen Gesundheitsstörungen eingesetzt werden. Er dient als klinisches Beurteilungsverfahren sowie als Evaluationsverfahren in der Forschung.
Zielsetzung und Kurzbeschreibung	Der WHODAS II erhebt Probleme in den letzten 30 Tage einer Person, die auf Grund einer Gesundheitsstörung aufgetreten sind. Der Begriff „Gesundheitsstörung" schließt Krankheiten, andere Gesundheitsprobleme, die kurz oder lang andauern, Verletzungen, psychische oder emotionale Probleme und Alkohol- und Drogenprobleme mit ein.
	Neben dem allgemeinen Gesundheitszustand und dem Ausmaß der Probleme im Leben insgesamt werden folgende Domänen erfasst: „Verständnis und Kommunikation", „Mobilität", „Selbstversorgung", „Umgang mit anderen Menschen", „Haushaltspflichten", „Arbeit und Schule" sowie „Teilnahme am gesellschaftlichen Leben". Darüber hinaus wird die Anzahl der Tage erfragt, an denen Probleme aus diesen Domänen auftraten, an denen der Patient nicht in der Lage war, alltägliche Aktivitäten oder Berufsarbeit zu verrichten oder an denen er seine alltägliche Aktivitäten oder Berufsarbeit einschränken oder reduzieren musste.
Art des Verfahrens	Selbst- oder Fremdbeurteilungsverfahren („Paper & Pencil")
Technische Informationen	– 36 Items in 6 Dimensionen – Bearbeitungszeit: 20 Minuten – Auswertungszeit: 5 Minuten – Ein Auswertungsalgorithmus wird von der WHO zur Verfügung gestellt. – Vorraussetzung für die Anwendung ist eine Interviewerschulung auf der Grundlage des Handbuches (WHO, 2000).

Theoretischer Hintergrund

Den konzeptionellen Rahmen des WHODAS II bildet das „Modell der Funktionsfähigkeit und Behinderung" der „Internationalen Klassifikation der Funktionsfähigkeit, Behinderung und Gesundheit" (ICF; WHO, 2001). In diesem Modell steht die Funktionsfähigkeit eines Menschen in Wechselwirkung mit dessen Gesundheitsstörung(en) und die auf ihn einwirkenden Kontextfaktoren (d. h. Umweltfaktoren und personbezogene Faktoren). Die Funktionsfähigkeit eines Menschen umfasst alle Aspekte der funktionalen Gesundheit. Eine Person ist funktional gesund, wenn ihre körperlichen Funktionen und Körperstrukturen denen eines gesunden Menschen entsprechen (Konzepte der Körperfunktionen und -strukturen), sie all das tut oder tun kann, was von einem Menschen ohne Gesundheitsproblem erwartet wird (Konzept der Aktivitäten) und sie ihr Dasein in allen Lebensbereichen, die ihr wichtig sind, in der Weise und dem Umfang entfalten kann, wie es von einem Menschen ohne gesundheitsbedingte Beeinträchtigung erwartet wird (Konzept der Partizipation [Teilhabe] an Lebensbereichen; WHO, 2001).

Entwicklung des Verfahrens

Die Vorgängerversion des WHODAS II, der WHO Psychiatric Disability Assessment Schedule (WHO DAS), wurde von der WHO in internationaler Zusammenarbeit entwickelt (WHO, 1988). Der WHO DAS erhebt das soziale Verhalten von Personen mit mentalen Gesundheitsstörungen und wurde in verschiedenen Ländern und Kulturkreisen eingesetzt.

Im Zusammenhang mit der Entwicklung der ICF (WHO, 2001) begann die WHO Mitte der Neunzigerjahre mit der Neukonzeptionalisierung des WHO DAS und benannte das neue Instrument „World Health Organization Disability Assessment Schedule – Second Version" (WHODAS II). Dieses neue Instrument ist für körperliche wie auch für mentale Gesundheitsstörungen einsetzbar und evaluiert die Auswirkungen der Gesundheitsstörung auf die Funktionsfähigkeit der Person. Der konzeptionelle Rahmen dieses modifizierten Instruments ist die ICF. Die englische Originalversion des WHODAS II wurde u. a. in die deutsche Sprache übersetzt und in einer Multicenterstudie angewandt (Pösl, 2004).

Aufbau und Auswertung

Der WHODAS II umfasst jeweils vier bis acht Einzelfragen in folgenden sechs Domänen:

- **Verständnis und Kommunikation** („Wie viele Schwierigkeiten hatten Sie in den letzten 30 Tagen sich an wichtige Dinge zu erinnern?")
- **Mobilität** („Wie viele Schwierigkeiten hatten Sie in den letzten 30 Tagen nach dem Sitzen aufzustehen?")
- **Selbstversorgung** („Wie viele Schwierigkeiten hatten Sie in den letzten 30 Tagen beim Essen?")
- **Umgang mit anderen Menschen** („Wie viele Schwierigkeiten hatten Sie in den letzten 30 Tagen eine Freundschaft aufrecht zu erhalten?")
- **Haushaltspflichten** („Wie viele Schwierigkeiten hatten Sie in den letzten 30 Tagen Ihren Haushaltspflichten nachzukommen?")
- **Arbeit und Schule** („Wie viele Schwierigkeiten hatten Sie in den letzten 30 Tagen Ihre erforderliche Arbeit zu erledigen?")
- **Teilnahme am gesellschaftlichen Leben** („Wie viele Schwierigkeiten gab es für Sie aufgrund gesellschaftlicher Benachteiligungen?")

Die WHODAS-II-Domänen decken einzelne Kapitel der ICF-Komponente „Aktivitäten und Partizipation" ab. Mit Ausnahme von zwei Einzelfragen wird bei jeder Frage der Einfluss des Gesundheitszustands oder der Einfluss von Umweltfaktoren auf Aktivitäten oder Teilhabe am gesellschaftlichen Leben des Betroffenen abgefragt. Bei den beiden Einzelfragen geht es dagegen hauptsächlich um das Ausmaß der Auswirkungen auf die Familie des Betroffenen.

Das Ausmaß der Probleme wird auf einer fünfstufigen Likertskala („keine" [1], „geringe" [2], „mittlere" [3], „starke" [4], „sehr starke"/„nicht möglich" [5]) angegeben, indem der Befragte bei der Beurteilung mit einbezieht, wie er die Aktivität normalerweise durchführt, d. h. auch den Gebrauch jeglicher Hilfsmittel oder die Hilfe einer anderen Person berücksichtigt.

Zudem gibt es fünf globale Fragen. Die Frage nach dem allgemeinen Gesundheitszustand wird auf einer fünfstufigen Skala von „sehr gut" (1) bis „sehr schlecht" (5) abgefragt. Die Frage nach dem Ausmaß der Probleme im Leben insgesamt wird auf einer fünfstufigen Skala von „gar nicht" (1) bis „sehr stark" (5) abgefragt. Bei den drei weiteren Fragen ist vom Befragten die Anzahl der Tage anzugeben, an denen definierte Probleme in den letzten 30 Tagen auftraten.

Die WHO entwickelte einen Auswertungsalgorithmus für den WHODAS II, der die einzelnen Items gewichtet. Der standardisierte Gesamtscore hat einen Range von 0 (keine Behinderung) bis 100 (maximale Behinderung). Der Auswertungsalgorithmus wird von der WHO zur Verfügung gestellt (siehe WWW-Ressourcen).

Gütekriterien

Der WHODAS II wurde in 16 Sprachen und in 14 unterschiedliche Ländern getestet. Die Ergebnisse dieser internationalen Validierungsstudien befinden sich im Prozess der Veröffentlichung.

Reliabilität:
– Cronbach's Alpha der Domainscores: .80 bis .97 (Chisolm et al., 2005); Cronbach's Alpha des Gesamtscores: .70 (Pösl, 2004); .97 (Kostanjsek et al., submitted)
– Retest-Reliabilität der Domainscores: .87 bis .93 (Chisolm et al., 2005); .96 bis .98 (Kostanjsek et al., submitted)

Konvergenzvalidität: Der WHODAS II zeigt hohe Korrelationen mit den Subskalen des SF-36 (Chisolm et al., 2005; Pösl, 2004), des SF-12, des „London Handicap Scale", des „Functional Independence Measure", des „WHOQOL–100" and des „WHOQOL-BREF" (Ustun et al., submitted; Chisholm et al., submitted), des „Abbreviated Profile of Hearing Aid Benefit" (APHAB) (Chisolm et al., 2005), und des „Hearing Handicap Inventory for the Elderly" (HHIE) (Chisolm et al., 2005) .

Diskriminanzvalidität: Der WHODAS II unterscheidet zwischen Patienten mit unterschiedlichen Funktionsprofilen (z. B. Ausprägung der Schmerzintensität, Pösl, 2004) und der zugrunde liegenden Gesundheitsstörung (Ustun et al., submitted; Kostanjsek et al., submitted)

Faktorielle Validität: Die explorative und konfirmatorische Faktorenanalyse zeigt eine stabile Faktorenstruktur für die WHODAS-II-Items, sowie eine hohe Korrelation mit dem Gesamtfaktor von Behinderung (Ustun et al., submitted).

Vergleichswerte/ Normen

Allgemeine Bevölkerungsnormen liegen vor.

Kurzversion

Kurzversionen mit sechs bzw. 12 Items sind verfügbar. Der geschätzte Zeitaufwand der Kurzversion mit 12 Items beträgt fünf Minuten.

Literatur

Chatterji, S., Ustun, T.B., Kostanjsek, N., Rehm, J., Epping-Jordan, J., Saxena, S. et al. (submitted). The development of a screening instrument for disability: results from the WHO-NIH Joint Project. *British Medical Journal.*

Chisholm, D. & Chatterji, S. (submitted). Responsiveness of the World Health Organization Disability Assessment Schedule II (WHODAS II) in different cultural settings and health populations. *British Medical Journal.*

Chisholm, T.H., Abrams, H.B., McArdle, R., Wilson, R.H., Doyle & P.J. (2005). The WHO-DAS II: psychometric properties in the measurement of functional health status in adults with acquired hearing loss. *Trends in Amplification 9* (3), 111-26.

Kostanjsek, N., Epping-Jordan, J.E., Prieto, L., Doyle, P., Chatterji, S., Rehm, J. & Üstün, T.B. (submitted). Reliability of the World Health Organization Disability Assessment Schedule (WHO DAS II): subgroup analysis. *British Medical Journal.*

Ustun, T.B., Chatterji, S., Kostanjsek, N., Rehm, J., Kennedy, C., Prieto, L. et al. (submitted). World Health Organization Disability Assessment Schedule (WHO DAS II): development, psychometric testing and applications. *British Medical Journal.*

World Health Organisation (2001). *International Classification of Functioning, Disability and Health: ICF.* Geneva: WHO.

World Health Organization (2000). *WHODAS II training manual: a guide to administration.* Geneva: World Health Organization. (http://www.who.int/icidh/whodas/GGTSPU-hydra2.fw.med.uni-muenchen.de-16907-204713-DAT/training_man.pdf.)

WWW-Ressourcen

www.who.int/icidh/whodas/index.html

Autor(inn)en des Beitrags

Monika Scheuringer, MPH
Institut für Gesundheits- und Rehabilitationswissenschaften
ICF Research Branch of WHO CC FIC (DIMDI)
Lehrstuhl für Physikalische Medizin und Rehabilitation
Ludwig-Maximilians-Universität München
Marchioninistr. 17, D-81377 München
E-Mail: Monika.Scheuringer@med.uni-muenchen.de

Christine Boldt, MSc
Swiss Paraplegic Research
Human Functioning Sciences Division
CH-6207 Nottwil, Switzerland
E-Mail: christine.boldt@paranet.ch

Nenad Kostanjsek
Classification, Assessment, Surveys and Terminology Team
World Health Organization
Geneva, Switzerland
E-Mail: kostanjsekn@who.int

WHOQOL

WHO-Instrumente zur Erfassung der Lebensqualität

Autoren	Matthias C. Angermeyer, Reinhold Kilian, Herbert Matschinger
Quelle	Angermeyer, M. C., Kilian, R. & Matschinger, H. (2000). *WHOQOL-100 und WHOQOL-BREF. Handbuch für die deutschsprachige Version der WHO Instrumente zur Erfassung der Lebensqualität*. Göttingen: Hogrefe.
Bezugsquelle	Erhältlich beim Hogrefe Verlag unter www.testzentrale.de.
Vorgänger-/ Originalversion	WHOQOL-100 Field Trial Version, 1995
Anwendungsbereich	Der WHOQOL-100 ist für den Einsatz bei Personen im Erwachsenenalter entwickelt worden. Das Verfahren kann bei Personen ohne gesundheitliche Beeinträchtigungen und bei Patienten mit physischen oder psychischen Erkrankungen angewendet werden (Kilian et al., 2000, 2001). Er kann zu Forschungszwecken im Rahmen von klinischen Studien oder von Feldstudien sowie als Outcome-Indikator zum Zweck der Qualitätssicherung in ambulanten, teilstationären oder stationären Behandlungssettings eingesetzt werden.
Zielsetzung und Kurzbeschreibung	Der WHOQOL-100 ist ein Instrument zur Erfassung der subjektiven Lebensqualität, das von einer internationalen Arbeitsgruppe der Weltgesundheitsorganisation entwickelt wurde. Er umfasst insgesamt 100 Items, die den Dimensionen „Physisches Wohlbefinden", „Psychisches Wohlbefinden", „Unabhängigkeit", „Soziale Beziehungen", „Umwelt" und „Religion/Spiritualität" zugeordnet sind.
Art des Verfahrens	Selbstbeurteilungsverfahren („Paper & Pencil" oder Computerversion)
Technische Informationen	– 100 Items in 6 Dimensionen – Bearbeitungszeit: 30 bis 45 Minuten – Auswertungszeit: 10 Minuten – Eine SPSS-Syntax zur Generierung von Subskalen und zur Normierung auf den Wertebereich 0 bis 100 steht zur Verfügung.
Theoretischer Hintergrund	Grundlage des Instruments ist die Definition von Lebensqualität als individueller Wahrnehmung der eigenen Lebenssituation im Kontext der jeweiligen Kultur und des jeweiligen Wertesystems und in Bezug auf die eigenen Ziele, Erwartungen, Beurteilungsmaßstäbe und Interessen (Angermeyer et al., 2000; WHOQOL-Group, 1995). Ein wesentlicher Aspekt des WHOQOL-Projektes ist die systematische Einbeziehung sowohl der Perspektive von Patienten als auch der Perspektive medizinischer Experten in allen Phasen des Projektes. So wurden bereits für die Entwicklung von Definitionen einzelner Facetten und Domänen von Lebensqualität als auch für die Formulierung von Fragen und die

Entwicklung der Antwortskalen in jedem der beteiligten Forschungszentren Fokusgruppen mit Experten und Laien durchgeführt, deren
Resultate die zentrale Grundlage der Konstruktion des Instrumentes
bilden (WHOQOL-Group, 1994a, 1994b, 1995). Dieses Prinzip der
Einbeziehung der Perspektive unterschiedlicher Interessengruppen
wird auch bei der Übersetzung des Instrumentes in weitere Sprachen
beibehalten, indem jedes Forschungszentrum, das für die Übersetzung
des WHOQOL-Instrumentes verantwortlich ist, einer detaillierten Pro-
zedur folgen muss, welche die Durchführung von Fokusgruppen mit
Patienten, Menschen ohne gesundheitliche Beeinträchtigung und medizinischen Experten beinhaltet (WHOQOL-Group, 1994a, 1994b).

**Entwicklung
des Verfahrens**

Das WHOQOL-Projekt wurde 1991 von der „Division of Mental Health
and Prevention of Substance Abuse" der WHO in Genf ins Leben ge-
rufen. Ziel des Projektes war die Entwicklung eines internationalen Instrumentes zur Erfassung der subjektiven Lebensqualität (WHOQOL-
Group, 1994a). Dem Anspruch interkultureller Vergleichbarkeit wurde
im Rahmen dieses Projektes dadurch Rechnung getragen, dass bereits an der Entwicklung des Pilotinstrumentes Forschungszentren aus
verschiedenen Kulturkreisen beteiligt waren (WHOQOL-Group, 1993,
1994a, 1994b, 1995, 1998a, 1998b). Ziel dieser Zusammenarbeit war
die gemeinsame Entwicklung eines Pilotinstrumentes in verschiedenen
kulturellen Settings. Die Zusammenarbeit erstreckte sich dabei über
die Definition und die Operationalisierung einzelner Facetten und Domänen der Lebensqualität, die Formulierung und Auswahl der Frage-
bogenitems, die Entwicklung der Antwortskalen für einzelne Itemgruppen und die Felderprobung des Instrumentes im Rahmen von Pilotstudien. Bei der Auswahl der an dieser Pilotphase beteiligten Forschungszentren wurden neben kulturellen Unterschieden (wie z. B. der
Rolle der Familie oder der dominanten Religion) insbesondere Unterschiede im Grad der Industrialisierung, der medizinischen Versorgung
und anderer für die Lebensqualität relevanter sozioökonomischer Aspekte berücksichtigt (eine detaillierte Darstellung der Verfahrensent-
wicklung findet sich in Angermeyer et al., 2000).

**Aufbau und
Auswertung**

Der WHOQOL-100 umfasst insgesamt 24 Facetten mit jeweils vier
Items, die sechs Domänen zugeordnet sind, und vier Items zur Globalbeurteilung der Lebensqualität. Das Antwortformat ist eine fünfstufige
Likertskala mit je unterschiedlichen Kategorien, z. B. „niemals" bis „immer", „überhaupt nicht" bis „äußerst" etc.

– Domäne I (12 Items) umfasst verschiedene Aspekte der **Physischen
  Lebensqualität.** Neben dem Erleben von Schmerz werden hier die
  subjektive Beurteilung von Energie und Ausdauer, die Entspannungsfähigkeit, die Bewegungs- und Arbeitsfähigkeit aber auch die
  Abhängigkeit von Medikamenten erfasst. Beispielitem: „Wie häufig
  leiden Sie an Schmerzen?"

– Im Rahmen der Domäne II (20 Items) werden verschiedene Aspekte
  der **Psychischen Lebensqualität**, insbesondere das Erleben von
  negativen und positiven Gefühlen, das Selbstwertgefühl, das Verhältnis zum eigenen Körper, die Lern- und Konzentrationsfähigkeit
  sowie das spirituelle Erleben erfasst. Beispielitem: „Wie stark erleben
  Sie positive Gefühle in Ihrem Leben?"

– Auf der Domäne III (16 Items) werden unterschiedliche Aspekte der
  Beeinträchtigung der **Unabhängigkeit** entweder durch körperliche
  Beeinträchtigungen oder durch die Notwendigkeit der Inanspruch-
  nahme von Hilfsmitteln bzw. Medikamenten erfasst. Beispielitem:

„Wie schwer fällt es Ihnen, alltägliche Dinge zu erledigen?"

– Domäne IV (12 Items) umfasst drei zentrale Aspekte **Sozialer Beziehungen:** die subjektive Beurteilung der persönlichen Beziehungen, die subjektive Beurteilung des Sexuallebens und die subjektive Beurteilung der Angemessenheit sozialer Unterstützung. Beispielitem: „Bekommen Sie von anderen die Unterstützung, die Sie brauchen?"

– Domäne V (32 Items) erfasst die für die Lebensqualität eines Menschen relevanten Aspekte seiner **Sozialen und Physikalischen Umwelt,** also die allgemeinen äußeren Lebensbedingungen, wie z. B. die Beurteilung der Wohnsituation und des Wohnumfeldes, die finanzielle Situation und die Verfügbarkeit von Gesundheitsdiensten. Beispielitem: „Wie gut gefällt es Ihnen dort, wo Sie leben?"

– Die Domäne VI (4 Items) erfasst den Bereich der persönlichen Wertvorstellungen und der **Spiritualität,** wie z. B. religiöse oder weltanschauliche Überzeugungen. Beispielitem: „Verleihen Ihre persönlichen Überzeugungen Ihrem Leben einen Sinn?"

Zur Auswertung des Fragebogens müssen aus den im Fragebogen angekreuzten Werten die entsprechenden Facetten und Domänenwerte gebildet werden. Alle Skalenwerte werden in einen Wertebereich von 0 bis 100 transformiert. Die hierfür notwendigen Rechenoperationen können theoretisch von Hand ausgeführt werden (s. Handbuch). Eine Auswertung von Hand ist allerdings nur in Ausnahmefällen bei sehr kleinen Fallzahlen zu empfehlen, da der Rechenaufwand beträchtlich ist. Grundsätzlich ist für die Verwaltung und Auswertung der Daten des WHOQL-100 und der Kurzversion (WHOQOL-BREF) der Einsatz eines Datenbank- oder Statistikprogramms dringend angeraten. Im Handbuch ist eine Programmsyntax für SPSS enthalten (Angermeyer et al., 2000).

Gütekriterien

Die interne Konsistenz (Cronbach's Alpha) der Subskalen des WHOQOL-100 liegt im Bereich von .59 bis .91.

Der Fragebogen diskriminiert sehr gut zwischen Personen mit gesundheitlichen Beeinträchtigungen und gesunden Personen sowie zwischen Personen mit physischen und Personen mit psychischen Erkrankungen.

**Vergleichswerte/
Normen**

Für den WHOQOL-100 liegen Vergleichwerte der Allgemeinbevölkerung für die Altersgruppen von 18 bis 25, 26 bis 35, 36 bis 45, 46 bis 55, 56 bis 65, 66 bis 75, 76 bis 85 und über 85 Jahre vor (N = 715; Repräsentativumfragen in Mannheim und Leipzig, 1995; Angermeyer et al., 2000).

Kurzversion

Der WHOQOL-BREF umfasst 26 Items, die vier Domänen sowie einer aus zwei Items bestehende Globalbeurteilung zugeordnet sind (WHOQOL-Group, 1998b). Grundlage der Entwicklung war die Entscheidung, dass die Vollständigkeit der Lebensqualitätseinschätzung dadurch gewährleistet werden sollte, dass mindestens ein Item aus jeder Facette des WHOQOL-100 in der Kurzform des WHOQOL enthalten sein soll. Nach vorher festgelegten Kriterien wurden insgesamt 24 Items sowie zwei globale Items zur allgemeinen Lebensqualität und zur allgemeinen gesundheitlichen Befindlichkeit ausgewählt. Anders als beim WHOQOL-100 wurde für den WHOQOL-BREF eine Vier-Faktoren-Struktur zu Grunde gelegt. Diese ergibt sich daraus, dass die beiden Domänen „Physische Befindlichkeit" (Physical) und „Unabhängigkeit" (Independence) sowie die beiden Domänen „Psychisches Wohl-

befinden" (Psychological) und „Spiritualität, Religion, persönliche Überzeugungen" (Spirituality, religion, personal beliefs) jeweils zu einer
Domäne zusammengefasst wurden:

– Domäne I (sieben Items) „Physischen Lebensqualität"
– Domäne II (sechs Items) „Psychische Lebensqualität"
– Domäne III (drei Items) „Soziale Beziehungen"
– Domäne IV (acht Items) „Umwelt"

Die Bearbeitungszeit des WHOQOL-BREF beträgt fünf bis 12 Minuten.
Die interne Konsistenz (Cronbach's Alpha) der Subskalen der Kurzversion liegt im Bereich von .57 bis .88. Es liegen Normwerte der Allgemeinbevölkerung für verschiedene Altersgruppen vor (Repräsentativbefragung Deutschland, 1996; N = 2055).

Literatur

Kilian, R., Matschinger, H. & Angermeyer, M.C. (2000). Die subjektive
Lebensqualität bei Patienten mit somatischen und psychischen Erkrankungen in stationärer Behandlung im Vergleich zur Allgemeinbevölkerung. In M. Bullinger, J. Siegrist & U. Ravens-Sieberer
(Hrsg.), *Lebensqualitätsforschung aus medizinischer und soziologi-
scher Perspektive. Jahrbuch der Medizinischen Psychologie 18* (S.
79–97). Göttingen: Hogrefe.

Kilian, R., Matschinger, H. & Angermeyer, M.C. (2001). The Impact of
Chronic Illness on Subjective Quality of Life: A Comparison between General Population and Hospital Inpatients with Somatic and
Psychiatric Diseases. *Clinical Psychology and Psychotherapy, 8*,
214–229.

The WHOQOL-Group (1993). Study Protocol for the World Health Organization Project to develop a Quality of Life assessment Instrument (WHOQOL). *Quality of Life Research, 2*, 153–159.

The WHOQOL-Group (1994a). The development of the World Health
Organization quality of life assessment instrument: The WHOQOL.
In J. Orley & W. Kuyken (Eds.), *Quality of Life Assessment: Inter-
national Perspectives* (pp. 41–57). Heidelberg: Springer.

The WHOQOL-Group (1994b). The development of the WHOQOL: Rationale and current status. *International Journal of Mental Health,
23*, 24–26.

The WHOQOL-Group (1995). The World Health Organization Quality
of Life assessment (WHOQOL). Position paper from the World
Health Organization. *Social Science and Medicine, 41*, 1403–1409.

The WHOQOL-Group (1998a). The World Health Organization Quality
of Life assessment (WHOQOL): Development and general psychometric properties. *Social Science and Medicine, 46*, 1569–1585.

The WHOQOL-Group (1998b). Development of the World Health Organization WHOQOL-BREF Quality of Life Assessment. *Psychological Medicine, 28*, 551–558.

WWW-Ressourcen   www.who.int/substance_abuse/research_tools/whoqolbref/en/

Autor des Beitrags   PD Dr. rer. soc. Reinhold Kilian
Klinik für Psychiatrie und Psychotherapie II, Universität Ulm
Bezirkskrankenhaus Günzburg
Ludwig-Heilmeyer-Str. 2
D-89312 Günzburg
E-Mail: reinhold.kilian@bkh-guenzburg.de

Abschnitt A2

Gesundheitsökonomisch orientiertes Assessment von Lebensqualität

15D

15D-Fragebogen

Autor	Harri Sintonen
Quelle	Eine Publikation zur deutschen Version liegt gegenwärtig nicht vor.
Bezugsquelle	Erhältlich bei den Autoren dieses Beitrags.
Vorgänger-/ Originalversion	Sintonen, H. (1994a). The 15D-measure of health-related quality of life: reliability, validity and sensitivity of its health state descriptive system. *Working Paper 41.* National Health and Medical Research Council (National Centre for Health Program Evaluation). Sintonen, H. (1994b). The 15D-Measure of health-related quality of life. II Feasibility, reliability and validity of valuation system. *Working Paper 42.* National Health and Medical Research Council (National Centre for Health Program Evaluation). Sintonen, H. (2001). The 15D instrument of health related quality of life: Properties and applications. *Annals of medicine, 33,* 328–336.
Anwendungsbereich	Der 15D-Fragebogen ist ein krankheitsübergreifendes Verfahren, welches für den Erwachsenenbereich (> 16 Jahre) konzipiert wurde. Das Instrument wird überwiegend in gesundheitsökonomischen Studien verwendet, findet aber auch zunehmend Eingang in klinischen Studien. Darüber hinaus wurde der 15D-Fragebogen hinsichtlich seiner psychometrischen Eigenschaften in einer rehabilitationswissenschaftlichen Studie bei Patienten mit einer muskulo-skelettalen, Herz-Kreislauf- oder psychosomatischen Erkrankung mit anderen präferenzbasierten Messverfahren vergleichend untersucht (Moock et al., 2005).
Zielsetzung und Kurzbeschreibung	Der 15D-Fragebogen ist ein präferenzbasiertes Messinstrument zur Erfassung der Lebensqualität in Form einer eindimensionalen Maßzahl (Index- bzw. Nutzwert), wie sie in gesundheitsökonomischen Kosten-Nutzwert-Analysen benutzt wird. Zusätzlich ist er in der Lage, die Lebensqualität als Profil abzubilden.
Art des Verfahrens	Selbstbeurteilungsverfahren („Paper & Pencil" oder „Face-to-face-Interviews"). Eine elektronische Version ist nicht verfügbar.
Technische Informationen	– 15 Items, jedes Item repräsentiert eine Dimension – Bearbeitungszeit: ca. 5 bis 10 Minuten – Auswertungszeit: ca. 5 Minuten – Zur Auswertung sind die Gewichte der Normierungsstudie notwendig (erhältlich bei den Autoren dieses Beitrags).
Theoretischer Hintergrund	Der 15D-Fragebogen basiert auf einem mehrdimensionalen Modell der gesundheitsbezogenen Lebensqualität, das physische, psychische und soziale Aspekte einschließt. Zur Nutzung dieser patientennahen Er-

gebnisindikatoren in einer gesundheitsökonomischen Kosten-Nutzwert-Analyse ist es notwendig, die Dimensionen zu einem einzigen Indexwert bzw. Nutzwert zu aggregieren. Die Angaben zu den 15 Einzelitems werden mit Hilfe eines additiven Algorithmus zu einer eindimensionalen Indexzahl zusammengefasst, deren Wertebereich zwischen 0 (schlechtestmöglicher Gesundheitszustand) und 1 (bestmöglicher Gesundheitszustand) liegt. Neben diesem Indexwert fließt in die Nutzwertanalyse die zeitliche Dauer ein, die in dem ermittelten Gesundheitszustand verbracht wird. Zur Ermittlung von „qualitätsberichtigten Lebensjahren" („quality-adjusted life years", QALYs) werden der Nutzwert und die Zeitdauer durch Bildung einer mit dem Nutzwert gewichteten Summe der Zeiteinheiten (z. B. Jahre) miteinander verrechnet (Drummond et al., 1997; Schöffski, 2002).

Die mit dem 15D-Fragebogen erzielten Ergebnisse können zur Beschreibung der Lebensqualität und insbesondere in gesundheitsökonomischen Kosten-Nutzwert-Modellen zur Effizienzbewertung des medizinischen Versorgungssystems genutzt werden.

Entwicklung des Verfahrens

Der 15D-Fragebogen wurde ursprünglich in Finnland entwickelt. Ziel dabei war es, ein standardisiertes, ökonomisches, reliables und valides Instrument zur Messung der gesundheitsbezogenen Lebensqualität zu entwickeln. Die Normierung der Indexwerte erfolgte anhand einer repräsentativen Stichprobe aus der finnischen Erwachsenenbevölkerung mit Hilfe des Rating-Scale-Verfahrens (Sintonen, 1994a). Die deutschsprachige Übersetzung wurde von Arno Brandt, Riehen (Sintonen, persönliche Mitteilung), durchgeführt. Nähere Informationen zur Übersetzungsprozedur liegen nicht vor.

Mittlerweile liegen zahlreiche Studien vor, in denen der 15D-Fragebogen angewandt wurde. Eine Übersicht zu unterschiedlichen Indikationsgruppen, bei denen der 15D bereits eingesetzt wurde, ist im Internet verfügbar.

Aufbau und Auswertung

Der 15D-Fragebogen umfasst 15 Items, wobei jedes Item einen Bereich repräsentiert:

– Mobilität
– Sehvermögen/Augen
– Gehör
– Atmung
– Schlaf
– Essen
– Sprache
– Ausscheidung
– Tägliche Tätigkeiten/Aktivitäten
– Mentale Funktionen/Möglichkeiten
– Körperliche Beschwerden und Symptome
– Depressionen/Niedergeschlagenheit
– Gefühlsmäßige Belastungen
– Lebenskraft
– Sexualität

Zu jedem Item sind fünf Antwortstufen vorgegeben, die von „keinen Problemen" bis zu „extremen Problemen" in der jeweiligen Dimension reichen. Zur Veranschaulichung wird im Folgenden das Item „Mobilität" dargestellt:

1. „Ich kann normal (ohne Schwierigkeiten) im Haus und außer Haus gehen und Treppen steigen."

2. „Ich kann ohne Schwierigkeiten im Haus herumgehen, aber draußen und/oder auf Treppen habe ich leichte Probleme.“
3. „Ich kann im Haus ohne Hilfe einer anderen Person (mit/ohne Hilfsmittel) herumgehen, aber draußen und/oder auf Treppen kann ich nur mit erheblichen Schwierigkeiten bzw. mit Hilfe anderer gehen.“
4. „Ich kann zu Hause nur mit Hilfe anderer gehen.“
5. „Ich bin total bettlägerig und nicht fähig zu gehen.“

Ergänzende Verfahren

Bei Einsatz des 15D-Fragebogens in gesundheitsökonomischen Evaluationsstudien sollte den internationalen Richtlinien entsprechend zusätzlich ein krankheitsübergreifendes Profilinstrument (z. B. „Fragebogen zum Gesundheitszustand" SF-36, „Nottingham Health Profile" NHP, „Sickness Impact Profile" SIP) und ein krankheitsspezifisches Instrument zur Erfassung der Lebensqualität eingesetzt werden (Gold et al., 1996).

Gütekriterien

Objektivität: Aufgrund der standardisierten Vorgabe der 15 Items und des Auswertungsalgorithmus ist der 15D-Fragebogen in der Durchführung und Auswertung als objektiv einzuschätzen. Die Interpretationsobjektivität ist aufgrund der Normierung auf den Wertebereich zwischen 0 (schlechtest möglicher Gesundheitszustand) und 1 (bestmöglicher Gesundheitszustand) ebenfalls gegeben.

Reliabilität: Ein interner Konsistenzkoeffizient (Cronbach's Alpha) wurde nicht berechnet. Zur Überprüfung der Retestreliabilität wurde ein Verfahren angewandt, welches auf einen Vorschlag von Bland und Altman (1986) zurückgeht. In Abhängigkeit von der Dimension lag die Übereinstimmung der Messwiederholung bei Patienten, die auf eine Bypassoperation warteten, zwischen 92 % und 100 %.

Im Vergleich mit anderen präferenzbasierten Messinstrumenten – wie dem „Health Utilitiy Index" Mark 2 und Mark 3 (HUI Mark 2 und Mark 3), der „Quality of Well-being Scale – Self administered" (QWB-SA) und dem „EuroQol – 5 Dimensions" (EQ-5D) – ist der 15D-Fragebogen als änderungssensitiv einzustufen. In einer Studie bei Rehabilitationspatienten aus drei unterschiedlichen Indikationsgruppen wies der 15D Effektstärken (hier: standardized response means; SRM) von 0.57 bei Patienten mit einer muskulo-skelettalen Erkrankungen, 0.44 bei Herz-Kreislauf-Erkrankten und 0.32 bei Patienten mit einer psychosomatischen Erkrankung aus (Moock et al., 2005). Damit war der 15D-Fragebogen besser geeignet, Veränderungen über die Zeit zu entdecken als vergleichbare präferenzbasierte Messinstrumente wie der EQ-5D oder der HUI Mark 2 und Mark 3.

Validität: Der 15D-Fragebogen deckt den überwiegenden Teil der Dimensionen ab, die von der WHO als besonders relevant eingestuft wurden. Die inhaltliche Validität kann daher als gegeben angenommen werden.

Die Konstruktvalidität des 15D-Fragebogens wurde mit anderen Lebensqualitätsmessverfahren vergleichend untersucht (Sintonen, 1994a,b). Die Korrelationen vergleichbarer Dimensionen des 15D und des NHP lagen zwischen −.49 („Mobilität") und −.68 („Schlaf"). Der Wertebereich des NHP reicht von 0 (nicht beeinträchtigt) bis 100 (stark beeinträchtigt). Zwischen den EQ-5D-Dimensionen und den entsprechenden 15D-Dimensionen zeigten sich ebenfalls hohe Korrelationen zwischen .58 („Angst/Niedergeschlagenheit") und .77 („Mobilität").

Vergleichswerte/ Normen

Zur Berechnung eines Lebensqualitätsindexscores steht ein Berechnungsalgorithmus zur Verfügung, der die Gewichtungen der einzelnen Dimensionen beinhaltet. Diese Gewichte wurden in einer repräsentativen Stichprobe der finnischen Bevölkerung mit Hilfe des Rating-Scale-Verfahrens ermittelt. Referenzwerte für die deutsche Bevölkerung liegen gegenwärtig nicht vor.

Literatur

Bland, J. M. & Altman, D. G. (1986). Statistical methods for assessing agreement between two methods of clinical measurement. *Lancet I*, 307–310.

Drummond, M. F., O'Brien, B. J., Stoddart, G. L. & Torrance, G. W. (1997). Cost-utility analysis. In M. F. Drummond, M. J. Sculpher, G. W. Torrance, B. J. O'Brien & G. L. Stoddart (Eds.), *Methods for the economic evaluation of health care programmes* (pp. 139–192). Oxford: University Press.

Gold, M. R., Siegel, J. E., Russell, L. B. & Weinstein, M. C. (Eds.) (1996). *Cost-effectiveness in health and medicine*. Oxford: University Press.

Moock, J., Kohlmann, T., Besch, D. & Drüner, K. (2005). Nutzentheoretische Lebensqualitätsmessinstrumente in der medizinischen Rehabilitation: Ein anwendungsbezogener Vergleich. *Zeitschrift für Medizinische Psychologie, 14*, 25–32.

Schöffski, O. (2002). Nutzentheoretische Lebensqualitätsmessung. In O. Schöffski & J. M. Graf von der Schulenburg (Hrsg.), *Gesundheitsökonomische Evaluation* (S. 277–284). Studienausgabe. Berlin, Heidelberg: Springer.

WWW-Ressourcen

www.15d-instrument.net

Autoren des Beitrags

Dipl.-Soz. Jörn Moock, Prof. Dr. Thomas Kohlmann
Universität Greifswald, Institut für Community Medicine,
Abt. Methoden der Community Medicine
Walther-Rathenau-Straße 48
D-17475 Greifswald
E-Mail: Joern.Moock@uni-greifswald.de
E-Mail: Thomas.Kohlmann@uni-greifswald.de

EQ-5D

EuroQol-Fragebogen

Autor(inn)en	Internationale und interdisziplinäre Gruppe von Forschern in sieben Institutionen aus fünf Ländern (EuroQol-Gruppe; siehe Entwicklung); Präsident der EuroQol-Gruppe: Dr. Jan van Busschbach, Erasmus Medical Centre, Rotterdam (Niederlande)
Quellen	Brooks, R., Rabin, R. & de Charro, F. (Eds.). (2003). *The measurement and validation of health status using EQ-5D: a European perspective – Evidence from the EuroQol BIOMED research programme.* Dordrecht: Kluwer.
	Greiner, W., Claes, C., Busschbach, J. & Schulenburg, J.-M. Graf v. d. (2005). Validating the EQ-5D with time trade off for the German population. *European Journal of Health Economics, 6* (2), 124–130.
	Greiner, W., Weijnen, T., Nieuwenhuizen, M., Oppe, S., Badia, X., Busschbach, J. et al. (2003). A Single European currency for EQ-5D health states. Results from six-country study. *European Journal of Health Economics, 4* (3), 222–231.
	Kind, P., Brooks, R. & Rabin, R. (Eds.). (2005). *EQ-5D concepts and methods: A developmental history.* Dordrecht: Springer.
Bezugsquelle	Zur Nutzung des Fragebogens ist die Genehmigung der EuroQol-Gruppe notwendig, die die Registrierung auf der EuroQol-Homepage (www.EuroQol.org) voraussetzt. Für wissenschaftliche, nicht-kommerzielle Studien ist die Nutzung kostenfrei.

Anwendungsbereich	Der Fragebogen ist als generisches Instrument in einem breiten Spektrum von Indikationsgebieten eingesetzt worden, insbesondere im somatischen Bereich. Für Kinder zwischen sieben und 15 Jahren wird derzeit eine spezielle Version getestet, die aber noch nicht vollständig validiert ist (Secnik et al., 2005). Zu den Besonderheiten des EQ-5D gehört, dass mit seiner Hilfe so genannte Utilities (Nutzwerte) im Rahmen von Kosten-Nutzwert-Analysen (cost utility analysis, CUA) ermittelt werden können. Der EQ-5D wird in klinischen Untersuchungen, i.d.R. insbesondere für die spätere ökonomische Evaluation eingesetzt.
Zielsetzung und Kurzbeschreibung	Der EQ-5D ist ein generisches Instrument zur Beschreibung, zum Messen und zur Bewertung gesundheitsbezogener Lebensqualität. Sein deskriptives System basiert auf fünf Gesundheitsdimensionen („Mobilität", „Selbstversorgung", „alltägliche Aktivitäten", „Schmerz" und „Angst"). Es handelt sich i.d.R. um Selbstbeurteilungen der Patienten, wobei mittlerweile auch Proxy-Versionen vorliegen, wenn Patienten nicht in der Lage sind, den Fragebogen selbst auszufüllen.
Art des Verfahrens	Selbstbeurteilungsverfahren („Paper & Pencil", elektronische Fassung für Laptop oder PDA, Internetversion)

**Technische
Informationen**

– 5 Fragen und visuelle Analogskala
– Bearbeitungszeit: ca. 5 bis 10 Minuten
– Auswertungszeit: 1 Minute
– Automatisierte Auswertung möglich, Dokumentationsaufwand gering

**Theoretischer
Hintergrund**

Ursprüngliches Ziel, das mit dem EQ-5D verfolgt werden sollte, war, ein möglichst umfassendes Instrument für die Messung gesundheitsbezogener Lebensqualität zu schaffen, welches die durch die vorhergehende Lebensqualitätsforschung bekannten Dimensionen, die für die Erfassung der Lebensqualität von besonderer Bedeutung sind, umfasst. Das Instrument sollte auch für Kosten-Nutzwert-Analysen einsetzbar sein und Werte liefern, die auf der Wohlfahrtstheorie von Neumann und Morgenstern (1944) basieren. Der spezifische Nutzen des Fragebogens ist also darin zu sehen, dass er sich gut für gesundheitsökonomische Analysen eignet, bei einer Vielzahl von Indikationen bereits erfolgreich eingesetzt wurde und somit Vergleiche innerhalb eines Krankheitsgebiets, aber auch über verschiedene Krankheitsgebiete möglich sind. Zudem ist der Fragebogen so kurz, dass komplementär auch krankheitsspezifische Fragebögen eingesetzt werden können.

**Entwicklung
des Verfahrens**

Die ursprüngliche englischsprachige Version des EQ-5D wurde im Jahr 1987 durch eine internationale, interdisziplinäre Gruppe von Forschern von sieben Institutionen aus fünf Ländern (Großbritannien, Finnland, Niederlande, Norwegen und Schweden) entwickelt. Beteiligt waren Ökonomen, Mediziner, Pfleger, Philosophen, Psychologen und Soziologen. In den Folgejahren kam die Gruppe in regelmäßigen Abständen zusammen, um nationale Forschungsaktivitäten zu diskutieren und gemeinsame Projekte zu besprechen. Inzwischen ist die EuroQol-Gruppe stark gewachsen und hat neben den Mitgliedern der Gründungsländer in nahezu allen europäischen Staaten, Südafrika, Kanada, den USA, Australien und Neuseeland Mitglieder gewonnen. Rechteinhaber ist die EuroQol-Stiftung in Rotterdam (Geschäftsführer: Frank de Charro, Erasmus-Universität). Mitglieder der deutschen Gruppe sind an den Universitäten Bielefeld, Greifswald und Hannover sowie am Robert-Koch-Institut in Berlin tätig.

Die EuroQol-Gruppe orientierte sich bei der Bildung der Dimensionen und der Technik der Lebensqualitätsmessung an bereits existierenden Instrumenten (EuroQol Group, 1990) wie der „Rosser-Matrix", dem „Nottingham Health Profile" (NHP), der „Quality of Well Being Scale" und dem „Sickness Impact Profile" (SIP). Ziel war es dabei, ein standardisiertes und nicht krankheitsspezifisches Instrument zu schaffen, das in klinischen Studien möglichst einfach einsetzbar und auf einen einzelnen Indexwert aggregierbar sein sollte. Außerdem sollte auch ein durchschnittlicher Patient in der Lage sein, den Fragebogen selbst und ohne weitere Erklärung auszufüllen, sodass z. B. auch Befragungen per Post ohne geschulte Interviewer mit dem EQ-5D möglich seien.

In einem gemeinsamen Projekt wurde der Fragebogen parallel in einer englischen, niederländischen, schwedischen, finnischen und norwegischen Version entwickelt, die zunächst sechs Dimensionen mit zwei oder drei Schweregraden in jeder Dimension aufwies. Diese Version wurde etwas später auf fünf Dimensionen gekürzt, und die Anzahl der Schweregrade wurde auf drei in jeder Dimension standardisiert. Mittlerweile liegen über 70 Sprachfassungen vor, die nach und nach von Forscherteams innerhalb und außerhalb der EuroQol-Gruppe übersetzt und validiert worden sind.

Zur Übersetzung ist in den letzten knapp 20 Jahren ein standardisiertes Verfahren entwickelt worden (Herdman, 2003). Um die Qualität weiterer Übersetzungen zu sichern, hat die EuroQol-Gruppe eine eigene Task Force eingerichtet, die die umfangreichen Berichte über die Übersetzungsprozedur prüft und Empfehlungen an das EuroQol-Management abgibt, welche Übersetzung offizielle EQ-5D-Sprachversion werden soll.

Aufbau und Auswertung

Der EQ-5D setzt sich aus drei Hauptteilen zusammen:

Auf Seite zwei des Instrumentes wird der Gesundheitszustand des Probanden mit fünf Fragen zu unterschiedlichen Aspekten der Lebensqualität („Mobilität", „Selbstversorgung", „alltägliche Aktivitäten", „Schmerz" und „Angst") beschrieben. Innerhalb dieser Dimensionen können die Probanden ihren persönlichen Gesundheitszustand in jeweils drei Kategorien (z. B. „keine-", „mäßige-" bzw. „extreme Schmerzen") einordnen, so dass theoretisch 243 ($= 3^5$) Gesundheitszustände mit dem Instrument beschrieben werden können. Diese werden üblicherweise mit einer Kombination auf fünf Ziffern gekennzeichnet. So bezeichnet der Zustand 21123 beispielsweise einige Probleme beim Gehen ($=$ Level 2 bei dem ersten Item), keine Probleme bei der Körperpflege und den alltäglichen Aktivitäten ($=$ Level 1 bei Items 2 und 3), einige Schmerzen ($=$ Level 2 bei Item 4) und große Niedergeschlagenheit ($=$ Level 3 bei Item 5). Im Beispiel wäre der Gesundheitszustand also wie folgt definiert: „Ich habe einige Probleme herumzugehen. Ich habe keine Probleme, für mich selbst zu sorgen. Ich habe keine Probleme, meinen alltäglichen Tätigkeiten nachzugehen. Ich habe mäßige Schmerzen oder Beschwerden. Ich bin extrem ängstlich oder deprimiert."

Auf Seite drei des Instrumentes befindet sich eine visuelle Analogskala (VAS), die vertikal in Form eines Thermometers angeordnet ist und auf der die Patienten ihren Gesundheitszustand auf einer Skala von 100 ($=$ bestmöglicher Gesundheitszustand) bis 0 ($=$ schlechtest möglicher Gesundheitszustand) selbst einschätzen sollen.

Schließlich werden auf den letzten Seiten des Fragebogens einige Fragen, z. B. zu Alter und Geschlecht der Person gestellt, die als soziodemographische Hintergrundvariablen für statistische Auswertungen dienen. Auch dieser Teil des EQ-5D ist für die Anwendung des Instrumentes nicht unbedingt erforderlich, sondern kann je nach Situation der jeweiligen Studie eingesetzt werden. Wenn beispielsweise in einer klinischen Studie bereits viele Informationen zur Person des oder der Befragten vorliegen, so werden die entsprechenden Fragen bei der Lebensqualitätsmessung nicht nochmals wiederholt.

Gütekriterien

Objektivität: Der EQ-5D verfügt über eine hohe Durchführungsobjektivität, da Itemreihenfolge und Layout des Fragebogens standardisiert sind. Zudem ist die Befragung grundsätzlich schriftlich ohne Interviewer, sodass ein entsprechender Störfaktor ausgeschlossen werden kann. Die Auswertungsobjektivität ist ebenfalls hoch, da keine offenen Fragen kodiert werden müssen und ein fehlender Wert automatisch zum Ausschluss des Fragebogens aus der Auswertung führt. Da mittlerweile für eine ganze Reihe von Indikationen und Bevölkerungsgruppen (nach Geschlecht, Alter und Nationalität) Normwerte vorliegen, ist auch eine objektive Interpretation der Ergebnisse gewährleistet.

Reliabilität: Die Berechnung der internen Reliabilität (z. B. mit der Maßgröße Cronbach's Alpha) ist beim EQ-5D nicht sinnvoll, da jede Dimension nur durch ein einziges Item repräsentiert wird. Die geringe

Korrelation zwischen den einzelnen Dimensionen ist zudem Voraussetzung für die Berechnung eines Modells zur Ableitung eines Indexwertes per Regressionsgleichung. Eine adäquate Vorgehensweise zur Bestimmung der Reliabilität ist dagegen die Berechnung der Retestreliabilität, um die Stabilität der Angaben einzelner Personen zu prüfen. Im Rahmen einer Studie mit Dialysepatienten (Schulenburg et al., 1998) wurde an 100 Patienten, die zuvor bereits den EQ-5D ausgefüllt hatten, der Fragebogen ein zweites Mal versandt. Die Korrelationen zwischen der ersten Befragung und dem Retest lagen im Durchschnitt bei .70 (Persons' R), wobei insbesondere der Wert für die visuelle Analogskala (VAS) mit einem Persons' R über .90 sehr hoch lag und die Korrelation für den Indexwert, der nach einem bestimmten gewichteten Modell berechnet wird, mit .75 zufriedenstellend ausfiel. Ergänzend wurde die Retestreliabilität durch wiederholtes Befragen einzelner hypothetischer Gesundheitszustände ermittelt. Die Retest-Reliabilitätskoeffizienten lagen zwischen r = .80 und r = .71.

Validität: Zur Prüfung der Konstruktvalidität des EQ-5D wurden in verschiedenen Studien etablierte Hypothesen herangezogen. Der Zusammenhang, der sowohl zwischen Alter und nachlassender körperlicher Funktionstüchtigkeit als auch zwischen Alter und Schmerz besteht, wurde mit den entsprechenden Fragen im EQ-5D überprüft. Die Dimensionen „allgemeine Aktivitäten" und „Schmerz" korrelieren positiv mit dem Alter. Der Einflussfaktor Alter wirkt sich mit Ausnahme der Dimension „Angst" auf alle übrigen im EQ-5D betrachteten Dimensionen der Lebensqualität aus. Als weitere Hypothese wurde angenommen, dass Frauen im Vergleich zu Männern niedrigere Werte im Bereich psychischen Wohlbefindens aufweisen, da Frauen und besonders ältere Frauen statistisch signifikant häufiger an Angst und Depressionen leiden als Männer. Dieser Zusammenhang konnte mit dem EQ-5D anhand der letzten Dimension („Angst, Depressivität") nachgewiesen werden.

Es liegt zudem eine ganze Reihe von Vergleichsstudien mit anderen etablierten Lebensqualitätsmessinstrumenten für den EQ-5D vor, z. B. mit dem „Fragebogen zum Gesundheitszustand" (SF-36; Brazier et al., 1993) und SF-6D (Brazier et al., 2001). Die Korrelationen der einzelnen vergleichbaren Dimensionswerte lagen jeweils über .50.

Vergleichswerte/ Normen

Die Aggregationsvorschriften zur Ableitung eines einzigen Indexwerts aus den fünf EQ-5D-Antworten werden aus Befragungen von repräsentativen Bevölkerungsstichproben abgeleitet. Die Probanden werden dabei gebeten, die zu bewertenden Gesundheitszustände mit der „Time-Trade-Off-Methode" (TTO) zu beurteilen (Schulenburg & Greiner, 2006). Mit den Ergebnissen dieser Befragung werden lineare Regressionen durchgeführt, wobei die TTO-Ergebnisse als erklärende Variablen dienen. Die Regressionskoeffizienten werden dann bei nachfolgenden Studien in dem betreffenden Land verwendet, um den Indexwert abzuleiten. Die Werte für den europäischen Index des EQ-5D bspw. beruhen auf Bewertungen der visuellen Analogskala (VAS) und wurden aus zusammengefassten Daten sechs verschiedener europäischer Länder gebildet (Greiner et al., 2003). Insgesamt wurden dabei 82 910 Bewertungen von EQ-5D-Gesundheitszuständen in die Berechnungen einbezogen.

Für Kosten-Nutzwert-Analysen werden Aggregationsvorschriften, die auf Bewertungen mit der TTO-Methode basieren, empfohlen. Für England wurde zu diesem Zweck beispielsweise eine repräsentative Bevölkerungsstichprobe mit 3 395 Befragten durchgeführt (Dolan,

1997). Für Deutschland liegen entsprechende Werte auf der Grundlage einer Studie mit 339 Befragten vor (Greiner, 2005).

Literatur

Brazier, J., Jones, N. & Kind, P. (1993). Testing the validity of the EuroQol and comparing it with the SF-36 health survey questionnaire. *Quality of Life Research, 2* (3), 169–180.

Brazier, J., Roberts, J. & Tsuchiya, A. (2001). A comparison of the EQ-5D and SF-6D across seven patient groups. *Proceedings of the 18th Plenary Meeting of the EuroQol Group* (pp. 9–33).

Dolan, P. (1997). Modeling valuations for EuroQol health states. *Medical Care, 35* (11), 1095–1108.

Herdman, M., Fox-Rushby, J., Rabin, R., Badia, X. & Selai, C. (2003). Producing other language versions of the EQ-5D. In R. Brooks, R. Rabin & F. de Charro (Eds.), *The measurement and validation of health status using EQ-5D: a European perspektive – Evidence from the EuroQol BIOMED research programme* (pp. 183–189). Dordrecht: Kluwer.

Neumann, J. von & Morgenstern, O. (1944). *Theory of Games and Economic Behaviour.* Princeton: Princeton University Press.

Schulenburg, J.-M. Graf v. d., Claes, C., Greiner, W. & Uber, A. (1998). Die deutsche Version des EuroQol-Fragebogens. *Zeitschrift für Gesundheitswissenschaften, 6,* 3–30.

Schulenburg, J.-M. Graf v. d. & Greiner, W. (2006). *Gesundheitsökonomik* (2., völlig überarbeitete Aufl.). Reihe „Neue ökonomische Grundrisse" (Hrsg.: R. Richter). Tübingen: Mohr Siebeck.

Secnik, K., Matza, L. S., Cottrell, S., Edgell, E. T., Tilden, D. & Mannix, S. (2005). Health state utilities for childhood attention-deficit/hyperactivity disorder based on parent preferences in the United Kingdom. *Medical Decision Making, 25,* 56–70.

The EuroQol Group (1990). EuroQol – a new facility for the measurement of health-related quality of life. *Health Policy, 16,* 199–208.

WWW-Ressourcen

www.euroqol.org

Autor des Beitrags

Prof. Dr. Wolfgang Greiner
Universität Bielefeld, Fakultät für Gesundheitswissenschaften
Gesundheitsökonomie und Gesundheitsmanagement (AG5)
Postfach 10 01 31
D-33501 Bielefeld
E-Mail: wolfgang.greiner@uni-bielefeld.de

SF-6D

Short Form – 6 Dimensions

Autor	John E. Brazier
Quellen	Brazier, J., Roberts, J. & Deverill, M. (2002). The Estimation of a Preference-Based Measure of Health from the SF-36. *Journal of Health Economics, 21*, 271–292. Brazier, J., Usherwood, T., Harper, R. & Thomas, K. (1998). Deriving a Preference-Based Single Index from the UK SF-36 Health Survey. *Journal of Clinical Epidemiology, 51* (11), 1115–1128.
Bezugsquelle	Gegenwärtig wird der SF-6D-Fragebogen nicht als eigenständiges Instrument eingesetzt, sondern aus den Daten des „Short Form Health Survey" (SF-36, dt. „Fragebogen zum Gesundheitszustand") extrahiert. Zur Berechnung der SF-6D-Indexwerte ist eine Lizenzvereinbarung mit dem Autor notwendig. Der Einsatz des SF-6D in wissenschaftlichen Studien ist kostenfrei. Für Industriestudien wird eine Gebühr erhoben. John E. Brazier Health Economics and Decision Science School of Health and Related Research The University of Sheffield Regent Court, 30 Regent Street Sheffield, S1 4DA, England E-Mail: j.e.brazier@sheffield.ac.uk
Vorgänger-/ Originalversion	Bullinger, M. & Kirchberger, I. (1998). *SF-36 Fragebogen zum Gesundheitszustand*. Göttingen: Hogrefe.
Anwendungsbereich	Der SF-6D-Fragebogen ist ein generisches, präferenzbasiertes Messinstrument, welches für den Erwachsenenbereich (> 16 Jahre) konzipiert wurde. Der Fragebogen wurde für den Einsatz in gesundheitsökonomischen Evaluationsstudien entwickelt. Hinsichtlich seiner Anwendbarkeit und psychometrischen Eigenschaften für rehabilitationswissenschaftliche Studien wurde der SF-6D bei Rehabilitationspatienten mit einer muskulo-skelettalen, Herz-Kreislauf- oder psychosomatischen Erkrankung mit anderen präferenzbasierten Messverfahren vergleichend untersucht (Moock et al., 2005).
Zielsetzung und Kurzbeschreibung	Der SF-6D ist ein krankheitsübergreifendes, standardisiertes Verfahren zur subjektiven Messung der Lebensqualität in Form eines eindimensionalen Index- bzw. Nutzwertes. Der Wertebereich reicht dabei von 0 (schlechtestmöglicher Gesundheitszustand) bis 1 (bestmöglicher Gesundheitszustand). Der SF-6D kann aus vorhandenen SF-36-Daten extrahiert werden. Hierzu sind 11 Items des SF-36 notwendig. Da der SF-6D im Wortlaut auf den Items des SF-36 basiert, wurde eine erneute Übersetzung nicht durchgeführt.

Art des Verfahrens

Selbstbeurteilungsverfahren („Paper-Pencil")

Technische Informationen

– 11 Items
– Bearbeitungszeit: ca. 5 Minuten
– Auswertungszeit: ca. 5 Minuten
– Zur Auswertung sind die Gewichte der Normierungsstudie notwendig. Informationen hierzu und eine SPSS-Auswertungssyntax sind bei den Autoren dieses Beitrags erhältlich.

Theoretischer Hintergrund

In gesundheitsökonomischen Evaluationsstudien wird zur Effizienz- und Effektivitätsbeurteilung den Kosten einer Behandlungsmaßnahme ein patientennaher Outcome-Parameter gegenübergestellt. Einen solchen patientennahen Outcome stellt zum Beispiel die gesundheitsbezogene Lebensqualität dar. Die gesundheitsbezogene Lebensqualität wird im Allgemeinen als mehrdimensionales Konstrukt verstanden, das physische, psychische und soziale Aspekte einschließt. Damit dieser patientennahe Ergebnisindikator in eine gesundheitsökonomischen Kosten-Nutzwert-Analyse einfließen kann, ist es notwendig, die Dimensionen zu einem einzigen Index- bzw. Nutzwert zu aggregieren. Neben diesem Indexwert fließt in die Analyse die zeitliche Dauer des ermittelten Gesundheitszustandes ein. Zur Ermittlung von „qualitätsberichtigten Lebensjahren" („quality-adjusted life years", QALYs) werden der Indexwert und die Zeitdauer durch Bildung einer mit dem Indexwert gewichteten Summe der Zeiteinheiten (z. B. Jahre) verrechnet (Drummond et al., 1997; Schöffski & Schulenburg, 2002).

Zur direkten Ermittlung von Präferenzwerten werden in der Regel drei Verfahren eingesetzt: das „Standard-Gamble-", das „Time-Trade-Off-" oder das „Rating-Scale-Verfahren" (weitere Informationen finden sich bei: Patrick & Erickson, 1993; Schöffski & Schulenburg, 2002). Diese Verfahren werden dazu benutzt, in einem Interview Präferenzwerte für verschiedene Gesundheitszustände zu ermitteln. Da diese Methoden jedoch sehr kostenintensiv und zeitaufwändig sind, wurden vereinfachte Erhebungsverfahren in Form selbstauszufüllender Fragebögen entwickelt, mit deren Hilfe verschiedene Gesundheitszustände in deskriptiver Form ermittelt werden können. Ein solches standardisiertes Verfahren ist der SF-6D, dessen Nutzwerte einmalig an einem Referenzkollektiv mit Hilfe des „Rating-Scale-" und des „Standard-Gamble-Verfahrens" normiert wurden.

Entwicklung des Verfahrens

Der SF-36-Gesundheitsfragebogen ist ein in Deutschland etabliertes Instrument zur Messung subjektiver Aspekte der gesundheitsbezogenen Lebensqualität (Bullinger et al., 1998). Das Instrument bildet die subjektive Gesundheit einer Person auf unterschiedlichen Ebenen als „Profil" ab. Allerdings eignet sich ein solches mehrdimensionales Verfahren nicht für den Einsatz im Rahmen gesundheitsökonomischer Evaluationsstudien.

Um SF-36-Daten auch in gesundheitsökonomischen Kosten-Nutzwert-Analysen nutzen zu können, wurde von der Arbeitsgruppe um John Brazier der SF-6D-Fragebogen entwickelt (Brazier et al., 2002). Die Normierung des SF-6D-Klassifikationssystems erfolgte anhand einer repräsentativen Stichprobe der britischen Bevölkerung (N = 836) mittels des „Rating-Scale-" und des „Standard-Gamble-Verfahrens". In dieser Studie wurden 249 der 18 000 Gesundheitszustände, zwischen denen der SF-6D unterscheiden kann, bewertet. Die so gewonnenen Bewertungen wurden in statistischen Modellen (multiple Regressionsanalysen) zur Bestimmung der Nutzwerte verwendet.

Aufbau und Auswertung

Im Unterschied zum SF-36 umfasst der SF-6D-Fragebogen sechs Dimensionen, die von insgesamt elf Items erfasst werden. Die Subskalen „Körperliche Rollenfunktion" und „Emotionale Rollenfunktion" aus dem SF-36 wurden zu einer Dimension „Rollenfunktion" zusammengefasst. Die Subskala „Allgemeine Gesundheitswahrnehmung" wurde gestrichen. Die folgenden Skalen (notwendige SF-36 Items) werden von dem SF-6D erfasst:

- Körperliche Funktionsfähigkeit (SF3, SF4, SF12)
- Rollenfunktion (SF15, SF18)
- Soziale Funktionsfähigkeit (SF32)
- Schmerz (SF21, SF22)
- Psychisches Wohlbefinden (SF24, SF28)
- Vitalität (SF27)

Die Antwortabstufungen variieren zwischen vier und sechs Alternativen. Eine publizierte deutsche Übersetzung des SF-6D existiert gegenwärtig nicht. Aus diesem Grund wird im Folgenden als Beispiel die Skala „Pain" aus dem englischen Originalfragebogen dargestellt.

(1) You have *no* pain.
(2) You have pain but it does not interfere with your normal work (both outside the home and housework).
(3) You have pain that interferes with your normal work (both outside the home and housework) *a little bit*.
(4) You have pain that interferes with your normal work (both outside the home and housework) *moderately*.
(5) You have pain that interferes with your normal work (both outside the home and housework) *quite a bit*.
(6) You have pain that interferes with your normal work (both outside the home and housework) *extremely*.

Ergänzende Verfahren

Bei Einsatz des SF-6D-Fragebogens in gesundheitsökonomischen Evaluationsstudien sollte den internationalen Richtlinien entsprechend zusätzlich ein krankheitsübergreifendes (z.B. SF-36, „Nottingham Health Profile" NHP, „Sickness Impact Profile" SIP) und ein krankheitsspezifisches Lebensqualitätsmessinstrument eingesetzt werden (Gold et al., 1996).

Gütekriterien

Objektivität: Aufgrund der Standardisierung des Verfahrens sowohl in der Ausführung als auch in der Auswertung ist der SF-6D als objektiv einzuschätzen. Die Interpretationsobjektivität ist aufgrund der Normierung auf den Wertebereich 0 bis 1 gegeben.

Reliabilität: Ein interner Konsistenzkoeffizient (Cronbach's Alpha) wurde nicht berechnet. In einer norwegischen Studie bei HIV- bzw. AIDS-Erkrankten wurde die Retestreliabilität des SF-6D überprüft (Stavem et al., 2005). Die Retestkorrelation lag bei einem Zeitintervall von im Mittel 14 Tagen bei .90 (Interklassenkorrelation; ICC). In einer Studie bei Multiple-Sklerose-Patienten ergab sich ein Retest-Korrelationskoeffizient von .83 (ICC; Fisk et al., 2005).

Des Weiteren eignet sich der SF-6D zur Aufdeckung kleiner Unterschiede des subjektiven Gesundheitszustandes im Zeitverlauf. In einer Studie bei stationären Rehabilitationspatienten wies der SF-6D Effektstärken (hier: „standardized response means"; SRM) von 0.53 bei Patienten mit einer muskulo-skelettalen Erkrankungen, 0.55 bei Herz-Kreislauf-Erkrankten und 0.64 bei Patienten mit einer psychosomatischen Erkrankung auf.

Validität: Der SF-6D erfasst ähnlich dem SF-36 sowohl physische als auch psychische und soziale Aspekte von Gesundheit. Die inhaltliche Validität kann daher als gegeben angenommen werden.

In der bereits genannten Studie von Moock und Kollegen (2005) lagen die Korrelationen zwischen dem SF-6D und vergleichbaren Instrumenten wie dem „EuroQol" (EQ-5D), dem „Health Utility Index Mark 2" (HUI Mark 2) und dem 15D auf moderatem Niveau: SF-6D und EQ-5D: .63; SF-6D und HUI Mark 2: .69; SF-6D und 15D: .72. Aufgrund der gefundenen Zusammenhänge kann das Messinstrument als konstruktvalide angesehen werden.

Vergleichswerte/ Normen

Zur Ermittlung des Lebensqualitätsindexscores steht ein Berechnungsalgorithmus zur Verfügung, der die Gewichtungen der einzelnen Dimensionen beinhaltet. Im Unterschied zum EQ-5D gibt es gegenwärtig keine Referenzwerte für die deutsche Allgemeinbevölkerung. Daher muss bei der Berechnung auf das an einer englischen Bevölkerungsstichprobe ermittelte Value-Set zurückgegriffen werden (Brazier et al., 2002).

Literatur

Drummond, M.F., O'Brien, B.J., Stoddart, G.L. & Torrance, G.W. (1997). Cost-utility analysis. In M.F. Drummond, M.J. Sculpher, G.W. Torrance, B.J. O'Brien & G.L. Stoddart, *Methods for the economic evaluation of health care programmes* (2nd ed, pp. 139–192). Oxford: Oxford University Press.

Fisk, J.D., Brown, M.G., Sketris, I.S., Metz, L.M., Murray, T.J. & Stadnyk, K.J. (2005). A comparison of health utility measures for the evaluation of multiple sclerosis treatments. *Journal of Neurology, Neurosurgery, and Psychiatry, 76*, 58–63.

Gold, M.R., Siegel, J.E., Russell, L.B. & Weinstein, M.C. (Eds.). (1996). *Cost-effectiveness in Health and Medicine*. Oxford: Oxford University Press.

Moock, J., Kohlmann, T., Besch, D. & Drüner, K. (2005). Nutzentheoretische Lebensqualitätsmessinstrumente in der medizinischen Rehabilitation: Ein anwendungsbezogener Vergleich. *Zeitschrift für Medizinische Psychologie, 14*, 25–32.

Patrick, D.L. & Erickson, P. (1993). Assigning values to health states. In D.L. Patrick & P. Erickson (Eds.), *Health status and health policy - quality of life in health care evaluation and resource allocation* (pp. 176ff). New York: Oxford University Press.

Schöffski, O. & Schulenburg, J.M. Graf von der (Hrsg.). (2002). *Gesundheitsökonomische Evaluationen. Studienausgabe*. Berlin, Heidelberg: Springer.

Stavem, K., Frøland, S.S. & Hellum, K.B. (2005). Comparison of preference-based utilities of the 15D, EQ-5D and SF-6D in patients with HIV/AIDS. *Quality of Life Research, 14*, 971–980.

WWW-Ressourcen

www.sf-36.org, www.shef.ac.uk/scharr/sections/heds/mvh/sf-6d

Autoren des Beitrags

Dipl.-Soz. Jörn Moock
Prof. Dr. Thomas Kohlmann
Universität Greifswald, Institut für Community Medicine
Abteilung Methoden der Community Medicine
Walther-Rathenau-Straße 48, D-17475 Greifswald
E-Mail: Joern.Moock@uni-greifswald.de
E-Mail: Thomas.Kohlmann@uni-greifswald.de

Abschnitt A3

Reha-Motivation und Behandlungserwartung

FBTM

Fragebogen zur berufsbezogenen Therapiemotivation

Autor	Rüdiger Zwerenz
Quelle	Zwerenz, R. (2005). *Psychotherapie und Motivation – Motivation zur psychotherapeutischen Bearbeitung beruflicher Belastungen und Konflikte bei Patienten mit psychosomatischen Erkrankungen.* Hamburg: Dr. Kovac.
Bezugsquelle	Erhältlich beim Autor dieses Beitrags.

Anwendungsbereich	Patienten der stationären (Rehabilitations-)Behandlung ab 16 Jahren. Eine Modifikation für ambulante Behandlungen ist geplant.
Zielsetzung und Kurzbeschreibung	Mit dem FBTM soll die berufsbezogene Behandlungsmotivation als relevantes Therapiemerkmal in der stationären medizinischen Rehabilitation ökonomisch, reliabel und valide erfasst werden, mit dem Ziel einer verbesserten Diagnostik und gezielten Zuweisung der Patienten zu speziellen Behandlungsmaßnahmen.
Art des Verfahrens	Selbstbeurteilungsverfahren („Paper & Pencil")
Technische Informationen	– 24 Items auf 4 Skalen – Bearbeitungszeit: ca. 5 bis 10 Minuten – Auswertungszeit: 10 Minuten – Automatisierte Auswertung mit entsprechenden EDV-Anwendungen über einfache Mittelwerts- bzw. Summenscorebildung möglich; SPSS-Syntax zur Skalenbildung beim Autor erhältlich.
Theoretischer Hintergrund	Die Behandlungsmotivation der Patienten stellt in der Psychotherapie eine Schlüsselvariable dar. Fragebögen zur Erhebung der wichtigsten Motivationsparameter in der Rehabilitation beschränken sich auf Psychotherapiemotivation, Behandlungserwartungen oder allgemeine Reha-Motivation (vgl. z. B. Deck et al., 1998; Faller et al., 2000; Hafen et al., 2000). Ein deutlicher Mangel besteht bezüglich der Erfassung der berufsbezogenen Therapiemotivation, da berufliche Belastungen und Konfliktsituationen eine wichtige Rolle bei der Entstehung und Bewältigung von psychosomatischen Erkrankungen spielen (Beutel et al., 1999), Patienten jedoch oft nicht darauf eingestellt und bereit sind, dieses Thema in einer Rehabilitationsbehandlung zu bearbeiten. Grundlage der konzeptuellen Fragebogenentwicklung war eine umfangreiche Sichtung der Literatur zu psychischem Stress am Arbeitsplatz, zu den Auswirkungen von belastenden Arbeitsbedingungen auf psychosomatische Erkrankungen, zu den beruflichen Belastungen von Patienten der stationären psychosomatischen Rehabilitation und zu der Patientenmotivation zur Rehabilitationsbehandlung. Dazu wurde ein eigenes Modell zur berufsbezogenen Therapiemotivation von Pati-

enten der stationären psychosomatischen Rehabilitation entwickelt (Zwerenz, 2005). Zur Überprüfung wurde dieses Modell in einen Fragebogen umgesetzt und einer umfassenden Validierung unterzogen (Zwerenz, 2005; Zwerenz et al., 2005).

Entwicklung des Verfahrens

Für die erste Version des FBTM wurden 84 Items entwickelt, die an einer ersten Stichprobe (N = 283) von Patienten der stationären Psychosomatik item- und skalenanalytisch überprüft wurden. An einer zweiten unabhängigen Stichprobe (N = 684) von Patienten der stationären psychosomatischen Rehabilitation wurde die ermittelte Faktorenstruktur überprüft und der Fragebogen kreuzvalidiert. Von einer Teilstichprobe (Patienten, die an einer kontrollierten Studie teilgenommen haben; n = 279) liegen Katamnesedaten vor.

Aufbau und Auswertung

Der Fragebogen ist als Selbsteinschätzungsverfahren entwickelt worden. In der Instruktion wird den Probanden erklärt, dass es im Fragebogen um berufliche Einstellungen geht, insbesondere darum, wie man mit beruflichen Belastungen umgehen kann und welche Erwartungen sie haben, diese während des Klinikaufenthaltes zu bearbeiten. Die Items sind fünffach skaliert; die Probanden entscheiden, ob sie den Aussagen „gar nicht" (1), „kaum" (2), „etwas" (3), „ziemlich" (4) bzw. „sehr" (5) zustimmen. Die 24 Items können den folgenden vier Subskalen zugeordnet werden:

- **Veränderungsabsicht** (VÄ; 7 Items), Itembeispiel: „In der Klinik hoffe ich, Möglichkeiten zur Bewältigung meiner Arbeitsprobleme zu finden."
- **Rentenbegehren** (RB; 7 Items), Itembeispiel: „Eine (vorzeitige) Berentung wäre die beste Lösung für meine beruflichen Probleme."
- **Negative Behandlungserwartungen** (NBE; 5 Items), Itembeispiel: „Es hat wenig Sinn über die Arbeit zu reden."
- **Aktive Bewältigungsorientierung** (ABO; 5 Items), Itembeispiel: „Der Klinikaufenthalt ist hauptsächlich durch mein persönliches Bemühen zu Stande gekommen."

Die Auswertung erfolgt durch Mittelwerts- bzw. Summenscorebildung über die einzelnen Skalen, wobei max. ein Item pro Skala als fehlender Wert toleriert wird. Für einige Items sind Umkodierungen notwendig, so dass bei einem hohen Wert eine hohe Ausprägung der berufsbezogenen Therapiemotivation angenommen wird.

Gütekriterien

Reliabilität: Die Werte der internen Konsistenz (Cronbach's Alpha) sind für die vier Skalen zufriedenstellend hoch: „Veränderungsabsicht": .78 bis .87, „Rentenbegehren": .80 bis .87, „Negative Behandlungserwartungen": .61 bis .69, „Aktive Bewältigungsorientierung": .62 bis .72.

Validität: Die einzelnen Skalen des FBTM weisen nur geringe Korrelationen untereinander auf. Mit anderen Messverfahren zu beruflichen Belastungen und Einstellungen (z. B. „Arbeitsbezogenes Verhaltens- und Erlebensmuster", AVEM) oder psychischen Belastungen (z. B. „Symptom-Checkliste von Derogatis", SCL-90-R) korreliert vor allem die Skala „Veränderungsabsicht". Einige signifikante, jedoch niedrige Korrelationen ergaben sich zwischen den Skalen des FBTM und dem „Fragebogen zur Messung der Psychotherapiemotivation" (FMP). Mit einer konfirmatorischen Faktorenanalyse konnte die vierfaktorielle Lösung bestätigt werden. Untersuchungen zur differentiellen Validität ergaben hypothesenkonform Unterschiede zwischen sozialmedizinischen Risikogruppen (bzgl. Arbeitslosigkeit, langer Arbeitsunfähigkeit und Rentenbegehren) in der berufsbezogenen Therapiemotivation. Hinweise zur Veränderungssensitivität lieferten Auswertungen an einer Teilstichprobe mit Patienten, die während ihrer Rehabilitationsbehandlung an einer berufsbezogenen Therapiegruppe mit motivationsfördernden Interventionen teilgenommen haben (Zwerenz, 2005; Zwerenz et al., 2005).

Analysen zur prädiktiven Validität (Zwerenz, 2005) ergaben, dass der FBTM durch die Skala „Veränderungsabsicht" zu einer sehr guten Verbesserung der Vorhersage des Erwerbsstatus ein Jahr nach Entlassung aus der Klinik beigetragen hat.

Vergleichswerte/ Normen

Bisher liegen Vergleichswerte für Patienten der stationären Psychosomatik vor, die im Rahmen der oben genannten kontrollierten Studie erhoben wurden. In verschiedenen Stichproben liegen somit die Daten von insgesamt N = 1 235 Patienten der stationären Psychosomatik vor (Koch et al., 2006; Zwerenz et al., 2005).

Aktuell wird der FBTM im Rahmen einer multizentrischen Studie an Patienten der medizinischen, orthopädischen sowie kardiologischen Rehabilitation eingesetzt. Vergleichswerte liegen demnächst vor (geplante Stichproben: N = 960 je Indikationsbereich).

Literatur

Beutel, M.E., Dommer, T., Kayser, E., Bleichner, F., Vorndran, A. & Schlüter, K. (1999). Arbeit und berufliche Integration psychosomatisch Kranker. Nutzen und Indikation der beruflichen Belastungserprobung. *Psychotherapie, Psychosomatik, medizinische Psychologie, 49*, 368–374.

Deck, R., Kohlmann, T. & Raspe, H. (1998). Erwartungen und Motivationen bei Patienten in der medizinischen Rehabilitation. *Zeitschrift für Gesundheitspsychologie, 6*, 101–108.

Faller, H., Vogel, H. & Bosch, B. (2000). Erwartungen von Rehabilitanden hinsichtlich der Methoden und Ergebnisse ihrer Rehabilitation – Eine kontrollierte Studie mit Rückenschmerz- und onkologischen Patienten. *Rehabilitation, 39*, 205–214.

Hafen, K., Bengel, J., Jastrebow, J. & Nübling, R. (2000). Konzept und Dimensionen der Rehamotivation. *Prävention & Rehabilitation, 12*, 1–10.

Koch, S., Hedlund, S., Rosenthal, S. & Hillert, A. (2006). Stressbewältigung am Arbeitsplatz: Ein stationäres Gruppentherapieprogramm. *Verhaltenstherapie, 16*, 7–15.

Zwerenz, R., Knickenberg, R.J., Schattenburg, L. & Beutel, M.E. (2005). Motivation zur psychosomatisch-psychotherapeutischen Bearbeitung von beruflichen Belastungen – Entwicklung und Validierung eines Fragebogens. *Rehabilitation, 44*, 14–23.

Autor des Beitrags

Dr. Rüdiger Zwerenz, Dipl.-Psych.
Klinik und Poliklinik für Psychosomatische Medizin und Psychotherapie
Universitätsklinikum Mainz
Untere Zahlbacher Str. 8
D-55313 Mainz
E-Mail: zwerenz@uni-mainz.de

FEZ

Fragebogen zu Erwartungen und Zielen von Rehabilitanden

Autoren	Hermann Faller, Heiner Vogel
Quelle	Faller, H., Vogel, H. & Bosch, B. (2000). Erwartungen von Rehabilitanden hinsichtlich Methoden und Ergebnisse ihrer Rehabilitation. Eine kontrollierte Studie mit Rückenschmerz- und onkologischen Patienten. *Rehabilitation, 39*, 205–214.
Bezugsquelle	Erhältlich bei den Autoren dieses Beitrags.

Anwendungsbereich	Einsatz im Bereich der stationären medizinischen Rehabilitationsmaßnahmen sowie in der Rehabilitationsforschung. Das generische Instrument kann für alle somatischen Indikationsbereiche eingesetzt werden.
Zielsetzung und Kurzbeschreibung	Der Selbstbeurteilungsfragebogen erfasst unabhängig voneinander die Erwartungen von Rehabilitanden hinsichtlich der angemessenen Behandlungsmethode der Rehabilitation (Prozesserwartung) sowie hinsichtlich der angestrebten Rehabilitationsziele (Ergebniserwartung). Die Prozesserwartungen werden durch zehn Skalen mit 40 Items, die Ergebniserwartungen durch neun Skalen mit 35 Items abgebildet.
Art des Verfahrens	Selbstbeurteilungsverfahren („Paper & Pencil")
Technische Informationen	– 75 Items auf 19 Skalen – Bearbeitungszeit: ca. 10 bis 15 Minuten – Auswertungszeit: ca. 5 Minuten – Zurzeit ist keine automatisierte Auswertung verfügbar.
Theoretischer Hintergrund	Motivation und Erwartungen haben einen bedeutsamen Einfluss auf das menschliche Handeln. Die Ziele von medizinischen Rehabilitationsmaßnahmen setzen kompatible Motivationen und Erwartungen des Rehabilitanden voraus. Konzeptionell sind Erwartungen in die zwei Bereiche (a) Erwartungen an den Behandlungsprozess und (b) Erwartungen bezüglich des Behandlungsergebnisses zu differenzieren, auch wenn diese im Sinne einer Ziel-Mittel-Relation aufeinander bezogen sein können (Faller, 1999). Erwartungen und Motivationen von Rehabilitanden hinsichtlich Verlauf und Behandlungsergebnis sind bedeutsame Einflussfaktoren für den Rehabilitationsprozess und -erfolg. Dabei liegen häufig Diskrepanzen zwischen Patienten- und Expertenerwartungen vor, sodass diese ergänzende Perspektiven darstellen (vgl. Deck, 2006). Die Erfassung subjektiver Rehabilitationserwartungen hat daher sowohl klinische als auch wissenschaftliche Relevanz.
Entwicklung des Verfahrens	Auf Basis publizierter Itemlisten und Expertenbefragungen wurden 56 Items zur Prozesserwartung und 45 Items zur Ergebniserwartung formuliert, die eine generische Anwendung ermöglichen sollten. Mittels Faktoren- und Itemanalyse wurde die Itemzahl auf 75 reduziert und

zehn Skalen der Prozesserwartung und neun Skalen der Ergebniserwartung gebildet (vgl. Bosch, 1998).

Aufbau und Auswertung

Mit dem Verfahren werden Prozess- (Instruktion: „Wie sehr würden Ihnen die folgenden Aspekte der Rehabilitationsmaßnahme helfen?") und Ergebniserwartungen (Instruktion: „Welche Ziele der Rehabilitation streben Sie an?") erfasst. Die 75 Items sind auf einer fünfstufigen Antwortskala (Likertskala; „überhaupt nicht", „ein wenig", „ziemlich", „stark", „sehr stark") einzuschätzen. Zur Auswertung werden die Skalenwerte (Bereich 1 bis 5) durch Addition und Mittelwertbildung der Itemrohwerte ermittelt.

Skalen der Prozesserwartung

1. Ärztliche Betreuung (4), Beispiele: Gespräche mit dem Arzt; gründliche Untersuchung
2. Körperliches Training (5), Beispiele: sportliches Bewegungstraining; Gruppengymnastik
3. Berufliche Beratung (2), Beispiel: Beratung in Rentenfragen / beruflicher Wiedereingliederung
4. Balneo-physikalische Behandlung (3), Beispiele: Massagen; medizinische Bäder; Fango
5. Gesundheitsbildung (4), Beispiele: Ernährungs-/Diätberatung; medizinische Vorträge
6. Stressbewältigungstraining (5), Beispiele: Stressbewältigungstraining; Entspannungstherapien
7. Gruppengespräche (3), Beispiel: Patientengruppen zur Besprechung seelischer Probleme
8. Entlastung vom Alltag (5), Beispiel: körperliche Schonung und Erholung
9. Alternative Medizin (4), Beispiel: Behandlung mit Naturheilmittel
10. Angenehme Umgebung (5), Beispiele: die schöne Landschaft genießen; eine gute Küche

Skalen der Ergebniserwartung

1. Berufliche Leistungsfähigkeit (4), Beispiel: berufliche Leistungsfähigkeit steigern
2. Körperliche Fitness (3), Beispiel: körperlich fit werden für Alltag
3. Beschwerdereduktion (4), Beispiel: Reduktion meiner Schmerzen
4. Verhaltensänderung (4), Beispiel: alte, mir schadende Gewohnheiten ablegen
5. Gewichtsreduktion (3), Beispiele: Gewichtsabnahme; gesunde Ernährung
6. Positives Körpergefühl (4), Beispiel: gutes Körpergefühl entwickeln
7. Vitalität (4), Beispiele: neuen Lebensmut finden; ein aktiveres Leben führen
8. Lebensgenuss trotz Krankheit (4), Beispiel: mein Leben genießen können
9. Soziale Kontakte (5), Beispiele: neue Kontakte knüpfen; kontaktfähiger werden

Gütekriterien

Die Reliabilitäts- und Validitätsprüfung des Verfahrens wurde an einer Stichprobe von 248 Rehabilitanden stationärer Rehabilitationsmaßnahmen mit orthopädischer (n = 160) bzw. onkologischer (n = 88) Indikation vorgenommen.

Objektivität: Der FEZ ist in seiner Durchführung und Auswertung standardisiert und kann somit als objektiv angenommen werden.

Reliabilität: Die internen Konsistenzen mittels Cronbach's Alpha liegen trotz der Kürze der Skalen mit Ausnahme von „Angenehme Umgebung" (.68) und „Gewichtsreduktion" (.60) zwischen .70 und .83 in zufriedenstellender Höhe.

Validität: Zur Konstruktvalidierung wurden der „SF-36-Fragebogen zum Gesundheitszustand", die „Hospital Anxiety and Depression Scale" (HADS) sowie der „Fragebogen zur Erhebung von Kontrollüberzeugung zu Krankheit und Gesundheit" (KKG) herangezogen. Krankheitsspezifisch wurden der „Funktionsfragebogen Hannover-Rückenschmerz" (FFbH-R) bzw. der „Fragebogen zur Erfassung von Belastungen bei Krebskranken" (FBK) eingesetzt. Die erwarteten Zusammenhänge waren teilweise nachweisbar. Die Rehabilitationserwartungen korrelieren mit Indikatoren des Funktionsstatus und des emotionalen Befindens, die Ergebnisse der biopsychosozialen Verarbeitung der Krankheitsfolgen darstellen. Nur gering ausgeprägt sind die Assoziationen mit den krankheitsbezogenen Kontrollüberzeugungen. Krankheitsbedingte Alltagsbelastungen bei Krebspatienten korrelieren signifikant mit einigen Ergebniserwartungen. Eine weitere Konstruktvalidierung hinsichtlich Teilnahmebereitschaft und Mitarbeit bei Rehabilitationsmaßnahmen sowie Rehabilitationsergebnis steht noch aus.

Vergleichswerte/ Normen

Für den FEZ sind keine Normen verfügbar. Referenzwerte (Skalenmittelwerte, Streuungen) liegen für Rehabilitanden mit Rückenschmerzen (N = 160) sowie für Rehabilitanden in der onkologischen (N = 88; Mammakarzinom, Zervixkarzinom, Ovarialkarzinom, kolorektales Karzinom) und kardiologischen (N = 238) Rehabilitation vor.

Anzumerken ist, dass neben der Diagnosegruppe auch Hinweise auf Abhängigkeiten von soziodemographischen Merkmalen wie Alter, Geschlecht und Berufstätigkeit bestehen (vgl. Faller et al., 2000); es existieren aber keine spezifischen Referenzwerte.

Der Fragebogen wurde jeweils zu Rehabilitationsbeginn eingesetzt. Bei den kardiologischen Patienten handelt es sich um eine retrospektive Erhebung (vgl. Schubmann et al., 2005).

Literatur

Bosch, B. (1998). *Patientenerwartungen und Patientenziele in der Rehabilitation – onkologische und orthopädische Patienten im Vergleich.* Unveröffentlichte Dissertation, Universität Würzburg.

Deck, R. (2006). Erwartungen und Motivationen von Patienten in der medizinischen Rehabilitation. In R. Nübling, F.A. Muthny & J. Bengel (Hrsg.), *Reha-Motivation und Behandlungserwartung* (S. 76–95). Bern: Huber.

Faller, H. (1999). Patientenerwartungen in der Rehabilitation. In R. Eckert & C. Zimmer (Hrsg.), *Rehabilitationspsychologie* (S. 92–105). Lengerich: Pabst.

Schubmann, R.M., Vogel, H., Placzek, T. & Faller, H. (2005). Kardiologische Rehabilitation – Erwartungen und Einschätzungen von Patienten. *Rehabilitation, 44,* 134–143.

Autor(inn)en des Beitrags

Dr. Karin Meng, Dr. Heiner Vogel, Prof. Dr. Dr. Hermann Faller
Institut für Psychotherapie und Medizinische Psychologie
der Universität Würzburg
Arbeitsbereich Rehabilitationswissenschaften
Klinikstr. 3
D-97070 Würzburg
E-Mail: h.faller@uni-wuerzburg.de

FMP

Fragebogen zur Messung der Psychotherapiemotivation

Autor(inn)en	Wolfgang Schneider, Heinz-Dieter Basler, Birgit Beisenherz
Quelle	Schneider, W., Basler, H.-D. & Beisenherz, B. (1989). *Fragebogen zur Messung der Psychotherapiemotivation (FMP)*. Weinheim: Beltz.
Bezugsquelle	Erhältlich beim Hogrefe Verlag unter www.testzentrale.de.

Anwendungsbereich	Der FMP erhebt das Krankheitserleben, die Patientenkonzepte über die Krankheitsgenese (Laienätiologie) sowie die Psychotherapiemotivation. Er kann im Rahmen der Diagnostik und Therapie bei Patienten mit psychischen, psychosomatischen und somatischen Erkrankungen in Akutbehandlung wie auch Rehabilitation eingesetzt werden.
Zielsetzung und Kurzbeschreibung	Mit dem FMP soll eine umfassende Erhebung motivationaler Behandlungsvoraussetzungen von Psychotherapiepatienten ermöglicht werden, die zur Vorhersage der Inanspruchnahme und Aufrechterhaltung sowie des Erfolgs von Psychotherapie geeignet sind. Erhoben werden das Krankheitserleben, der Leidensdruck und der Krankheitsgewinn (Skala I), die Laienätiologie (Skala II), Behandlungserwartungen (Skala III) und allgemeine Einstellungen zu und Erfahrungen mit Psychotherapie (Skala IV).
Art des Verfahrens	Selbstbeurteilungsverfahren („Paper & Pencil"/Computer-Version)
Technische Informationen	– 47 Items auf 4 Skalen – Bearbeitungszeit: ca. 20 Minuten – Auswertungszeit: ca. 10 Minuten mittels Schablone – Automatisierte Auswertung mittels SPSS-Syntax möglich.
Theoretischer Hintergrund	Die Psychotherapiemotivation wird als Resultat unterschiedlicher affektiver und kognitiver Prozesse aufgefasst, die miteinander interagieren. Für die Entwicklung einer Veränderungsmotivation ist das Krankheitserleben, das sowohl Aspekte des Leidensdrucks als auch des möglichen Krankheitsgewinns umfasst, von Bedeutung. Die Beschaffenheit des Krankheitskonzeptes des Patienten – dieses kann z.B. psychosozial, psychosomatisch oder somatisch orientiert sein – nimmt Einfluss auf die konkrete Art der Behandlungsmotivation. Die Krankheitskonzepte werden durch die allgemeinen gesellschaftlichen krankheitsbezogenen Wert- und Normorientierungen, Einstellungen und Wertungen des sozialen Umfeldes sowie über die konkreten eigenen Behandlungserfahrungen des Patienten beeinflusst. Das dem Test zugrunde liegende Konstrukt nimmt Bezug auf psychoanalytische und psychodynamische Konzepte zur Behandlungsmotivation, für die der Begriff des Leidensdrucks in diesem Kontext eine zentrale Position einnimmt, sowie auf Literatur zum Arbeitsbündnis bzw. der Arbeitsbündnisfähigkeit eines Patienten. Darüber hinaus wer-

den kognitiv orientierte Arbeiten zur Psychotherapiemotivation (Krause, 1966) berücksichtigt, die insbesondere Aspekte der Kosten-Nutzen-Relation als motivationaler Entscheidungsgrundlage fokussieren, wie sie auch in der Complianceforschung aufgegriffen worden sind. So beinhaltet das theoretische Konstrukt sowohl die Perspektiven des emotionalen Erlebens als auch der affektiven, kognitiven und verhaltensbezogenen Verarbeitung der Störung.

Entwicklung des Verfahrens

Aus einer Itemsammlung von 77 Items, die von 25 ärztlichen und psychologischen Psychotherapeuten auf der Basis des dargelegten theoretischen Bezugssystems vorgeschlagen wurden, wurde eine Testvorform entwickelt, die 60 Items umfasst. Diese Fassung wurde an einer Stichprobe von 70 Patienten überprüft. Auf der Basis einer Itemanalyse, bei der neben Schwierigkeitsindizes und Trennschärfekoeffizienten noch die Iteminterkorrelationen berücksichtigt wurden, wurde die Testendform mit insgesamt 47 Items festgelegt. Die Hauptanalysestichprobe umfasste 447 Patientinnen und Patienten aus psychosomatisch-psychotherapeutischen Akut- und Rehabilitationskliniken. Auf der Basis dieser Daten wurden die theoretisch entwickelten Subskalen faktorenanalytisch überprüft und erwiesen sich empirisch als angemessen.

Aufbau und Auswertung

Der FMP umfasst vier Skalen:

- **Krankheitserleben (KE, 11 Items):** Diese Skala repräsentiert die Aspekte des Leidensdrucks und des sekundären Krankheitsgewinns; *Beispiel:* „Ich fühle mich, seitdem die Beschwerden zum ersten Mal aufgetreten sind, eigentlich ständig niedergedrückt." (34)
- **Laienätiologie (LÄ, 8 Items):** Diese Skala thematisiert die Konzepte des Patienten über die Ätiologie seiner Erkrankung, die psychische, psychosomatische oder somatische Gesichtspunkte umfassen können; *Beispiel:* „Letztlich haben meine Beschwerden doch eine körperliche Ursache." (9)
- **Allgemeine Behandlungserwartungen (BE, 8 Items):** Diese Skala misst die allgemeinen Erwartungen und Einstellungen des Patienten gegenüber verschiedenen Behandlungsmodellen (somatische vs. psychotherapeutische, integrierte psychosomatische Modelle); *Beispiel:* „Ich kann aktiv etwas dazu tun, dass sich meine Beschwerden bessern." (27)
- **Erfahrungen und Einstellungen bezüglich Psychotherapie (PT, 20 Items):** Erhoben werden mit dieser Skala die eigenen oder durch Dritte vermittelte Vorerfahrungen und differenzierte Einstellungen des Patienten gegenüber Psychotherapie; *Beispiel:* „Eine psychologische Behandlung kann eine wertvolle Erfahrung für die persönliche Weiterentwicklung sein." (7)

Die Items werden von den Probanden auf einer fünfstufigen Ratingskala („stimmt uneingeschränkt" – „stimmt eingeschränkt" – „unentschieden" – „stimmt eher nicht" – „stimmt überhaupt nicht") beurteilt.

Die Auswertung erfolgt mit Hilfe einer Auswertungsschablone; es können Subskalenscores und ein Gesamtscore gebildet werden.

Gütekriterien

Objektivität: Sowohl die Durchführung als auch die Testauswertung und Interpretation des Fragebogens erfolgt standardisiert, sodass der Test als objektiv zu bewerten ist.

Reliabilität: Für alle vier Subskalen wie für die Gesamtskala konnten befriedigende bis sehr gute Reliabilitätskennwerte (Cronbach's Alpha von .91 für die Gesamtskala; für die Subskalen zwischen .71 (II) und

.86 (III)) nachgewiesen werden. Die Retestreliabilitäts-Koeffizienten über einen Zwei-Wochen-Zeitraum lagen für die Skalen I (r = .81), III (r = .83) und IV (r = .96) wie für die Gesamtskala (r = .86) noch höher als die Konsistenzkoeffizienten. Lediglich für die Skala „Laienätiologie" zeigte sich ein niedriger Koeffizient von r = .67.

Validität: Es liegen unterschiedliche Validitätsstudien vor. Bezüglich der Kriteriumsvalidität hat ein Expertenrating ein befriedigendes Ergebnis (r = .36) für die Gesamtskala ergeben. Auch neuere Untersuchungen zur Kriteriumsvalidität, die auf einer Experteneinschätzung der Psychotherapiemotivation auf der Basis der Achse I der „Operationalisierten Psychodynamischen Diagnostik" (OPD) basieren, haben befriedigende Ergebnisse gezeigt (Wietersheim et al., 2000). Die Konstruktvalidität, ermittelt auf der Basis von faktoren- und clusteranalytischen Überprüfungen, ist ebenfalls zufriedenstellend. In einer Vielzahl von klinischen Studien hat sich gezeigt, dass der Test inhaltlich sinnvoll zwischen unterschiedlichen klinischen Populationen (Patienten mit psychischen, psychosomatischen und somatischen Erkrankungen) differenziert (Schneider et al., 1990). Die prognostische Validität wurde in zwei Interventionsstudien aufgezeigt, die einen Zusammenhang zwischen der initialen Psychotherapiemotivation und dem Therapieerfolg belegen konnten (Schneider et al., 1999; Schneider & Klauer, 2001).

Vergleichswerte/ Normen

Für die Gesamtskala des FMP wie für die Subskalen liegen im Testmanual allgemeine und geschlechtsspezifische T-Werte, Prozentrang- sowie Stanine-Normen in tabellierter Form vor. Mittlerweile wurde der Test an unterschiedlichsten klinischen Stichproben untersucht (Schneider, 1991; Schneider & Klauer, 2001), von denen deskriptive Kennwerte zu Vergleichszwecken herangezogen werden können.

Literatur

Krause, M. (1966). A cognitive theory of motivation for treatment. *Journal of General Psychology, 75,* 9–19.

Schneider, W. (1991). *Behandlungserwartungen und -motivation bei Patienten mit psychischen, psychosomatischen und somatischen Erkrankungen.* Unveröffentl. Habilitationsschrift, Universität Bochum.

Schneider, W., Beisenherz, B. & Freyberger, H. J. (1990). Therapy expectation in different groups of patients with chronic diseases. *Psychotherapy and Psychosomatics, 54,* 1–7.

Schneider, W. & Klauer, T. (2001). Symptom level, treatment motivation, and the effects of inpatient psychotherapy. *Psychotherapy Research, 11,* 153–167.

Schneider, W., Klauer, T., Tetzlaff, M. & Janssen, P. L. (1999). Der Einfluss der Psychotherapiemotivation auf den Therapieverlauf. *Nervenarzt, 70,* 240–249.

Wietersheim, J. v., Schneider, W., Kriebel, R., Freyberger, H. J. & Tetzlaff, M. (2000). Entwicklung und erste Evaluierungen der Achse Krankheitserleben und Behandlungsvoraussetzungen der Operationalisierten Psychodynamischen Diagnostik (OPD). *Zeitschrift für Klinische Psychologie und Psychotherapie, 29,* 109–116.

Autoren des Beitrags

Prof. Dr. Dr. Wolfgang Schneider, Dr. Thomas Klauer
Klinik und Poliklinik für Psychosomatik
und Psychotherapeutische Medizin, Universität Rostock
Gehlsheimer Straße 20, D-18147 Rostock
E-Mail: wolfgang.schneider@med.uni-rostock.de
E-Mail: thomas.klauer@med.uni-rostock.de

FPTM

Fragebogen zur Psychotherapiemotivation

Autoren	Rüdiger Nübling, Holger Schulz
Quelle	Schulz, H., Nübling, R. & Rüddel, H. (1995). Entwicklung einer Kurzform eines Fragebogens zur Psychotherapiemotivation. *Verhaltenstherapie, 5*, 89–95.
Bezugsquelle	Erhältlich bei den Autoren.
Vorgänger-/ Originalversion	Nübling, R. (1992). *Psychotherapiemotivation und Krankheitskonzept.* Frankfurt: Verlag für Akademische Schriften VAS.

Anwendungsbereich	Psychotherapie bzw. psychosomatische Rehabilitation, anwendbar bei Patienten ab etwa 16 Jahren
Zielsetzung und Kurzbeschreibung	Ziel des FPTM ist die Erfassung wesentlicher Aspekte der Psychotherapiemotivation. Er kann sowohl im Rahmen der Rehabilitationsdiagnostik bzw. zur Behandlungsplanung als auch im Rahmen von Forschungsprojekten eingesetzt werden.
Art des Verfahrens	Selbstbeurteilungsverfahren („Paper & Pencil")
Technische Informationen	– 39 Items auf 6 Skalen – Bearbeitungszeit: ca. 10 Minuten – Handauswertung: 10 Minuten – Automatisierte Auswertung in Vorbereitung.
Theoretischer Hintergrund	Eine ausreichende Motivation zur psychotherapeutischen Behandlung wird als wichtige Voraussetzung für deren Verlauf und Ergebnis angesehen (vgl. z. B. Nübling, 1992; Nübling et al., 2006a; Schneider et al., 1999; Schulz et al., 1995, 2003). Psychotherapiemotivation wird dabei meist als mehrdimensionales Konstrukt verstanden, das Aspekte wie „Leidensdruck", „Hoffnung", „psychologisches Problemverständnis", „Neugier", „Änderungswunsch", „Bereitschaft, Opfer zu bringen", „aktive Teilnahme" und „Wissen" enthält (vgl. zusammenfassend Hafen et al., 2000; Nübling et al., 2006b), je nach Autor auch Ursachenvorstellungen der Patienten über ihre Erkrankung sowie Behandlungserwartungen (z. B. Schneider et al., 1999). Vor allem im Rahmen der psychosomatischen/psychotherapeutischen Rehabilitation stellt die frühzeitige Erfassung der Psychotherapiemotivation eine diagnostische Hilfe (Identifikation „unmotivierter" Patienten) dar und kann damit die Indikation verbessern. Unmotivierte Patienten können spezifisch vorbereitet bzw. es können ihnen entsprechende, ggf. modifizierte Behandlungsangebote gemacht werden. Die

reliable und valide Messung der Psychotherapiemotivation ist zudem Voraussetzung für die empirische Überprüfung der Vorhersage von Behandlungsergebnissen (Schulz et al., 2003). Der teilweise psychoanalytisch, teilweise therapieschulenunabhängig konzipierte FPTM ist geeignet zur Statusdiagnostik bei Beginn psychotherapeutischer Behandlungen.

Entwicklung des Verfahrens

Die Vorform des FPTM wurde nach den Prinzipien der klassischen Testtheorie als „Fragebogen zur Erfassung der Psychotherapiemotivation und des Krankheitskonzepts PMK" an einer psychosomatischen Rehabilitationsklinik entwickelt. Die Konstruktion erfolgte in mehreren Schritten. Auf der Grundlage einer Vorstudie ($n = 127$) wurde eine 220-Item-Version mit zwei parallelen Testhälften vorgelegt, die bei weiteren $n = 287$ Patienten der gleichen Klinik überprüft wurde (Nübling, 1992). Hierbei ergab sich eine Sieben-Faktoren-Lösung für den Teilbereich „Psychotherapiemotivation" („Psychischer Leidensdruck und Selbstreflexionswunsch", „Hoffnung", „Dringlichkeit des Behandlungsbedürfnisses", „Verleugnung psychischer Hilfsbedürftigkeit", „Stigmatisierungsängste", „Initiative und Wissen" sowie „Symptombezogene Zuwendung durch Andere"). Schulz und Kollegen (1995) entwickelten daraus eine Kurzform mit 39 Items, die in einer weiteren psychosomatischen Rehabilitationsklinik erprobt wurde. Zur Entwicklung der Kurzform wurden von fünf Originalskalen jeweils die ladungsstärksten Items ausgewählt. Items der Skalen „Dringlichkeit des Behandlungsbedürfnisses" und „Stigmatisierungsängste" wurden wegen teilweise hoher Interkorrelation nicht berücksichtigt. Dieser dann erstmals FPTM („Fragebogen zur Psychotherapiemotivation") benannte Fragebogen wurde einer konsekutiven Stichprobe von $n = 225$ Patienten vorgelegt. Nach dem Scree-Test ergab sich eine sechsfaktorielle Lösung.

Aufbau und Auswertung

Die sechs Skalen des FPTM können wie folgt umschrieben werden:

1. **Psychischer Leidensdruck; LD** (10 Items; Beispielitem: „Ich leide stark unter seelischen Problemen"): Erfasst wird die gegenwärtige seelische Belastung, Niedergeschlagenheit und Sorgen, aber auch der ängstliche Blick in die Zukunft. Weiterhin beinhaltet die Skala die Bereitschaft, die eigenen Probleme mit Hilfe anderer Personen zu durchdenken und zu bewältigen.
2. **Hoffnung; HO** (7 Items; Beispielitem: „Hinsichtlich der Besserung meiner Beschwerden bin ich optimistisch"): Die Skala enthält Äußerungen, die der Patient hinsichtlich seiner Einschätzung bzgl. einer möglichen Besserung trifft. Die Items betreffen das Gefühl der Zuversicht oder Sicherheit, dass durch die bevorstehende Behandlung Hilfe zu erwarten ist.
3. **Verneinung psychischer Hilfsbedürftigkeit; VH** (7 Items; Beispielitem: „Mit seelischen Belastungen nicht fertig zu werden, ist ein deutliches Zeichen von Schwäche"): Die Skala beinhaltet Items, in denen angedeutet wird, dass eine psychische Hilfsbedürftigkeit in Form von Problemen und seelischen Belastungen ein Zeichen von Kontrollverlust, mangelndem Charakter, Willensschwäche sowie von Unselbstständigkeit ist.
4. **Wissen; WI** (5 Items; Beispielitem: „Über die Behandlung hier habe ich mich vorab ausführlich informiert"): Mit dieser Skala wird erfasst, ob der Patient Kenntnisse, Informationen und Vorerfahrungen über oder mit Psychotherapie hat bzw. sich im Vorfeld der Behandlung aktiv erworben hat.

5. **Initiative; IN** (4 Items; Beispielitem: „Ich habe mich selbst darum bemüht, eine Behandlung hier zu erhalten"): Auf dieser Skala laden Items, die die Anstrengungen des Patienten, eine Behandlung zu erhalten, umfassen.

6. **Symptombezogene Zuwendung durch andere; SZA** (6 Items; Beispielitem: „Wenn ich meine Beschwerden habe, begegnen mir meine Mitmenschen verständnisvoller als sonst"): Diese Skala beschreibt Verhaltensänderungen, die der Patient aufgrund seiner Beschwerden in seiner Umwelt erlebt. Diese Veränderungen reichen von eher passiver verstärkter Rücksicht und Verständnis bis zu aktiver Anteilnahme, Beistand und Zuwendung und haben eine Affinität zum Konstrukt „sekundärer Krankheitsgewinn".

Jedes Item verfügt über vier Antwortalternativen („stimmt" – „stimmt eher" – „stimmt eher nicht" – „stimmt nicht"), die jeweils mit 1 bis 4 kodiert werden. Aus der Summe der Einzelitems wird der jeweilige Skalengesamtwert berechnet. Zwei der Skalen (VH und SZA) sind negativ gepolt.

Ergänzende Verfahren

FPTM-23 (Schulz et al., 2003), FPTM-K6, FPTM-K6F (Schulz et al. 2006), „Fragebogen zur Messung der Psychotherapiemotivation" (FMP), „Fragebogen zur Erfassung der Reha-Motivation" (PAREMO).

Gütekriterien

Der FPTM wurde an mehreren größeren Stichproben der psychosomatischen Rehabilitation erprobt und überprüft (vgl. zusammenfassend Nübling et al., 2006a). Darüber hinaus wurde eine 23-Item-Version an einer Stichprobe von ca. 4000 Patienten überprüft (Schulz et al., 2003).

Objektivität: Standardisierte Durchführung und Auswertung.

Reliabilität: Für die FPTM-Skalen konnten in allen Stichproben befriedigende bis sehr gute Kennwerte ermittelt werden. So lag die interne Konsistenz (Cronbach's Alpha) zwischen .68 (Skala WI) und .92 (Skala LD). Insgesamt war die interne Konsistenz für die einzelnen Skalen über alle Stichproben hinweg weitgehend vergleichbar. Die größten Unterschiede ergaben sich für die Skala LD (Alpha zwischen .84 und .94) und VH (Alpha zwischen .77 und .86; Nübling et al., 2006a).

Faktorielle Validität: Die faktorielle Struktur des FPTM wurde mehrfach bestätigt (Nübling et al., 2006a). Die durch die Faktoren aufgeklärte Varianz lag zwischen 52.5 % und 61.3 %. Die durchgeführten Hauptkomponentenanalysen (Varimax) ergaben eine Übereinstimmung von über 95 % (nur eines von 39 Items wurde unterschiedlichen Faktoren zugeordnet). Die Reihenfolge der Faktoren nach ihrer Varianzaufklärung variierte geringfügig.

Externe Validität: Es werden signifikante Korrelationen der Originalskalen (PMK) mit der Fremdeinschätzung der „Psychotherapiemotivation" (fünfstufiges Einzelrating durch den behandelnden Arzt/Psychologen) berichtet, die zwischen $r = .31$ und $r = .19$ lagen. Eine Regressionsanalyse (Einschluss, PMK-Skalen = UV, Fremdeinschätzung = AV) ergab $R = .49$ ($R^2_{adj} = .19$; vgl. Nübling, 1992, 132f.); bei einer Reanalyse für den (kürzeren) FPTM lag die Prognose etwas darunter: $R = .39$ ($R^2_{adj} = .12$). Die Ergebnisse konnten in aktuelleren Stichproben repliziert werden (Nübling et al., 2006a).

Von Schulz und Kollegen (1995) werden Zusammenhänge mit einer modifizierten Fassung des FMP („Fragebogen zur Messung der Psychotherapiemotivation") sowie Skalen des „Freiburger Persönlichkeitsinventar" (FPI), des „Gießener Beschwerdebogen" (GBB) und des „State-Trait-Angstinventar" (STAI) berichtet. In einer aktuelleren Studie (Schmidt et al., 2003) fanden sich Zusammenhänge der Skala LD mit dem psychischen Wohlbefinden („Fragebogen zum Gesundheitszustand", SF-36, $r = -.71$), der psychischen Gesamtbelastung („Global Severity Index", GSI; $r = .61$), dem Ausmaß an interpersonellen Problemen („Inventar zur Erfassung Interpersonaler Probleme", IIP; $r = .58$), der sozialen Funktionsfähigkeit (SF-36; $r = -.52$) sowie den Selbstwirksamkeitserwartungen („Generalized Self-Efficacy Scale", GSES; $r = -.54$). Weitere signifikante, aber deutlich geringere Korrelationen wurden auch für die anderen FPTM-Skalen gemessen (Nübling et al., 2006a).

Zusammenhänge mit anderen Außenkriterien (z. B. Alter, Geschlecht, Status Rentenantragsteller, Leistungsträger, Bildung, Beruf) werden von Nübling und Kollegen (2006a) dargestellt. Die höchsten liegen bei $r = .30$ (Skala WI mit Schulabschluss und Erkrankungsdauer). Weitere bedeutsame Korrelationen ergaben sich v. a. für die Skala LD (positiv mit depressiven Störungen und Erkrankungsdauer, negativ mit Anpassungs- und somatoformen Störungen), die Skala VH (negativ mit Geschlecht, d. h. Männer höher, positiv mit der Berufsgruppe Arbeiter und längeren Arbeitsunfähigkeitszeiten vor der Behandlung) und die Skala WI (negativ mit der Berufsgruppe Arbeiter mit Vorliegen einer Anpassungsstörung und mit Rentenversicherung als Kostenträger, positiv mit Geschlecht weiblich und depressiver Störung).

Prognostische Validität: Vorhersage der Therapiedosis: In allen von Nübling und Kollegen (2006a) berichteten Stichproben lagen substanzielle Einzelkorrelationen mit der Therapiedosis (in Minuten pro Patient) vor. Dies gilt insbesondere für die Skalen „Leidensdruck", „Hoffnung" und „Wissen". Neben den Einzelkorrelationen wurden multiple Regressionsanalysen gerechnet (Einschluss; UV: FPTM-Skalen; AV: Therapiedosis). Die multiplen Korrelationen lagen zwischen $R = .28$ und $R = .47$, die adjustierten multiplen Varianzaufklärungen zwischen $R^2_{adj} = .05$ und $R^2_{adj} = .20$. Hierbei lieferten v. a. die Skalen „Psychischer Leidensdruck", „Hoffnung" und „Verneinung psychischer Hilfsbedürftigkeit" einen substanziellen Beitrag zur Aufklärung der Dosis-Varianz.

Vorhersage der Behandlungsergebnisse: In mehreren Studien wurde die Vorhersage der Outcomes durch die FPTM-Statusmessung bei Aufnahme überprüft. Als Outcomekriterium wurde u. a. die multiple Kriterienskala BESS (eine Fünf-Item-Screeningskala zur Erfassung der Veränderung von körperlicher und seelischer Verfassung, Allgemeinbefinden, Leistungsfähigkeit und Beschwerden; Cronbach's Alpha $= .95$; vgl. Nübling et al., 2004; Schmidt et al., 2003) verwendet, die jeweils bei Entlassung und bei der Einjahreskatamnese erhoben wurde. Die multiplen Korrelationen (Einschluss; UV: FPTM-Skalen; AV: BESS-Skala) lagen bei Behandlungsende zwischen $R = .28$ und $R = .48$, der adjustierte Varianzanteil (R^2_{adj}) zwischen 5 % und 21 %, wobei in allen Studien die Skala „Hoffnung" einen bedeutsamen Teil der Vorhersage ausmachte. Die Skala „Leidensdruck" hingegen war nur in einer Studie für das kurzfristige Behandlungsergebnis von Bedeutung. Dabei spielten die FPTM-Skalen im Vergleich mit anderen in der Studie erhobenen Prädiktoren für die Vorhersage der Behandlungsergebnisse eine herausragende Rolle (Nübling et al., 2006a).

Bezüglich der katamnestischen Ergebnisse ein Jahr nach Entlassung liegen die multiplen R ähnlich wie zum Entlassungszeitpunkt zwischen $R = .23$ und $R = .40$. Die Varianzaufklärung (adjustiert) beträgt 7 % und 13 %. Auch für das katamnestische Ergebnis ist die Skala

„Hoffnung" die mit den höchsten Einzelkorrelationen. Weiterhin bedeutsam sind die Skalen „Verneinung psychischer Hilfsbedürftigkeit", „Initiative" und „Symptombezogene Zuwendung durch Andere" (Nübling et al., 2006b). Ähnliche, wenngleich etwas niedrigere Zusammenhänge fanden sich mit Prä-Post-Differenzwerten, z.B. „Symptom Checkliste" SCL-90, GSI, SF-36 oder IIP.

Vergleichswerte/ Normen

Das Verfahren wurde bislang nicht normiert.

Literatur

Hafen, K., Bengel, J., Jastrebow, J. & Nübling, R. (2000). Dimensionen der Reha-Motivation. Konzeptualisierung auf der Grundlage einer Literaturübersicht. *Prävention und Rehabilitation, 12*, 1–10.

Nübling, R., Hafen, K., Jastrebow, J., Körner, M., Löschmann, C., Rundel, M. et al. (2004). *Indikation zu psychotherapeutischen und psychosozialen Maßnahmen im Rahmen stationärer medizinischer Rehabilitation.* Regensburg: Roderer.

Nübling, R., Muthny, F.A. & Bengel, J. unter Mitarbeit von D. Kriz, J. Herwig und K. Hafen (2006b). Die Bedeutung von Reha-Motivation und Behandlungserwartung für die Praxis der medizinischen Rehabilitation. In R. Nübling, F.A. Muthny & J. Bengel (Hrsg.), *Reha-Motivation und Behandlungserwartung* (S. 15–37). Bern: Huber.

Nübling, R., Schulz, H., Schmidt, J., Koch, U. & Wittmann, W.W. (2006a). Fragebogen zur Erfassung der Psychotherapiemotivation (FPTM). In R. Nübling, F.A. Muthny & J. Bengel (Hrsg.), *Reha-Motivation und Behandlungserwartung* (S. 252–270). Bern: Huber.

Schmidt, J., Steffanowski, A., Nübling, R., Lichtenberg, S. & Wittmann, W.W. (2003). *Ergebnisqualität stationärer psychosomatischer Rehabilitation. Vergleich unterschiedlicher Evaluationsstrategien.* Regensburg: Roderer.

Schneider, W., Klauer, T., Janssen, P.L. & Tetzlaff, M. (1999). Zum Einfluss der Psychotherapiemotivation auf den Psychotherapieverlauf. *Nervenarzt, 70*, 240–249.

Schulz, H., Lang, K., Nübling, R. & Koch, U. (2003). Weiterentwicklung einer Kurzform des Fragebogens zur Psychotherapiemotivation – FPTM-23. *Diagnostica, 49*, 83–93.

Schulz, H., Lang, K., Nübling, R. & Koch, U. (2006). Entwicklung einer 6-Item Kurzform des Fragebogens zur Psychotherapiemotivation - FPTM-K6. In R. Nübling, F.A. Muthny & J. Bengel (Hrsg.), *Reha-Motivation und Behandlungserwartung* (S. 271–282). Bern: Huber.

WWW-Ressourcen

www.gfqg.de/assessment.htm

Autoren des Beitrags

Dr. Rüdiger Nübling
GfQG – Gesellschaft für Qualität im Gesundheitswesen
Erfurter Str. 5a
D-76139 Karlsruhe
E-Mail: nuebling@gfqg.de

PD Dr. Holger Schulz,
Institut und Poliklinik für Medizinische Psychologie
Zentrum für Psychosoziale Medizin
Universitätsklinikum Hamburg-Eppendorf
Martinistr. 52
D-20246 Hamburg
E-Mail: schulz@uke.uni-hamburg.de

FREM-17

Fragebogen zur Messung rehabilitationsbezogener Erwartungen und Motivationen

Autor(inn)en	Ruth Deck, Markus Zimmermann, Heiner Raspe
Quellen	Deck, R. (1999). *Erwartungen und Motivationen in der medizinischen Rehabilitation. Ihre sozialmedizinische und gesundheitspolitische Bedeutung für den Rehabilitationserfolg.* Lage: Hans Jacobs. Deck, R., Zimmermann, M. & Raspe, H. (1998). Rehabilitationsbezogene Erwartungen und Motivationen bei Patienten mit unspezifischen Rückenschmerzen. *Rehabilitation, 37,* 68–77.
Bezugsquelle	Erhältlich bei der Autorin dieses Beitrags.

Anwendungsbereich	Messung der Reha-Motivation bei erwachsenen Patienten in der medizinischen Rehabilitation. Bei unterschiedlichen Indikationen einsetzbar.
Zielsetzung und Kurzbeschreibung	Die Erfassung der Reha-Motivation ermöglicht die Berücksichtigung von Patientenerwartungen bei der Reha-Behandlung und gegebenenfalls der Therapiesteuerung. Der Fragebogen berücksichtigt die Reha-Motivation für die vier Dimensionen „Erholung", „Gesundheit", „Krankheitsbewältigung" und „Rente".
Art des Verfahrens	Selbstbeurteilungsverfahren („Paper & Pencil")
Technische Informationen	– Fragebogen mit 17 Items und 4 Dimensionen – Bearbeitungszeit: ca. 5 bis 10 Minuten – Auswertungszeit: ca. 5 bis 10 Minuten – Automatisierte Auswertung erhältlich bei der Autorin des Beitrags.
Theoretischer Hintergrund	Als theoretisches, nicht direkt messbares Konstrukt wird die rehabilitationsbezogene Motivation über definierte Indikatoren erfasst. Für den FREM-17 wurde das „Erwartung-mal-Wert-Modell" der Motivation von Heckhausen (1981) zugrunde gelegt. Das Modell geht davon aus, dass eine Person in einer gegebenen Situation mögliche Verhaltensergebnisse prüft und ihre Handlung so auswählt, dass das vermutete Resultat für sie den höchstmöglichen Wert besitzt: „Jedem Wert eines Ereignisses entspricht (…) eine bestimmte Erwartung, mit der das wertbesetzte Ereignis voraussichtlich eintreten wird" (Heckhausen, 1981). Bei der Entwicklung des Fragebogens zeigte sich hinsichtlich der Komponenten „Erwartung" und „Wert" eine hohe Übereinstimmung, sodass auf letztere verzichtet wurde. Der spezifische Nutzen der Erfassung von Reha-Motivationen liegt zum einen darin, dass sie für die Therapiesteuerung genutzt werden können; zum anderen stellen Motivationen mögliche Prädiktoren für den Reha-Erfolg dar. Schlussendlich besitzen sie mit Blick auf Verhaltensänderungen den Status einer Outcome-Variablen.

Entwicklung des Verfahrens

Nach umfangreicher Literaturrecherche zu relevanten motivationstheoretischen Konstrukten erwies sich für die Entwicklung des FREM-17 das „Erwartung-mal-Wert-Modell" von Heckhausen (1981) als am besten geeignet, da bei diesem eine direkte Motivationsmessung ohne Bezug auf komplexe intrapsychische Mechanismen möglich ist. Auf dieser theoretischen Basis erfolgten die Itemgenerierung und die erste Fragebogenerstellung mit Hilfe von Fokusgruppen (vgl. Bischof & Deck, 2002). Der Fragebogen wurde in mehreren Testphasen mit Rehabilitanden geprüft (Akzeptanz und Feasibility), darüber hinaus wurde die inhaltliche Güte (Plausibilität und Vollständigkeit) in mehreren Expertenrunden diskutiert. Nach zwei Pilotstudien mit insgesamt 98 Rehabilitationspatienten wurden Verteilungseigenschaften, Dimensionalität, Skalierbarkeit und Reliabilität untersucht und die Endversion des Fragebogens erstellt. Seit 1996 ist das Instrument im Einsatz.

Aufbau und Auswertung

Der Fragebogen besteht aus 17 Items, die vier Dimensionen zugeordnet werden können:

- **Erholung (5 Items),** Beispielitem: „Ich erwarte, dass ich Abstand vom Alltag gewinne".
- **Gesundheit (4 Items),** Beispielitem: „Ich erwarte, dass ich meine körperliche Leistungsfähigkeit erhöhen kann".
- **Krankheitsbewältigung (4 Items),** Beispielitem: „Ich erwarte, dass ich Kontakt zu Patienten mit gleichen oder ähnlichen Problemen bekomme".
- **Rente (4 Items),** Beispielitem: „Ich erwarte, dass man mir bei arbeits- und sozialrechtlichen Fragen hilft".

Es wird eine vierfache Antwortskalierung von „stimmt genau" (1) bis „stimmt überhaupt nicht" (4) vorgegeben. Die Angaben werden, nach Rekodierung pro Skala, addiert. Die Auswertungssyntax kann zur Verfügung gestellt werden.

Gütekriterien

Reliabilität: Bis auf die Skala „Gesundheit" ergeben sich für die Skalen des FREM-17 zufriedenstellende bis gute interne Konsistenzen (Cronbach's Alpha): „Erholung" (.74), „Gesundheit" (.50), „Krankheitsbewältigung" (.72) und „Rente" (.90).

Validität:

- Übereinstimmung mit dem ärztlichen Fremdurteil für die Dimensionen „Erholung" und „Rente", $r^2 = .25$ bzw. $r^2 = .23$ (Deck, 2005a).
- Signifikante Korrelationen zwischen gesundheitlicher Beeinträchtigung und ungünstigen Rentenerwartungen, $r^2 = .34$ (Deck et al., 2001).
- Signifikanter Zusammenhang zwischen analog zu den Erwartungen erfassten Rehabilitationszielen, r^2 zwischen .14 und .42 (Deck & Bischof, 2002).

Vergleichswerte/ Normen

Der Einsatz bei den Krankheitsgruppen Orthopädie, Psychosomatik, Onkologie, Pneumologie, Kardiologie und Neurologie (Kurzversion) zeigt übereinstimmende Resultate hinsichtlich der Motivationsausprägungen und hinsichtlich der Richtung des Zusammenhangs mit personen- und krankheitsbezogenen Merkmalen (Deck, 2005b).

Kurzversion FREM-8

Von den 17 Items des FREM-17 wurden die beiden inhaltlich und methodisch bedeutsamsten Items jeder Dimension für eine Kurzversion ausgewählt und bei einer größeren Stichprobe eingesetzt (N = 1913, sechs Indikationsgruppen). Faktorenanalytisch zeigten sich dieselben Dimensionen wie bei der Langversion (erklärte Varianz bei vier Dimensionen: 75 %) bei gleich bleibender Güte (Cronbach's Alpha zwischen .48 (Dimension „Gesundheit") und .85 (Dimension „Rente")).

Literatur

Bischof, G. & Deck, R. (2002). Fokusgruppen: Grundlagen und Einsetzbarkeit bei der Entwicklung standardisierter Fragebögen in der Rehabilitationsforschung. *Praxis klinische Verhaltensmedizin und Rehabilitation, 58* (5), 142–147.

Deck, R. (2001). Die Messung von Erwartungen und Motivationen in der medizinischen Rehabilitation. Ansatz, Methoden und Ergebnisse bei Patienten mit unspezifischen Rückenschmerzen. *Deutsche Rentenversicherung, 26,* 196–197.

Deck, R. (2005a). Erwartungen und Motivationen von Patienten in der medizinischen Rehabilitation. Die Motivationseinschätzung von Patienten und ihren behandelnden Ärzten und ihr jeweiliger Einfluss auf die Rehabilitationsergebnisse. In R. Nübling, F. Muthny & J. Bengel (Hrsg.), *Reha-Motivation und Behandlungserwartung* (S. 76–95). Bern: Huber.

Deck, R. (2005b). Erwartungen und Motivationen in der medizinischen Rehabilitation. Erste Ergebnisse der Kurzversion des FREM-17: FREM-8. *DRV-Schriften, 59,* 199–200.

Deck, R. & Bischof, G. (2002). Rehabilitationsziele von Patienten mit unspezifischen Rückenschmerzen: ihr Einfluß auf rehabilitationsbezogene Erwartungen und Reha-Effekte. *DRV-Schriften, 33,* 68–69.

Heckhausen, H. (1981). Ein kognitives Motivationsmodell und die Verankerung von Motivationsstrukturen. In H. Lenk (Hrsg.), *Handlungstheorien interdisziplinär* (S. 283–352). München: Fink.

Autorin des Beitrags

Dr. Ruth Deck
Institut für Sozialmedizin
Universitätsklinikum Schleswig-Holstein, Campus Lübeck
Beckergrube 43–47
D-23552 Lübeck
E-Mail: ruth.deck@sozmed.uni-luebeck.de

PAREMO

Fragebogen zur Erfassung der Reha-Motivation

Autor(inn)en	Rüdiger Nübling, Kerstin Hafen, David Kriz, Judith Herwig, Nele Töns, Jürgen Bengel
Quelle	Das Verfahren wurde bezogen auf unterschiedliche Stufen der Testentwicklung an verschiedenen Stellen publiziert.
Bezugsquelle	Erhältlich beim Zweitautor dieses Beitrags.

Anwendungsbereich	Medizinische Rehabilitation, anwendbar bei Patienten ab 16 Jahren.
Zielsetzung und Kurzbeschreibung	Der PAREMO erfasst über sechs Skalen zentrale Aspekte der Reha-Motivation. Er kann im Rahmen der Rehabilitationsdiagnostik, der Behandlungsplanung und in der Forschung eingesetzt werden.
Art des Verfahrens	Selbstbeurteilungsverfahren („Paper & Pencil")
Technische Informationen	– 20 Items auf sechs Skalen – Bearbeitungszeit: 5 bis 10 Minuten – Auswertungszeit: 10 Minuten – Automatisierte Auswertung in Vorbereitung.
Theoretischer Hintergrund	Der PAREMO wurde konzipiert unter Berücksichtigung des kleinsten gemeinsamen Nenners verschiedener motivationaler Theorien und Modelle: Dem Verständnis von Motivation als kognitiv und/oder affektiv vermittelten Bedürfnissen, die als Auslöser von Verhalten wirken. In diesem Sinne ist der PAREMO kein Verfahren, das die Operationalisierung einer bestimmten Theorie verkörpert, sondern ein Instrument, das die wesentlichen Merkmale der unterschiedlichen Modelle in sich vereint. Er soll ein möglichst breites Spektrum motivationaler Aspekte abdecken (Hafen et al., 2000). Ausgeklammert wurden psychoanalytische oder soziobiologische Ansätze, die Motivation als unbewusste oder biologisch-homöostatische Determinanten des Verhaltens betrachten. Ebenso wurde auf die Formulierung einzelner Phasen verzichtet.
Entwicklung des Verfahrens	Die Entwicklung erfolgte nach den Standards der klassischen Testtheorie. Durch Literaturanalyse wurden zunächst 14 für die Reha-Motivation relevante Dimensionen ermittelt, die Grundlage für die Rohversion mit 150 Items waren. Diese wurde an einer konsekutiven Stichprobe (N = 256) kardiologischer, orthopädischer und psychosomatischer Reha-Patienten item- und faktorenanalytisch getestet und auf eine erste Version mit 46 Items gekürzt. Insgesamt konnten sechs Skalen identifiziert werden, die weitgehend voneinander unabhängig waren (Varianzaufklärung durch die sechs Faktoren: ca. 50 %). Die test-theoretischen Kennwerte konnten als gut bezeichnet werden (Hafen et al.,

2001). Diese Version wurde einer zweiten Stichprobe (N=882) von Reha-Patienten gleicher Indikation vorgelegt. Weitere Analysen bestätigten das sechsfaktorielle Modell und reduzierten den Fragebogen um acht Items auf 38 (Nübling et al., 2004).

In einer zweiten Entwicklungsstufe (Reha-Patienten der Indikationsgruppen Orthopädie, Kardiologie, Onkologie und Psychosomatik; N=465) wurden die Skaleninterkorrelationen reduziert und das Konstrukt der Reha-Motivation stärker von dem der Psychotherapiemotivation abgegrenzt.

Ziel der dritten Entwicklungsstufe war die Erhöhung der diskriminanten Validität der erfassten Konstrukte sowie eine weitere Reduktion der Itemzahl. Darüber hinaus wurde der PAREMO normiert und die Konstruktvalidität, Retestreliabilität sowie die prädiktive Gültigkeit überprüft. In einer multizentrischen Studie wurden Rehabilitanden aus fünf Indikationsgebieten befragt (N=3568, davon 20% Orthopädie, 10% Kardiologie, 37% Psychosomatik, 19% Onkologie, 14% Pneumologie). Eine Faktorenanalyse mit Oblimin-Rotation (delta=−2.1) ergab wiederum eine Sechs-Faktoren-Lösung. Unter Beibehaltung von befriedigenden Reliabilitätskennwerten (s. u.) wurde die Anzahl der Items von 45 auf 20 reduziert (Nübling et al., 2006; Kriz et al., 2006).

Aufbau und Auswertung

Die Skalenbildung des PAREMO erfolgt durch Aufsummieren der Itemrohwerte (Kodierung: von 1=„stimmt nicht" bis 4=„stimmt"). Fünf Items (Item 4, 3, 17, 18, 20) werden aufgrund ihrer negativen Ladungen vor der Summation umkodiert. Hohe Werte stehen für eine hohe Ausprägung auf der jeweiligen Skala. Die Skalen im Einzelnen:

– **Skala 1 – Seelischer Leidensdruck** (α=.91; Item 11, 15, 17; Beispielitem: „Ich leide stark unter seelischen Problemen"): Die Skala erfasst psychische Beschwerden sowie den Leidensdruck der Patienten.

– **Skala 2 – Körperbedingte Einschränkungen** (α=.82; Item 1, 5, 9, 16; Beispielitem: „Meine körperlichen Beschwerden behindern mich im Alltag"): Der Faktor beinhaltet Items, die auf die körperlichen Beschwerden der Patienten abzielen und die Einschränkungen betonen, die im täglichen Leben durch die Beschwerden entstehen.

– **Skala 3 – Soziale Unterstützung und Krankheitsgewinn** (α=.71; Item 2, 7, 14, 19; Beispielitem: „Wenn es mir schlecht geht, kümmert sich eher jemand um mich als sonst"): Mit dieser Skala wird die soziale Unterstützung bzw. der sekundäre Krankheitsgewinn erfasst. Inhaltlich wird durch die Items zum Ausdruck gebracht, dass Bezugspersonen (Angehörige, Kollegen etc.) des Patienten mehr Rücksicht auf ihn nehmen, mehr Verständnis für ihn aufbringen und sich mehr um ihn kümmern, wenn er seine Beschwerden hat.

– **Skala 4 – Änderungsbereitschaft** (α=.83; Item 3, 6, 8; Beispielitem: „Ich werde meinen Lebensstil ändern müssen, um wieder gesund zu werden"): Die Skala erfasst die Einsicht bzw. den Wunsch des Patienten, sein Leben und sein gesundheitsbezogenes Verhalten zu ändern. Ein Patient mit hohen Werten auf dieser Skala sieht einen Zusammenhang zwischen seinem (früheren) Lebensstil und seinen derzeitigen Beschwerden.

– **Skala 5 – Informationsstand bzgl. Reha-Maßnahmen** (α=.74; Item 4, 13, 18; Beispielitem: „Ich weiß wenig über den Zweck von Rehabilitationsbehandlungen"): Die Items dieser Skala erfassen, inwieweit der Rehabilitand über den Ablauf oder den Zweck von Reha-Maßnahmen informiert ist.

– **Skala 6 – Skepsis** ($\alpha = .67$; Item 10, 12, 20; Beispielitem: „Ich kann mir schwer vorstellen, dass sich meine Beschwerden bessern"): Die Skala umfasst Items, die die Einstellungen der Patienten hinsichtlich der Erfolgswahrscheinlichkeit der Rehabilitation erheben. Patienten mit niedrigen Werten haben Bedenken hinsichtlich der Besserung ihrer Beschwerden, der Rehabilitation gegenüber sind sie skeptisch eingestellt.

Gütekriterien

Objektivität: Standardisierte Durchführung und Auswertung.

Reliabilität: Für alle Versionen konnten gute bis befriedigende Kennwerte ermittelt werden (Nübling et al., 2005). Die interne Konsistenz (Cronbach's Alpha) lag für die einzelnen Stichproben zwischen .62 und .93, die (jeweils für kleinere Teilstichproben ermittelte; n = 100 bzw. n = 180) Retestreliabilität erreichte Werte zwischen .74 und .92.

Faktorielle Validität: Die sechsfaktorielle Struktur konnte in den unterschiedlichen Stichproben sowie für die unterschiedlichen Varianten des PAREMO gefunden werden. Die konfirmatorische Überprüfung (mit Hilfe des Analyseprogramms AMOS) ergab eine Bestätigung dieser Struktur (Hafen et al., 2006; Nübling et al., 2005; Kriz et al., 2006).

Skaleninterkorrelationen: Die Interkorrelationen der Skalen konnten mit der zuletzt vorgelegen 20-Item-Version des PAREMO weiter verringert werden. Die höchste Korrelation besteht zwischen den Skalen „Seelischer Leidensdruck" und „Änderungsbereitschaft" (r = .38). Weitere nennenswerte Korrelationen: zwischen „Seelischer Leidensdruck" und „Informationsstand bzgl. Reha-Maßnahmen" (r = −.23) sowie „Skepsis" (r = .26) und zwischen „Skepsis" und „Körperbedingte Einschränkungen" (r = .25) sowie „Informationsstand bzgl. Reha-Maßnahmen" (r = .21; Kriz et al., 2006).

Prognostische Validität: Für die frühere 38-Item-Version des PAREMO liegen Hinweise zur prognostischen Validität vor. Insbesondere ergaben sich Zusammenhänge mit der über direkte Veränderungsmessung erfassten Ergebnisqualität, wobei diese für den Entlasszeitpunkt deutlich stärker ausfielen als für den Katamnesezeitpunkt (vgl. Hafen et al., 2006; Nübling et al., 2004).

Für die (vorläufige) Endversion (20-Item-Version) liegen erst wenige Daten zur prognostischen Validität vor (Nübling et al., 2005). Zum einen wurden Therapeutendaten (Behandlungsdokumentation bei Reha-Ende; N = 68) herangezogen, zum anderen wurde eine noch kleinere Teilstichprobe (N = 56) der Normierungsstudie vier Wochen nach Entlassung ein zweites Mal zur subjektiven gesundheitsbezogenen Lebensqualität befragt. Sowohl im Hinblick auf die Erreichung der Behandlungsziele als auch die Veränderung der Leistungsfähigkeit (Therapeutenurteil) sowie auch in Bezug auf die subjektive gesundheitsbezogene Lebensqualität (Patientenurteil) ergaben sich substanzielle Zusammenhänge, insbesondere für die Skalen „Seelischer Leidensdruck", „Körperbedingte Einschränkungen" und „Soziale Unterstützung" (Kriz et al., 2006).

Konstruktvalidität: Zur Konstruktvalidität konnten zahlreiche hypothesenkonforme Befunde ermittelt werden. Untersucht wurden Zusammenhänge mit Psychotherapiemotivation, Lebenszufriedenheit, sozialer Unterstützung, Depressivität, Ängstlichkeit, rehabilitationsspezifischen Erwartungen, dem subjektiven Gesundheitszustand sowie mit der Fremdeinschätzung der Motivation durch den Arzt/Therapeuten. Die Ergebnisse zur Validierung zeigen aber auch, dass insbesondere für die Skalen „Änderungsbereitschaft", „Info bzgl. Reha" und „Skepsis" die Validität noch nicht bzw. nur unzureichend nachgewiesen werden kann (Kriz et al., 2006; Nübling et al., 2005).

Vergleichswerte/ Normen

Für die sechs Faktoren wurden auf der Grundlage der Stichprobe von N = 3 568 alters-, geschlechts- und indikationsspezifische Normwerte berechnet. Keine der empirischen Verteilungen der sechs Skalen weist eine Normalverteilung auf; daher wurden Prozentränge sowie T-Werte berechnet. Die Berechnung der Prozentrangnormen beruht auf den Summenskalen der jeweiligen Faktoren; sie wurden in Standardäquivalenzwerte entsprechend der T-Verteilung überführt (Normtabellen vgl. Nübling et al., 2005).

Literatur

Hafen, K., Bengel, J., Nübling, R. & Jastrebow, J. (2000). Konzept und Dimensionen der Reha-Motivation (PAREMO). *Prävention-Rehabilitation, 12*, 1–10.

Hafen, K., Bengel, J. & Nübling, R. (2006). Der Patientenfragebogen zur Erfassung der Reha-Motivation PAREMO. In R. Nübling, F. Muthny & J. Bengel (Hrsg.), *Reha-Motivation und Behandlungserwartung* (S. 141–160). Bern: Huber.

Hafen, K., Jastrebow, J., Nübling, R. & Bengel, J. (2001). Entwicklung eines Patientenfragebogens zur Erfassung der Reha-Motivation (PAREMO). *Die Rehabilitation, 40*, 3–11.

Kriz, D., Wirtz, M., Herwig, J., Töns, N., Hafen, K., Nübling, R. et al. (2006). Weiterentwicklung und Normierung des PAREMO. In R. Nübling, F. Muthny & J. Bengel (Hrsg.), *Reha-Motivation und Behandlungserwartung* (S. 161–178). Bern: Huber.

Nübling, R., Hafen, K., Jastrebow, J., Körner, M., Löschmann, C., Rundel, M. et al. (2004). *Indikation zu psychotherapeutischen und psychosozialen Maßnahmen im Rahmen stationärer medizinischer Rehabilitation*. Regensburg: Roderer.

Nübling, R., Kriz, D., Herwig, J., Wirtz, M., Fuchs, S., Hafen, K. et al. (2005). *Normierung des Patientenfragebogens zur Erfassung der Reha-Motivation PAREMO*. Unveröffentl. Manuskript, Karlsruhe/Freiburg. Erhältlich unter http://forschung.deutsche-rentenversicherung.de/ForschPortalWeb/

WWW-Ressourcen

Kurzfassung des Manuals unter www.psychologie.uni-freiburg.de/abteilungen/Rehabilitationspsychologie/forschung1/downloads/

Autoren des Beitrags

Dr. Rüdiger Nübling
GfQG – Gesellschaft für Qualität im Gesundheitswesen
Erfurterstr. 5
D-76139 Karlsruhe
E-Mail: nuebling@gfqg.de

Prof. Dr. Dr. Jürgen Bengel
Albert-Ludwigs-Universität Freiburg, Institut für Psychologie
Abteilung für Rehabilitationspsychologie
Engelbergerstr. 41
D-79085 Freiburg
E-Mail: bengel@psychologie.uni-freiburg.de

Abschnitt A4

Gesundheitsverhalten und gesundheitsbezogene Kognitionen

FEG

Fragebogen zur Erfassung des Gesundheitsverhaltens

Autor(inn)en	Gabriele E. Dlugosch, Winfried Krieger
Quelle	Dlugosch, G. E. & Krieger, W. (1995). *Fragebogen zur Erfassung des Gesundheitsverhaltens*. Frankfurt: Swets Test Services.
Bezugsquelle	Erhältlich unter www.harcourt.de

Anwendungsbereich

Der FEG dient der Erfassung des aktuellen Gesundheitsverhaltens bei erwachsenen Personen. Neben der Anwendung bei Forschungsfragestellungen kann er zur Prüfung von Interventionseffekten genutzt werden. Ergänzend zum Verhalten in verschiedenen gesundheitsrelevanten Bereichen werden auch funktionale Verknüpfungen, kognitive Bewertungen, Laienätiologie und Änderungswünsche abgebildet. Das Instrument wurde zur Evaluation von Rehabilitationsmaßnahmen entwickelt und kann in den Bereichen Gesundheits-, Klinische, Medizinische und Rehabilitationspsychologie ebenso zum Einsatz kommen wie in Medizin, Sportwissenschaft, Ernährungswissenschaft und Pädagogik.

Zielsetzung und Kurzbeschreibung

Der FEG erfasst überblicksartig Gesundheitsverhalten sowie Änderungswünsche in den Bereichen „Ernährung", „Bewegung", „Alkohol", „Rauchen", „Medikamentenkonsum" und „Schlaf". Darüber hinaus werden der Umgang mit Gesundheit und Krankheit, körperliches Befinden, allgemeines Wohlbefinden und psychosoziale Belastungen erhoben.

Art des Verfahrens

Selbstbeurteilungsverfahren („Paper-Pencil"), Onlineversion in Vorbereitung.

Technische Informationen

- 143 bis 253 Items (adaptiv) in 10 Bereichen
- Bearbeitungszeit: 30 bis 45 Minuten
- Die Auswertung erfolgt softwaregestützt.

Theoretischer Hintergrund

Dem Verfahren liegt eine eigene, auf kognitiven Veränderungsmodellen des Gesundheitsverhaltens basierende Modellkonzeption zugrunde. Gesundheitsrelevante Verhaltensweisen und Aspekte, funktionale Verknüpfungen, die körperliche und die psychosoziale Befindlichkeit sowie die Laienätiologie werden in Wechselwirkung mit den kognitiven Bewertungen des eigenen Gesundheitsverhaltens als wesentliche Einflussfaktoren von Änderungsintentionen gesehen. Weiterhin wird angenommen, dass sich die Interaktion zwischen der Ergebniserwartung, der eingeschätzten Schwierigkeit der Veränderungen und den erlebten Ressourcen und Barrieren sowohl auf die Änderungsintentionen als auch auf die tatsächliche Durchführung der angestrebten Veränderungen auswirkt. Dlugosch (1994) geht ausführlich auf die einzelnen Modellelemente ein.

Entwicklung des Verfahrens

Für die inhaltlichen Bereiche „Ernährung", „Bewegung", „Alkohol", „Rauchen", „Medikamente", „Schlaf", „Wohlbefinden" und „psychosoziale Belastungen" erfolgte eine A-priori-Skalenbildung aufgrund einer rationalen Skalenkonstruktion, die anschließend in einer Vorstudie bereichsspezifisch mit Hilfe von Faktorenanalysen überprüft wurde, woraufhin die Bereiche „Bewegung" und „Medikamente" modifiziert wurden. Infolge der anschließenden Hauptstudie wurden zusätzliche Einzelitems im Bereich des Konsums von Nahrungsmitteln, eine Skala zum Umgang mit Gesundheit und Krankheit sowie eine Kurzskala zum körperlichen Befinden aufgenommen. Ferner enthält die aktuelle Version Fragen zur Person, die neben demographischen Daten, Körpergröße und Gewicht auch Blut- und Cholesterinwerte erheben.

Aufbau und Auswertung

Der FEG ist modulartig aufgebaut und so auch zur Erfassung einzelner Bereiche einsetzbar.

In den Bereichen **Ernährung** (62 Items sowie zehn Items zusätzlich, falls Änderungswünsche), **Bewegung** (20 Items sowie sechs Items zusätzlich, falls Änderungswünsche), **Rauchen** (21 Items, falls zutreffend, sowie sechs Items zusätzlich, falls Änderungswünsche) und **Alkohol** (20 Items, falls zutreffend, sowie sieben Items zusätzlich, falls Änderungswünsche) werden folgende Dimensionen erfasst:

- Verhalten
- funktionale Verknüpfungen (Risikoverhalten zur Regulation negativer Befindlichkeit bzw. Risikoverhalten in sozialen Situationen und zur Steigerung des Wohlbefindens)
- Laienätiologie
- kognitive Bewertung des eigenen Verhaltens (Zufriedenheit mit dem Verhalten, Auswirkungen auf die eigene Gesundheit)
- Änderungswünsche
- wahrgenommene interne und externe Ressourcen zur Unterstützung der angestrebten Veränderungen
- Barrieren
- antizipierte Schwierigkeit und Erreichbarkeit der angestrebten Veränderungen

Für den Bereich **Medikamente** (17 Items, falls zutreffend, sowie acht Items zusätzlich, falls Änderungswünsche) erfasst der FEG das Ausmaß des Medikamentenkonsums und die Medikamenteneinnahme bei negativen Befindlichkeiten sowie bei Stress und Krankheit. Analog zu den o. g. Bereichen werden die Laienätiologie, kognitive Bewertungen, Änderungswünsche, Ressourcen und Barrieren, Schwierigkeit und Erreichbarkeit der Veränderungen erfragt.

Für den Bereich **Schlaf** (25 Items sowie neun Items zusätzlich, falls Änderungswünsche) werden die Stunden Schlaf pro Nacht erhoben, daneben die Regelmäßigkeit des abendlichen Zubettgehens, das Ausmaß der Schlafschwierigkeiten, das Befinden beim morgendlichen Aufstehen sowie Schlafschwierigkeiten bei negativen Befindlichkeiten. Analog zu o. g. Bereichen werden die Laienätiologie, kognitive Bewertungen, Änderungswünsche, Barrieren und Ressourcen, Schwierigkeit und Erreichbarkeit der angestrebten Veränderungen erfasst.

Im Bereich **Wohlbefinden / Psychosoziale Belastungen** (20 Items sowie sechs Items, falls Änderungswünsche) werden folgende Aspekte erhoben: allgemeine Lebenszufriedenheit, aktuelles Wohlbefinden, das Ausmaß, in welchem verschiedene Lebensbereiche zu Wohlbefinden bzw. Problemen beitragen. In Analogie zu o. g. Bereichen werden die Laienätiologie, kognitive Bewertungen, Ressourcen/Barrieren, Schwierigkeit sowie Erreichbarkeit der angestrebten Veränderungen erfragt.

Der FEG enthält weiterhin eine Skala zum **Umgang mit Gesundheit und Krankheit** (elf Items) sowie eine Kurzskala zum **körperlichen Befinden** (fünf Items).

Die Auswertung erfolgt softwaregestützt und ermöglicht neben übersichtlicher tabellarischer (Roh- und T-Werte) und graphischer (T-Werte) Einzelergebnisdarstellung die Wahl verschiedener Vergleichsnormen. Ferner können Einzeldatensätze zu Gruppen zusammengefasst werden, für die Mittelwerte ausgegeben werden. Die Software unterstützt ebenfalls den Export der Daten nach SPSS.

Gütekriterien

Objektivität: Die Durchführungsobjektivität ist durch die standardisierte, schriftliche Erhebung gewährleistet. Die softwaregestützte Auswertung ist von Einflüssen des Auswertenden unbeeinträchtigt; als normierter Test erfüllt der FEG die Forderung nach Interpretationsobjektivität.

Reliabilität: Die interne Konsistenz (Cronbach's Alpha) liegt zwischen .51 und .91 und ist insgesamt als befriedigend bis gut zu beurteilen.

Validität: Die Beziehungen zu folgenden Verfahren zum körperlichen und psychischen Befinden wurden überprüft: „Profile of Mood States", „Mehrdimensionaler Befindlichkeitsfragebogen", „Freiburger Beschwerdeliste". Im Sinne einer Konstruktvalidierung wurde außerdem der Zusammenhang von mittels FEG erhobenen Gesundheitsverhaltensweisen und demographischen Variablen nachgewiesen. Der FEG ist als änderungssensitives Instrument zum Nachweis von Interventionseffekten sinnvoll einsetzbar (vgl. Dlugosch et al., 1997).

Vergleichswerte/ Normen

N = 1 019, 63.8 % Frauen, durchschnittliches Alter: 51 Jahre (Range: 19 bis 83 Jahre, Überrepräsentation des Altersbereichs 40 bis 60 Jahre). Die ferner erhobenen Variablen Familienstand, Anzahl der Kinder, Anzahl der im Haushalt lebenden Personen, Schulbildung und Berufstätigkeit zeigen eine hinreichende Varianz und entsprechen bis auf leichte Abweichungen dem Bevölkerungsdurchschnitt. Die Stichprobe setzt sich aus gesunden Erwachsenen sowie Patienten zweier Rehabilitationskliniken zusammen.

Literatur

Dlugosch, G. E. (1994). *Veränderungen des Gesundheitsverhaltens während einer Kur. Eine Längsschnittstudie zur Reliabilitäts- und Validitätsprüfung des Fragebogens zur Erfassung des Gesundheitsverhaltens (FEG)* (Psychologie, Band 1). Landau: Verlag Empirische Pädagogik.

Dlugosch, G. E., Krieger, W. & Fischer, U. (1997). *„Wege zum Wohlbefinden – Mit gesunder Ernährung und Bewegung der Lebensfreude auf der Spur." Ergebnisse aus der dritten Phase eines Modellprojekts im Bereich der Gesundheitsförderung* (Berichte des Zentrums Nr. 24). Landau: Verlag Empirische Pädagogik.

Autorin des Beitrags

PD Dr. Gabriele E. Dlugosch
Zentrum für empirische pädagogische Forschung (zepf)
Universität Koblenz-Landau, Campus Landau
Bürgerstraße 23
D-76829 Landau/Pfalz
E-Mail: dlugosch@zepf.uni-landau.de

IPQ

Illness Perception Questionnaire (deutsche Version)

Autor(inn)en	Jens Gaab, Saskia Latanzia Bunschoten, Haiko Sprott, Ulrike Ehlert
Quelle	Gaab, J., Bunschoten, S. L., Sprott, H. & Ehlert, U. (2004). *Psychometric evaluation of a German translation of the Illness Perception Questionnaire.* Paper presented at the 62. Annual Scientific Meeting of the American Psychosomatic Society (APS), Orlando, USA.
Bezugsquelle	Erhältlich auf der IPQ-Homepage.
Vorgänger-/ Originalversion	Broadbent, E., Petrie, K. J., Main, J. & Weinman, J. (2006). The brief illness perception questionnaire. *Journal of Psychosomatic Research, 60* (6), 631–637. Moss-Morris, R., Weinman, J., Petrie, K. J., Horne, R., Cameron, L. D. & Buick, D. (2002). The Revised Illness Perception Questionnaire (IPQ-R). *Psychology and Health, 17,* 1–16. Weinman, J., Petrie, K. J., Moss-Morris, R. & Horne, R. T. (1996). The Illness Perception Questionnaire: A new method for assessing illness perceptions. *Psychology and Health, 11,* 431-446.
Anwendungsbereich	Der IPQ wurde bislang vor allem bei somatoformen Störungen (Schmerzen, Erschöpfung) und medizinischen Erkrankungen (Asthma, HIV, Kardiovaskuläre Erkrankungen, Rheumatoide Arthritis, Diabetes, Hypertension etc.) eingesetzt. Deutsche Übersetzungen liegen in der generellen (störungsunspezifischen) Form sowie für HIV vor.
Zielsetzung und Kurzbeschreibung	Der IPQ erfasst subjektive Krankheitsannahmen, d.h. die individuellen Annahmen und Vorstellungen zu Symptomen, Störungen und Krankheiten.
Art des Verfahrens	Selbstbeurteilungsverfahren („Paper & Pencil")
Technische Informationen	– 64 Items auf 8 Skalen – Bearbeitungszeit: 10 Minuten – Automatisierte Auswertung mit SPSS-Syntax möglich.
Theoretischer Hintergrund	Subjektive Krankheitsannahmen dienen dem Individuum als Modell zur Erklärung von verschiedenen Aspekten einer Krankheit und repräsentieren die Vorstellungen zu deren Symptomen, Ursachen, Verlauf, Kontrollierbarkeit und Konsequenzen. Jede der fünf genannten Komponenten, die auf dem „Self-Regulation-Modell" von Leventhal und Kollegen (1984) basieren, stellt je einen Aspekt der Krankheit dar und steht in Wechselwirkung. Dieses System ermöglicht den Patienten, ihren Symptomen eine bestimmte Bedeutung zuzumessen, die damit verbundenen Gesundheitsrisiken einzuschätzen und nötige Bewältigungsstrategien in Gang zu setzen. Diese kognitiven, emotionalen und verhaltensmäßigen Konsequenzen der subjektiven Krankheitsannah-

men prägen die Art des Umgangs mit einer Krankheit und zu einem nicht unwesentlichen Teil auch deren Verlauf.

Subjektive Krankheitsannahmen sind aufgrund ihrer weit reichenden und grundlegenden Bedeutung ein zentraler Ansatzpunkt für das Verständnis und die Modifikation von individuellem Krankheitsverhalten.

Entwicklung des Verfahrens

Die erste Version des IPQ wurde 1996 von Weinman und Kollegen konstruiert und in der Folge in zahlreichen Studien eingesetzt. Eine revidierte Version des IPQ (Moss-Morris et al., 2002) wies Verbesserungen bezüglich des Aufbaus des Fragebogens auf: Dabei wurden die Skalen „Kontrolle/Behandlungskontrolle" und „Zeitverlauf" aufgrund von Faktorenanalysen in die Skalen „Persönliche Kontrolle" und „Behandlungskontrolle" sowie „Zeitverlauf" und „Zyklisches Auftreten" differenziert. Zusätzlich wurde der IPQ-R durch die zwei Skalen „Emotionale Repräsentation" sowie „Kohärenz" (Sinnhaftigkeit bzw. Verstehbarkeit der eigenen Krankheit) ergänzt. Der IPQ-R wurde bisher in zahlreiche Sprachen übersetzt. Weiterhin wurden zahlreiche krankheitsspezifische sowie gekürzte Versionen des IPQ-R entwickelt.

Aufbau und Auswertung

Der IPQ-R ist in drei Teilbereiche aufgeteilt. Die ersten 14 Items bilden die Skala **Identität**, mit den Subskalen **Erlebte** („Ich habe dieses Symptom im Verlauf meiner Krankheit erlebt.") und **Verursachte Identität** („Dieses Symptom wird durch meine Krankheit verursacht."), und umfassen verschiedene Symptome, welche bei Bedarf an die vorliegende Störung oder Erkrankung angepasst werden können (Beispiele: „Schmerzen", „Übelkeit", „Erschöpfung"). Vom Patienten wird mit „ja" oder „nein" eingeschätzt, ob die Symptome im Verlauf der Krankheit vorliegen (erlebte Identität) und ob die Symptome durch die Krankheit verursacht wurden (verursachte Identität). Die Auswertung dieser Skalen erfolgt über einen Summenwert der positiven Antworten.

Der zweite (und größte) Teil umfasst 32 Items, welche die zentralen Aspekte der subjektiven Krankheitsannahmen durch die Skalen **Zeitverlauf** („Meine Krankheit wird nur kurze Zeit dauern."), **Konsequenzen** („Meine Krankheit hat große Auswirkungen auf mein Leben."), **Persönliche Kontrolle** („Der Verlauf meiner Krankheit ist von mir abhängig."), **Behandlungskontrolle** („Meine Behandlung wird meine Krankheit wirksam heilen."), **Kohärenz** („Ich verstehe meine Krankheit nicht."), **Zyklisches Auftreten** („Die Symptome meiner Krankheit verändern sich von Tag zu Tag stark.") und **Emotionale Repräsentation** („Meine Krankheit macht mich wütend.") abbilden. Der Patient kann die entsprechenden Items auf einer Antwortskala von „stimmt überhaupt nicht" bis „stimmt voll und ganz" beantworten. Die Auswertung erfolgt über den an der Itemanzahl relativierten Mittelwert der Items.

Der letzte Teil des IPQ-R umfasst 18 Items, welche die **angenommen Ursachen** der eigenen Krankheit, wie z.B. „Stress und Sorgen" oder „Umweltverschmutzung bzw. Umweltgifte", abbilden. Zusätzlich kann der Patient die drei für ihn wichtigsten Ursachen seiner Krankheit angeben. Die 18 + 3 Items sollten im konkreten Einzelfall nicht als Skala verwendet werden, sondern dienen eher der qualitativen Erfassung der angenommenen Ursachen. In größeren Untersuchungen ist es möglich, die Ursachen faktorenanalytisch auszuwerten.

Gütekriterien

Die englische Version des IPQ-R wurde in acht verschiedenen Patientengruppen (Asthma, Diabetes, rheumatische Arthritis, chronische Schmerzen, akute Schmerzen, Myokard-Infarkt, multiple Sklerose und HIV) mit einer Gesamtstichprobe von 711 Personen durchgeführt. Weitere Analysen der Skalen bestätigten eine gute **interne Konsistenz** ($.79 < \alpha < .89$) und eine Retestreliabilität größer als .5 (nach drei Wochen und nach sechs Monaten). Der IPQ-R weist ebenfalls gute Ergebnisse bezüglich der **diskriminanten**, der **Konstrukt-** und der **Kriteriumsvalidität** auf. Insgesamt stellt die revidierte Form ein psychometrisch akzeptables Messinstrument zur Erfassung subjektiver Krankheitsannahmen dar.

Die deutsche Version des IPQ-R wurde in eigenen Untersuchungen an 96 Patienten mit somatoformen Störungen (Chronisches Erschöpfungssyndrom, Fibromyalgie, chronisches Schleudertrauma-Syndrom und Temporomandibuläres Syndrom) vorläufig psychometrisch evaluiert. Aufgrund von faktor- und itemanalytischen Auswertungen wurden sechs Items eliminiert, um die Reliabilität (Cronbach's Alpha: „Zeitverlauf" (akut/chronisch) = .80, „Zyklisches Auftreten" = .66, „Konsequenzen" = .82, „Persönliche Kontrolle" = .80, „Behandlungskontrolle" = .80, „Kohärenz" = 0.86, „Emotionale Repräsentationen" = .84) sowie die Konstruktvalidität (Replizierung der Skalenstruktur durch Faktorenanalyse) zu optimieren, sodass nun die psychometrischen Gütekriterien der deutschen Version des IPQ-R als gut eingeschätzt werden können.

Vergleichswerte/ Normen

Bislang liegen keine Normwerte zum IPQ-R vor. Vergleichswerte können den zahlreichen Studien, in denen der IPQ-R eingesetzt wurde entnommen werden (entsprechende Publikationen s. IPQ-Homepage).

Kurzversion

Es existiert eine Kurzversion des IPQ-R (Broadbent et al., 2006) und deren deutsche Übersetzung (beide über die IPQ-Homepage zum Download). Die Kurzversion besteht aus neun Items, welche die wichtigsten Aspekte subjektiver Krankheitsannahmen abbilden.

Zusätzlich existiert eine gekürzte Fassung der deutschen Version des IPQ-R, bei der der zweite Abschnitt durch Itemreduktion und Löschen der Skala „Behandlungskontrolle" von 32 auf 18 Items und der dritte Abschnitt von 18 auf drei Items gekürzt wurde (Download auf der IPQ-Homepage). Die psychometrischen Gütekriterien entsprechen denen der deutschen „Langversion" (Cronbach's Alpha: „Zeitverlauf" (akut/chronisch) = .84, „Zyklisches Auftreten" = .57, „Konsequenzen" = .77, „Persönliche Kontrolle" = .72, „Kohärenz" = .86, „Emotionale Repräsentationen" = .75; Konstruktvalidität: Replizierung der Skalenstruktur durch Faktorenanalyse).

Literatur

Leventhal, H., Nerenz, D. & Steele, D. J. (1984). Ilness representations and coping with health threats. In A. Baum, S. E. Taylor, & J. E. Singer (Eds.), *Handbook of psychology and health* (pp. 219–252). Hillsdale, New Jersey: Erlbaum.

WWW-Ressourcen

www.uib.no/ipq/index.html

Autor(inn)en des Beitrags

Dr. phil. Jens Gaab, Lic. phil. Saskia Latanzia Bunschoten,
Prof. Dr. rer. nat. Ulrike Ehlert
Klinische Psychologie und Psychotherapie,
Psychologisches Institut, Universität Zürich
Binzmühlestrasse 14
CH-8050 Zürich
E-Mail: j.gaab@psychologie.unizh.ch

PD. Dr. Med Haiko Sprott, Rheumaklinik und Institut für Physikalische Medizin, UniversitätsSpital Zürich

KKG

Kontrollüberzeugungen zu Krankheit und Gesundheit

Autor(inn)en	Arnold Lohaus, Gustel M. Schmitt
Quelle	Lohaus, A. & Schmitt, G. M. (1989). *Fragebogen zur Erhebung von Kontrollüberzeugungen zu Krankheit und Gesundheit (KKG)*. Göttingen: Hogrefe.
Bezugsquelle	Erhältlich beim Hogrefe-Verlag unter www.testzentrale.de.
Anwendungsbereich	Erhebung gesundheits- und krankheitsbezogener Kontrollüberzeugungen bei Jugendlichen und Erwachsenen ab einem Alter von 12 Jahren. Der KKG kann im Bereich der Krankheitsprophylaxe, im Kontext von krankheitsbezogenen Interventionen und im Bereich der Nachsorge und Rehabilitation Verwendung finden. Anwendungsbeispiele sind u. a. die Überprüfung der Wirkung von Interventionen auf Kontrollüberzeugungen und die damit verbundenen Handlungsorientierungen von Patienten oder Fragestellungen aus dem Bereich der Patientencompliance. Allgemein lässt sich der KKG im Rahmen von Diagnostik, Beratung und Intervention sowohl in der klinischen Praxis als auch in gesundheits- und krankheitsbezogenen Forschungsprojekten einsetzen.
Zielsetzung und Kurzbeschreibung	Der KKG dient der Erhebung von Kontrollüberzeugungen zu Krankheit und Gesundheit. Das zugrunde gelegte Kontrollüberzeugungskonzept basiert ursprünglich auf der sozialen Lerntheorie Rotters (1966). Aufbauend auf bereits vorliegenden angloamerikanischen Fragebögen zu dieser Thematik werden drei wesentliche gesundheits- bzw. krankheitsbezogene Kontrollüberzeugungen unterschieden.
Art des Verfahrens	Selbstbeurteilungsverfahren („Paper & Pencil")
Technische Informationen	– 21 Items auf 3 Skalen – Bearbeitungszeit: 10 bis 15 Minuten – Auswertungszeit: 10 Minuten – Eine computerbasierte Version steht über das Hogrefe-Testsystem zur Verfügung.
Theoretischer Hintergrund	Das Kontrollüberzeugungskonzept geht ursprünglich auf die soziale Lerntheorie von Rotter (1966) zurück. Es wird davon ausgegangen, dass Personen sich danach unterscheiden, ob sie Ereignisse als durch sich selbst kontrollierbar erleben (internale Kontrolle) oder ob sie Einflüsse auf Ereignisse anderen, außerhalb des eigenen Einflussbereichs liegenden Kräften zuschreiben (externale Kontrolle). Internale Kontrollüberzeugungen entwickeln sich, wenn überwiegend erfahren wird, dass Ereignisse durch eigenes Handeln beeinflussbar und kontrollierbar sind. Wird wiederholt die Erfahrung gemacht, dass Ereignisse eintreten, ohne dass man sie selbst beeinflussen kann, so wird eine Ten-

denz zu externalen Kontrollüberzeugungen entstehen. Wenn die Einstellung vorherrscht, dass andere Personen für das Auftreten von Ereignissen verantwortlich sind, kommt es zu sozial-externalen Kontrollüberzeugungen. Wenn dagegen eher Zufälle oder das Schicksal verantwortlich gemacht werden, überwiegen fatalistisch-externale Kontrollüberzeugungen. Die Forschung richtete sich zunächst auf generalisierte Kontrollüberzeugungen, die als Folge von Kontrollerfahrungen in verschiedenen Lebensbereichen entstehen und die allgemeine Haltungen zur Kontrollierbarkeit von Ereignissen wiedergeben. Spätere Arbeiten beschäftigen sich dagegen stärker mit bereichsspezifischen Kontrollüberzeugungen, da in unterschiedlichen Lebensbereichen unterschiedliche Kontrollerfahrungen vorliegen können (Krampen, 1987). Ein Lebensbereich, in dem sich spezifische Kontrollüberzeugungen ausbilden können, ist der Bereich der Gesundheit und Krankheit, auf den der KKG ausgerichtet ist.

Entwicklung des Verfahrens

Den Ausgangspunkt des Verfahrens bildete ein Itempool mit zwölf Items für jede der drei Subskalen, der einer ersten Analysestichprobe (122 Schülern und Studenten) zur Bearbeitung vorgelegt wurde. Als Selektionskriterium dienten Schwierigkeit, Trennschärfe, Retestreliabilität und Eindeutigkeit der Faktorzugehörigkeit der Items. Mit Hilfe dieser Kriterien wurde die Itemanzahl für jede der drei Subskalen auf sieben reduziert. Zur Überprüfung der Kennwerte wurde der neu zusammengestellte Fragebogen einer zweiten Analysestichprobe (366 Schülern unterschiedlicher Schultypen und Erwachsenen) zur Bearbeitung vorgelegt. Da die Kennwerte weitgehend bestätigt wurden, wurde diese Fassung als Endversion des Fragebogens akzeptiert.

Aufbau und Auswertung

Der KKG-Fragebogen besteht aus 21 Items mit sieben Items für jede der drei Skalen:

- **Internalität** (Überzeugung, dass Gesundheit und Krankheit durch die eigene Person kontrollierbar sind); Beispielitem: „Wenn ich mich körperlich nicht wohl fühle, dann habe ich mir das selbst zuzuschreiben."
- **Soziale Externalität** (Überzeugung, dass sie durch andere Personen, z.B. Ärzte, Pflegepersonal, Bezugspersonen, kontrollierbar sind); Beispielitem: „Wenn bei mir Beschwerden auftreten, bitte ich einen Fachmann, mir zu helfen."
- **Fatalistische Externalität** (Überzeugung, dass sie nicht kontrollierbar, sondern zufalls- oder schicksalsabhängig sind); Beispielitem: „Ob meine Beschwerden länger andauern, hängt vor allem vom Zufall ab."

Jede der drei Dimensionen wird mit sieben Items erfasst, die mit Hilfe sechsstufiger Likertskalen zu beantworten sind (s. auch Lohaus & Schmitt, 1989; Lohaus, 1992). Es werden Summenscores für die drei Skalen gebildet, wobei der Summenscore für jede Dimension von sieben bis 42 reichen kann.

Ergänzende Verfahren

Ergänzend zum KKG kann der „IPC-Fragebogen zu Kontrollüberzeugungen" von Krampen zum Einsatz gelangen, der die allgemeinen Kontrollüberzeugungen erfasst. Dadurch kann überprüft werden, ob im Gesundheits- und Krankheitsbereich spezifische Kontrollüberzeugungen aufgebaut wurden oder ob die gesundheits- und krankheitsbezogenen Kontrollüberzeugungen allgemeine Grundorientierungen spiegeln.

Der KKG-Fragebogen erfasst allgemeine Kontrollüberzeugungen zu Gesundheit und Krankheit. Es kann jedoch bei manchen Fragestellungen sinnvoll sein, einen Bezug zu einer spezifischen Erkrankung herzustellen. Dazu kann die Instruktion für den KKG so verändert werden, dass die Itembeantwortung auf eine spezifische Erkrankung gerichtet ist. Allgemein kann von einer Hierarchie von Kontrollüberzeugungen ausgegangen werden, wobei an der Spitze der Hierarchie allgemeine bereichsübergreifende Kontrollüberzeugungen stehen (wie sie mit dem IPC erfasst werden); es folgen die allgemeinen Kontrollüberzeugungen zu Gesundheit und Krankheit, die auf einer mittleren Hierarchieebene angesiedelt sind und auf einen bestimmten Lebensbereich bezogen sind. Im unteren Hierarchiebereich finden sich die Kontrollüberzeugungen, die aus spezifischen Kontrollerfahrungen innerhalb eines Lebensbereiches resultieren (z. B. aus den Erfahrungen mit einer spezifischen Erkrankung).

Gütekriterien

Objektivität: Wegen des hohen Standardisierungsgrades ist von hoher Durchführungsobjektivität auszugehen. Eine hinreichende Auswertungsobjektivität ist durch die Mitlieferung von Auswertungsschablonen gewährleistet. Zu einer hinreichenden Interpretationsobjektivität wird mit Interpretationshinweisen im Fragebogenmanual beigetragen.

Reliabilität: Die internen Konsistenzen der einzelnen Unterskalen liegen zwischen $r = .64$ und $r = .77$, die Retestreliabilitäten (nach zwei Wochen) zwischen $r = .66$ und $r = .78$.

Validität: Die Interkorrelationen der drei Unterskalen sind durchweg gering. Faktorenanalytisch ergibt sich eine dreifaktorielle Lösung, die die theoretisch postulierte Skalenstruktur bestätigt. Eine Vielzahl signifikanter Bezüge zu Außenkriterien (Indikatoren für Patientencompliance, Vorsorgehandeln, u. a.) weist auf eine hinreichende kriterienbezogene Validität des Fragebogens hin (Lohaus & Schmitt, 1989; Schmitt et al., 1989). Es ließ sich weiterhin zeigen, dass krankheitsabhängig unterschiedliche Kontrollüberzeugungsmuster resultieren, wobei bei stärker kontrollierbaren Erkrankungen eher internale Kontrollüberzeugungen und bei weniger gut kontrollierbaren Erkrankungen eher externale Kontrollüberzeugungen auftreten (s. Schmitt et al., 1989). Weiterhin ließen sich Bezüge zu Art, Dauer und Schweregrad einer Erkrankung nachweisen (bei Erkrankungen des rheumatischen Formenkreises; s. Wiedebusch et al., 1990). Darüber hinaus zeigten sich Korrelationen zwischen Kontrollüberzeugungen und der Zugehörigkeit zu einer Selbsthilfegruppe bei Erkrankten (s. Volle et al., 1990) sowie zur Patientencompliance (ausführlichere Angaben finden sich im Fragebogenmanual).

Vergleichswerte/ Normen

Es liegen Z- und T-Werte sowie Prozentränge für Jugendliche von 12 bis 20 Jahren (N = 1 092) und für Erwachsene ab 20 Jahren (N = 420) vor. Es existieren keine geschlechtsdifferenten Normen, da keine gravierenden Geschlechtsunterschiede erkennbar waren.

Literatur

Krampen, G. (1987). Entwicklung von Kontrollüberzeugungen: Thesen zu Forschungsstand und Forschungsperspektiven. *Zeitschrift für Entwicklungspsychologie und Pädagogische Psychologie, 19*, 195–227.

Lohaus, A. (1992). Kontrollüberzeugungen zu Gesundheit und Krankheit. *Zeitschrift für Klinische Psychologie, 21*, 76–87.

Lohaus, A. & Schmitt, G.M. (1989). Kontrollüberzeugungen zu Krankheit und Gesundheit (KKG): Bericht über die Entwicklung eines Testverfahrens. *Diagnostica, 35*, 59–72.

Rotter, J.B. (1966). Generalized expectancies for internal vs. external control of reinforcement. *Psychological Monographs, 80*.

Schmitt, G.M., Lohaus, A. & Salewski, C. (1989). Kontrollüberzeugungen und Patienten-Compliance. *Psychotherapie, Psychosomatik, Medizinische Psychologie, 39*, 33–40.

Volle, B., Wiedebusch, S. & Lohaus, A. (1990). Psychologische Korrelate der Selbsthilfegruppenzugehörigkeit bei Erkrankungen des rheumatischen Formenkreises. *Psychotherapie, Psychosomatik, Medizinische Psychologie, 40*, 230–237.

Wiedebusch, S., Volle, B., Lohaus, A. & Schmitt, G.M. (1990). Kontrollüberzeugungen bei Erkrankungen des rheumatischen Formenkreises: Bezüge zu Art, Dauer und Schweregrad der Erkrankung. *Verhaltensmedizin und Verhaltensmodifikation, 11*, 117–135.

Autor des Beitrags

Prof. Dr. Arnold Lohaus
Universität Bielefeld, Fakultät für Psychologie und Sportwissenschaft
Abteilung Psychologie
Postfach 10 01 31
D-33501 Bielefeld
E-mail: arnold.lohaus@uni-bielefeld.de

SOC

Sense of Coherence Scale

Autoren	Thomas Abel, Thomas Kohlmann, Horst Noack
Quellen	Abel, T., Kohlmann, T. & Noack, H. (1995). *SOC-Fragebogen. Revidierte Fassung der Übersetzung von Noack, Bachmann u. a. (1987)*. Bern: Universität, Abteilung für Gesundheitsforschung des Instituts für Sozial- und Präventivmedizin. Schumacher, J., Gunzelmann, T. & Brähler, E. (2000b). Die Sense of Coherence Scale von Antonovsky. Teststatistische Überprüfung in einer repräsentativen Bevölkerungsstichprobe und Konstruktion einer Kurzskala. *Psychotherapie, Psychosomatik, Medizinische Psychologie, 50*, 472–482.
Bezugsquelle	Erhältlich bei Prof. Abel (siehe unten).
Vorgänger-/ Originalversion	Antonovsky, A. (1987). *Unraveling the mystery of health. How people manage stress and stay well*. San Francisco: Jossey-Bass.
Anwendungsbereich	Die „Sense of Coherence Scale" (SOC) dient der Erfassung des Kohärenzgefühls bei erwachsenen Personen (> 16 Jahren), sowohl in klinischen als auch in bevölkerungsepidemiologischen Studien. Gegenwärtig liegt die „Sense of Coherence Scale" in drei Versionen vor (SOC-29 *29 Items*, SOC-13 *13 Items*, SOC-9L *9 Items*). Die SOC-13 steht zusätzlich zur Selbstausfüllversion, als adaptierte Form für telefonische Befragungen zur Verfügung (SOC-13T). Für den Einsatz in Bevölkerungsstudien wurde eine weitere Kurzversion mit drei Items getestet (Schumann et al., 2003).
Zielsetzung und Kurzbeschreibung	Ziel der SOC-Version mit 29 bzw. 13 Items ist die Erfassung des Kohärenzgefühls anhand der drei Subskalen „Verstehbarkeit" („Comprehensibility"), „Handhabbarkeit" („Manageability") und „Sinnhaftigkeit" („Meaningfulness"). Entsprechend ihrer Itemanzahl variieren die beiden Versionen in dem Differenzierungsgrad der Beschreibung des Kohärenzgefühls. Entgegen den von Antonovsky postulierten drei Subskalen erfasst die von der Arbeitsgruppe um Schumacher (2000b) entwickelte Kurzform „Sense of Coherence Scale – Leipziger Kurzform" (SOC-9L) das Kohärenzgefühl als eindimensionalen Wert. Allerdings enthält die SOC-9L Items, die die drei Subskalen repräsentieren.
Art des Verfahrens	Selbstbeurteilungsverfahren („Paper & Pencil", „Face-to-face-Interviews" oder computergestützte telefonische Befragung)
Technische Informationen	– 29, 13 oder 9 Items auf 3 Subskalen – Bearbeitungszeit: ca. 5 bis 15 Minuten, je nach Version – Auswertungszeit: 5 Minuten (SPSS-Syntax verfügbar: thomas.kohlmann@uni-greifswald.de)

Theoretischer Hintergrund

Die Theorie der Salutogenese von Antonovsky beschäftigt sich mit der Frage, was Menschen trotz Belastungen und Stressoren gesund erhält bzw. wieder gesund werden lässt. Damit steht die Salutogenese im Gegensatz zur vorherrschenden Pathogenese, welche auf die Entstehung von Krankheiten und deren aufrechterhaltenden Bedingungen abzielt. In den vergangenen Jahren hat die Theorie von Antonovsky zunehmend Eingang in die psychologische, soziologische und medizinische Diskussion gefunden.

Einen bedeutsamen Stellenwert in diesem Modell hat das Konzept des Kohärenzgefühls, welches wie folgt definiert wird: „Das SOC (Kohärenzgefühl) ist eine globale Orientierung, die ausdrückt, in welchem Ausmaß man ein durchdringendes, andauerndes und dennoch dynamisches Gefühl des Vertrauens hat, dass (1) die Stimuli, die sich im Verlauf des Lebens aus der inneren und äußeren Umgebung ergeben, strukturiert, vorhersehbar und erklärbar sind; (2) einem die Ressourcen zur Verfügung stehen, um den Anforderungen, die diese Stimuli stellen, zu begegnen; (3) diese Anforderungen Herausforderungen sind, die Anstrengung und Engagement lohnen" (Antonovsky [dt. Übers. von Franke], 1997).

In einer Vielzahl von theoretischen und empirischen Auseinandersetzungen wurde das salutogenetische Konzept und Antonovskys Überlegungen zum Kohärenzgefühl international aber auch im deutschsprachigen Raum kritisch gewürdigt. Insbesondere die Abkehr von der pathogenetischen Perspektive und die Konzentration auf die Gesundheit und die Ressourcen zur Gesunderhaltung werden in diesen Arbeiten immer wieder hervorgehoben. Allerdings wird auch auf die Frage der empirischen Konstruktvalidierung der Skalen eingegangen, die gegenwärtig nicht zufriedenstellend beantwortet werden kann (Antonovsky [dt. Übers. von Franke], 1997; Wydler et al., 2000; Bengel et al., 2001; Geyer, 1997; Schumacher et al., 2000b).

Entwicklung des Verfahrens

In einer Pilotstudie mit 51 Personen wurde der Grundstock für einen Fragebogen zur Erfassung des Kohärenzgefühls gelegt. Dieser Fragebogen wurde in einer Lang- und einer Kurzversion (SOC-29 und SOC-13) vorgelegt. Bis heute wurden diese beiden Originalversionen in zahlreichen Ländern eingesetzt und ihre Ergebnisse lieferten die Grundlage für umfangreiche psychometrische Prüfungen der methodischen Güte (Antonovsky, 1993).

Aufbau und Auswertung

Der SOC-29 und der SOC-13 erfassen die drei von Antonovsky postulierten Dimensionen des Kohärenzgefühls mit 29/13 Items:

1. **Verstehbarkeit** (11/5 Items): Itembeispiel: „Haben Sie das Gefühl, dass Sie in einer ungewohnten Situation sind, und nicht wissen, was Sie tun sollen?"
2. **Sinnhaftigkeit** (8/4 Items): Itembeispiel: „Wie oft haben Sie das Gefühl, dass die Dinge, die Sie im täglichen Leben tun, wenig Sinn haben?"
3. **Handhabbarkeit** (10/4 Items): Itembeispiel: „Wenn Sie an Schwierigkeiten denken, denen Sie bei wichtigen Dingen im Leben wohl begegnen werden, haben Sie das Gefühl, dass … es Ihnen immer gelingen wird / … Sie es nicht schaffen werden, die Schwierigkeiten zu überwinden?"

Für alle Items wird eine siebenstufige Antwortskala angegeben (beim SOC-13T fünf Antwortstufen), wobei die Endpunkte mit einer quantitativen oder qualitativen Aussage textlich vorgegeben sind. Eine

Auswertung sollte auf der Grundlage eines Gesamtscores erfolgen, da faktorenanalytisch keine nachweisbare Struktur der von Antonovsky postulierten Subskalen besteht. Aufgrund dieser teststatistischen Mängel in der Faktorenstruktur schlagen Schumacher und Kollegen (2000b) für die Auswertung des SOC-9L ausschließlich einen Gesamtscore vor.

Die entsprechenden Skalenscores aller SOC-Versionen ergeben sich aus der Summe der Itemrohwerte, wobei die „Polung" der Items zu berücksichtigen ist. Einige Items müssen vor der Berechnung umgepolt werden.

Gütekriterien

Objektivität: Bei den SOC-Versionen handelt es sich um standardisierte Messverfahren, die sowohl in der Ausführung als auch in der Auswertung als objektiv einzuschätzen sind.

Reliabilität: Für die drei Versionen des SOC werden überwiegend zufriedenstellende Kennzahlen zur Beurteilung der internen Konsistenz (Cronbach's Alpha) berichtet. Die Reliabilitätskoeffizienten der schriftlichen Form des SOC-29 für die drei Subskalen erreichen in der erwachsenen Allgemeinbevölkerung in Deutschland Werte von $\alpha = .79$ („Verstehbarkeit"), $\alpha = .81$ („Handhabbarkeit"), $\alpha = .86$ („Sinnhaftigkeit"). Für die Gesamtskala des SOC-29 wird ein Wert von $\alpha = .92$, für die Kurzversion SOC-13 von $\alpha = .85$ und für die SOC-9L von $\alpha = .87$ berichtet (Schumacher et al., 2000b). Mittag und Kollegen setzten den SOC in einer schriftlichen Befragung bei kardiologischen Patienten in einer medizinischen Rehabilitation ein. Aus dieser Studie wird für den SOC-29 eine Reliabilität von $\alpha = .89$ und für den SOC-13 von $\alpha = .82$ ausgewiesen. Für den SOC-13T ergaben sich in einer Telefonbefragung in der Schweiz und in Deutschland Kennwerte von $\alpha = .75$ (Bern; Abel et al., 1999) und $\alpha = .72$ (München; Karvonen et al., 1997).

Validität: Hinsichtlich der externen Validität wurden zwischen den SOC-Skalen und relevanten Skalen zur Erfassung der psychischen und physischen Lebensqualität („Nottingham Health Profile" (NHP), „Gießener Beschwerdebogen" (GBB), „Screening für Somatoforme Störungen" (SOMS)) positive Zusammenhänge gefunden. Dabei zeigten sich deutlichere Korrelationen mit psychischen Gesundheitsaspekten. Physische Beeinträchtigungen oder Schmerzen waren dagegen geringer mit den SOC-Skalen assoziiert. Insgesamt betrachtet lagen die berichteten Korrelationskoeffizienten auf moderatem Niveau. Dies könnte als Hinweis darauf interpretiert werden, dass das Kohärenzgefühl, im Sinne der salutogenetischen Theorie, über die Abwesenheit von Schmerzen und Beschwerden hinaus, positive Indikatoren des Wohlbefindens erfasst (Antonovsky, 1993).

Vergleichswerte/ Normen

Für die vorgestellten SOC-Versionen liegen Normwerte aus der deutschen Allgemeinbevölkerung vor (Schumacher et al., 2000a). Aus einer telefonischen Befragung in Bern und München (Abel et al., 1999) sind bevölkerungsbezogene Normwerte für den SOC-13T verfügbar.

Kurzversion

Mit dem SOC-13 und dem SOC-9L stehen zwei validierte Kurzversionen zur Verfügung.

Literatur

Abel, T., Walter, E., Niemann, S. & Weitkunat, R. (1999). The Berne-Munich Lifestyle Panel. Background and baseline results from a longitudinal health lifestyle survey. *Sozial- und Präventivmedizin, 44*, 91–106.

Antonovsky, A. (1993). The structure and properties of the Sense of Coherence Scale. *Social Science and Medicine, 36*, 725–733.

Antonovsky, A. (1997). *Salutogenese. Zur Entmystifizierung der Gesundheit* [Deutsche Herausgabe von Alexa Franke]. Tübingen: dgvt-Verlag.

Bengel, J., Strittmatter, R. & Willmann, H. (2001). *Was erhält Menschen gesund? Antonovskys Modell der Salutogenese – Diskussionsstand und Stellenwert* (Erweiterte Neuaufl., Bd. 6). Köln: Bundeszentrale für gesundheitliche Aufklärung (BzgA).

Geyer, S. (1997). Some conceptual considerations on the Sense of Coherence. *Social Science and Medicine, 44*, 1771–1779.

Karvonen, S., Abel, T., Calmonte, R. & Weitkunat, R. (1997). Die Erfassung des SOC im Telefoninterview – ein Vergleich von kulturellen und Geschlechterdifferenzen. *Gesundheitswesen, 59*, A71.

Mittag, O., Kolenda, K. D., Nordman, K. J., Bernien, J., Maurischat, C. (2001). Return to work after myocardial infarction/coronary artery bypass grafting: patients' and physicians' initial viewpoints and outcome 12 months later. *Social Science and Medicine, 52*, 1441–1450.

Schumacher, J., Gunzelmann, T. & Brähler, E. (2000a). Deutsche Normierung der Sense of Coherence Scale von Antonovsky. *Diagnostica, 48*, 208–213.

Schumann, A., Hapke, U., Meyer, C., Rumpf, H. J. & John, U. (2003). Measuring Sense of Coherence with only three items: A useful tool for population surveys. *British Journal of Health Psychology, 8*, 409–421.

Wydler, H., Kolip, P. & Abel, T. (Hrsg.) (2000). *Salutogenese und Kohärenzgefühl: Grundlagen, Empirie und Praxis eines gesundheitswissenschaftlichen Konzepts.* Weinheim, München: Juventa.

Autoren des Beitrags

Dipl.-Soz. Jörn Moock
Prof. Dr. phil. Thomas Kohlmann
Abt. Methoden der Community Medicine
Institut für Community Medicine, Universität Greifswald
Walther-Rathenau-Straße 48
D-17475 Greifswald
E-Mail: Joern.Moock@uni-greifswald.de
E-Mail: Thomas.Kohlmann@uni-greifswald.de

Prof. Dr. Thomas Abel, PhD
Abteilung für Gesundheitsforschung
Institut für Sozial- und Präventivmedizin, Universität Bern
Niesenweg 6
CH-3012 Bern
E-Mail: Abel@ispm.unibe.ch

Abschnitt A5

Krankheitsverarbeitung

COMES

COMputergestütztes Erfassungs-System

Autoren	Meinrad Perrez, Michael Reicherts
Quelle	Perrez, M. & Reicherts, M. (1996). A computer-assisted self-monitoring procedure for assessing stress-related behavior under real life conditions. In J. Fahrenberg & M. Myrtek (Eds.), *Ambulatory assessment. Computer-assisted psychological and psychophysiological methods in monitoring and field studies* (pp. 51–67). Seattle: Hogrefe & Huber Publishers.
Bezugsquelle	Erhältlich bei den Autoren dieses Beitrags.
Vorgänger-/ Originalversion	Perrez, M. & Reicherts, M. (1989). Belastungsverarbeitung: Computerunterstützte Selbstbeobachtung im Feld. *Zeitschrift für Differentielle und Diagnostische Psychologie, 2*, 129–139.

Anwendungsbereich	Stress/Belastungsprobleme, kritische Lebensereignisse, Burn-out-Probleme. Die Anwendungsbereiche beziehen sich im weiteren Sinne auf Fragestellungen im Rahmen der Gesundheitspsychologie, der Medizinischen Psychologie, aber auch der Arbeits- und Organisationspsychologie sowie der Psychotherapie zur therapievorbereitenden und -begleitenden Diagnostik. Der Altersbereich reicht von jungen Erwachsenen bis zu Betagten (unter der Voraussetzung normaler Intelligenz).
Zielsetzung und Kurzbeschreibung	Das „**COM**putergestützte **E**rfassungs-**S**ystem", COMES (engl.: „COMputer-assisted REcording System", COMRES) ist ein systematisches Selbstbeobachtungssystem für das ambulante Assessment von Stress und Coping. Es umfasst eine Reihe von Items zur trainierten Selbstbeobachtung von Episoden der Belastungsverarbeitung im Alltag, die möglichst zeit- und ereignisnah erfolgt. Seine Anwendung wird bei der Vorbereitungssitzung anhand eines Manuals mit dem Benutzer trainiert; die Selbstbeschreibung ist daher nicht „naiv". COMES ist seit seiner ersten Realisierung (1986) auf einem Handheld- bzw. Palmcomputer implementiert, wo dem Benutzer programmunterstützt Items präsentiert werden, auf die er durch seine Eingabe antwortet. COMES ist in seiner ursprünglichen Form ein ereignisgesteuertes System (event-based). Der Benutzer nimmt das Gerät nach dem Gewahrwerden einer Belastung in Betrieb und arbeitet die Fragensequenz ab.
Art des Verfahrens	Trainiertes Selbstbeobachtungsverfahren (computerunterstützt)
Technische Informationen	– 33 Selbstbeobachtungskategorien – Bearbeitungszeit: ca. 5 Minuten pro Episode (35 bis 40 Episoden, innerhalb von 4 bis 5 Wochen) – Automatisierte Auswertung mit der neuen technischen Version (ab Anfang 2008 verfügbar).

– Technische Aspekte: Erste Version in BASIC, aktuelle Version mit Plattform Izybuilder®; Geräte Sharp, HP, Palm und Windows-PDA.

Theoretischer Hintergrund

Die Items sind theoriebasiert und folgen dem Situations-Verhaltens-Modell von Belastungsverarbeitungsprozessen der Autoren (Perrez & Reicherts, 1987; Reicherts, 1988). Die funktionale Situations-Verhaltenstheorie geht davon aus, dass die Angemessenheit von Copingreaktionen oder -handlungen davon abhängt, ob die Reaktion oder Handlung den objektiven adaptationsrelevanten Merkmalen der belastenden Situation (Stressor) Rechnung trägt (z. B. instrumenteller Beeinflussungsversuch bei kontrollierbaren Stressoren, Umbewerten bei nichtkontrollierbaren und nicht vermeidbaren Stressoren, Informationssuche bei intransparenten Situationen). Das Modell nimmt dabei an, dass eine angemessene subjektive Wahrnehmung der objektiven Merkmale die angemessene Response-Selektion erleichtert. Die erfassten Variablen sind eingebettet in eine Theorie angemessener Bewältigung, nämlich das Modell der Regeln der Belastungsverarbeitung (Reicherts, 1999). Der spezifische Nutzen des Verfahrens liegt darin, dass es – anders als Fragebögen – Verhalten ereignisnah in der natürlichen Umwelt unmittelbar erfasst und dadurch die gedächtnisbasierten Beeinträchtigungen der Erfassungsqualität vermindert.

Entwicklung des Verfahrens

Das Verfahren wurde zuerst an Studierenden erprobt, an (teils kleinen) klinischen Gruppen evaluiert und dann in anderen Studien eingesetzt (Perrez & Reicherts, 1987; Reicherts, 1988, 1999).

Aufbau und Auswertung

Die Selbstbeobachtungsitems sind in fünf Gruppen organisiert und verlangen je nach Item eine drei- bis sechsstufige Skaleneingabe. Sie umfassen zentrale Konstrukte der Belastungsverarbeitung: Situationseinschätzung („Appraisal", Kontrollierbarkeit, Valenz, Vertrautheit etc.), emotionale Reaktionen (ängstlich, deprimiert, ärgerlich), Bewältigungsverhalten (aktive Einflussnahme, Evasion und Passivität) und (bislang realisierter) Bewältigungserfolg. Zusätzliche Einschätzungen beziehen sich auf die Typikalität der Episode und die subjektive Angemessenheit des Verhaltens.

Itembeispiele/Antwortformate:

– „In der Situation fühlte ich mich: deprimiert – heiter [0 bis 5]"
– „Die Belastung war für mich: sehr klein – sehr groß [0 bis 5]"
– „Die Chance, dass ich die Situation zum Guten beeinflussen konnte: sehr klein – sehr groß [0 bis 5]"
– „Ich versuchte die Situation aktiv zu beeinflussen: kaum – ziemlich [0 bis 2], indem ich … [freie Eingabe, in Stichworten]"

Die Auswertung umfasst drei Möglichkeiten:

1. Prä-Post-Vergleich: Für die Evaluation von individuellen oder Gruppeninterventionen können die Prä-Werte mit den Post-Werten verglichen werden z. B. bezüglich der Anzahl von Stressepisoden innerhalb des definierten Beobachtungszeitraumes oder der Veränderung der Appraisal-Werte wie „mittlere Kontrollierbarkeitseinschätzung" oder „Häufigkeit von realisierten Copingmodalitäten".
2. Ist-Soll-Vergleich: Das empirisch bewährte Konzept der „Regeln angemessener Belastungsbewältigung" (vgl. Reicherts, 1999) erlaubt es zu prüfen, wie weit die Probanden in ihrem Verhalten regelkompatibel reagieren oder handeln, also z. B. wie weit sie in kontrollierbaren Situationen tatsächlich von instrumentellen Bewältigungsversuchen Gebrauch machen oder Flucht, Meidung oder

Passivität praktizieren. Der Regelkonformitätsindex (regelkonforme verglichen mit regel-nonkonformen Reaktionen), informiert über das Ausmaß der Copingkompetenz.

3. Vergleich mit normativen Daten aus diversen vorliegenden Stichproben: Individuelle Werte können mit Mittelwerten und Standardabweichungen des vorliegenden Datenpools verglichen werden.

Ergänzende Verfahren

Als ergänzendes Verfahren für die Erfassung der Copingkompetenz empfiehlt sich der „Fragebogen zum Umgang mit Belastungen im Verlauf" (UBV), der die gleichen Konstrukte erfasst und auf der Vorgabe hypothetischer Situationen beruht. Er fragt theorieorientiert nach der Einschätzung von adaptationsrelevanten Situationsmerkmalen (wie Kontrollierbarkeit, Familiarität usw.), nach dem emotionalen Zustand und nach den Bewältigungsverhaltensweisen.

Gütekriterien

Reliabilität: Die psychometrischen Kennwerte auf der Basis von durchschnittlich 30 Episoden (während vier Wochen) sind mit einer durchschnittlichen Split-half-Reliabilität von .85 sehr gut. Im Mittel betragen die Reliabilitäten der Situationseinschätzungsvariablen .87, beim selbstgerichteten Copingverhalten .87, bei den emotionalen Stressreaktionen .85, beim umgebungsgerichteten Coping .77 und bei den Kausalattributionen .81. Dank stärkerer Situationsbezogenheit sind sie beim umgebungsgerichteten Coping etwas geringer.

Validität: Zahlreiche Validitätsnachweise liegen zu Indikatoren psychischer Gesundheit vor, z. B. beschreiben Personen mit erhöhten Depressionswerten („Beck-Depressionsinventar", BDI) höhere negative Valenz, höhere Wiederauftretenswahrscheinlichkeit der Episode, stärkere emotionale Stressreaktionen und vermehrte Evasion und Passivität im Bewältigungsverhalten sowie höhere Diskrepanzen zwischen „Ist" und „Soll" ihres Verhaltens. Ähnliche Zusammenhänge bestehen zur Ängstlichkeit. Zusammenhänge mit Fragebogenverfahren sind kohärent, aber weisen das ambulante Assessment als eigenständiges Verfahren aus. Das Verfahren wurde in verschiedenen Kontexten eingesetzt und hat sich dort bewährt (z. B. Seelische Gesundheit: Perrez, 1988; Analyse von Ärger: Reicherts, 1992; Soziale Unterstützung: Perkonigg et al., 1993).

Soziale Erwünschtheit: Soziale Erwünschtheit („Social-Desirability-Scale", SD-Skala) der Antworten ist gering und betrifft nur wenige Variablen (z. B. aggressive Stressemotion).

Usability, Benutzerakzeptanz und Reaktivität: Anders als bei Fragebogenverfahren werden diese Kennwerte im Bereich des ambulanten Assessment üblicherweise erfasst. Auch die für COMES vorliegenden subjektiven Einschätzungen zeigen eine hohe Benutzerakzeptanz, geringe Störung alltäglicher Abläufe durch die Methode und relativ geringe Reaktivität im Verhalten und Erleben. Zu letzteren liegen nicht nur Indikatoren subjektiver Einschätzung vor, sondern auch objektive Maße: Veränderungen des Antwortverhaltens während der vier Wochen Selbstbeobachtung zeigen sich nur in wenigen Variablen (z. B. Wiederauftretenswahrscheinlichkeit, negative Valenz) und verweisen eher auf eine generelle „Sensitivierung" als auf eine Nivellierung der Selbstbeobachtung im Zeitverlauf.

Vergleichswerte/ Normen

Neue Referenzwerte (v. a. Mittelwerte und Standardabweichungen für die einzelnen Variablen) mit der neuen technischen Version sind in Vorbereitung und liegen Anfang 2008 vor.

Versionen

Eine weitere Anwendungsmöglichkeit besteht in PC-Installationen am Arbeitsplatz, z. B. um den Stress des Personals auf Intensivstationen zu erfassen (Perrez & Matathia, 1993).

Nachfolgende Verfahren bauen auf dem COMES auf bzw. stellen Modifikationen bzw. Erweiterungen dar: Der COMES-SOZU („SOZiale Unterstützung; Perkonigg et al., 1993) zielt mit spezifischen Selbstbeobachtungs-Items auf Aspekte sozialer Unterstützung im Alltag. Der COMES-SB (Stress und Befindlichkeit) kombiniert die ereignisorientierte Erfassung mit einer zeitbasierten (stündlichen) Abfrage von sechs Zustandsvariablen und kombiniert Zeitreihen mit potenziell bedeutsamen Ereignissen. Diese Version wurde u. a. im Kontext beruflicher Belastungsverarbeitung eingesetzt (Reicherts & Pihet, 2000). Daraus hervorgegangen ist in jüngster Zeit der „Learning Affect Monitor". FASEM-C erfasst das interpersonelle Coping in der Familie, indem auf der Basis von sechs Zeitstichproben pro Tag während einer Woche bei allen Familienmitgliedern (älter als 13 Jahre) simultan und signal-kontingent Befinden, Stress, Situation, Tätigkeit, individuelles und interpersonelles Coping abgefragt werden (Perrez et al., 2000).

Literatur

Perkonigg, A., Baumann, U., Reicherts, M. & Perrez, M. (1993). Soziale Unterstützung und Belastungsverarbeitung: Eine Untersuchung mit computerunterstützter Selbstbeobachtung. In A. Laireiter (Hrsg.), *Soziales Netzwerk und soziale Unterstützung* (S. 128–140). Bern: Huber.

Perrez, M. (1988). Bewältigung von Alltagsbelastungen und seelische Gesundheit: Zusammenhänge auf der Grundlage computer-unterstützter Selbstbeobachtungs- und Fragebogendaten. *Zeitschrift für Klinische Psychologie, 17*, 292–306.

Perrez, M. & Matathia, R. (1993). Differentielle Effekte des Bewältigungsverhaltens und seelische Gesundheit. *Zeitschrift für Gesundheitspsychologie, 1*, 235–253.

Perrez, M. & Reicherts, M. (1987). Coping behavior in the natural setting: A method of computer-aided self-observation. In H.-P. Dauwalder, M. Perrez & V. Hobi (Eds.), *Controversial issues in behavior modification. Annual series of European research in behavior therapy* (Vol. 2; pp. 127–137). Lisse: Swets & Zeitlinger.

Perrez, M., Schöbi, D. & Wilhelm, P. (2000). How to assess social regulation of stress and emotions in daily family life? A computer-assisted family self-monitoring system (FASEM-C). *Clinical Psychology and Psychotherapy, 7*, 326–339.

Reicherts, M. (1988). *Diagnostik der Belastungsverarbeitung. Neue Zugänge zu Stress-Bewältigungs-Prozessen.* Bern: Huber.

Reicherts, M. (1992). Solch ein Ärger – was tun? Eine situationsorientierte Analyse der Bewältigungseffizienz bei Ärger in Alltagsbelastungen. In V. Hodapp & P. Schwenkmezger (Hrsg.), *Ärger und Ärgerausdruck* (S. 227-251). Bern: Huber.

Reicherts, M. (1999). *Comment gérer le stress? Le concept des règles cognitivo-comportementales.* Fribourg/Suisse: Editions Universitaires.

Reicherts, M. & Pihet, S. (2000). Job newcomers coping with stressful situations. A micro-analysis of adequate coping and well-being. *Swiss Journal of Psychology, 59*, 303–316.

Autoren des Beitrags

Prof. Dr. Meinrad Perrez & Prof. Dr. Michael Reicherts
Universität Fribourg, Departement für Psychologie
Rue de Faucigny 2, CH-1700 Fribourg, Schweiz
E-Mail: meinrad.perrez@unifr.ch, michael.reicherts@unifr.ch

FKV

Freiburger Fragebogen zur Krankheitsverarbeitung

Autor	Fritz A. Muthny
Quelle	Muthny, F.A. (1989). *Freiburger Fragebogen zur Krankheitsverarbeitung, Handanweisung.* Weinheim: Beltz.
Bezugsquelle	Erhältlich beim Hogrefe Verlag unter www.testzentrale.de.

Anwendungsbereich

Erfassung von Prozessen der Krankheitsverarbeitung (im Sinne von Coping) bei erwachsenen Patienten mit einer akuten oder chronischen somatischen Erkrankung, einsetzbar in Behandlung, Rehabilitation und Nachsorge. Der Einsatz kann in der Forschung in Querschnitt- und Längsschnittstudien erfolgen und sich auf aktuelle wie auch retrospektiv betrachtete Belastungen bzw. Verarbeitungssituationen (in Zusammenhang mit der Erkrankung) beziehen. Er eignet sich auch für Patientenscreenings (hierzu wird nur die Kurzform empfohlen); dabei kann sowohl der Gebrauch wie auch der subjektive Nutzen von Krankheitsverarbeitung erfasst werden.

Zielsetzung und Kurzbeschreibung

Der FKV ist ein krankheitsübergreifendes Instrument zur Erfassung der Krankheitsverarbeitung. Eine variable Instruktion erlaubt die Fokussierung auf aktuelle und retrospektive Belastungssituationen.

Art des Verfahrens

Selbst- oder Fremdbeurteilungsverfahren („Paper & Pencil").

Technische Informationen

- 102 Items auf 12 Skalen
- Bearbeitungszeit: ca. 30 Minuten
- Die Auswertung ist in der Langform nur per EDV vorgesehen (Auswertung der Kurzform auch manuell möglich).

Theoretischer Hintergrund

Der Fragebogen basiert auf dem Coping-Transaktionsmodell von Lazarus und Folkman (1984). Wesentliche in die Testentwicklung eingehende Vorannahmen sind (s. Muthny, 1989):

- Ausgehen von einem Prozesscharakter der Krankheitsverarbeitung,
- Einschluss der kognitiven, emotionalen und Handlungsebene der Krankheitsverarbeitung,
- Annahme individueller wie auch interaktionaler Komponenten der Verarbeitungsprozesse, die Postulierung verschiedener (prinzipiell gleichberechtigt zu betrachtender) Einflussquellen in Person, Situation und Umwelt im Sinne des Transaktionsmodells sowie
- die Annahme eines komplexen Zusammenhangs zwischen Einsatz von Verarbeitungsmodi und erreichtem Verarbeitungserfolg in Bezug auf verschiedene Zielkriterien.

Entwicklung des Verfahrens

Die wichtigsten Zielsetzungen und Leitlinien zur Entwicklung des Verfahrens leiten sich gleichermaßen aus diesen theoretischen Vorannahmen und aus messmethodischen und praktisch-theoretischen Anforderungen ab (s. auch Muthny, 1989):

- möglichst weitgehende Modellorientierung zur Ermöglichung der Testung zentraler Hypothesen bestehender Modelle,
- Einschluss eines breiten Spektrums von Krankheitsverarbeitungsmodi unter Einbeziehung von Verhalten, Kognition und Emotion,
- Verwendbarkeit ohne erforderliche „State"-/„Trait"-Vorentscheidungen,
- Eignung zur Verlaufsmessung,
- Verwendbarkeit für Selbst- und Fremdeinschätzungen,
- größtmögliche klinische Nähe der Items und Skalen sowie
- vertretbare Patientenbelastung bzw. Untersuchungsökonomie zur Gewährleistung einer hohen Akzeptanz des Verfahrens bei Patienten, Angehörigen, Ärzten und Personal.

Aufbau und Auswertung

Unterschiedliche Instruktionen ermöglichen eine Fokussierung auf die jeweilige Belastung bzw. den betrachteten Zeitrahmen und tragen der Fremd- bzw. Selbsteinschätzung Rechnung. Aus Gründen der Vergleichbarkeit wird jeweils eine Standardinstruktion für aktuelle und (ereignisbezogene) retrospektive Fokussierung empfohlen – aber auch hochspezifische, sozusagen „maßgeschneiderte" Fokussierungen sind möglich (und entsprechen besonders dem Transaktionsmodell). Obwohl die unterschiedlichen Instruktionen und auch die Darbietung in Fremd- oder Selbstschilderung grundsätzlich für beide Verfahren gelten, hat sich doch diese flexible, vielseitige Anwendung weitgehend auf die Kurzform beschränkt, sodass hier die meisten Vergleichsdaten vorliegen.

Die Skalen des FKV sind im Einzelnen (in Klammern: Zahl der Items und Markieritem):

- **Problemanalyse und Lösungsverhalten** (13; „Ich habe verschiedene Möglichkeiten überlegt, um mit dem Problem fertig zu werden.")
- **Depressive Verarbeitung** (16; „Ich habe viel gegrübelt.")
- **Hedonismus** (11; „Ich habe mir mehr Zeit für mich selbst genommen.")
- **Religiosität und Sinnsuche** (8; „Ich habe Halt im Glauben gefunden.")
- **Misstrauen und Pessimismus** (7; „Ich habe mit allem gerechnet.")
- **Kognitive Vermeidung und Dissimulation** (9; „Ich habe mir gewünscht, dass das Problem verschwinden oder sich in nichts auflösen würde.")
- **Ablenkung und Selbstaufwertung** (8; „Ich habe mir klargemacht, dass mir schon Wichtiges gelungen ist.")
- **Gefühlskontrolle und sozialer Rückzug** (7; „Ich dachte, ich müsste alleine damit fertig werden.")
- **Regressive Tendenz** (5; „Ich wollte mich verwöhnen lassen.")
- **Relativierung durch Vergleich** (4; „Ich habe mir gesagt, um wieviel schlimmer alles sein könnte.")
- **Compliancestrategien und Arztvertrauen** (4; „Ich habe mir vorgenommen, alles zu tun, damit die Behandlung Erfolg hat.")
- **Selbstermutigung** (5; „Ich war überzeugt, dass die Behandlung erfolgreich sein würde.")

Die Beantwortung der Items erfolgt auf einer fünfstufigen Skala (1 = „gar nicht" bis 5 = „sehr stark zutreffend"). Die Auswertung erfolgt durch die Bildung itemstandardisierter Summenscores (Mittelwertbildung), wobei max. 20 % fehlender Items akzeptiert werden.

Gütekriterien

Objektivität: Ist beim FKV als standardisiertem Fragebogen sowohl bei der Durchführung wie bei der Auswertung gegeben.

Interne Konsistenz: Liegt für die Skalen der Langform zwischen .69 und .94 in einer Stichprobe von n = 212 Dialysepatienten und n = 107 Mammakarzinom-Patientinnen (Fokus Diagnosemitteilung; Buddeberg et al., 1991); für die Kurzform .68 bis .77 in einer Stichprobe von Dialyse-, Herzinfarkt- und MS-Patienten (N = 947).

Konvergente Validität: Wurde im Zusammenhang mit den „Trierer Skalen der Krankheitsbewältigung" (TSK) untersucht. Dabei zeigten sich nur mäßige korrelative Zusammenhänge, selbst bei Skalen mit ähnlicher inhaltlicher Bezeichnung, sodass davon ausgegangen werden muss, dass beide Instrumente doch auch wesentlich Unterschiedliches erfassen. Dies bestätigt sich auch in der gemeinsamen Faktorenanalyse der Skalen der beiden Instrumente (Dörner & Muthny, eingereicht).

Kriterienbezogene Validität: Wurde vor allem im Sinne von Korrelationen mit Adaptionskriterien wie Lebensqualität, emotionale Befindlichkeit und Reha-Status untersucht. Dabei zeigten sich (wie auch bei anderen Coping-Instrumenten) ausgeprägte Zusammenhänge vor allem der „Depressiven Verarbeitung" mit den Kriterien Angst, Depression und Reha-Status (Dörner & Muthny, eingereicht), was allerdings auch wesentlich auf das vieldiskutierte „Konfundierungsproblem" (Lazarus et al., 1985) zurückgeht.

Vergleichswerte/ Normen

Publizierte Normen liegen nicht vor (zumal die Items Bezug auf eine bestehende Erkrankung nehmen und so eine Untersuchung an einem repräsentativen gesunden Kollektiv nicht möglich ist), dafür eine große Zahl von Vergleichsstichproben mit unterschiedlichen Diagnosegruppen und Fokussierungen (vor allem für die Kurzversion, die wohl aus untersuchungsökonomischen Gründen weit häufiger eingesetzt wurde als die Langform).

– Querschnitt-Studien mit Patienten unterschiedlicher Diagnosen wurden durchgeführt und schließen vor allem Dialyse-, Herzinfarkt- und MS-Patienten (Muthny, 1992), sowie Krebs- und HIV-Patienten in Akutbehandlung und Rehabilitation ein (siehe Übersicht bei Muthny, 1994, 1996).
– Längsschnitt-Studien: Buddeberg und Kollegen (1991), Faller und Kollegen (1994), Weis und Kollegen (1994), Dörner und Kollegen (2005).
– Vergleich verschiedener Beurteilungsquellen: Muthny (1988), Faller und Kollegen (1992).
– Therapiestudien (Effekte verhaltenstherapeutischer stationärer Behandlung): Zielke (1993), Schüßler und Leibing (1994).

Kurzversion

Die Kurzfassung FKV-LIS umfasst fünf Skalen mit 35 Items („LIS" steht für Liste, da hier nur Begriffe und keine ganzen Itemsätze verwendet werden). Die Skalen sind: „Depressive Verarbeitung" (5 Items), „Aktives problemorientiertes Coping" (5 Items), „Ablenkung und Selbstaufbau" (5 Items), „Religiosität und Sinnsuche" (5 Items), „Bagatellisierung und Wunschdenken" (3 Items). Die Bearbeitungszeit beträgt fünf bis zehn Minuten, die Handauswertung dauert zehn Minuten.

Literatur

Buddeberg, C., Wolf, C., Sieber, M., Riehl-Emde, A., Bergant, A., Steiner, R. et al. (1991). Coping strategies and course of disease of breast cancer patients. Results of a 3-year longitudinal study. *Psychotherapy and Psychosomatics, 55*, 151–157.

Dörner, U. & Muthny, F.A. (eingereicht). Testgüte-Vergleich von zwei Instrumenten zur Krankheitsverarbeitung in der kardiologischen Rehabilitation – Trierer Skalen zur Krankheitsbewältigung (TSK) und Freiburger Fragebogen zur Krankheitsverarbeitung (FKV), *Zeitschrift für Medizinische Psychologie*.

Dörner, U., Muthny, F.A., Benesch, L. & Gradaus, D. (2005). Vorhersage der Lebensqualität nach stationärer kardiologischer Rehabilitation. *Physikalische Medizin, Rehabilitationsmedizin, Kurortmedizin, 15*, 216–221.

Faller, H., Lang, H., Schilling, S. & Wagner, J. (1992). Krankheitsverarbeitung bei Bronchialkarzinom aus der Sicht der Patienten, ihrer Angehörigen und der Betreuer. *Psychotherapie, Psychosomatik, Medizinische Psychologie, 42*, 322–331.

Faller, H., Schilling, S. & Lang, H. (1994). Verbessert Coping das emotionale Befinden? Ergebnisse einer Längsschnittstudie mit Bronchialkarzinompatienten. *Psychotherapie, Psychosomatik, Medizinische Psychologie, 44*, 355–364.

Lazarus, R.S., DeLongis, A., Folkman, S. & Gruen, R. (1985). Stress and adaptational outcomes: the problem of confounded measures. *American Psychologist, 40*, 770–779.

Lazarus, R.S. & Folkman, S. (1984). *Stress, appraisal, and coping.* New York: Springer.

Muthny, F.A. (1988). Einschätzung der Krankheitsverarbeitung durch Patienten, Ärzte und Personal – Gemeinsamkeiten, Diskrepanzen und ihre mögliche Bedeutung. *Zeitschrift für Klinische Psychologie, 17*, 319–333.

Muthny, F.A. (1992). Krankheitsverarbeitung im Vergleich von Herzinfarkt-, Dialyse- und MS-Patienten. *Zeitschrift für Klinische Psychologie, 21*, 372–391.

Muthny, F.A. (1994). Forschung zur Krankheitsverarbeitung und psychosomatische Anwendungsmöglichkeiten. *Deutsches Ärzteblatt, 91*, 3090–3107.

Muthny, F.A. (1996). Erfassung von Verarbeitungsprozessen mit dem Freiburger Fragebogen zur Krankheitsverarbeitung (FKV). *Rehabilitation, 35*, IX–XVI.

Schüßler, G. & Leibing, E. (Hrsg.) (1994). *Verlaufs- und Therapiestudien chronischer Krankheit.* Göttingen: Hogrefe.

Weis, J., Heckl, U., Koch, U. & Tausch, B. (1994). Psychosoziale Belastungen und Krankheitsverarbeitung im Verlauf einer Krebserkrankung – Erste Ergebnisse einer prospektiven Längsschnittstudie. In G. Schüßler & E. Leibing (Hrsg.), *Verlaufs- und Therapiestudien chronischer Krankheit* (S. 63–72). Göttingen: Hogrefe.

Zielke, M. (1993). *Wirksamkeit stationärer Verhaltenstherapie.* Dortmund: PsychologieVerlagsUnion.

Autoren des Beitrags

Prof. Dr. phil. Dr. med. Fritz A. Muthny, Dipl.-Psych. Matthias Richter
Institut für Medizinische Psychologie
Universitätsklinikum Münster (UKM)
Von-Esmarch-Str. 52
D-48149 Münster
E-Mail: postmaster.medpsych@uni-muenster.de

SVF120
Stressverarbeitungsfragebogen

Autor(inn)en	Wilhelm Janke, Gisela Erdmann, Konrad Wolfgang Kallus
Quellen	Erdmann, G. & Janke, W. (2007, im Druck). *SVF-Handbuch*. Göttingen: Hogrefe. Janke, W. & Erdmann, G. (1997). *Stressverarbeitungsfragebogen SVF120*. 4., überarb. und erw. Aufl. Göttingen: Hogrefe.
Bezugsquelle	Erhältlich beim Hogrefe Verlag unter www.testzentrale.de.
Vorgänger-/ Originalversion	Janke, W., Erdmann, G. & Kallus, K.W. (1985). *Stressverarbeitungsfragebogen mit 114 Items*. Göttingen: Hogrefe.

Anwendungsbereich	Einsatz bei Erwachsenen bis 79 Jahren zur Erfassung von Stressverarbeitungsweisen bei Belastung in Alltag, Beruf und Arbeit. Eine wesentliche Zielsetzung des Einsatzes des SVF ist die Prädiktion von Erfolg und Versagen von therapeutischen Maßnahmen sowie von Krankheitsrückfällen. Hierzu ist der SVF in seiner Standardform besonders geeignet. Aufgrund der zeitlichen und situativen Stabilität der mit der Regelform des SVF erfassten Stressverarbeitungsmerkmale ist dieser aber im Allgemeinen weniger geeignet, Therapieverläufe abzubilden. Hierfür besser geeignet ist der situationsbezogene SVF (SVF-S).
Zielsetzung und Kurzbeschreibung	Der SVF erfasst habituelle Tendenzen der Stressverarbeitung. Bei jedem Item ist anzugeben, mit welcher Wahrscheinlichkeit eine Stressverarbeitungsweise angewandt wird, „wenn ich durch irgendetwas oder irgend jemanden innerlich erregt, beeinträchtigt oder aus dem Gleichgewicht gebracht worden bin".
Art des Verfahrens	Selbstbeurteilungsverfahren („Paper & Pencil" oder Computerversion)
Technische Informationen	– 120 Items in 20 Subtests – Bearbeitungszeit: 10 bis 20 Minuten – Auswertungszeit mit Schablone: ca. 15 Minuten – Auswertung über PC-Programm möglich.
Theoretischer Hintergrund	Der SVF wurde auf der Basis des Stressmodells von Janke konstruiert, das ab den Siebzigerjahren in der Arbeitsgruppe um Janke und Erdmann Leitlinie zahlreicher Untersuchungen mit experimentellen und Feldbelastungsbedingungen war (Janke, 1976; ausführliche Darstellungen: Erdmann & Janke, 2007; Janke & Wolffgramm, 1995). Die wesentlichen Punkte sind: 1. In Belastungssituationen („Stressoren") auftretende starke und/ oder lang anhaltende psychische und somatische Veränderungen („Stress") werden nicht passiv hingenommen, sondern mit Regulationsvorgängen beantwortet, die darauf abzielen, die psychoso-

matische Ausgangslage wieder zu erreichen und/oder die Abweichung von der Ausgangslage zu reduzieren bzw. zu verkürzen und/oder einen neuen psycho-physischen Zustand herbeizuführen („Anpassung"). Diese Prozesse werden als Stressverarbeitungs-/Stressbewältigungsweisen, -arten, -maßnahmen oder -strategien bezeichnet. Stressverarbeitungsmaßnahmen können auch antizipatorisch eingesetzt werden, wenn ein Stressor bzw. Stress erwartet wird.

2. Die eingesetzten Stressverarbeitungsweisen können im Sinne der Verhinderung, Verminderung oder Verkürzung des Stressgeschehens wirken, also adaptiv sein. Sie können auch ineffektiv oder maladaptiv sein, d. h. in einer Stressvermehrung bzw. -verlängerung resultieren.

3. Stressverarbeitungsweisen umfassen sowohl psychische als auch somatische Vorgänge. Der SVF ist auf psychische Stressverarbeitungsweisen begrenzt. Die systematische Erfassung von somatischen Stressverarbeitungsweisen ist durch ein Selbstbeurteilungsinventar nicht möglich.

4. Psychische Stressverarbeitungsweisen lassen sich nach ihrer Äußerungsform in solche aktionaler Art (Handlungen) und intrapsychischer Art (Wahrnehmungen, Gedanken, Vorstellungen, emotionale und motivationale Vorgänge) unterteilen, wobei eine Differenzierung natürlich nur partiell möglich ist.

5. Nach ihrer Zielrichtung können Stressverarbeitungsweisen primär auf die Beeinflussung der Belastungssituation (den „Stressor"), den ausgelösten Zustand („Stress") und/oder die diesen anzeigenden Belastungsreaktionen ausgerichtet sein.

6. Psychische Stressverarbeitungsweisen können bewusst oder unbewusst sein. Als Selbstbeurteilungsverfahren ist der SVF begrenzt auf Stressverarbeitungsweisen, die zumindest insoweit bewusst werden, dass sie durch verbale Techniken abfragbar sind. Dabei wird angenommen, dass durch eine gebundene Beantwortung mit Vorgabe von Stressverarbeitungsweisen Reproduktionsvorgänge erleichtert/gefördert werden.

7. Es können mehrere, korrelativ voneinander relativ unabhängige Stressverarbeitungsweisen unterschieden werden („Mehrdimensionalität"). Der SVF geht davon aus, dass Individuen über ein „Repertoire" von Stressverarbeitungsweisen verfügen, das sie in Abhängigkeit vom jeweiligen Stressor und den Situations- und Umgebungsbedingungen, dem ausgelösten Zustand („Stress"), den Reaktionen und deren Veränderungen im Laufe des Stressgeschehens mehr oder weniger flexibel einzusetzen vermögen – bei gleichzeitig deutlichen interindividuellen Unterschieden in der Tendenz zu einzelnen Verarbeitungsweisen. Dieser Aspekt berührt die Möglichkeit der Erstellung eines Stressverarbeitungsprofils. Deswegen ist es notwendig, dass die verschiedenen Subtests eines Fragebogens zur Erfassung von Stressverarbeitungsweisen nur niedrig miteinander korrelieren. Allerdings sind nicht alle Subtests des SVF voneinander vollkommen unabhängig. Interkorrelationen und Faktorenanalysen der Subtests lassen auch inhaltlich gut interpretierbare Gruppierungen („Bereiche") erkennen, die eine Auswertung auf der Ebene sog. Sekundärtests ermöglichen.

8. Stressverarbeitungsweisen werden kaum oder gar nicht von anderen Persönlichkeitsmerkmalen bestimmt („Unabhängigkeit bzw. Eigenständigkeit von Stressverarbeitungsweisen").

9. Die von einer Person eingesetzten Stressverarbeitungsweisen bleiben über die Zeit relativ stabil („Zeitkonstanz").

10. Die von einer Person eingesetzten Stressverarbeitungsweisen sind
– auf der Ebene subjektiver Beurteilung – relativ unabhängig vom
Stressor und der Situation, in der er auftritt („Stressor- und Situati-
onskonstanz").
11. Stressverarbeitungsweisen werden relativ unabhängig von der Art
des induzierten Zustandes und der Belastungsreaktion eingesetzt
(„Zustands- und Reaktionsgeneralität").

**Entwicklung
des Verfahrens**

Der SVF wurde aus einem Itempool von etwa 200 Items nach den Regeln der klassischen Testtheorie und Testkonstruktion entwickelt. Er
geht auf mehrere Vorformen zurück, deren erste 1968 konzipiert wurde. Nach mehreren Revisionen wurde 1978 erstmals eine Form mit
128 Items, die sich auf 16 Subtests mit je acht Items verteilten, veröffentlicht; mit dieser Form wurden viele Untersuchungen durchgeführt.
Die dabei gewonnenen Ergebnisse ließen es möglich erscheinen, die
Anzahl der Items je Subtest von acht auf sechs zu reduzieren. Auf
Kurzformen mit vier Items pro Subtests wurde wegen zu geringer Reliabilität verzichtet, obwohl damit viele Untersuchungen durchgeführt
wurden.

Die 1985 als Test erschienene Form enthielt 19 Subtests mit je
sechs Items. Sie wies für die meisten Subtests eine mindestens akzeptable Reliabilität aus. Ausnahmen betrafen den Subtest „Flucht",
der mehrfach revidiert wurde (auch bei der Vorbereitung zur zweiten
Auflage), sowie den Subtest „Pharmakaeinnahme". Letzterer wurde
unverändert beibehalten, da er für bestimmte Populationen von besonderer Bedeutung ist. Wegen seiner Inhomogenität und bei gesunden
Personen und Patienten ohne Drogenproblematik extrem schiefen Verteilung ist er allerdings nicht mehr für die reguläre Ergebnisdarstellung
(Profildarstellung) vorgesehen.

Die jetzige Normalform SVF120 wurde 1997 als Test veröffentlicht.
Sie stellt eine leicht modifizierte und um den Subtest „Entspannung"
erweiterte Form des SVF mit 114 Items dar.

**Aufbau und
Auswertung**

Der SVF zielt auf die Erfassung eines Spektrums verschiedener
Stressverarbeitungsweisen ab. Diese sind durch 20 (in der Normalform) bzw. 13 (in der Kurzform SVF78) Subtests definiert:

1. **Bagatellisierung**: Stärke, Dauer oder Gewichtigkeit einer Belastung abwerten
2. **Herunterspielen**: Sich selbst im Vergleich zu anderen geringeren
Stress zuschreiben
3. **Schuldabwehr**: Fehlende Eigenverantwortlichkeit betonen
4. **Ablenkung**: Sich von stressbezogenen Aktivitäten/Situationen ablenken bzw. stressinkompatiblen zuwenden
5. **Ersatzbefriedigung**: Sich positiven Aktivitäten/Situationen zuwenden
6. **Selbstbestätigung**: Sich Erfolg, Anerkennung und Selbstbestätigung verschaffen
7. **Entspannung**: Sich insgesamt / einzelne Körperteile entspannen
8. **Situationskontrolle**: Situation analysieren, Handlungen zur Kon-
trolle/Problemlösung planen und ausführen
9. **Reaktionskontrolle**: Eigene Reaktionen unter Kontrolle bringen
oder halten
10. **Positive Selbstinstruktion**: Sich selbst Kompetenz und Kontroll-
vermögen „zusprechen"
11. **Soziales Unterstützungsbedürfnis**: Aussprache, soziale Unterstützung und Hilfe suchen

12. **Vermeidung**: Sich vornehmen, Belastungen zu verhindern oder ihnen auszuweichen
13. **Flucht**: Tendenz, einer Belastungssituation zu entkommen
14. **Soziale Abkapselung**: Sich von anderen zurückziehen
15. **Gedankliche Weiterbeschäftigung**: Sich gedanklich nicht lösen können, grübeln
16. **Resignation**: Aufgeben/Resignieren mit Gefühlen von Hilflosigkeit, Hoffnungslosigkeit
17. **Selbstbemitleidung**: Sich selbst bemitleiden mit missgünstiger (aggressiver) Komponente
18. **Selbstbeschuldigung**: Belastungen eigenen Fehlhandlungen zuschreiben
19. **Aggression**: Gereizt, ärgerlich, aggressiv reagieren
20. **Pharmakaeinnahme**: Psychotrope Substanzen (Medikamente, Alkohol, Nikotin) „einnehmen"

Die Subtests 1 bis 10 beziehen sich auf Maßnahmen, die prinzipiell stressreduzierend sein können. Sie werden als **Positiv-Strategien** (Adaptiv-Strategien, POS) bezeichnet. Innerhalb der Positiv-Strategien lassen sich drei Subbereiche differenzieren:

- POS 1 (Subtests 1 bis 3) bezieht sich auf kognitive Verarbeitungsweisen im Sinne von Abwertung/Umwertung bzw. Abwehr.
- POS 2 (Subtests 4 bis 7) kennzeichnet Tendenzen zur Ablenkung von einer Belastung und zur Hinwendung auf positive stressinkompatible, stresskompensierende Situationen/Zustände.
- POS 3 (Subtests 8 bis 10) bezieht sich auf Maßnahmen zur Kontrolle des Stressors, der dadurch ausgelösten Reaktionen und die Selbstzuschreibung der dafür nötigen Kompetenz.

Die Subtests 13 bis 18 beziehen sich auf Stressverarbeitungsweisen, die Stress vermehren und als **Negativ-Strategien** (Maladaptiv-Strategien, NEG) bezeichnet werden: Die Negativ-Strategien sind im Ganzen homogener. Es deuten sich zwei Gruppen an:

- Verarbeitungsweisen, bei denen emotionales Betroffensein dominiert (NEG 1: Subtests 15, 17, 18).
- Verhaltensweisen, bei denen Rückzug und Resignation dominieren (NEG 2: Subtests 13, 14, 16).

Eine explizite Bildung von Subbereichen wurde aber nicht als reguläre Auswertung vorgesehen, weil die Höhe der Korrelationen dies als problematisch erscheinen ließ. Bei bestimmten Personengruppen kann diese Differenzierung aber diagnostisch hilfreich sein.

Die Subtests „Soziales Unterstützungsbedürfnis", „Vermeidung", „Aggression" und „Pharmakaeinnahme" können nicht eindeutig den Positiv- oder Negativstrategien zugeordnet werden.

Die Auswertung erfolgt anhand der Subtestwerte, die als Profil veranschaulicht werden können, und/oder der Sekundär- bzw. Bereichswerte für POS 1 (Abwertung/Umwertung), POS 2 (Ablenkung/Kompensation), POS 3 (Kontrolle), POS (Positiv-Strategien) und NEG (Negativ-Strategien).

Gütekriterien

Objektivität: Durchführung und Auswertung sind voll objektiv.

Reliabilität: Halbierungs- und Konsistenzkoeffizienten (Cronbach's Alpha) aller Subtests > .75, zum Teil > .90, mit Ausnahme des Subtests „Pharmakaeinnahme"; Retestkoeffizienten (bei Wiederholung nach ca. vier Wochen) zufriedenstellend bis gut.

Validität: Die Konstruktvalidität ist über mehrere Ansätze gesichert. Interkorrelationen und Faktorenanalysen von Subtests und Items zeigen die angezielten Beziehungen, außerdem belegen Korrelationen mit anderen Tests eine konvergente und diskriminante Validität.

Mehrere Ansätze erbringen Befunde, die für eine befriedigende, jedoch nicht gute kriterienbezogene Validität sprechen, u. a. eine Differenzierung von Berufsgruppen und klinischen Gruppen (u. a. psychische Störungen wie Depression, Angst, PTSD, Schizophrenie; somatische Störungen wie Polyarthritis, Krebs) sowie eine Korrelation mit Reaktionen, eingesetzten Verarbeitungsweisen unter experimentellen und Feldbelastungsbedingungen, Handlungsergebnissen und Stressfolgen im Feld.

Mehrere Studien belegen, dass bei Einsatz vor und nach Interventionen und Rehabilitationsmaßnahmen der SVF in seinen Normalformen nur eingeschränkt änderungssensitiv ist, da er habituelle Stressverarbeitungsweisen erfasst. Hierfür stehen aktuelle Formen zur Verfügung.

Vergleichswerte/ Normen

Statistische Kennwerte und T-Werte einer nach Alter und Geschlecht geschichteten Stichprobe im Alter von 20 bis 79 Jahren, sowie T-Werte verschiedener Gruppen.

Kurzversion/ Sonderformen

Es existiert eine Kurzform mit 78 Items, die 13 der 20 Subtests des SVF120 enthält.

Zur Erfassung von Stressverarbeitungsweisen in bestimmten, vom Untersucher zu definierenden Belastungssituationen/-arten dienen situationsbezogene Formen (SVS-S). Die Items sind die der Standardform. Eine der am häufigsten auftretenden Formen bezieht sich auf Krankheit: „Wenn ich durch meine Krankheit beeinträchtigt, innerlich erregt oder aus dem Gleichgewicht gebracht worden bin, ... ".

Für Forschungszwecke existieren zur Erfassung der aktuellen Stressverarbeitung als SVF-ak bezeichnete Formen.

Literatur

Janke, W. (1976). Psychophysiologische Grundlagen des Verhaltens. In M. v. Kerekjarto (Hrsg.), *Medizinische Psychologie* (2. Aufl.; S. 1– 10). Berlin: Springer.

Janke, W. & Wolffgramm, J. (1995). Biopsychologie von Streß und emotionalen Reaktionen. Ansätze interdisziplinärer Kooperation von Psychologie, Biologie und Medizin. In G. Debus, G. Erdmann & K. W. Kallus (Hrsg.), *Biopsychologie von Streß und emotionalen Reaktionen. Ansätze interdisziplinärer Forschung* (S. 293–347). Göttingen: Hogrefe.

Autor(inn)en des Beitrags

Prof. Dr. Wilhelm Janke
Institut für Psychologie, Universität Würzburg
Röntgenring 10
D-97070 Würzburg
E-Mail: wilhelm.janke@t-online.de

Prof. Dr. Gisela Erdmann
Institut für Psychologie und Arbeitswissenschaft
Technische Universität Berlin
Franklinstr. 28/29
D-10587 Berlin
E-Mail: erdmann@gp.tu-berlin.de

TBB

Tagebuch zur Erfassung alltäglicher Belastungen und deren Bewältigung

Autor	Anton-Rupert Laireiter
Quellen	Hamminger, M. (2005). *Die Rolle des Sozialen Netzwerks und der Sozialen Unterstützung bei Alltagsbelastungen*. Unveröffentl. Diplomarbeit. Universität Salzburg: Fachbereich Psychologie. Laireiter, A.-R. (1998). Tagebuch zur Erfassung alltäglicher Belastungen und deren Bewältigung – TBB. In J. Glück, O. Vitouch, M. Jirasko & B. Rollett (Hrsg.), *Perspektiven psychologischer Forschung in Österreich* (Bd. 2; S. 275–278). Wien: WUV.
Bezugsquelle	Erhältlich beim Autor dieses Beitrags.

Anwendungsbereich	Das Instrument kann sowohl für die Grundlagenforschung (Stressforschung; Alltagsbelastungen und deren Bewältigung) eingesetzt werden als auch zur Analyse von Alltagsbelastungen und deren Bewältigung bei verschiedenen Patienten- und Altersgruppen (13 bis 80 Jahre), insbesondere bei Patienten mit psychischen und somatischen Störungen und Erkrankungen.
Zielsetzung und Kurzbeschreibung	Es ist Aufgabe des TBB, den Prozess der Wahrnehmung (appraisal), Reaktion auf und Bewältigung von Alltagsereignissen unter Berücksichtigung der sozialen Umwelt (als Stressoren wie auch als Unterstützer im Bewältigungsprozess) abzubilden. Auf diese Weise können individuelle Belastungs-Bewältigungs-Prozesse und Unterstützungsressourcen im Alltag, aber auch spezifische Belastungen, negative Belastungskonstellationen, Bewältigungsprobleme und Defizite von sozialen Stützsystemen im Alltag und bei kleineren Lebensbelastungen eines Menschen erhoben werden.
Art des Verfahrens	Selbstbeurteilungsverfahren („Paper & Pencil"); Tagebuchverfahren: – Ereignisversion (TBB-E): Bearbeitung nach Abklingen eines belastenden Ereignisses (ca. 15 Ereignisse) – Intervallversion (TBB-I): Bearbeitung einmal täglich, abends; Erfassung der Ereignisse des Tages; Bearbeitung belastendstes Ereignis; Einsatz über längeren Zeitraum, ca. zwei bis vier Wochen
Technische Informationen	– 88 Items (+ 21 offene Fragen) auf 7 Skalen (+ 2 fakultativ) – Bearbeitungszeit: ca. 7 Minuten pro Tagebuchblatt – Auswertungszeit: ca. 15 Minuten (bei Messwiederholung länger) – Keine automatisierte Auswertung verfügbar.
Theoretischer Hintergrund	Herkömmliche Verfahren zur Erfassung von Alltagsbelastungen erheben meist nur die Stimulus- oder die Reaktionsseite von Belastungen. Das TBB hingegen versucht, den Gesamtprozess der Wahrnehmung

und Bewältigung von Alltagsbelastungen abzubilden. Es orientiert sich an dem „Episodenansatz alltäglicher Belastungen" (Perrez & Reicherts, 1992), der Alltagsbelastungen als einen Prozess ansieht, der durch eine Verschiebung des Person-Umwelt-Gefüges in Richtung nichtroutinemäßiger Anpassungserfordernisse entsteht und mit spezifischen emotionalen Reaktionen und erhöhten Bedürfnissen nach Verhaltens-, Emotions- und Selbstwertregulation einhergeht. Nach Perrez und Reicherts werden Belastungen vor allem durch die Valenz, Veränderbarkeit, Kontrollierbarkeit, Vorhersehbarkeit, Klarheit vs. Ambiguität und Bekanntheit von Ereignissen konstituiert. Zentrale Merkmale des auf das Ereignis folgenden Adaptationsprozesses sind die durch die Belastung ausgelösten Emotionen als Handlungs- und Verhaltensimpulse und die Bewältigungsziele, die im Sinne einer regulationstheoretischen Konzeption des Bewältigungsprozesses den nachfolgenden Adaptationsprozess wesentlich strukturieren.

Das in dem Instrument erfasste Bewältigungsverhalten orientiert sich ebenfalls an dem Ansatz von Perrez und Reicherts (1992), welcher drei Typen von Anpassungsreaktionen unterscheidet: (1) situations-, (2) repräsentations- und (3) evaluationsbezogene. Situationsbezogene Reaktionen versuchen die Belastung durch problemlösende Aktionen direkt zu verändern, repräsentationsbezogene verändern die kognitive Repräsentation des Stressors durch Informationssuche oder -unterdrückung, während die evaluationsbezogenen Bewältigungsmodi die Einstellung zum Stressor durch Sinnstiftung, Umbewertung oder Modifikation der Ziele verändern.

In den meisten neueren Belastungs- und Bewältigungskonzeptionen wird der verabreichten sozialen Unterstützung ein wichtiger Stellenwert für die Bewältigung von Belastungen eingeräumt. TBB beinhaltet daher einen entsprechenden Abschnitt. Theoretisch orientiert sich dieser an dem Belastungs-Bewältigungs-Unterstützungsmodell von Cohen (1992) und allgemeinen Taxonomien sozialer Unterstützung (Laireiter, 1993), denen zu Folge bei Alltagsbelastungen vor allem emotionale, Selbstwert-, kognitive und instrumentelle Unterstützungen gegeben werden. Es hat sich gezeigt, dass für die Anpassung nicht nur die Art der Unterstützung von Bedeutung ist, sondern vor allem auch, wer sie verabreicht (Laireiter, 1993). Es wird daher auch die Quelle (Geber) der Unterstützung erfasst sowie die Beziehung, die zu dieser Person besteht.

Entwicklung des Verfahrens

Das Verfahren wurde in mehreren Schritten entwickelt. Ausgangspunkt waren Literatur- und Methodenanalysen vergleichbarer Instrumente, insbesondere des computerisierten Aufzeichnungssystems COMES (Perrez & Reicherts, 1992) und entsprechender Instrumente aus dem amerikanischen Raum (Eckenrode & Bolger, 1995). Daraus wurde zunächst ein umfangreicheres Instrument entwickelt, das auf Grund von Erfahrungen von Studierenden, die dieses zu bearbeiten hatten, und empirischen Analysen auf die vorliegende Struktur reduziert wurde. In weiterführenden Studien wurde bislang vor allem die empirische Güte des Intervalltagebuches TBB-I überprüft; das Ereignistagebuch TBB-E wurde bisher noch nicht vertieft evaluiert.

Aufbau und Auswertung

Das TBB besteht aus insgesamt 13 Abschnitten. Der Intervallmodus startet mit einer Liste von 18 Alltagsbelastungen (16 vorgegeben, zwei offen), deren Auftreten und Intensität für den abgelaufenen Tag einzuschätzen ist. Darauf folgt eine skizzenhafte Beschreibung der Belastungssituation (belastendstes Ereignis des Tages), das weiter bearbeitet wird. Der Ereignismodus startet mit einem belastenden Ereignis der letzten Tage, das am Abklingen ist. Alle Abschnitte des TBB beziehen sich auf dieses und sind in einem fünfstufigen Rating gehalten („sehr stark", „stark", „etwas", „kaum", „gar nicht"). Sie haben folgenden Inhalt:

- Kausalattribution der Entstehung des Ereignisses (Zufall, selbst, Andere, anderes Ereignis)
- Beteiligte/verursachende Personen (bis zu sechs: Rolle, Beziehung, Geschlecht)
- Beurteilung des Ereignisses hinsichtlich Kontrollierbarkeit, Veränderbarkeit, Vorhersehbarkeit, Valenz etc.
- Emotionale Belastungsreaktionen (12 Emotionen, z. B. Angst, Ärger, Scham, eine offene Kategorie)
- Ziele des Umgangs mit dem Ereignis (z. B. „inneres Gleichgewicht wieder herstellen")
- Bewältigungsverhalten (14 Verhaltensweisen, z. B. „sich ablenken", „sich Klarheit verschaffen", „Situation akzeptieren", „aktiv eingreifen", eine offene Kategorie)
- Bewältigungsergebnisse (sieben Vorgaben, z. B. Problemlösung, Akzeptieren, „inneres Gleichgewicht wieder hergestellt")
- Beurteilung der Bewältigung hinsichtlich Erfolg, Veränderung, Zufriedenheit
- Gegenwärtiges Befinden (12 Gefühle, wie bei emotionale Belastungsreaktionen; zusätzlich eine offene Kategorie)
- Inanspruchnahme fremder Hilfe/Unterstützung („ja"/„nein"), *wenn „ja": folgende Abschnitte, ansonsten hier Ende*
- Unterstützende/helfende Personen (bis zu sechs: Rolle, Beziehung, Geschlecht)
- Art der erhaltenen Unterstützung insgesamt (aus ökonomischen Gründen unabhängig von Unterstützern) 15 Modalitäten, z. B. Trost, Informationen, Ermutigung, Wertschätzung; zusätzlich eine offene Kategorie
- Beurteilung der erhaltenen Unterstützung hinsichtlich Zufriedenheit, Erfüllung der Erwartungen und Effektivität

Das Instrument ist nur zum Teil über Skalen und großteils auf Itemebene auszuwerten. Folgende Skalen wurden bisher gebildet:

- **Emotionale Belastungsreaktionen** (drei Skalen: ängstlich-deprimiert, beschämt/schuldig; aktiv-erregt)
- **Bewältigungsreaktionen** (vier Skalen: palliative, defensive, kognitiv-aktive, negativ-belastungsinduzierende Reaktionen)
- **Erhaltene Unterstützung** (zwei Skalen: psychologische vs. instrumentelle Unterstützung).

Für die Auswertung der Tagebücher empfiehlt sich zur Erhöhung der Reliabilität und Reduktion der Messabhängigkeit eine Aggregation der Daten auf Personebene (Bildung von Personwerten). Da keine Normwerte vorliegen, ist im Einzelfall eine qualitative Auswertung sinnvoll.

Gütekriterien

Die **Objektivität** des Instruments ist auf Grund der Standardisiertheit der Instruktion und der Auswertung gegeben.

Die psychometrischen Charakteristika des Instruments wurden bisher an zwei Stichproben (1: Studierende und Allgemeinbevölkerung, 18 bis 50 Jahre, $N = 22$; 2: Allgemeinbevölkerung, 20 bis 50 Jahre; $N = 40$; jeweils 20 Episoden) untersucht. Die **Reliabilität** wurde auf verschiedene Weise geprüft. Für die faktorenanalytisch gewonnenen Skalen wurden Konsistenzwerte und für die Einzelitems Stabilitätswerte nach dem Odd-even-Konzept (vgl. dazu Perrez & Reicherts, 1992) berechnet, die in beiden Fällen zu befriedigenden Ergebnissen führten.

Die Bestimmung der **Validität** wurde bislang vornehmlich nach dem Konzept der internen Validität durchgeführt. Dazu wurden Hauptkomponentenanalysen in den Bereichen „emotionale Belastungsreaktionen", „Bewältigungsverhalten" und „erhaltene Unterstützung" durchgeführt, die – wie oben berichtet – zu inhaltlich sinnvollen Ergebnissen führten. Tagebuch-interne Analysen der Zusammenhänge zwischen den verschiedenen Bereichen und Items im Sinne der Konstruktvalidität erbrachten interessante und hypothesenkonforme Ergebnisse, die ebenfalls für die Validität des Verfahrens sprechen (Hamminger, 2005).

Für eine reliable und valide Datenerhebung ist es jedoch nötig, generelle Standards von Tagebucherhebungen einzuhalten (Laireiter & Thiele, 1995).

Vergleichswerte/ Normen

Es liegen Vergleichswerte (M; SD; Md) von mehreren Stichproben (Studierende, Allgemeinbevölkerung; Erwachsene zwischen 18 und 50 Jahren) und einer Gesamtzahl von 62 Probanden und insgesamt 1 250 Tagebuchaufzeichnungen vor. Weitere Studien sind in Auswertung. Eine Normierung wurde nicht durchgeführt.

Literatur

Cohen, S. (1992). Stress, social support, and disorder. In H. O. F. Veiel & U. Baumann (Eds.), *The meaning and measurement of social support* (pp. 109–124). Washington DC: Hemisphere.

Eckenrode, J. & Bolger, N. (1995). Daily and within-day event measurement. In S. Cohen, R. C. Kessler & L. U. Gordon (Eds.), *Measuring stress. A guide for health and social scientists* (pp. 80–101). New York: Oxford University Press.

Laireiter, A.-R. (1993). Begriffe und Methoden der Netzwerk- und Unterstützungsforschung. In A.-R. Laireiter (Hrsg.), *Soziales Netzwerk und Soziale Unterstützung: Konzepte, Methoden und Befunde* (S. 15–44). Bern: Huber.

Laireiter, A.-R. & Thiele, C. (1995). Psychologische Soziodiagnostik: Tagebuchverfahren zur Erfassung sozialer Beziehungen, sozialer Interaktionen und Sozialer Unterstützung. *Zeitschrift für Differentielle und Diagnostische Psychologie, 16*, 125–151.

Perrez, M. & Reicherts, M. (Eds.). (1992). *Stress, coping, and health: A situation-behavior approach*. Seattle: Hogrefe & Huber.

Autor des Beitrags

Ass.-Prof. Dr. Anton-Rupert Laireiter
Fachbereich Psychologie, Universität Salzburg
Hellbrunner Straße 34
A-5020 Salzburg, Österreich
E-Mail: anton.laireiter@sbg.ac.at

TICS

Trierer Inventar zum chronischen Stress

Autoren	Peter Schulz, Wolff Schlotz, Peter Becker
Quelle	Schulz, P., Schlotz, W. & Becker, P. (2004). *Das Trierer Inventar zum chronischen Stress (TICS) – Manual*. Göttingen: Hogrefe.
Bezugsquelle	Erhältlich beim Hogrefe Verlag unter www.testzentrale.de.
Vorgänger-/ Originalversion	Schulz, P. & Schlotz, W. (1999). Das Trierer Inventar zur Erfassung von chronischem Streß (TICS): Skalenkonstruktion, teststatistische Überprüfung und Validierung der Skala Arbeitsüberlastung. *Diagnostica, 45*, 8–19. Schulz, P. & Schlotz, W. (2002). *Das Trierer Inventar zur Erfassung von chronischem Stress – Version 2 (TICS 2)* (Trierer Psychologische Berichte, Bd. 29, Heft 2). Trier: Universität, Fachbereich I – Psychologie.
Anwendungsbereich	Der TICS ist ein Fragebogen für Jugendliche und Erwachsene (16 bis 70 Jahre). Er kann zur Erfassung von chronischem Stress bei Personen mit oder ohne Berufsarbeit in den unterschiedlichsten Berufen und Lebenssituationen eingesetzt werden. Er eignet sich sowohl als Forschungsinstrument als auch für die individuelle Stressdiagnostik in der klinischen Praxis. In der Rehabilitation liefert der TICS Informationen zur Krankheitsverarbeitung und kann beim Screening zur Abschätzung des Rehabilitationsbedarfs eingesetzt werden (z. B. Dodt et al., 2002; Mittag et al., 2004). Weitere Einsatzgebiete des TICS liegen in der Planung und Evaluation von Interventionsmaßnahmen (Psychotherapie; Training oder Beratung zu Stressbewältigung und Stressresistenz) und in der klinischen und epidemiologischen Forschung (Zusammenhang zwischen Stress und Gesundheit/Krankheit; Screening zur Erfassung von Stress in Organisationen, Risikogruppen, Berufsgruppen).
Zielsetzung und Kurzbeschreibung	Messung verschiedener Arten von chronischem Stress über standardisierte Selbstbeurteilung der Häufigkeit von Belastungserfahrungen in den vergangenen drei Monaten. Mit 57 Items werden neun Arten von chronischem Stress erfasst: Arbeitsüberlastung, soziale Überlastung; Erfolgsdruck, Unzufriedenheit mit der Arbeit, Überforderung bei der Arbeit, Mangel an sozialer Anerkennung, soziale Spannungen, soziale Isolation, Besorgnis.
Art des Verfahrens	Selbstbeurteilungsverfahren („Paper & Pencil" oder Computerversion)
Technische Informationen	– 57 Items auf 9 Skalen – Bearbeitungszeit: 10 bis 15 Minuten – Auswertungszeit: 5 bis 10 Minuten – Eine elektronische Auswertung ist im Rahmen der Computerversion verfügbar.

Theoretischer Hintergrund

Dem TICS liegt ein interaktionsbezogenes Stresskonzept zugrunde (Schulz et al., 2004). Stress entsteht bei einer Nichtpassung von Anforderungen (Stressoren/Belastungen), die eine Person im Alltag zu bewältigen hat, und den Ressourcen, die zur Anforderungsbewältigung aktuell zur Verfügung stehen.

Im Gegensatz zu akutem Stress zeichnet sich chronischer Stress durch episodisch wiederkehrende Anforderungen aus. Der Beginn kann schleichend, ohne erkennbaren Anfang sein, die Anforderungen sind meist von langer Dauer und haben oft kein erkennbares Ende. Chronischer Stress ist mit täglicher Routine und dauerhaften sozialen Rollen verknüpft. Neben der Frequenz oder Chronizität von Anforderungen hängt die Entstehung von chronischem Stress vor allem auch von der Verfügbarkeit und Aktivierung von Stressbewältigungsmaßnahmen ab.

Anforderungen lassen sich anhand ihrer Merkmale unterscheiden (Schulz, 2005): Umfang, Schwierigkeit, Vielfalt, Klarheit, Valenz, Vereinbarkeit mit anderen Anforderungen, Gratifikation bei Bewältigung, Sanktionen bei Nichtbewältigung, Handlungsspielraum, äußere Bedingungen und Häufigkeit. Bei einem Ungleichgewicht zwischen spezifischen Anforderungsmerkmalen und personalen oder umweltbezogenen Ressourcen der Person wird eine Anforderung zur Stressquelle. Je nach Stressquelle können verschiedene Arten von Stress entstehen.

Die Skalen des TICS erfassen verschiedene Arten von chronischem Stress. Die Stressarten gehen auf unterschiedliche Stressquellen zurück und zeigen unterschiedliche Zusammenhänge zu gesundheitsbezogenen Variablen (z. B. Schlotz et al., 2004; Schulz et al., 2003). Der TICS ermöglicht damit nicht nur die Erstellung individueller oder gruppenspezifischer Stressprofile, sondern auch eine Fokussierung auf spezifische Stressarten, passend zur diagnostischen Zielsetzung oder Forschungshypothese.

Entwicklung des Verfahrens

Der TICS wurde auf der Grundlage folgender Merkmale konstruiert: Subjektivität, Chronizität, Unspezifität, Transparenz und Komplexität (vgl. Schulz et al., 2004). Für einen früheren Fragebogen wurden Items generiert, die Stresserfahrungen anhand verschiedener Anforderungsmerkmale in sozialen Interaktionen und im Arbeitsbereich sowie interne Stressquellen repräsentieren (Schulz, 1995). Version 1 des TICS (Schulz & Schlotz, 1999) wurde durch Item- und Faktorenanalysen dieses Itempools entwickelt, der Fragebogen erfasst chronischen Stress auf sechs Skalen mit 39 Items. Für Version 2 (Schulz & Schlotz, 2002) wurden neue Items durch theoretische Ableitung von Stressarten aus anforderungsbezogenen Stressquellen im sozialen und Arbeitsbereich entwickelt und über Faktoren- und Itemanalysen reduziert. Version 2 des TICS erfasst chronischen Stress auf zehn Skalen mit 62 Items. Die aktuelle Version 3 des TICS (Schulz et al., 2004) wurde aus Version 2 anhand von Daten einer für Deutschland repräsentativen Stichprobe entwickelt. Fünf Items wurden entfernt, einige Items umgruppiert und zwei Skalen fusioniert.

Aufbau und Auswertung

Der TICS erfragt in neun Skalen die Häufigkeit von Stresserfahrungen in den vergangenen drei Monaten:

- **Arbeitsüberlastung** (8 Items): Lange und intensive Auseinandersetzung mit Anforderungen; quantitative Überlastung. Itembeispiel: „Ich habe zu viele Aufgaben zu erledigen".

– **Soziale Überlastung** (6 Items): Lange und intensive Auseinandersetzung mit Problemen anderer Menschen; Übermaß an Verantwortung und Fürsorge. Itembeispiel: „Ich muss ständig aufs neue für das Wohl anderer Menschen sorgen".

– **Erfolgsdruck** (9 Items): Beanspruchung unter dem selbst- und/ oder fremdverursachten Druck, erfolgreich sein zu müssen; gute Leistung bringen zu müssen; keinen Fehler machen zu dürfen; Erwartungen auf jeden Fall erfüllen zu müssen. Itembeispiel: „Ich muss Aufgaben erfüllen, die mit hohen Erwartungen verbunden sind".

– **Unzufriedenheit** mit der Arbeit (8 Items): Aversive Anforderungen; innere Ablehnung von Aufgaben; fehlende Eigenmotivation. Itembeispiel: „Es gibt Zeiten, in denen mir Aufgaben fehlen, die mir sinnvoll erscheinen".

– **Überforderung** bei der Arbeit (6 Items): Scheitern, erfolgloses Bemühen bei der Anforderungsbewältigung; Diskrepanz zwischen Anforderungen und Fähigkeiten. Itembeispiel: „Obwohl ich mich bemühe, erfülle ich meine Aufgaben nicht so, wie es sein sollte".

– **Mangel an sozialer Anerkennung** (4 Items): Vergebliche Versuche, durch Leistung, Freundlichkeit oder Loyalität soziale Gratifikation wie Anerkennung, Respekt oder Lob zu erhalten. Itembeispiel: „Obwohl ich mein Bestes gebe, wird meine Arbeit nicht gewürdigt".

– **Soziale Spannungen** (6 Items): Konflikt zwischen eigenen Handlungsplänen und den Plänen von Bezugspersonen; Spannungen, Meinungsverschiedenheiten, Auseinandersetzungen. Itembeispiel: „Ich habe Streit mit anderen, weil ich mich nicht so verhalte, wie andere es von mir erwarten".

– **Soziale Isolation** (6 Items): Wichtige soziale Ressourcen stehen aus der Sichtweise des Betroffenen nicht oder nur unzureichend zur Verfügung. Itembeispiel: „Es gibt Zeiten, in denen ich zu wenig Kontakte zu anderen Personen habe".

– **Chronische Besorgnis** (4 Items): Internale Quelle von Stress; sich aufdrängende, unfreiwillige sorgenvolle Gedanken an mögliche zukünftige Ereignisse. Itembeispiel: „Zeiten, in denen mir die Sorgen über den Kopf wachsen".

Die Antworten werden auf einer fünfstufigen Ratingskala von 0 = „nie" bis 4 = „sehr häufig" gegeben. Die Skalenwerte werden durch Aufsummieren der zugehörigen Itemwerte errechnet. Hohe Werte indizieren häufiges Erleben der jeweiligen Stressart (Chronizität). Die Skalenrohwerte werden anhand von Normentabellen in T-Werte transformiert. Anschließend wird auf einem Profilblatt ein Profil zur Veranschaulichung der Ergebnisse erstellt. Bei der Interpretation können zwei Skalenblocks unterschieden werden: „Stress durch hohe Anforderungen" (Skalen 1 bis 3) und „Stress durch Mangel an Bedürfnisbefriedigung" (Skalen 4 bis 8). Die Skala „Chronische Besorgnis" sollte als eigene Einheit interpretiert werden.

Gütekriterien

Die Gütekriterien des TICS wurden in zahlreichen Studien überprüft, über die das Testmanual informiert (Schulz et al., 2004).

Objektivität: Der TICS ist ein standardisiertes Verfahren mit objektiven Durchführungs- und Auswertungsprinzipien.

Reliabilität: Die Reliabilitäten der Skalen nach der klassischen Testtheorie (Cronbach's Alpha) liegen im Bereich von .84 bis .91, die Rasch-Reliabilitäten zwischen .78 und .89. Die Profilreliabilität beträgt .72.

Konstruktvalidität: Eine Hauptachsenanalyse der 57 Items mit Extraktion von neun Faktoren und anschließender Oblimin-Roation in der Normstichprobe ergab eine sehr gute Einfachstruktur und spricht für die faktorielle Validität der TICS-Items. Die Skaleninterkorrelationen liegen für die Normstichprobe zwischen .15 und .63 und sind für ein Messinstrument zur Erfassung verschiedener Facetten von chronischem Stress angemessen. Eine Hauptachsenanalyse der TICS-Skalen mit Oblimin-Rotation lieferte zwei Faktoren zweiter Ordnung: „Stress durch hohe Anforderungen" und „Stress durch Mangel an Bedürfnisbefriedigung" (vgl. „Aufbau und Auswertung"). Korrelationen mit anderen Stressfragebögen („Life Experiences Survey" LES, „Perceived Stress Questionnaire" PSQ, „Perceived Stress Scale" PSS, „Stress-Reaktivitäts-Skala" SRS) und Persönlichkeitsskalen („Trierer Integriertes Persönlichkeitsinventar" TIPI) zeigten plausible spezifische Zusammenhänge. In einer Zwillingsstudie (Federenko et al., 2006) ergaben sich auf der Grundlage eines multivariaten ACE-Modells, in dem additive genetische (A), gemeinsame umweltbedingte (C) und spezifische umweltbedingte (E) Varianzkomponenten voneinander unterschieden werden können, für die TICS-Version 1 erwartungsgemäß sehr geringe Heritabilitäten für die primär anforderungsabhängigen Skalen „Arbeitsüberlastung" (6 %) und „soziale Belastung" (5 %). Dagegen zeigten sich höhere Heritabilitäten für die Skalen „Unzufriedenheit mit der Arbeit" (16 %), „Besorgnis" (23 %) und „Mangel an sozialer Anerkennung" (45 %), die konzeptuell und empirisch stärker personabhängig sind.

Kriteriumsvalidität: Profile der TICS-Skalenwerte bildeten spezifische Belastungen verschiedener Berufsgruppen plausibel ab. Beispielsweise berichteten Pflegekräfte mehr soziale Überlastung und Erfolgsdruck, aber geringere Überforderung bei der Arbeit als Studierende im ersten Semester. Unternehmer, Manager, Selbstständige und Freiberufler berichteten über mehr Arbeitsüberlastung und Erfolgsdruck als Angestellte. Ledige ohne Partner berichteten mehr soziale Isolation als Verheiratete. Korrelationen zeigten plausible skalenspezifische Zusammenhänge zwischen TICS-Skalen und verschiedenen Formen der sozialen Unterstützung, Schlafqualität, Beschwerden und Erkrankungen. Skalen der TICS-Version 1 zeigten außerdem wiederholt Zusammenhänge zu Cortisolmessungen (z. B. Schlotz et al., 2004).

**Vergleichswerte/
Normen**

Es liegen Normen aus einer für die deutsche Bevölkerung repräsentativen Stichprobe von 604 Personen im Alter von 16 bis 70 Jahren vor. Die Normen werden als T-Werte getrennt für drei Altersgruppen berichtet (16 bis 30, 21 bis 59 und 60 bis 70 Jahre).

Kurzversion

Aus dem TICS wurde eine „Screeningskala zum chronischen Stress" (SSCS) abgeleitet (Schulz et al., 2004). Der Kurzfragebogen enthält insgesamt zwölf Items zu folgenden Stressarten: Besorgnis, Arbeitsüberlastung, soziale Überlastung, Überforderung, Mangel an sozialer Anerkennung. Die Skala liefert einen Globalwert zur chronischen Stressbelastung. Die psychometrischen Kennwerte der Skala sind befriedigend.

Literatur

Dodt, B., Peters, A., Heon-Klin, V., Matthis, C., Raspe, A. & Raspe, H. (2002). Reha-Score für Typ-2-Diabetes mellitus: Ein Instrument zur Abschätzung des Rehabilitationsbedarfs. *Rehabilitation, 41*, 237–248.

Federenko, I.S., Schlotz, W., Kirschbaum, C., Bartels, M., Hellhammer, D.H. & Wüst, S. (2006). The heritability of perceived stress. *Psychological Medicine, 36*, 375–386.

Mittag, O., Budde, H.-G., Eisenriegler, E., Engel, S., Herrmann-Lingen, C., Jokiel, R. et al. (2004). Ein Fragebogen zur Erfassung (Screening) psychischer Störungen und sozialer Probleme von Patienten in der kardiologischen Rehabilitation. *Rehabilitation, 43*, 375–383.

Schlotz, W., Hellhammer, J., Schulz, P. & Stone, A.A. (2004). Perceived work overload and chronic worrying predict weekend-weekday differences in the cortisol awakening response. *Psychosomatic Medicine, 66*, 207–214.

Schulz, P. (1995). *Entwicklung eines Fragebogens zur Erfassung von chronischem Streß und protektiven Faktoren* (Trierer Psychologische Berichte, Band 22, Heft 5). Trier: Universität, Fachbereich I – Psychologie.

Schulz, P. (2005). Stress- und Copingtheorien. In R. Schwarzer (Hrsg.), *Enzyklopädie der Psychologie: Themenbereich Theorie und Forschung, Serie Gesundheitspsychologie, Band 1 Gesundheitspsychologie* (S. 219–235). Göttingen: Hogrefe.

Schulz, P., Hellhammer, J. & Schlotz, W. (2003). Arbeitsstress, sozialer Stress und Schlafqualität: Differentielle Effekte unter Berücksichtigung von Alter, Besorgnisneigung und Gesundheit. *Zeitschrift für Gesundheitspsychologie, 11*, 1–9.

Autor des Beitrags

Dr. Wolff Schlotz, Dipl.-Psych.
MRC Epidemiology Resource Centre, University of Southampton
Southampton General Hospital
Southampton, SO16 6YD
United Kingdom
E-Mail: ws@mrc.soton.ac.uk

TSK
Trierer Skalen der Krankheitsbewältigung

Autor(inn)en	Sigrun-Heide Filipp, Thomas Klauer
Quelle	Klauer, T. & Filipp, S.-H. (1993). *Trierer Skalen der Krankheitsbewältigung (TSK). Handanweisung*. Göttingen: Hogrefe.
Bezugsquelle	Erhältlich beim Hogrefe Verlag unter www.testzentrale.de.
Vorgänger-/ Originalversion	Klauer, T., Filipp, S.-H. & Ferring, D. (1989). Der „Fragebogen zur Erfassung von Formen der Krankheitsbewältigung" (FEBK): Skalenkonstruktion und erste Befunde zu Reliabilität, Validität und Stabilität. *Diagnostica, 35*, 316–335.

Anwendungsbereich	Anwendungen ergeben sich sowohl in der Forschung zum Bewältigungsverhalten bei erwachsenen Patienten mit schweren körperlichen Erkrankungen als auch in der Einzelfall- und Differenzialdiagnostik (insbesondere bei Krebspatienten; vgl. Filipp, 1992); hier ist vor allem an einen Einsatz zur „Früherkennung" maladaptiven Bewältigungsverhaltens im Rahmen von Rehabilitationsmaßnahmen zu denken.
Zielsetzung und Kurzbeschreibung	Die TSK sind ein speziell für den Belastungskontext schwerer körperlicher Erkrankungen entwickeltes Diagnostikum zur Erfassung des Bewältigungsverhaltens auf der Grundlage von Selbstauskünften. Die Skalen enthalten insgesamt 37 Items, die „Gedanken und Verhaltensweisen, die im Umgang mit einer Krankheit auftreten können" beschreiben. Die Items sind empirisch den fünf Skalen „Rumination", „Suche nach sozialer Einbindung", „Bedrohungsabwehr", „Suche nach Information und Erfahrungsaustausch" und „Suche nach Halt in der Religion" zugeordnet.
Art des Verfahrens	Selbstbeurteilungsverfahren („Paper & Pencil" oder Computerversion)
Technische Informationen	– 37 Items auf 5 Skalen – Bearbeitungszeit: ca. 15 Minuten – Die Auswertung kann sehr rasch und ökonomisch erfolgen. – Eine automatisierte Auswertung liegt im Rahmen der Computerversion vor.
Theoretischer Hintergrund	Das Konzept „Bewältigung" wird zur Kennzeichnung eines durch Belastung (hier: schwere Erkrankung) aktivierten Verhaltenssystems verwendet, in dem regulative kognitive und behaviorale Aktivitäten der unterschiedlichsten Gestalt organisiert sind. Bewältigung wird relational, d. h. unter Bezug auf die definierte Belastung als ein Verhalten konzeptualisiert, das für die Person subjektive Instrumentalität in der Wiederherstellung einer befriedigenden Person-Umwelt-Passung besitzen

und das konzeptuell unabhängig von seinen Effekten erfasst werden soll (Ferring et al., 1994). Da Bewältigungsverhalten zugleich als zeitlich variabel angesehen wird, ist die Häufigkeit der einzelnen Aktivitäten zu erfassen, und es wird nicht a priori auf einen individuellen Bewältigungs*stil* abgezielt.

Entwicklung des Verfahrens

Die Testkonstruktion orientierte sich an den Kriterien der klassischen Testtheorie. Ein erster Itempool von 88 Items wurde anhand von drei apriorischen Basisdimensionen formuliert:

- Verhaltens- oder Kontrollebene (intrapsychische/kognitive versus aktionalmotorische Ebene)
- Soziabilität (Mobilisierung sozialer Ressourcen versus sozialer Rückzug)
- Aufmerksamkeitsorientierung (Zentrierung versus Abkehr der Aufmerksamkeit von der Krankheit)

In den Voruntersuchungen (Ferring et al., 1990; Klauer et al., 1989) wurde das Verfahren als „Fragebogen zur Erfassung von Formen der Krankheitsbewältigung" (FEBK) bezeichnet. Daraus wurden schließlich im Rahmen des DFG-Projekts „Formen der Auseinandersetzung mit schweren körperlichen Erkrankungen" faktorenanalytisch die 37 Items der TSK zusammengestellt. Grundlage der Faktorisierung waren die Daten von 178 weiblichen und 154 männlichen Krebspatienten.

Aufbau und Auswertung

Die 37 Items der TSK sind folgenden fünf Skalen zugeordnet (angegeben ist für jede Skala das trennschärfste Item):

- **Rumination** (RU; 9 Items): Grüblerische Suche nach Lösungen für krankheitsbedingte Probleme; temporale Vergleiche zwischen der Vergangenheit und der momentanen Lebenslage; Nachdenken über Andere. Item 18: „Ich habe darüber gegrübelt, ob andere gegenüber mir auch wirklich ehrlich und offen sind" ($r_{it} = .57$).
- **Suche nach sozialer Einbindung** (SS; 9 Items): Zuwendung zu Personen des sozialen Umfeldes (insbesondere zu gesunden Personen) und damit Suche nach emotionaler Unterstützung und Ablenkung. Item 22: „Ich bin mit Freunden ausgegangen" ($r_{it} = .56$).
- **Bedrohungsabwehr** (BA; 8 Items): Fokus auf selbstdienlichen sozialen Abwärtsvergleichen und Umbewertungen. Item 32: „Ich sagte mir, dass ich einfach eine schlechte Zeit durchmache und in Zukunft wieder Glück haben kann" ($r_{it} = .65$).
- **Suche nach Information und Erfahrungsaustausch** (SI; 8 Items): Suche nach Anschluss an „professionelle" Informanten mit dem Ziel, mehr über die eigene Krankheit und Behandlungsmöglichkeiten zu erfahren. Item 19: „Ich informiere mich im Gespräch mit anderen über meine Erkrankung und mögliche Behandlungen" ($r_{it} = .73$).
- **Suche nach Halt in der Religion** (SR; 3 Items): Suche nach Sinn, Trost und Kraft aus religiöser Bindung. Item 21: „Ich betete und suchte Trost im Glauben" ($r_{it} = .81$).

Bezugszeitraum für die Häufigkeitsangaben sind „die letzten Wochen". Die Antwortskala enthält sechs Abstufungen von „nie" (= 1) bis „sehr häufig" (= 6). Für die Auswertung werden die den Antworten zugeordneten Punktescores separat für jede Skala summiert.

Gütekriterien

Objektivität: Aufgrund der Fragebogenform mit gebundener Beantwortung und der schriftlichen Instruktion können Durchführung und Auswertung als objektiv gelten.

Reliabilität: Zum Nachweis der Zuverlässigkeit wurden verschiedene Reliabilitätsmaße für die Subskalen anhand der Daten von 325 Krebspatienten berechnet. Die Werte schwanken zwischen $r_{tt} = .66$ und $r_{tt} = .90$. Des Weiteren weisen Wiederholungstestungen mit der Vorform FEKB auf eine hohe Positionsstabilität hin (maximal $r_{tt} = .87$).

Faktorielle Validität: Konfirmatorische Kovarianzstrukturanalysen bestätigen die Invarianz der in der Standardisierungsstichprobe festgestellten Ladungs- und Faktorkovarianzstruktur auch für andere Patientenstichproben.

Konvergente und diskriminante Validität: Korrelationen mit dem „Stressverarbeitungsfragebogen" (SVF), dem „Fragebogen zum Umgang mit Belastungen" sowie den Skalen „Tenazität der Zielverfolgung" und „Flexibilität der Zielanpassung" (Brandtstädter & Renner, 1990) ergaben „deutliche Hinweise auf eine befriedigende konvergente wie diskriminante Validität der Skalen RU und SI sowie – mit Einschränkungen – SR" (Klauer & Filipp, 1993, S. 30).

Kriteriumsbezogene Validität: Zusammenhänge zwischen Kriteriumswerten und den zeitgleich sowie zeitversetzt (drei bis 24 Monate) erfassten TSK-Werten fielen erwartungsgemäß aus. Kriteriumsvariablen waren u.a. wahrgenommene Krankheitsfolgen („Fragebogen zur Erfassung wahrgenommener Anforderungsstrukturen"), Befindlichkeit („Befindlichkeitsskala"), Hoffnungslosigkeit („H-Skala"), Optimismus („Life-Orientation-Test"), Selbstwertgefühl („Self-Esteem-Scale"), Handlungskontrolle („Action Control Scale"), Einsamkeit („UCLA-Einsamkeitsskala"), soziale Erwünschtheit („Skalen zur Messung sozialer Wünschbarkeit") und private und öffentliche Selbstaufmerksamkeit („Fragebogen zur Erfassung dispositionaler Selbstaufmerksamkeit).

Differenzielle Validität: Unterschiede zeigten sich zwischen verschiedenen Patientengruppen (Klauer & Filipp, 1990). Nur für die Skala „Suche nach Halt in der Religion" waren Geschlechtsunterschiede nachweisbar (weibliche Krebspatienten höhere Werte als männliche); keine Altersunterschiede auf allen Skalen.

Vergleichswerte/ Normen

T-Werte sowie Prozentrangwerte für jede Subskala, getrennt nach Patienten mit schweren körperlichen Erkrankungen (N = 878; Gesamtstichprobe) sowie für eine Teilstichprobe von Krebspatienten (n = 408).

Literatur

Brandtstädter, J. & Renner, G. (1990). Tenacious goal pursuit and flexible goal adjustment: Explication and age-related analysis of assimilative and accomodative strategies of coping. *Psychology and Aging, 5*, 58–67.

Ferring, D., Filipp, S.-H. & Klauer, T. (1994). Korrelate der Überlebenszeit bei Krebspatienten: Ergebnisse einer follow-back-Studie. In E. Heim & M. Perrez (Hrsg.), *Krankheitsverarbeitung* (Jahrbuch Medizinische Psychologie, Bd. 10, S. 63–73). Göttingen: Hogrefe.

Ferring, D., Klauer, T., Filipp, S.-H. & Steyer, R. (1990). Psychometrische Modelle zur Bestimmung von Konsistenz und Spezifität im Bewältigungsverhalten. *Zeitschrift für Differentielle und Diagnostische Psychologie, 11*, 37–51.

Filipp, S.-H. (1992). Could it be worse? The diagnosis of cancer as a prototype of traumatic life events. In L. Montada, S.-H. Filipp & M. J. Lerner (Eds.), *Life crises and experiences of loss in adulthood* (pp. 23–56). Hillsdale, NJ: Erlbaum.

Klauer, T., Ferring, D. & Filipp, S.-H. (1989). Zur Spezifität der Bewältigung schwerer körperlicher Erkrankungen: Eine vergleichende Analyse dreier diagnostischer Gruppen. *Zeitschrift für Klinische Psychologie, 18*, 144–159.

Klauer, T. & Filipp, S.-H. (1990). Formen der Krankheitsbewältigung bei Krebspatienten. In R. Schwarzer (Hrsg.), *Gesundheitspsychologie* (S. 333–363). Göttingen: Hogrefe.

Autorin des Beitrags

Prof. Dr. Sigrun-Heide Filipp
Fachbereich I – Psychologie, Universität Trier
D-54826 Trier
E-Mail: filipp@uni-trier.de

Abschnitt A6

Soziale Unterstützung

FPD

Fragebogen zur Partnerschaftsdiagnostik

Autor	Kurt Hahlweg
Quelle	Hahlweg, K. (1996). *Fragebogen zur Partnerschaftsdiagnostik (FPD). Handanweisung.* Göttingen: Hogrefe.
Bezugsquelle	Erhältlich beim Hogrefe Verlag unter www.testzentrale.de.
Vorgänger-/ Originalversion	Hahlweg, K. (1979). Konstruktion und Validierung des Partnerschafts- fragebogens PFB. *Zeitschrift für Klinische Psychologie, 8*, 17–40. Hahlweg, K., Kraemer, M., Schindler, L. & Revenstorf, D. (1980). Part- nerschaftsprobleme: Eine empirische Analyse. *Zeitschrift für Klini- sche Psychologie, 9*, 159–169. Hahlweg, K., Schindler, L. & Revenstorf, D. (1982). *Partnerschaftspro- bleme: Diagnose und Therapie.* Berlin, Heidelberg: Springer.
Anwendungsbereich	Eheberatung und -therapie, Prävention, Psychotherapie, Rehabilita- tion, Evaluation, Forschung; heterosexuelle und homosexuelle Partner im Altersbereich von 18 bis 55 Jahren.
Zielsetzung und Kurzbeschreibung	Die Diagnostikbatterie „Fragebogen zur Partnerschaftsdiagnostik" FPD besteht aus drei Selbstbeurteilungsfragebogen, die für den Einsatz in Eheberatung und Psychotherapie entwickelt wurden:

Die Diagnostikbatterie „Fragebogen zur Partnerschaftsdiagnostik" FPD besteht aus drei Selbstbeurteilungsfragebogen, die für den Einsatz in Eheberatung und Psychotherapie entwickelt wurden:

(1) **Partnerschaftsfragebogen** (PFB) zur Bestimmung der Partner- schaftsqualität,

(2) **Problemliste** (PL) zur Erfassung partnerschaftlicher Konfliktberei- che und

(3) **Fragebogen zur Lebensgeschichte und Partnerschaft** (FLP) zur Anamneseerhebung.

Der PFB besteht aus 30 Items mit einem zusätzlichen Item zur globa- len Glückseinschätzung und wurde zur differentiellen, subjektiven Be- urteilung der Partnerschaftsqualität entwickelt. Er besteht aus drei Ska- len: (a) Streitverhalten, (b) Zärtlichkeit und (c) Gemeinsamkeit/Kommu- nikation; außerdem kann ein Gesamtwert für Partnerschaftszufrieden- heit gebildet werden.

In der PL sind 23 Bereiche des partnerschaftlichen Zusammenle- bens aufgeführt, in denen Konflikte entstehen können, beispielsweise „Zuwendung des Partners", „Sexualität" oder „Freizeitgestaltung". Es kann ein Summenwert der Konflikthäufigkeit ermittelt werden.

Der halbstrukturierte FLP wurde entwickelt, um die Eingangsdia- gnostik zu erleichtern. Im FLP werden zum einen wesentliche lebens- geschichtliche Daten des Klienten erfragt, zum anderen soll er dem Berater nach dem Erstgespräch umfassendere Hinweise über die part- nerschaftliche Situation vermitteln.

Art des Verfahrens

Selbstbeurteilungsverfahren („Paper & Pencil")

Technische Informationen

PFB:
- 30 + 1 Items auf 3 Skalen
- Bearbeitungszeit: 10 Minuten, Auswertungszeit: 5 Minuten
- automatisierte Auswertung im Rahmen des Hogrefe-Testsystems (HTS)

PL:
- 23 Items
- Bearbeitungszeit: 10 Minuten, Auswertungszeit: 5 Minuten
- automatisierte Auswertung im Rahmen des HTS

FLP:
- 55 Items in 5 Bereichen (halbstrukturierter Fragebogen)
- Bearbeitungszeit je nach Problemlage zwischen 60 und 180 Minuten

Theoretischer Hintergrund

Ein grundlegendes Problem der Diagnostik und Forschung im Bereich von Ehe und Partnerschaft ist die Bestimmung eines reliablen und validen Kriteriums für Ehequalität. Auf der Grundlage unterschiedlicher theoretischer Modelle sind eine Vielzahl von Fragebogen entwickelt worden, die Konzepte wie „Ehezufriedenheit", „-glück", „-anpassung", „-erfolg" erfassen sollen. Alle diese Begriffe sind nicht eindeutig zu definieren. Da die Tests üblicherweise hoch miteinander korrelieren, verwendet man in jüngster Zeit den übergeordneten Begriff Ehequalität (marital quality: subjektive Bewertung einer gegebenen ehelichen Beziehung). Diese Definition liegt auch den FPD-Fragebogen zugrunde.

Entwicklung des Verfahrens

Die Entwicklung des PFB erfolgte auf empirisch-rationaler Grundlage in Untersuchungen an über 1 200 Personen. Die Befunde zu den Determinanten der Ehequalität dienten als Grundlage, um spezifische Verhaltens- und interaktionell orientierte Items zu formulieren. Faktorenanalytisch wurden drei Skalen mit je zehn Items („Streitverhalten", „Zärtlichkeit" und „Gemeinsamkeit/Kommunikation") ermittelt, die gute bis sehr gute interne Konsistenzen aufweisen.

In der „Problemliste" PL sind 23 Bereiche aufgeführt, die in Beziehungen häufig Anlass zu Konflikten geben. Die Zusammenstellung der Bereiche erfolgte aufgrund von Erfahrungen praktisch tätiger Paartherapeuten.

Der FLZ wurde ebenfalls aufgrund klinischer Erfahrung entwickelt.

Aufbau und Auswertung

Partnerschaftsfragebogen PFB
Der PFB wurde zur differentiellen Einschätzung der Ehequalität entwickelt und soll vor allem für die Diagnose und Therapieevaluation in der Paartherapie benutzt werden, kann aber auch im Rahmen der Behandlung anderer Störungen und für Forschungszwecke verwendet werden. Der PFB besteht aus 30 Items plus einem Item zur globalen Glückseinschätzung. Die Items wurden überwiegend nicht für das Individuum selbst formuliert, sondern so, dass nach dem Verhalten des Partners gefragt wird. Die Wahrnehmung des Partnerverhaltens ist zum einen wesentlich, da in der Therapie die gewünschte Verhaltensänderung des Partners im Vordergrund steht, zum anderen ist eine Beurteilung einer anderen Person nicht in dem Maße sozialer Erwünschtheit unterworfen wie die Beurteilung eigenen Verhaltens. Die Antwortkategorien lauten: 0 = „nie / sehr selten", 1 = „selten", 2 = „oft" und

3 = „sehr oft". Es können ein Gesamtwert und drei Skalenwerte berechnet werden. Die 30 Items sind drei Skalen zugeordnet, die eine hohe interne Konsistenz aufweisen:

Mit der Skala **Streitverhalten** werden Verhaltensweisen erfasst, die vom Partner während eines Konfliktes oder eines Streites gezeigt werden können und die nicht einer Konfliktlösung dienlich sind („Er/sie wirft mir Fehler vor, die ich in der Vergangenheit gemacht habe").

Die Skala **Zärtlichkeit** erfasst Verhaltensweisen, die den direkten Körperkontakt der Partner zum Gegenstand haben. Neben diesem physischen Ausdruck von Zärtlichkeiten werden verbale Äußerungen, in denen die Partner ihre positiven Gefühle zueinander umschreiben, erfragt („Vor dem Einschlafen schmiegen wir uns im Bett aneinander").

In der Skala **Gemeinsamkeit/Kommunikation** werden Aktivitäten beschrieben, die von beiden Partnern gemeinsam ausgeführt werden und die die Verbundenheit mit dem Partner kennzeichnen, darüber hinaus werden kommunikative Aspekte erfasst („Wir schmieden zusammen Zukunftspläne").

Es liegen kreuz-kulturell überprüfte Fassungen in Englisch, Französisch, Italienisch und Spanisch vor (erhältlich beim Autor).

Problemliste PL

Die PL wurde für den Gebrauch im Rahmen verhaltenstherapeutischer Paartherapie entwickelt, die Liste kann aber auch in der Einzeltherapie und im Forschungsrahmen eingesetzt werden. In der Paartherapie soll die PL die spezifische Analyse von partnerschaftlichen Konfliktbereichen und die Suche nach konkreten Änderungswünschen im Verlauf der Therapie erleichtern. Außerdem kann die PL zur Veränderungsmessung eingesetzt werden.

In der PL sind 23 Bereiche des Zusammenlebens aufgeführt, in denen Konflikte entstehen können, beispielsweise „Zuwendung des Partners", „Sexualität" oder „Freizeitgestaltung". Dabei bewerten die Klienten, in welchem Ausmaß sie sich in dem jeweiligen Bereich belastet fühlen. Die Frage ist, ob und in welchem Ausmaß in der Beziehung Konflikte im jeweiligen Bereich bestehen und wie vorwiegend mit den Konflikten umgegangen wird: 0 = „keine Konflikte", 1 = „erfolgreiche Lösungen", 2 = „Konflikte, keine Lösungen, oft Streit", 3 = „Konflikte, aber wir sprechen kaum darüber". Zur Ermittlung des PL-Summenwertes werden die Bereiche addiert, die mit den Antwortkategorien 2 und 3 beantwortet wurden.

Fragebogen zur Lebensgeschichte und Partnerschaft FLP

Dieser halbstrukturierte Anamnesebogen wurde entwickelt, um die Eingangsdiagnostik zu erleichtern. Mit Hilfe des Fragebogens werden zum einen wesentliche lebensgeschichtliche Daten des Klienten erfragt, zum anderen soll er dem Berater nach dem Erstgespräch umfassendere Hinweise über die partnerschaftliche Situation vermitteln. Diese Informationen können für differentialdiagnostische Entscheidungen und die weitere Therapieplanung genutzt werden. Dem Klienten kann der Fragebogen helfen, sich über den Zustand der Partnerschaft mehr Klarheit zu verschaffen. Diese strukturierte Beschäftigung mit der Beziehung kann schon erste therapeutische Effekte haben. Der FLP wird von jedem Partner einzeln ausgefüllt. Fünf Bereiche werden behandelt: Lebensgeschichtliche Daten (14 Fragen), Differentialdiagnostische Daten (vier Fragen), Daten zur Partnerschaft (19 Fragen), Verhalten in Konfliktsituationen (zehn Fragen) und Sexualität (acht Fragen). Bei den meisten Fragen sind feste Antwortkategorien vorgegeben, insbesondere bei den Fragen zur Partnerschaft sind offene Antwortmöglichkeiten vorgesehen.

Gütekriterien

Objektivität: Sowohl PFB als auch PL sind in ihrer Durchführung und Auswertung standardisiert und sind deshalb als objektiv einzuschätzen.

Reliabilität: Für die drei PFB-Skalen und den Gesamtwert konnten gute bis sehr gute interne Konsistenzen (Cronbach's Alpha zwischen .88 und .95) ermittelt werden. Die Retestreliabilität (sechs Monate) liegt zwischen .69 und .85. Die interne Konsistenz der PL-Gesamtskala beträgt .83, die Retestreliabilität (sechs Monate) .55.

Validität: Sowohl der PFB als auch die PL weisen gute diskriminative und prognostische Validität auf. Die Konstruktvalidität konnte belegt werden, außerdem bilden die Fragebogen sensitiv Veränderungen aufgrund von Paartherapie ab.

Vergleichswerte/ Normen

Der PFB wurde an 534 Personen (Alter: 18 bis 55 Jahre), davon 235 Partnern, die mit ihrer Beziehung zufrieden waren (Kontrollstichprobe) und 299 Partnern in Eheberatung, normiert. Hinz und Kollegen (2001) führten eine Normierungsstudie mit 1 114 Personen im Alter von 18 bis 50 Jahren durch, die als repräsentativ gelten kann. Für die PL liegen Daten von 495 Klienten in Eheberatung vor.

Literatur

Hinz, A., Stöbel-Richter, Y. & Brähler, E. (2001). Der Partnerschaftsfragebogen PFB: Normierung und soziodemographische Einflussgrößen auf die Partnerschaftsqualität. *Diagnostica, 47*, 132-141.

Autor des Beitrags

Prof. Dr. Kurt Hahlweg
TU Braunschweig
Institut für Psychologie
Spielmannstr. 12a
D-38106 Braunschweig
E-Mail: k.hahlweg@tu-bs.de

F-SozU

Fragebogen zur sozialen Unterstützung

Autoren	Thomas Fydrich, Gert Sommer, Elmar Brähler
Quelle	Fydrich, T., Sommer, G. & Brähler, E. (2007). *F-SozU: Fragebogen zur sozialen Unterstützung.* Göttingen: Hogrefe.
Bezugsquelle	Erhältlich beim Hogrefe Verlag unter www.testzentrale.de.
Vorgänger-/ Originalversion	Sommer, G. & Fydrich, T. (1989). *Soziale Unterstützung – Diagnostische Verfahren, Konzepte, F-SozU.* Tübingen: Deutsche Gesellschaft für Verhaltenstherapie.

Anwendungsbereich	Der F-SozU dient der standardisierten, differenzierten Erfassung sozialer Unterstützung in Forschung und Praxis in den Bereichen Gesundheits-, Klinische und Rehabilitationspsychologie, Psychotherapie, Psychiatrie und Somatopsychologie/Psychosomatik. Die Standardform des F-SozU kann ab 16 Jahren eingesetzt werden.
Zielsetzung und Kurzbeschreibung	Der „Fragebogen zur sozialen Unterstützung" ist ein Verfahren, das als Selbstbeschreibung die erlebte soziale Unterstützung erfasst. Die Standardform S-54 erhebt mit 54 Items die Bereiche „emotionale Unterstützung", „praktische Unterstützung", „soziale Integration" und „soziale Belastung". Zusatzskalen sind „Reziprozität", „Verfügbarkeit einer Vertrauensperson" und „Zufriedenheit mit sozialer Unterstützung". Teil B der Standardform (zehn Items) erfasst durch Nennungen von Personen, die als belastend oder unterstützend erlebt werden, qualitative Aspekte des sozialen Netzwerks.
Art des Verfahrens	Selbstbeurteilungsverfahren („Paper & Pencil")
Technische Informationen	– 54 Items in 4 Dimensionen – Bearbeitungszeit: 20 bis 25 Minuten – Auswertungszeit: 5 Minuten – Eine automatisierte Auswertung ist in Vorbereitung.
Theoretischer Hintergrund	Soziale Ressourcen stellen Schlüsselvariablen für die Aufrechterhaltung und Wiedererlangung psychischer und physischer Gesundheit dar (Fydrich & Sommer, 2003). Das vorliegende Konzept geht auf kognitive Ansätze zurück. Soziale Unterstützung wird dabei als das Ergebnis kognitiv-emotionaler Verarbeitung und Bewertung sozialer Interaktionen betrachtet (Lazarus & Folkman, 1984; Sarason et al., 1990). Sie beinhaltet die subjektive Überzeugung, im Bedarfsfall Unterstützung aus dem sozialen Netzwerk zu erhalten bzw. auf Ressourcen des sozialen Netzes zurückgreifen zu können. Durch die Fokussierung auf subjektiv wahrgenommene soziale Unterstützung wird derjenige As-

pekt sozialer Interaktion erfasst, der die bedeutsamsten Zusammenhänge zu Variablen psychischer und physischer Gesundheit zeigt.

Entwicklung des Verfahrens

Aus einem nach rationalen Überlegungen und Literaturübersichten zusammengestellten Itempool wurde nach einer ausführlichen Expertenvalidierung und itemstatistischen Selektionen eine Itembatterie zusammengestellt, die Standardform S-54. Gleichzeitig wurde der Teil B entwickelt, der Daten über Struktur und Größe des individuellen Netzwerks erfasst. Gemeinsam mit der S-54 wurde die Kurzform K-22 entwickelt. Das Ergebnis neuerer Untersuchung ist die Kurzform K-14 (s. u.).

Aufbau und Auswertung

Die Standardform S-54 besteht aus folgenden Skalen:

(1) **Emotionale Unterstützung** (16 Items; Inhalte: von anderen gemocht und akzeptiert werden, Gefühle mitteilen können, Anteilnahme erleben; Beispiel: „Wenn ich mal tief bedrückt bin, weiß ich, zu wem ich gehen kann")

(2) **Praktische Unterstützung** (9 Items; Inhalte: praktische Hilfen bei alltäglichen Problemen erhalten können, z.B. etwas ausleihen, praktische Tipps erhalten, von Aufgaben entlastet werden; Beispiel: „Wenn ich wirklich mal unter Stress stehe, werden mir auch mal Aufgaben abgenommen")

(3) **Soziale Integration** (13 Items; Inhalte: einen Freundeskreis haben, gemeinsame Unternehmungen durchführen, Menschen mit ähnlichen Interessen kennen; Beispiel: „Es gibt eine Gemeinschaft von Menschen (Freundeskreis, Clique), zu denen ich mich zugehörig fühle").

(4) **Soziale Belastung** (12 Items; Inhalte: sich abgelehnt, eingeengt, kritisiert, überfordert fühlen; Beispiel: „Meine Freunde/Angehörigen nehmen meine Gefühle nicht ernst"). Diese Komponente sozialer Beziehungen erweitert den Fragebogen um diesen bedeutsamen negativen Aspekt sozialer Beziehungen.

Die Skalen eins bis drei können zu einem Gesamtwert „Wahrgenommene soziale Unterstützung" (WasU) zusammengefasst werden. Mit vier weiteren Items wird der Aspekt der „Reziprozität" sozialer Unterstützung erfasst. Durch inhaltlich begründete doppelte Auswertung einzelner Itemgruppen können zudem die beiden Nebenskalen „Verfügbarkeit einer Vertrauensperson" (vier Items) und „Zufriedenheit mit sozialer Unterstützung" (fünf Items) gebildet werden. Teil B der Standardform erfasst konkret genannte Personen, die als unterstützend (sechs Items) bzw. belastend (vier Items) erlebt werden.

Der F-SozU enthält Items in Aussageform (z.B. „Ich habe Freunde/Angehörige, die auch mal gut zuhören können, wenn ich mich aussprechen möchte"), für die auf einer fünfstufigen Likertskala der Grad der Zustimmung (von „trifft nicht zu" bis „trifft genau zu") angegeben wird (Kodierung: 1 bis 5). Im Teil B werden konkrete Personen aus unterschiedlichen Bereichen sozialer Interaktionen erfragt (z.B. „Mit wem unternehmen Sie gerne etwas?").

Die Skalenwerte werden jeweils als die Summe der Itemwerte (ggf. Invertierung einzelner Items) berechnet und durch die Anzahl der (bearbeiteten) Items dividiert. Damit liegen die Werte für alle Skalen im Bereich von 1 bis 5.

Ergänzende Verfahren

Zur Abklärung psychischer Störungen, die mit einem Verlust sozialer Unterstützung einhergehen, bieten sich neben ausführlicher Exploration und Anamnese die „Symptom Checkliste" (SCL-90-R) sowie strukturierte klinische Interviews (z. B. „Strukturiertes Klinisches Interview für DSM-IV", SKID) an.

Gütekriterien

Die Gütekriterien des F-SozU wurden vielfach untersucht und an bevölkerungsrepräsentativen Stichproben errechnet (Überblick: Fydrich et al., 2007).

Objektivität: Durch Standardisierung der Durchführung und Auswertung ist das Verfahren als objektiv einzuschätzen.

Reliabilität: Für alle Hauptskalen des F-SozU sowie für beide Kurzformen wurden gute bis sehr gute Reliabilitätskennwerte (Interne Konsistenz nach Cronbach's Alpha) festgestellt: „Praktische Unterstützung" .81, „Emotionale Unterstützung" .89; „Soziale Integration" .81; Gesamtwert WasU .93; Zusatzskalen .70 bis .84

Validität: Inhaltsvalidität wurde u. a. durch Expertenvalidierung gesichert. Die drei Hauptskalen sind nicht unabhängig voneinander und interkorrelieren in der Langform zu $r = .64$ bis $r = .71$ und sie korrelieren erwartungsgemäß negativ mit der Skala „Soziale Belastung" ($r = -.39$ bis $r = -.64$). Ebenso zeigen sich den Erwartungen entsprechend positive Korrelationen mit Skalen sozialer Kompetenz („Unsicherheits-Fragebogen"), Selbstsicherheit („Grazer Assertivitäts-Test"), Lebenszufriedenheit („Freiburger Persönlichkeitsinventar" FPI, „Fragebogen zur Lebenszufriedenheit" FLZ), sowie negative mit dem „Beck-Depressionsinventar" (BDI) und inhaltlich bedeutsamen Skalen der „Symptomcheckliste" (SCL-90-R und SCL-27) sowie zu demographischen Variablen, wie Alter, Geschlecht und Arbeitslosigkeit. Es lassen sich spezifische Charakteristika klinischer Stichproben nachweisen.

Vergleichswerte/ Normen

Es liegen bevölkerungsrepräsentative Normen vor (Fydrich et al., 2007). Die Stichprobengröße für die Normberechnung der S-54 und der K-22 ist $n = 2\,179$, für die K-14 $n = 2\,507$. Aufgrund der schiefen Verteilungen werden nur Prozentrangnormen dargestellt. Neben den Gesamtnormen liegen Normen für Personen jünger als 60 und älter als 60 Jahren vor.

Kurzversion

Auf der Basis item- und faktorenanalytischer Prozeduren wurde zur zeitökonomischen Erfassung sozialer Unterstützung eine Kurzform des Fragebogens mit 22 Items erstellt (Fydrich et al., 1987). Sie enthält Items aus den Bereichen emotionale und praktische Unterstützung, soziale Integration, Verfügbarkeit einer Vertrauensperson und Zufriedenheit mit sozialer Unterstützung. Bei der kürzlich entwickelten Form K-14 mit 14 Items wurden die Items „schwerer" formuliert, um die sehr schiefen Verteilungen der Items zu mildern. Auch gingen keine invertierten Items in diese Form ein, da sie in einigen Untersuchungen zu einer künstlichen Faktorbildung geführt hatten.

Die Kurzformen K-22 und K-14 gleichen in ihrem Itemformat der Standardform. Sie dienen in erster Linie der schnellen Erfassung eines Globalmaßes sozialer Unterstützung, wobei die psychometrischen Kennwerte der K-22 auch eine Auswertung auf Skalenebene (emotionale und praktische Unterstützung, soziale Integration) zulassen.

Der K-22 kann ab 16, der K-14 schon ab 14 Jahren eingesetzt werden. Die Bearbeitungszeit für die Kurzformen beträgt ca. fünf bis sieben (K-22) bzw. drei bis fünf Minuten (K-14). Die Reliabilitätskennwerte der beiden Kurzformen betragen .91 (K-22) bzw. .94 (K-14).

Literatur

Fydrich, T., Geyer, M., Hessel, A., Sommer, G. & Brähler, E. (1999). Fragebogen zur Sozialen Unterstützung (F-SozU): Normierung an einer repräsentativen Stichprobe. *Diagnostica, 45*, 212–216.

Fydrich, T. & Sommer, G. (2003). Diagnostik sozialer Unterstützung. In M. Jerusalem & H. Weber (Hrsg.), *Psychologische Gesundheitsförderung* (S. 79–104). Göttingen: Hogrefe.

Fydrich, T., Sommer, G., Menzel, U. & Höll, B. (1987). Fragebogen zur sozialen Unterstützung (Kurzform; SozU-K-22). *Zeitschrift für Klinische Psychologie, 16*, 434–436.

Lazarus, R.S. & Folkman, S. (1984). *Stress, appaisal, and coping.* New York: Springer.

Sarason, B.R., Pierce, G.R. & Sarason, I.G. (1990). Social support: The sense of acceptance and the role of relationships. In B.R. Sarason, I.G. Sarason & G.R. Pierce (Eds.), *Social support: An interactional view* (pp. 97–128). New York: Wiley.

WWW-Ressourcen

http://zope.psychologie.hu-berlin.de/prof/the

Autoren des Beitrags

Prof. Dr. Thomas Fydrich
Dipl.-Psych. Stefan Tydecks
Humboldt-Universität zu Berlin, Institut für Psychologie
Wolfgang-Köhler-Haus
Rudower Chaussee 18
D-12489 Berlin
E-Mail: fydrich@psychologie.hu-berlin.de

ISSB

Inventar sozial unterstützenden Verhaltens

Autor	Anton-Rupert Laireiter
Quelle	Laireiter, A.-R. (1996). *Skalen Soziale Unterstützung. SSU.* Mödling: Dr. Schuhfried.
Bezugsquelle	Erhältlich beim Autor; Computerversion: Dr. Schuhfried.
Vorgänger-/ Originalversion	Barrera, M. (1981). Social support in the adjustment of pregnant adolescents: Assessment issues. In B. H. Gottlieb (Ed.), *Social networks and social support* (pp. 69–96). Beverly Hills, CA: Sage. Barrera, M., Sandler, J. & Ramsey, T. (1981). Preliminary development of a scale to measure social support: Studies on college students. *American Journal of Community Psychology, 9*, 435–447.

Anwendungsbereich	Das ISSB wurde zur Erfassung der im Alltag erhaltenen Sozialen Unterstützung entwickelt. Durch kleinere Veränderungen in der Instruktion kann auch die Unterstützungsgabe bei Belastungen erhoben werden (ISSB-S). Das Verfahren dient sowohl der sozialpsychologischen Grundlagenforschung, als auch der gesundheits-, klinisch-psychologischen und rehabilitationswissenschaftlichen Forschung und Praxis. In letzterer können damit Ressourcen und Defizite diagnostiziert und Interventionen zur Ressourcenaktivierung evaluiert werden. Die Altersanwendung reicht von Jugendlichen bis zu Erwachsenen im höheren Alter; spezifische Altersversionen liegen nicht vor.
Zielsetzung und Kurzbeschreibung	– Zielsetzung: Erfassung der im Alltag oder im Zusammenhang mit Belastungen (ISSB-S) erhaltenen Sozialen Unterstützung – Erfasstes Konstrukt: Erhaltene Soziale Unterstützung („enacted social support") – Eindimensionale Gesamtskala, Unterteilung in vier Subskalen möglich: „Emotionale Unterstützung", „Kognitive Unterstützung", „Anleitung und Ratschläge", „Instrumentelle Unterstützung".
Art des Verfahrens	Selbstbeurteilungsverfahren („Paper & Pencil")
Technische Informationen	– 40 Items auf 4 Subskalen – Bearbeitungszeit: ca. 5 Minuten – Auswertungszeit: ca. 5 Minuten – Automatische Auswertung im Wiener Testsystem® verfügbar
Theoretischer Hintergrund	Barrera (1981) sieht Soziale Unterstützung als mehrdimensionales Konstrukt, das sowohl die Verfügbarkeit von Unterstützern (= Potenzial) als auch real appliziertes Unterstützungsverhalten umfasst. Zur Operationalisierung des letzteren wurde das ISSB entwickelt. Der Kon-

struktion des Verfahrens ging eine umfassende Literaturanalyse voraus, aus der „material aid", „behavioral assistance", „intimate interaction", „guidance", „feedback" und „positive social interaction" als die wichtigsten allgemeinen Dimensionen der Sozialen Unterstützung herausgearbeitet wurden. Eine wichtige konzeptuelle Quelle für das Verfahren ist die Arbeit von Gottlieb (1978). Dieser hatte qualitative Interviews mit schwangeren Frauen durchgeführt und inhaltsanalytisch ausgewertet. Auf diese Weise erhielt er 26 Kategorien hilfreicher und sozial unterstützender Verhaltensweisen (z. B.: materielle Hilfen, Ratschläge, Rückmeldungen, Geselligkeit, Selbstwertstützung, finanzielle Hilfen). Diese gingen direkt als Items in die Konstruktion des Instruments ein. Im Gegensatz zu anderen Verfahren baut das ISSB nicht auf eine inhaltliche Taxonomie Sozialer Unterstützung auf, sondern repräsentiert eine breite Anzahl sozial unterstützender Verhaltensweisen, die sich theoretisch und empirisch als sinnvoll erwiesen haben.

Es ist das Ziel des Verfahrens, einen allgemeinen Überblick über das Ausmaß der im Alltag erhaltenen und damit verfügbaren Sozialen Unterstützung zu bekommen. Das Verfahren misst die Häufigkeit, mit der die soziale Umwelt dem Probanden in den letzten vier Wochen vor der Befragung 40 verschiedene sozial unterstützende und hilfreiche Verhaltensweisen vermittelt hat. Dabei wird nicht hinsichtlich der Quelle der Unterstützung, sondern lediglich hinsichtlich ihrer Art differenziert. Verschiedene Studien (zusammengefasst bei Barrera, 1986; Dunkel-Schetter & Bennett, 1990) konnten zeigen, dass die Ergebnisse des Verfahrens sehr stark vom Bedarf nach Unterstützung abhängen (z. B. in Folge von Belastungen oder einer spezifischen Notlage) ebenso wie von der Bereitschaft, Unterstützung zu suchen und in Anspruch zu nehmen. Entsprechend bildet das Verfahren nach Barrera (1986) primär das Hilfesuchverhalten angesichts von Belastungen und Alltagsstress ab. Trotz dieser möglichen Konfundierung durch Persönlichkeits- und kontextuelle Variablen zeigt das Ergebnis das Ausmaß an verfügbarer, da real applizierter Sozialer Unterstützung im Alltag.

Entwicklung des Verfahrens

Das Verfahren wurde von Barrera (1981) auf der Basis von Literaturanalysen und Vorstudien entwickelt. Aus einem größeren Pool von Items zur erhaltenen Unterstützung wurden die 40 trennschärfsten mit mittlerer Schwierigkeit ausgewählt und einer weiteren Analyse (Reliabilität, Validität) unterzogen. Die deutschsprachige Version wurde durch Übersetzung durch den Autor und Parallel- und Rückübersetzung durch facheinschlägige native speaker gewonnen sowie in mehreren Studien hinsichtlich ihrer empirischen Güte evaluiert. Bei der Übersetzung wurde eine leichte kulturspezifische Adaptierung einzelner Items vorgenommen.

Aufbau und Auswertung

Die Items sind hinsichtlich der Häufigkeit des Erhalts der jeweiligen Unterstützungsform in den letzten vier Wochen auf einer fünfstufigen Skala (0 = „nie"; 1 = „ein- oder zweimal"; 2 = „etwa einmal pro Woche"; 3 = „mehrmals pro Woche"; 4 = „fast jeden Tag") zu beantworten.

Post hoc durchgeführte Faktorenanalysen verschiedener Autoren (s. Laireiter, 1996) erbrachten eine erstaunliche Stabilität der Grundstruktur des Verfahrens. Über verschiedene Stichproben hinweg konnten vier Faktoren extrahiert werden, die zwischen 45 % und 55 % der Varianz aufklären (Hauptkomponentenanalysen mit Varimax-Rotation):

1. **Emotionale Unterstützung**: Aussprache, Anerkennung, emotionaler Rückhalt etc.
2. **Kognitive Unterstützung**: Klärung belastender Situationen, Verhaltensfeedback etc.

3. **Anleitungen und Ratschläge**: Vorschläge, Anleitungen etc.
4. **Instrumentelle Hilfen**: Arbeit, Dienstleistungen, Geld leihen, praktische Unterstützung etc.

Itembeispiele:
„Wie oft ist es in den letzten vier Wochen vorgekommen, dass …
– Sie jemand zum Arzt gefahren hat?"
– Ihnen jemand mehr als 25,- € geborgt hat?"
– Ihnen jemand sein/ihr Interesse an Ihrem Befinden ausgedrückt hat?"

Durch Aufsummierung der Itemantworten wird ein Gesamtwert errechnet (Range: 0 bis 200).

Ergänzende Verfahren

Zur Erfassung sozialer Ressourcen im Alltag kann ergänzend ein netzwerk- oder ressourcenanalytisches Instrument, wie z. B. das „Interview zum sozialen Netzwerk und zur Sozialen Unterstützung" (SONET) oder das „Mannheimer Interview zur sozialen Unterstützung" (MISU) eingesetzt werden. Als bedeutsame Ergänzung ist auch das Konstrukt der wahrgenommenen Unterstütztheit anzusehen, das über verschiedene Verfahren operationalisiert ist (z. B. „Fragebogen zur Erfassung wahrgenommener Unterstützung", SS-A; „Fragebogen zur Sozialen Unterstützung", F-SOZU, SOZU-K-22; „Interpersonal Support Evaluation List", ISEL). Dieses spiegelt die subjektive Überzeugung wieder, unterstützt zu sein. Da beide Konstrukte (wahrgenommene bzw. erhaltene Unterstützung) nur gering korreliert sind (Dunkel-Schetter & Bennett, 1990), kann ISSB auch mit einem derartigen Instrument kombiniert werden. Zur Erfassung der zur Bewältigung von Alltagsbelastungen erhaltenen Unterstützung eignen sich besser belastungsbezogene Verfahren, wie z. B. Tagebücher (s. „Tagebuch zur Erfassung alltäglicher Belastungen und deren Bewältigung", TBB). Zur Erfassung von belastungsbezogener Unterstützung im Alltag kann auch die leicht modifizierte Version ISSB-S (geänderte Instruktion) eingesetzt werden. Für eine ökonomischere Erfassung der Alltagsressourcen wurde von Barrera und Baca (1990) eine Kurzversion mit 18 Items entwickelt (ISSB-SF, s. u.).

Gütekriterien

Die **Objektivität** des Instruments kann auf Grund seiner Standardisiertheit als gegeben angenommen werden.

Aufgrund von Analysen an mehreren Stichproben kann dem ISSB sowohl für das amerikanische Original wie auch die deutschsprachige Übersetzung eine ausgezeichnete **Reliabilität** attestiert werden: Die interne Konsistenz der amerikanischen Version schwankt über verschiedene Studien hinweg zwischen $\alpha = .92$ und $\alpha = .93$; die Retestreliabilität liegt bei zweitägigem Intervall bei einem mittleren Wert von $r_{tt} = .89$ für die Gesamtskala und schwankt zwischen $r_{tt} = .45$ und $r_{tt} = .91$ für die einzelnen Items (Barrera, 1981; Barrera et al., 1981).

Die Reliabilität der deutschsprachigen Version ist ähnlich hoch ($\alpha = .89$ bis .93 Gesamtskala). Vergleichbare Befunde erbrachten Testhalbierungen nach Guttman ($r_{it} = .85$ bis .91) und Spearman-Brown ($r_{it} = .86$ bis .91) sowie eine Testwiederholung nach 14 bis 15 Tagen ($r_{tt} = .87$; Laireiter, 1996).

Interne **Validität**: Die hohe Konsistenz des Verfahrens weist auf Eindimensionalität hin. Hauptkomponentenanalysen mit Varimax-Rotation an unterschiedlichen Stichproben erbrachten relativ einheitliche Befunde, wonach das Instrument vier Komponenten abbildet: emotionale Unterstützung, kognitive Unterstützung, Anleitungen und Ratschläge sowie instrumentelle Hilfen. Im Gegensatz zu den amerikanischen Analysen steht bei den deutschsprachigen die kognitive gegenüber der emotionalen Unterstützung im Vordergrund, auch ist die finanzielle Unterstützung ein sinnvoll zu interpretierender Faktor.

Hinsichtlich der konvergenten vs. diskriminanten Validität kann festgestellt werden, dass das ISSB mit Instrumenten zur Erfassung wahrgenommener Unterstützung („Fragebogen zur Erfassung wahrgenommener Unterstützung", SS-A; „Fragebogen zur Sozialen Unterstützung", F-SOZU, SOZU-K-22; „Interpersonal Support Evaluation List", ISEL) nur gering bis leicht korreliert (r = .13 bis .37), ebenso wie die Zusammenhänge mit Indizes für die Gesamtzahl verfügbarer Unterstützer (Kurzform des „Social Support Questionnaire" nach Sarason, SS-Q-6), die Verfügbarkeit von Vertrauenspersonen (SOZU-K-22), die soziale Einbindung (SOZU-K-22) und die Zufriedenheit mit der erhaltenen Unterstützung (SS-Q-6; SOZU-K-22) sehr gering sind (r = .02 bis .19). Das Verfahren misst daher ein Konstrukt, das sich deutlich von wahrgenommener Unterstützung, der Verfügbarkeit potentieller Unterstützer, sozialer Einbindung und Zufriedenheit mit Unterstützung abgrenzt.

Bezogen auf die Konstruktvalidität zeigen sich spezifische Bezüge zur Belastungsbewältigung und Befindlichkeit. Vor allem in amerikanischen Studien konnte wiederholt ein positiver Zusammenhang mit Belastungsindikatoren gefunden werden (Barrera, 1986; Dunkel-Schetter & Bennett, 1990), was belegt, dass das Instrument das Hilfesuchverhalten und das Ausmaß an benötigter Hilfe (mit)abbildet. Im Gegensatz zu Instrumenten zur Erfassung der wahrgenommenen Unterstützung ist der Bezug zur Befindlichkeit und zu Parametern für psychische und somatische Symptomatik sehr gering (Cohen & Wills, 1985), was vermuten lässt, dass der Erhalt von Unterstützung keinen unmittelbaren Einfluss auf das Wohlbefinden und psychische und somatische Beschwerden aufweist. In keiner Studie konnten Puffereffekte des durch das ISSB erfassten Verhaltens nachgewiesen werden (Dunkel-Schetter & Bennett, 1990).

Eigene Studien (Laireiter, 1996) ließen keinen Bezug zur Persönlichkeit im Allgemeinen (NEO-Fünf-Faktoren Inventar, NEO-FFI) mit Ausnahme der Extraversion (r = .25; p < .05) erkennen; jedoch fanden sich erwartete Bezüge zur Empathiefähigkeit (E-Skala: „Fragebogen zur Erfassung von Empathie": r = .30; p < .01), zur sozialen Intelligenz (r = .44; r = .01; Amelang et al., 1989) und zur Einsamkeit (Deutsche Version der UCLA-Einsamkeitsskala: r = −.30; p < .01).

Vergleichswerte/ Normen

Es liegen Vergleichswerte (M = 87.9; SD = 19.9; Md = 85.0) von 245 Probanden aus der Allgemeinbevölkerung (Erwachsene zwischen 18 und 65 Jahren) vor (Laireiter, 1996). Eine Normierung wurde noch nicht durchgeführt.

Kurzversion

Barrera und Baca (1990) entwickelten auf der Basis von Item- und Hauptkomponentenanalysen eine aus 18 Items bestehende Kurzform (Short Form; ISSB-SF), die drei Subskalen (instrumentelle, emotionale, kognitive Unterstützung) und einen Gesamtwert umfasst. Die interne Konsistenz der Gesamtskala liegt bei .84. Für die Subskalen liegen keine Reliabilitätswerte vor. Dieses Verfahren wurde noch nicht ins Deutsche übertragen, könnte aber aus der vorliegenden Langversion problemlos rekonstruiert werden.

Literatur

Amelang, M., Schwarz, G. & Wegemund, A. (1989). Soziale Intelligenz als Trait-Konstrukt und Testkonzept bei der Analyse von Verhaltenshäufigkeiten. *Zeitschrift für Differentielle und Diagnostische Psychologie, 10,* 37–57.

Barrera, M. (1986). Distinctions between support concepts, measures, and models. *American Journal of Community Psychology, 14,* 413–445.

Barrera, M. & Baca, L. M. (1990). Recipient reactions to social support: Contributions of enacted support, conflicted support and network orientation. *Journal of Personal and Social Relationships, 7,* 541–551.

Cohen, S. & Wills, T. A. (1985). Stress, social support, and the buffering hypothesis. *Psychological Bulletin, 98,* 310–357.

Dunkel-Schetter, C. & Bennett, T. L. (1990). Differentiating the cognitive and behavioral aspects of social support. In B. R. Sarason, I. G. Sarason & G. R. Pierce (Eds.), *Social support: An interactional view* (pp. 267–296). New York: John Wiley & Sons.

Gottlieb, B. H. (1978). The development and application of a classification scheme of informal helping behaviours. *Canadian Journal of Behavioural Science, 10,* 105–115.

Autor des Beitrags

Ass.-Prof. Dr. Anton-Rupert Laireiter
Fachbereich Psychologie, Universität Salzburg
Hellbrunnerstraße 34
A-5020 Salzburg, Österreich
E-Mail: anton.laireiter@sbg.ac.at

SONET

Interview und Fragebogen zum Sozialen Netzwerk und zur Sozialen Unterstützung

Autor(inn)en	Urs Baumann, Anton-Rupert Laireiter, Gertraud Pfingstmann, Elisabeth Reisenzein, Kurt Schwarzenbacher, Alois Untner
Quelle	Laireiter, A.-R., Baumann, U., Untner, A., Feichtinger, L. & Reisenzein, E. (1997b). Interview und Fragebogen zum Sozialen Netzwerk und zur Sozialen Unterstützung SONET. *Rehabilitation, 36* (2), XV–XXX.
Bezugsquelle	Erhältlich beim Autor dieses Beitrags.
Vorgänger-/ Originalversion	Originalversion: SONET-4; Das Akronym „SONET" steht für „**SO**ziales **NET**zwerk". Da SONET in mehreren Stufen entwickelt wurde (s. u.), existiert auch noch eine etwas kürzere und inhaltlich leicht abweichende Vorversion (SONET-3; Ardelt & Laireiter, 1993; Baumann et al., 1987)

Anwendungsbereich	Das Instrument kann sowohl für die Forschung (beziehungs-, klinisch-, gesundheitspsychologisch-, Rehabilitationsforschung) eingesetzt werden als auch in der Praxis zur Erfassung der Struktur und Funktion personaler sozialer Netzwerke bei verschiedenen Patienten- und Altersgruppen, insbesondere bei psychischen und somatischen Störungen/Erkrankungen. Auf diese Weise können soziale Ressourcen aber auch Defizite und Belastungen in den verschiedenen Lebensbereichen eines Menschen aufgezeigt werden. Auch können damit Netzwerkinterventionen und solche zur Ressourcenaktivierung abgeleitet und evaluiert werden.

- Standardversion: Erwachsene, 18 bis 65 Jahre
- Altersversionen: Kinder, sechs bis 13 Jahre (SONET-K); Jugendliche, 14 bis 18/19 Jahre (SONET-J); Alte Menschen, älter als 65 Jahre (mit Unterversionen für Seniorenheimbewohner (SONET-AH) und solche, die noch im eigenen Haushalt leben (SONET-AM)).
- SONET-B: Schwerpunkt unterstützende und belastende Beziehungen sowie deren Verhältnis (Reziprozität).
- Tagebücher zur Erfassung des Kontaktnetzwerks: SONET-T: Papier-Bleistift-Tagebuch (Laireiter et al., 1997a); SONET-CT: Computertagebuch (Baumann et al., 2001).

Zielsetzung und Kurzbeschreibung	Ziel des Verfahrens ist die Erfassung des personalen Sozialen Netzwerks in seiner Rollen- und Interaktionsstruktur sowie die Erfassung von Beziehungsqualität, belastenden Beziehungen und Unterstützungsressourcen. Es handelt sich primär um ein Selbstbeurteilungsverfahren. Zur Prüfung der Validität wurde auch eine Fremdbeurteilungsversion entwickelt, die ebenfalls zur Datenerhebung eingesetzt werden kann; für sehr junge Kinder und sehr alte Menschen können die Netzwerke auch durch enge Bezugspersonen (Eltern, Pflegepersonen, nahe Angehörige) erhoben werden.

Die Altersversionen weisen Altersspezifika in den Inhalten und Kriterien der Netzwerkerhebung auf; SONET-B wurde für eine differenzierte Erfassung der wahrgenommenen, erhaltenen und selbst verabreichten Unterstützung und Belastung sowie der Relation dieser Parameter zueinander entwickelt; SONET-T und SONET-CT erheben die alltäglichen sozialen Kontakte über einen Zeitraum von zwei bis vier Wochen.

Art des Verfahrens

Personales Netzwerk: Strukturiertes Interview (SONET-I) und Selbstbeurteilungsverfahren („Paper & Pencil") für Gruppenbefragungen unter Beisein des Untersuchers (SONET-F). Kontaktnetzwerk: SONET-T (Paper-Pencil-Tagebuch), SONET-CT (computerisiertes Tagebuch).

Technische Informationen

– 54 Items (Personales Netzwerk)
– Bearbeitungszeit/Interview: 60 bis 90 Minuten
– Auswertungszeit: ca. 10 bis 15 Minuten
– Keine automatische Auswertung verfügbar.

Theoretischer Hintergrund

Das Verfahren ist theoretisch und empirisch fundiert. Ausgangspunkt ist die Annahme, dass personale Netzwerke mehrdimensionale soziale Gebilde darstellen und hinsichtlich ihrer Struktur, Funktionen, Interaktionsmodalitäten und Beziehungsqualitäten beschreibbar sind (Laireiter, 1993). Soziale Beziehungen werden über unterschiedliche Konstituenten generiert: soziale Bedürfnisse, sozialer Austausch und soziale Rollen (Asendorpf & Banse, 2000; Milardo, 1992). Zusätzlich ist davon auszugehen, dass die Wichtigkeit von Menschen durch deren Kontaktfrequenz vermittelt wird (Milardo, 1992). Vor allem jene Menschen, mit denen man häufig zu tun hat, vermitteln die meiste Unterstützung, aber auch die häufigsten Belastungen.

Diesen beziehungstheoretischen Grundlagen entsprechend besitzt das Verfahren einen dreidimensionalen Netzwerkgenerator (Kontaktfrequenz, soziale Rollen, emotionale Bedeutung), in dem Personen aus den verschiedenen Rollenbereichen eines Menschen erfasst werden, zu denen regelmäßiger Kontakt besteht. Die „Regelmäßigkeit" ist für jeden Rollenbereich spezifisch festgelegt (Haushalt, Arbeit: mehrmals pro Woche Kontakt; Nachbarschaft, Verwandtschaft: zwei Mal pro Monat; Vereins- und Freizeitbereich, professionelle Helfer: einmal pro Monat).

Da der Bereich enger emotionaler Beziehungen nicht primär durch das Kontaktkriterium konstituiert wird, sondern durch emotionale Bedürfnisse (Sicherheit, Bindung, Liebe, Freundschaft etc.), werden diese (Kernfamilie, Partner, engste Freunde, Freunde, gute Bekannte) nicht über das Kontaktkriterium erhoben.

Da SONET primär am personalen Beziehungssystem und dessen Kontakt- und Interaktionsstruktur interessiert ist, stellt die wahrgenommene und erhaltene Unterstützung keinen eigenständigen Beziehungsgenerator dar. Sie wird sekundär für alle erhobenen Netzwerkpersonen erfasst, ebenso wie die soziale Belastung. Allerdings ist es möglich, über eine Abschlussfrage auch solche Personen zu erheben, bei denen Unterstützung und Belastung als primäre Beziehungskriterien im Vordergrund stehen.

Der Bereich der Sozialen Unterstützung orientiert sich an allgemeinen Taxonomien (Laireiter, 1993), die zwischen psychologischer und instrumenteller Unterstützung differenzieren. Für die psychologische Ebene wurde auf den Vorschlag von Cobb (1976) zurückgegriffen, der affektive Komponenten als maßgeblich für die Unterstützung ansieht. Item- und Hauptkomponenten-Analysen (orthogonale Rotation) unterstützen diese Konzeption.

Im Hinblick auf die belastenden Beziehungen wurde ursprünglich von eigenen Überlegungen ausgegangen; nachfolgende theoretische und empirische Analysen (Lettner, 1994) führten jedoch zu einer Modifikation dieses Abschnitts und zu neuen Items.

Die Erfassung der Beziehungsqualität und der Interaktionsstruktur orientiert sich an den zentralen Komponenten für diesen Bereich (Beziehungszufriedenheit, emotionale Nähe, Kontaktfrequenz, Beziehungsdauer etc.).

Entwicklung des Verfahrens

Das Instrument wurde in drei Phasen entwickelt. Zunächst wurde unter Anwendung der genannten theoretischen Kriterien eine etwas umfangreichere Rohversion erstellt, die einer Stichprobe erwachsener Österreicher zwischen 18 und 65 Jahren zur Beantwortung vorgelegt wurde (N = 100). Gleichzeitig wurde eine Testwiederholungsstudie durchgeführt (zwei Wochen, drei Monate; Schwarzenbacher & Baumann, 1990). Nach Item- und Skalenanalysen wurde das Verfahren restrukturiert und einer weiteren Evaluationsstudie (N = 114) sowie diversen Reliabilitäts- und Validitätsstudien unterzogen. Zusätzlich wurden verschiedene Erfassungsbereiche (Freundschaft, Belastung) empirisch fundiert, was zu neuen Taxonomien für soziale Belastungen und Freundschaftsbeziehungen führte. Diese letzte Version (SONET 4) wurde in einer größeren Studie (N = 192) auf ihre Tauglichkeit hin überprüft.

Aufbau und Auswertung

Das modulartige Instrument erfasst folgende Bereiche:
- Persönliche und soziale Daten des Probanden (Alter, Geschlecht, Schulbildung etc.)
- Erfassung der Netzwerkpersonen, namentlich (Vorname und Abkürzung des Zunamens) nach rollenspezifischen Kriterien
- Kernfamilie, z. B. „Sind Sie verheiratet oder haben Sie eine/n festen Partner(in)?"
- Haushalt, z. B. „Mit welchen Personen leben Sie in einem gemeinsamen Haushalt, so dass Sie sich mehrmals wöchentlich sehen?"
- Verwandtschaft, Nachbarschaft, Arbeits- und Ausbildungsbereich, Freizeitaktivitäten, soziale Aktivitäten/Vereine/Clubs, beratende Personen, gute Freunde, Freunde und gute Bekannte, sonstige Bezugspersonen
- Interaktionelle Parameter (Kontaktfrequenz, Beziehungsdauer etc.) pro Person nach vorgegebenen Kriterien, z. B. „Wie häufig haben Sie mit den genannten Personen Kontakt (persönlich, telefonieren, Email, Briefkontakt)?" (1 = „täglich", 2 = „mehrmals wöchentlich", 3 = „einmal pro Woche", 4 = „einmal pro zwei Wochen", 5 = „einmal monatlich", 6 = „seltener")
- Psychologische und instrumentelle Unterstützung, z. B. „Welche der genannten Personen mag Sie besonders?"
- Erfahrene Belastung, z. B. „Welche der genannten Personen hat Sie schon öfters gekränkt?"
- Beziehungsqualität für jede einzelne Bezugsperson durch:
  - Beurteilung der subjektiven Wichtigkeit, z. B. „Welche der genannten Personen ist für Sie persönlich wichtig oder bedeutsam?"
  - Qualifikation als gegenseitige Vertrauensbeziehung
  - Beurteilung der Zufriedenheit mit der Beziehung (1 = „sehr zufrieden"; 5 = „nicht zufrieden")
  - sowie summarisch für die verschiedenen Lebensbereiche und die Unterstützung.

Das Instrument wird nicht über Skalen, sondern über Indikatoren, die über die Summierung der Antworten gebildet werden, ausgewertet. Bei Mehrfachrollen wird jede Nominierung für die jeweilige Rolle gezählt. Folgende Parameter werden gebildet:

- Netzwerkgröße (Summe aller genannter Personen)
- Teilnetzwerke (Summe der Personen pro Rollenbereich)
- Belastende Bezugspersonen
- Beziehungsqualität: Wichtige/bedeutsame Beziehungen, Vertrauensbeziehungen
- Mittlere Beziehungszufriedenheit pro Rollenbereich
- Beziehungszufriedenheit mit Beziehungsklassen

Folgende Indikatoren werden über Mittelwerte für das Gesamtnetzwerk oder Teilnetzwerke aggregiert:

- Mittlere Dauer der Beziehungen
- Mittlere Kontaktfrequenz
- Mittlere geographische Entfernung der Netzwerkmitglieder

Je nach Bedarf können die interaktionalen, qualitativen, belastenden und unterstützenden Parameter für das Gesamtnetzwerk, aber auch für Partial- und Unterstützungsnetzwerke berechnet werden.

Es ist auch möglich, die pro Skalenausprägung genannten Personen zu summieren (Anzahl an Personen mit langer, mittlerer, kurzer Beziehungsdauer, hoher, mittlerer und geringer Kontaktfrequenz etc.).

Neben der Darstellung der Ergebnisse in Absolutwerten kann auch eine in Prozentwerten erfolgen. Diese macht die strukturelle Zusammensetzung des Netzwerkes deutlich (Netzwerkgröße = 100 %).

In einem weiteren Schritt können durch Zusammenfassungen auch globalere Netzwerkindikatoren gebildet werden, z.B. „Familie und Verwandtschaft", „soziale Rollenbereiche" etc. Zusätzlich können auch Beziehungen nach Kontakt- und Qualitätskriterien geordnet werden (z.B. geographisch nahe lebende Personen; Vertrauensbeziehungen mit hoher Kontaktfrequenz etc.; s. Ardelt & Laireiter, 1993).

Ergänzende Verfahren

SONET erfasst die Struktur des personalen Netzwerks und des Unterstützungsnetzwerks. Je nach Fragestellung können Verfahren zur erhaltenen („Inventar sozial unterstützenden Verhaltens" ISSB) oder wahrgenommenen Unterstützung („Fragebogen zur Erfassung wahrgenommener Unterstützung" SS-A; „Fragebogen zur Sozialen Unterstützung" F-SOZU) ergänzt werden.

Gütekriterien

Die **Objektivität** kann aufgrund der Strukturiertheit und der transparenten Kriterien des Verfahrens als gegeben angesehen werden.

Die **Reliabilität** wurde über mehrere Reteststudien geprüft (Ardelt & Laireiter, 1993; Schwarzenbacher & Baumann, 1990; jeweils N = 30), die zu vergleichbaren Befunden kamen. In beiden Untersuchungen war die Korrelation der Summenwerte pro Kategorie bei kurzem Messabstand (zwei Wochen) hoch bis sehr hoch (r_{tt} = .70 bis .90), bei längerem Abstand (drei Monate) mittelstark (r_{tt} = .55 bis .65). Vergleiche in der Übereinstimmung der genannten Personen erbrachten beim kurzen Messintervall sehr hohe Übereinstimmungen (ca. 70 % bis 85 %) und etwas niedrigere beim langen (M ≈ 65 %), wenn nur die in beiden Messungen genannten Personen berücksichtigt wurden. Die exakte Übereinstimmung (Person in Rolle/Funktion) erbrachte bei kurzem Messintervall vor allem bei den beobachtungsnäheren Rollen- und Kontaktkriterien akzeptabel hohe Übereinstimmungswerte (M = 60 % bis 65 %), bei den weniger objektiven etwas geringere (ca. 50 % bis

55 %). Beim längeren Messabstand reduzierten sich die Übereinstimmungen um ca. 10 % bis 15 %.

Zur Bestimmung der **Validität** wurden neben kriteriumsbezogenen Studien (Vergleich mit Fremdbeurteilung und Tagebuchaufzeichnungen; Laireiter et al., 1997a) viele Arbeiten zur Konstruktvalidität (Störungsgruppen, Befindlichkeit, Stressbewältigung etc.) durchgeführt (Laireiter et al., 1997b).

Vergleichswerte/ Normen

Es liegen Vergleichswerte (M; SD; Md), von mehreren hundert Probanden aus der österreichischen Allgemeinbevölkerung (Erwachsene zwischen 18 und 65 Jahren) sowie von kleineren Stichproben aus den verschiedenen Altersgruppen und dem klinischen Bereich (Depressive, Angstpatienten, Schizophrene, Alkoholiker, Körperbehinderte etc.) vor. Eine Normierung wurde noch nicht durchgeführt.

Literatur

Ardelt, E. & Laireiter, A. (1993). Messung sozialer Beziehungen. In E. Roth (Hrsg.), *Sozialwissenschaftliche Methoden* (S. 657–673). München: Oldenbourg.

Asendorpf, J. & Banse, R. (2000). *Psychologie der Beziehung.* Bern: Huber.

Baumann, U., Feichtinger, L. & Thiele, C. (2001). Psychological monitoring in sociodiagnostics. In J. Fahrenberg & M. Myrtek (Eds.), *Progress in Ambulatory Assessment: Computer-assisted psychological and psychophysiological methods in monitoring and field studies* (pp. 45–67). Seattle, Toronto: Hogrefe & Huber.

Baumann, U., Laireiter, A., Pfingstmann, G. & Schwarzenbacher, K. (1987). Fragebogen zum Sozialen Netzwerk und zur Sozialen Unterstützung (SONET). *Zeitschrift für Klinische Psychologie, 16*, 426–431.

Cobb, S. (1976). Social support as a moderator of life stress. *Psychosomatic Medicine, 38*, 300–314.

Laireiter, A.-R. (1993). Konzepte und Methoden der Netzwerk- und Unterstützungsforschung. In A.-R. Laireiter (Hrsg.), *Soziales Netzwerk und Soziale Unterstützung: Konzepte, Methoden und Befunde* (S. 15–44). Bern: Huber.

Laireiter, A.-R., Baumann, U., Reisenzein, E. & Untner, A. (1997a). A diary method for the assessment of interactive social networks: The interval-contingent diary "SONET-T". *Swiss Journal of Psychology, 56*, 217–238.

Lettner, K. (1994). *Negative Aspekte Sozialer Netzwerke und Sozialer Unterstützung.* Unveröffentl. Dissertation, Universität Salzburg.

Milardo, R. M. (1992). Comparative methods for delineating social networks. *Journal of Social and Personal Relationships, 9*, 447–461.

Schwarzenbacher, K. & Baumann, U. (1990). Personennennungen vs. Größenangaben. Zwei unterschiedliche Daten zur Reliabilitätsbestimmung Sozialer Netzwerke und Sozialer Unterstützung. *Zeitschrift für Differentielle und Diagnostische Psychologie, 11*, 27–36.

Autoren des Beitrags

Ass.-Prof. Dr. Anton-Rupert Laireiter
Univ.-Prof. Dr. Urs Baumann
Fachbereich Psychologie, Universität Salzburg
Hellbrunnerstraße 34
A-5020 Salzburg, Österreich
E-Mail: anton.laireiter@sbg.ac.at

SS-A

Skala zur Erfassung der wahrgenommenen Unterstützung

Autor	Anton-Rupert Laireiter
Quelle	Laireiter, A.-R. (1996). *Skalen Soziale Unterstützung. SSU.* Mödling: Dr. Schuhfried.
Bezugsquelle	Erhältlich beim Autor; Computerversion: Dr. Schuhfried.
Vorgänger-/ Originalversion	Vaux, A. (1988). *Social support: Theory, research, and interventions.* New York: Praeger. Vaux, A., Phillips, J., Holly, L., Thomson, B., Williams, D. & Stewart, D. (1986). The Social Support Appraisal (SS-A) Scale: Studies on reliability and validity. *American Journal of Community Psychology, 14,* 195–219.

Anwendungsbereich	Die SS-A wurde zur Erfassung der wahrgenommenen psychologischen Unterstützung (Cobb, 1976) von unterschiedlichen Quellen (Partner, Familie, Freunde, Andere) entwickelt. Sie kann sowohl für die sozialpsychologische wie auch gesundheits-, klinisch-psychologische und rehabilitationswissenschaftliche Forschung zur Erfassung von sozialen Ressourcen und Defiziten eingesetzt werden. In der klinischen und rehabilitativen Praxis dient sie der Ressourcendiagnostik und kann auch zur Planung und Evaluation entsprechender Interventionen herangezogen werden. Ihr Anwendungsbereich erstreckt sich von Jugendlichen bis zu Erwachsenen im hohen Alter.
Zielsetzung und Kurzbeschreibung	– Zielsetzung: Erfassung der subjektiven Überzeugtheit von Partner, Familie, Freunden und Mitmenschen im Allgemeinen psychologisch unterstützt zu sein. – Erfasstes Konstrukt: Wahrgenommene soziale Unterstützung („perceived social support") – Gesamtskala, vier Subskalen: Unterstützung vom Partner, der Familie, von Freunden und Menschen im Allgemeinen
Art des Verfahrens	Selbstbeurteilungsverfahren („Paper & Pencil")
Technische Informationen	– 24 Items, 5 Skalen (1 Gesamt, 4 Subskalen) – Bearbeitungszeit: ca. 5 Minuten – Auswertungszeit: ca. 5 Minuten – Automatische Auswertung im Wiener Testsystem® verfügbar
Theoretischer Hintergrund	Die SS-A-Skala ist eine von drei Skalen, die Vaux und seine Mitarbeiter entwickelt haben, um das multidimensionale Konstrukt „Soziale Unterstützung" adäquat zu operationalisieren (Vaux, 1988). Neben der SS-A, die wahrgenommene Unterstützung erfasst, dient die SS-R-Skala („social support-resources-scale") zur Erhebung der Unter-

stützungsressourcen und die SS-B-Skala („social support-behavior-scale") zur Messung des realen Unterstützungsverhaltens (ähnlich wie das „Inventar sozial unterstützenden Verhaltens", ISSB).

Die Konstruktion der Skala erfolgte nach theoretischen und empirischen Prinzipien. Theoretisch gingen ausführliche Analysen zum Begriff der wahrgenommenen Unterstützung voraus, wobei besonders die Arbeiten von Cobb (1976) und Kaplan und Kollegen (1977) Berücksichtigung fanden. Beide Arbeiten betonen die Bedeutung der Wahrnehmung der Verfügbarkeit sozialer Unterstützung als die zentrale Wirkvariable bei der Belastungspufferung und -bewältigung. Die SS-A ist jedoch auch inhaltlich an das Konzept von Cobb und Kaplan angelehnt. Beide Autoren definieren soziale Unterstützung primär als psychologische Unterstützung mit den Subkomponenten „emotionale Unterstützung", „Selbstwert-Unterstützung" und „Zugehörigkeit" (love, esteem, involvement). Zusätzlich heben sie die Quelle der Unterstützung als zentralen definitorischen Bestandteil hervor und nennen als die wichtigsten den Partner, die Familie und enge Freunde. Zusätzlich werden von Vaux noch sogenannte „anonyme Andere", d. h. Menschen im Allgemeinen, als weitere Unterstützungsquelle hinzugenommen. Insgesamt ist damit die SS-A-Skala der stringenteste Versuch der Operationalisierung des Cobb'schen Unterstützungsbegriffes in seinen inhaltlichen und strukturellen Dimensionen.

Entwicklung des Verfahrens

Die Entwicklung der Originalversion erfolgte durch Literaturanalysen und Vorstudien (Vaux, 1988). Aus einem größeren Pool von Items zur wahrgenommenen Unterstützung wurden die trennschärfsten mit mittlerer Schwierigkeit ausgewählt und psychometrischen Analysen unterzogen (Vaux et al., 1986). Die deutschsprachige Version wurde durch Übersetzung durch den Autor und Parallel- und Rückübersetzung durch facheinschlägige native speaker gewonnen und in mehreren Studien eingehend hinsichtlich ihrer empirischen Güte evaluiert.

Aufbau und Auswertung

Die insgesamt 24 Items sind hinsichtlich des Ausmaßes der Zustimmung auf einer vierstufigen Likert-Skala (0 = „stimme überhaupt nicht zu"; 1 = „stimme nicht zu"; 2 = „stimme zu"; 3 = „stimme stark zu") zu beantworten. Die Items sind aus der Perspektive des Unterstützungsempfängers formuliert („Ich erhalte Unterstützung", s. u.). Das Verfahren besteht aus insgesamt fünf Skalen, einer Gesamtskala und vier Subskalen:

1. Partnerunterstützung, 4 Items: Respekt, Fürsorge, Achtung, Bewunderung. Itembeispiel: „Mein Partner achtet mich sehr."
2. Familiäre Unterstützung, 6 Items: Sich kümmern, Achtung, Liebe, Verlass, Bewunderung, Fürsorge. Itembeispiel: „Meine Familie verlässt sich auf mich."
3. Freundes-Unterstützung, 6 Items: Respekt, Verlass, sich kümmern, sich verbunden fühlen, wichtig sein füreinander. Itembeispiel: „Meine Freunde kümmern sich um mich."
4. Unterstützung von anderen, 7 Items: Wichtig sein, mögen, Respekt, Achtung, Bewunderung, Wertschätzung, Geborgenheit. Itembeispiel: „Ich bin wichtig für andere Menschen."

Die Auswertung erfolgt durch Aufsummierung der Itemantworten; vier der 24 Items sind negativ gepolt und müssen vorher umgepolt werden. Es können Summen- oder Mittelwerte gebildet werden (Gesamtskala: Summenrange = 0 bis 72).

Ergänzende Verfahren

Zur Erfassung sozialer Ressourcen können ergänzend netzwerk- oder ressourcenanalytische Instrumente, wie z. B. das „Tagebuch zum sozialen Netzwerk und zur sozialen Unterstützung" (SONET) oder das „Mannheimer Interview zur sozialen Unterstützung" (MISU) eingesetzt werden. Sollte das Forschungsinteresse auch die erhaltene Unterstützung einschließen, dann erscheint es sinnvoll, ebenfalls ergänzende Verfahren einzusetzen, z. B. das „Inventar sozial unterstützenden Verhaltens" (ISSB) oder ein Belastungstagebuch bzw. ein Belastungsverfahren, das den Bewältigungs- und Unterstützungsprozess zusätzlich abbildet (z. B. das „Tagebuch zur Erfassung alltäglicher Belastungen und deren Bewältigung", TBB). Da die SS-A lediglich psychologische Unterstützung erfasst, sind zur Erhebung weiterer Formen wahrgenommener Sozialer Unterstützung (kognitive, instrumentelle, emotionale etc.) alternative Verfahren nötig, z. B. der „Fragebogen zur Sozialen Unterstützung" (F-SOZU; SOZU-K-22) oder die „Interpersonal Support Evaluation List" (ISEL; Cohen & Hoberman, 1983; Laireiter, 1996).

Gütekriterien

Die **Objektivität** des Verfahrens kann auf Grund der Standardisiertheit von Instruktion und Auswertung als gegeben angenommen werden.

Seine **Reliabilität** ist für das amerikanische Original wie auch die deutschsprachige Übersetzung sehr hoch. Wie Vaux und Kollegen (1986) berichten, liegen von insgesamt 30 berechneten Konsistenzkoeffizienten nur drei unter einem Wert von .80. Die Konsistenzwerte der deutschsprachigen Version schwanken zwischen $\alpha = .86$ und $\alpha = .92$ für die Gesamtskala und zwischen $\alpha = .70$ und $\alpha = .88$ für die Subskalen (Laireiter, 1996); vergleichbare Werte erbrachten auch andere Methoden der Reliabilitätsbestimmung (Testhalbierung nach Guttman: $r_{it} = .88$ bis .93; Spearman-Brown: $r_{it} = .88$ bis .93; Laireiter, 1996). Eine Messwiederholung nach zweiwöchigem Abstand führte ebenfalls zu hohen Übereinstimmungswerten ($r_{tt} = .81$ bis .90; Sub- und Gesamtskalen).

Die SS-A besitzt eine ausgezeichnete faktorielle **Validität**, die sowohl durch explorative wie auch durch konfirmatorische Faktorenanalysen bestätigt werden konnte. In allen Fällen konnte die theoretische Grundstruktur der Skala (strukturelle Organisation der verfügbaren Unterstützung) bestätigt werden, sodass insgesamt von einer relativ rationalen Grundstruktur des Verfahrens auszugehen ist. Dies belegt auch die geringe bis mittlere Interkorrelation der Subskalen.

Hinsichtlich der konvergenten und diskriminanten Validität konnten erwartungsgemäß hohe Zusammenhänge zwischen der SS-A und anderen Verfahren zur wahrgenommenen Unterstützung sowie keine bis geringe mit dem Erhalt von Unterstützung (ISSB) und ebensolche mit der Zufriedenheit mit der erhaltenen Unterstützung und der Anzahl verfügbarer Unterstützer (SSQ-6: Muhr & Beham, 1992) beobachtet werden (Laireiter, 1996).

Hinsichtlich der Konstrukt- und differentiellen Validität zeigte sich, dass die SS-A deutlich negativ mit Indizes reduzierten psychischen Funktionierens (Einsamkeit, Neurotizismus) und leicht positiv mit Geselligkeit und Extraversion sowie nicht mit den Dimensionen „Offenheit", „Verträglichkeit" und „Gewissenhaftigkeit" des „NEO-Fünf-Faktoren-Inventar" (NEO-FFI) korreliert. Differentielle Analysen (Laireiter, 1996) erbrachten, dass jüngere Altersgruppen (18- bis 35-Jährige) sich insgesamt mehr unterstützt fühlen als ältere (41-Jährige und Ältere), allerdings nur in Bezug auf die Freunde und andere Menschen, nicht jedoch im Hinblick auf den Partner und die Familie. Probanden mit einem höheren Bildungsniveau und höherem beruflichen Status fühlen sich ebenfalls stärker unterstützt als solche mit einem niedrigeren.

Diese Differenz bezieht sich nicht auf den Partner, wohl aber auf die Familie, die Freunde und andere Menschen.

Weiterführende Analysen zur Konstruktvalidität erbrachten, dass die verfügbare Unterstützung von Freunden einen wichtigen direkten Effekt gegenüber emotionaler Erschöpfung bei in der Kinder- und Jugendpsychiatrie tätigen Berufsgruppen (N=96) erbringt, ebenso wie sie negativen Einstellungen und Zynismus gegenüber Klienten vorbeugt (Laireiter, 1996). In verschiedenen anderen Studien (Vaux et al., 1986) konnte gezeigt werden, dass die verfügbare Unterstützung von den Freunden und der Familie belastungspuffernde Effekte besitzt.

Vergleichswerte/ Normen

Es liegen Vergleichswerte von 290 Probanden aus der Allgemeinbevölkerung (Erwachsene zwischen 18 und 65 Jahren) vor (Werte Gesamtskala: $M=59.9$; $SD=10.2$; $Md=60.0$; s. dazu Laireiter, 1996). Eine Normierung wurde noch nicht durchgeführt.

Kurzversion

Der Tatsache Rechnung tragend, dass viele Menschen keinen Partner bzw. keine Partnerin haben bzw. bei bestimmten Altersgruppen dies nicht (mehr) der Fall ist (Kinder, jüngere Jugendliche, sehr alte Menschen) kann als eine Modifikation die Subskala „Partnerunterstützung" weggelassen werden. Dadurch reduziert sich die Verfahrenslänge auf 20 Items.

Literatur

Cobb, S. (1976). Social support as a moderator of life stress. *Psychosomatic Medicine, 38*, 300–314.

Cohen, S. & Hoberman, H. M. (1983). Positive events and social supports as buffers of life change stress. *Journal of Applied Social Psychology, 13*, 99–125.

Kaplan, B. H., Cassel, J. & Gore, S. (1977). Social support and health. *Medical Care, 15*, 47–58.

Muhr, R. & Beham, M. (1992). Der SSQ-6-Items. In H. Schattovits (Hrsg.), *Beratung – Soziales Netzwerk, Evaluierung des sozialen Umfeldes von Ratsuchenden in Beratungsstellen* (S. 121–132). Wien: Institut für Ehe und Familie.

Autor des Beitrags

Ass.-Prof. Dr. Anton-Rupert Laireiter
Fachbereich Psychologie, Universität Salzburg
Hellbrunnerstraße 34
A-5020 Salzburg, Österreich
E-Mail: anton.laireiter@sbg.ac.at

Abschnitt A7

Schmerz

FESV

Fragebogen zur Erfassung der Schmerzverarbeitung

Autor	Edgar Geissner
Quelle	Geissner, E. (2001). *Fragebogen zur Erfassung der Schmerzverarbeitung (FESV) – Manual.* Göttingen: Hogrefe.
Bezugsquelle	Erhältlich beim Hogrefe Verlag unter www.testzentrale.de.

Anwendungsbereich

Haupteinsatzbereich des Fragebogens zur Erfassung der Schmerzverarbeitung FESV ist chronischer Schmerz (Kriterium „Mindestdauer sechs Monate"), der ständig vorhanden ist oder in Abständen immer wiederkehrt. Keine Einschränkungen bestehen hinsichtlich der Krankheitsdiagnose oder des Schmerzlokalisationsgebietes. Haupteinsatzgebiete dürften – aufgrund bisheriger Erfahrungen und in der Praxis gegebener hoher Fallzahlen – Rücken- und Gelenkschmerzen degenerativer oder entzündlicher Art sein, Fibromyalgien, Spannungskopfschmerzen, Migränekopfschmerzen, neurogene Schmerzen, des weiteren Schmerzen bei Krebserkrankungen. Daneben ist der Einsatz bei schmerzbezogenen somatoformen Beschwerden zu empfehlen.

Der FESV ermöglicht die differenzierte Erfassung zum einen des Bewältigungsrepertoires der Patienten, zum anderen ihrer psychischen Beeinträchtigung aufgrund von Schmerzen. Der FESV thematisiert somit psychische Bezugsgrößen, das Einsatzgebiet liegt daher hauptsächlich innerhalb der psychosozialen, auch psychotherapeutischen Versorgung: Psychologische Schmerzbewältigung, Psychotherapie bei Schmerzen, stationäre Psychosomatik, Verhaltensmedizin innerhalb der Organmedizin (z. B. Orthopädie, Rheumatologie), Rehabilitation.

Der FESV wurde für das Alter ab 18 Jahren bis ins höhere Lebensalter in Studien geprüft, ist aber auch durch Jugendliche zwischen 14 und 17 Jahren mühelos zu bearbeiten. Es liegen keinerlei Einschränkungen hinsichtlich Geschlecht und soziodemographischer Merkmale vor, Kenntnisse der deutschen Sprache werden jedoch vorausgesetzt.

Zielsetzung und Kurzbeschreibung

Der Fragebogen zur Erfassung der Schmerzverarbeitung FESV dient der Erhebung des Bewältigungsrepertoires sowie der mit Schmerz in Zusammenhang stehenden psychischen Beeinträchtigungen. Ein enger Bezug zu „Schmerz" ist in jedem Item bzw. jeder Skala gegeben. Daher muss z. B. auch zur Erhebung anderer als mit Schmerz in Zusammenhang stehender psychischer Beeinträchtigungen ergänzend auf weitere Verfahren zurückgegriffen werden (s. u.). Sinnvoll ist der Einsatz des FESV bei länger andauernden oder mit Unterbrechungen immer wieder zurückkehrenden Schmerzen, nicht primär bei Akutschmerz oder bei nach gewisser Zeit nachlassenden Schmerzen (postoperativ oder nach Verletzungen).

Art des Verfahrens

Selbstbeurteilungsverfahren („Paper & Pencil" oder Computerversion)

Technische Informationen	– 38 Items in 3 Grundkomponenten, 3 Skalen pro Komponente – Bearbeitungszeit: 10 Minuten – Auswertungszeit: 5 Minuten – Bei der Computerversion erfolgt die Auswertung automatisch.

Theoretischer Hintergrund

Hintergrund für den Fragebogen zur Erfassung der Schmerzverarbeitung FESV ist ein Verständnis von Schmerz als einem multimodalen und prozessualen Geschehen unter Einschluss von Rückmeldevorgängen, in dem die Schmerzempfindung selbst aus verschiedenen Elementen gespeist ist, verschiedene Submodalitäten aufweist und charakteristische Schmerzfolgen hervorbringt. Diese sind zum einen bewältigungsbezogener Natur (kognitive Bearbeitung, Bewältigungshandlungen), zum anderen resultieren sie in emotionalen (mit dem FESV messbaren) und sozialen, kommunikativen und motorischen Beeinträchtigungen (mit dem FESV nicht messbar). Ferner bestehen Interaktionen (etwa mit Persondispositionen) und Rückmeldevorgänge, d. h. Transaktionen in Bezug auf das weitere Schmerzgeschehen. Dies ist in einem umfassenden Konzept zusammengefasst, das Geissner (1990) vorgestellt hat – das Mikro-/Makromodell persistenter bzw. intermittierender chronischer Schmerzen – und das im Manual zum FESV erläutert wird (Geissner, 2001, S. 12 bis 18).

Der spezifische Nutzen besteht in einem engen Bezug der drei Grundkomponenten zu Schmerzen. Auf diese Weise können Schmerzbewältigung und allgemeineres Coping distinkt untersucht werden. Dies gilt in gleicher Weise für schmerzbedingte psychische Beeinträchtigung und allgemeinere psychische Beeinträchtigung/Belastung, die ebenfalls konzeptuell voneinander abgehoben werden können. Ein weiterer spezifischer Nutzen besteht in der Messung des Erfolgs durchgeführter Schmerzbehandlungen/-therapien. Kognitive Bewältigung sollte nach wirksamer Behandlung/Therapie höher sein, psychische Beeinträchtigung dagegen reduziert. Verhaltensbezogene Bewältigung sollte in Abhängigkeit vom Zuschnitt der jeweiligen Behandlungsmaßnahmen variieren.

Entwicklung des Verfahrens

Der FESV wurde seit 1988 in drei Phasen entwickelt.

Phase I: Klinische Interviews (N = 30 Pat.) und Literaturanalysen mündeten in einen Pool aus circa 120 Items, die klassisch testtheoretisch dimensioniert, strukturiert und anschließend reduziert wurden (Untersuchung an N = 330 Pat.). Daran schloss sich mit geringfügigen Variationen eine Replikationsstudie an, die eine grundsätzliche Stützung erbrachte, jedoch auch Modifikationen nahe legte (N = 160 Pat.).

In Phase II wurden konfirmatorische Faktorenanalysen auf der Basis des Strukturgleichungsansatzes LISREL durchgeführt, wobei die spezifischen LISREL-Gütekriterien als Kriterien für die weitere Skalenentwicklung dienten. Es wurden auf der Basis von Phase I einfaktorielle Messmodelle spezifiziert, danach wurden diese zu mehrfaktoriellen Messmodellen (dimensionsweise) zusammengefasst, die wiederum einem Gesamttest des vollständigen „3-Komponenten-9-Dimensionen-Modells" unterzogen wurden (N = 160). Es konnte eine gelungene Anpassung der empirischen an die theoretisch postulierte Struktur erreicht werden.

Phase III: An einer weiteren unabhängigen Stichprobe von über 400 Schmerzpatienten konnte die gefundene Modellstruktur erfolgreich repliziert werden. Diese Stichprobe diente im Weiteren auch zur Ermittlung der herkömmlichen Reliabilitätskennwerte sowie eines Teils der Validierungsbefunde.

In einer späteren Untersuchung (Gruber, 2003) konnte für die Computerversion des FESV die Äquivalenz zur Papier-Bleistift-Version belegt werden.

Aufbau und Auswertung

Der FESV kann komplett oder nach „Bewältigung" und „Beeinträchtigung" gegliedert vorgegeben werden. Alle Instruktionen sind prinzipiell selbsterklärend. Nach einer einleitenden Erläuterung wird das sechsstufige Antwortformat – von 6 = „stimmt vollkommen" bis 1 = stimmt überhaupt nicht" – vorgestellt, danach der Beurteilungszeitrahmen („Beziehen Sie die Beantwortung auf Ihre typischen Schmerzen in den letzten Tagen").

Unter Ordnungsnummer „I" folgen sodann blockweise die 12 Aussagen zu kognitiver Schmerzbewältigung, unter „II" ebenfalls blockweise diejenigen der verhaltensbezogenen Schmerzbewältigung. Auf dem Testbogen „Schmerzbedingte psychische Beeinträchtigung" wird zunächst die Instruktion wiederholt, danach folgen analog die 14 Items. Am unteren Rand beider Bögen (Bewältigung respektive Beeinträchtigung) können jeweils Rohwerte, T-Werte und Prozentränge pro Dimension eingetragen werden.

Der FESV ist in drei Grundkomponenten gegliedert; jede dieser Grundkomponenten besteht wiederum aus drei Einzeldimensionen:

– **Kognitive Bewältigung**
  - Handlungsplanungskompetenzen HPL, 4 Items; „Wenn ich Schmerzen habe, erinnere ich mich an das, was ich mir für einen solchen Fall vorgenommen habe."
  - Kognitive Umstrukturierung KU, 4 Items; „Wenn ich Schmerzen habe, sage ich mir, dass ich viel besser zurecht komme als früher."
  - Kompetenzerleben KE, 4 Items; „Wenn ich Schmerzen habe, habe ich trotzdem das Gefühl sie zu beherrschen."

– **Verhaltensbezogene Bewältigung**
  - Mentale Ablenkung MA, 4 Items; „Wenn ich Schmerzen habe, lenke ich mich durch das Hören schöner Musik ab."
  - Gegensteuernde Aktivitäten GSA, 4 Items; „Wenn ich Schmerzen habe, lenke ich mich durch Tätigkeiten in Haus oder Garten ab."
  - Ruhe- bzw. Entspannungstechniken RE, 4 Items, „Wenn ich Schmerzen habe, konzentriere ich mich auf einen ruhigen und gleichmäßigen Atem."

– **Schmerzbedingte psychische Beeinträchtigung**
  - Schmerzbedingte Hilflosigkeit und Depression HD, 5 Items; „Wenn ich Schmerzen habe, bin ich oft niedergeschlagen."
  - Schmerzbedingte Angst AN, 4 Items; „Wenn ich Schmerzen habe, bin ich verängstigt."
  - Schmerzbedingter Ärger ÄR, 5 Items; „Wenn ich Schmerzen habe, bin ich verärgert."

Auswertung: Die Auswertung geschieht über das blockweise Zusammenzählen der angekreuzten Werte. Zusätzlich steht eine transparente und mit verschiedenen Farben markierte Auswertungsfolie zur Verfügung. Die Rohwerte können am Ende des Bogens eingetragen werden (PC-Version: Automatische Auswertung).

Ergänzende Verfahren

Da der FESV nicht die Schmerzangabe als solche erfasst, sondern auf Schmerzfolgen fokussiert ist, muss eine ausführliche Schmerzdiagnostik auch den subjektiv empfundenen Schmerz des Patienten beinhalten. Dies geschieht über die Schmerzempfindungsskala SES des Autors, die standardisiert und manualisiert ist und über einen ausführlichen Normen- und Differenzwertkatalog verfügt. Gerade in der Primäruntersuchung des Patienten ist die somatische Abklärung des Schmerzgeschehens selbstverständlich eine unabdingbare Voraussetzung. Das Ausmaß der subjektiv empfundenen körperlichen Einschränkungen stellt u. a. der deutsche „Pain Disability Index" (PDI) fest. Allgemeine Depressivität bzw. Ängstlichkeit stellen die „Allgemeine Depressivitätsskala" (ADS) oder das deutsche „Stait-Trait-Anxiety-Inventar" (STAI) fest, daneben könnte bei „pathologischeren" Ausprägungen auf klinische Maße (z. B. für Depression: „Beck Depression Inventory" [BDI]) zurückgegriffen werden. Sorgfältiges Diagnostizieren umfasst des Weiteren die Verhaltensbeobachtung sowie das klinische Interview (z. B. nach DSM/ICD).

Gütekriterien

Objektivität: Der FESV ist weitestgehend in Instruktion, Durchführungsvorschriften und Auswertung durchstrukturiert und standardisiert. Für den Untersuchungsleiter existiert ein Manual mit sämtlichen notwendigen Informationen, auch zur Ermittlung der Normen sowie der Kritischen Differenzen. Der Untersuchungsleiter sollte bei Inempfangnahme des Fragebogens einen Vollständigkeitscheck vornehmen. Die Erfahrungen mit dem FESV zeigen jedoch, dass unvollständiges Ankreuzen sehr selten vorkommt.

Reliabilität: Der FESV ist gemäß LISREL-Gütekriterien ein sehr zuverlässiges Verfahren, was auch in Replikationsstudien bestätigt werden konnte. Die Gütekriterien der klassischen Testtheorie sind in Tabelle 12 bis 14 des Manuals (Geissner, 2001, S. 55 bis 59) dargestellt. Homogenität: Aufgrund der Kürze der Skalen sind die Alphawerte etwas gemindert, sie liegen über zwei Analysestichproben hinweg bei Alpha = .70 bis .85 für die Bewältigungsdimensionen sowie bei Alpha = .80 bis .90 für die Beeinträchtigungsdimensionen. Cronbach schlägt ergänzend für kurze Skalen den Kennwert „$r_{estimated}$" vor, für dieses Maß gelten Werte ab $r_{est} = .35$ als gut bis sehr gut. Eine Skala des FESV erreicht $r_{est} = .35$, alle anderen verfügen über ein sehr hohes $r_{estimated}$ ($r_{est} = .50$ bis .77). Die Retestreliabilität wurde an drei unabhängigen Stichproben („wenig Psychotherapie", N = 78; „keine Psychotherapie", N = 47; „stationäre psychosomatische Schmerztherapie", N = 170) analysiert. Die Retestwerte für „Bewältigung" liegen um r = .80, für „Beeinträchtigung" um r = .85. Die Cronbachkennwerte Alpha und $r_{estimated}$ sowie die Retestwerte unterstreichen somit die sehr gute Zuverlässigkeit der Skalen – bei gegebener patientenfreundlicher Kürze.

Validierung: Für den FESV liegen eine Fülle von Validierungsbefunden vor, die im FESV-Manual (Geissner, 2001, S. 61–79, vgl. auch Tabelle 16–27) beschrieben und tabelliert sind:

– Befunde zur faktoriellen Validität
– Befunde zu Zusammenhängen zwischen FESV-Dimensionen und inhaltlich korrespondierenden Außenkriterien, etwa Stressverarbeitung, allgemeine Depressivität oder Ängstlichkeit
– Befunde zu Zusammenhängen zwischen FESV-Dimensionen und Schmerzempfinden
– Befunde zwischen FESV-Dimensionen und wirksamer Schmerzmedikation
– Gruppenunterschiede bezogen auf die Krankheitsgruppen (a) Kopfschmerzen, (b) Rückenschmerz, (c) Polyarthritis, (d) Bechterewerkrankung und (e) Multilokulären Schmerzen

– Befunde zur Änderungssensitivität der FESV-Dimensionen (mehrere unabhängige Studien mit 44 Patienten eines Verhaltensmedizinprogramms, 47 und 115 Orthopädiepatienten, 82 Verhaltenstherapiepatienten, 246 Patienten eines verhaltensmedizinischen Breitbandprogramms; empirische Einzelfallverlaufsanalysen)

– Befunde zur prädiktiven Validität: Analyse des Einflusses von Schmerzbewältigung auf Schmerzreduktion

Vergleichswerte/ Normen

Es liegen Standardwerte (T-Werte, Prozentränge) für Schmerzpatienten vor. Die Eichstichprobe besteht aus 401 Patienten mit chronischen Schmerzen. Die Normen werden pro Dimension ermittelt (neun Normentabellen). Da die Dimensionen unabhängig sind, werden keine Normen für über Dimensionen hinweg aufsummierte Werte zur Verfügung gestellt. Es kann auch aus inhaltlichen Erwägungen nicht empfohlen werden, mit dimensionsübergreifenden Summenwerten zu arbeiten. Sollte es in einer Studie oder unter bestimmten Praxiskonstellationen nicht möglich sein, alle neun Merkmale zu erheben, wäre aber die Beschränkung auf eine Auswahl an Merkmalen (z. B. ausschließlich zu „Bewältigung") möglich.

Literatur

Geissner, E. (1990). Psychologische Schmerzmodelle: Einige Anmerkungen zur Gate-Control-Theorie sowie Überlegungen zu einem mehrfaktoriellen prozessualen Schmerzkonzept. *Schmerz, 4*, 184–192.

Gruber, A. (2003). *Papier-Bleistift-Version versus computerunterstützte Darbietung des Fragenbogens zur Erfassung der Schmerzverarbeitung FESV – Eine Äquivalenzüberprüfung.* Unveröffentl. Diplomarbeit, Leopold-Franzens-Universität Innsbruck.

Autor des Beitrags

Prof. Dr. Edgar Geissner
Medizinisch-Psychosomatische Klinik Roseneck
und Department Psychologie Universität München
Am Roseneck 6
D-83209 Prien am Chiemsee
E-Mail: egeissner@schoen-kliniken.de

FF-STABS

Freiburger Fragebogen – Stadien der Bewältigung chronischer Schmerzen

Autoren	Carsten Maurischat, Martin Härter, Jürgen Bengel
Quelle	Maurischat, C., Härter, M. & Bengel, J. (2006). *„FF-STABS" Freiburger Fragebogen – Stadien der Bewältigung chronischer Schmerzen – Testmanual.* Göttingen: Hogrefe.
Bezugsquelle	Erhältlich beim Hogrefe Verlag unter www.testzentrale.de.
Vorgänger-/ Originalversion	Entwicklung in Anlehnung an den „Pain Stages of Change Questionnaire" (PSOCQ): Kerns, R.D., Rosenberg, R., Caudill, M.A. & Haythornthwaite, J. (1997). Readiness to adopt a self-management approach to chronic pain: The Pain Stages of Change Questionnaire (PSOCQ). *Pain, 72,* 227–234.
Anwendungsbereich	Chronische Schmerzpatienten: Vergleichsdaten liegen für Erwachsene ab 18 Jahren vor, Dauer der chronischen Schmerzen mindestens drei Monate.
Zielsetzung und Kurzbeschreibung	Der FF-STABS ist ein Instrument zur Erfassung der motivationalen Bereitschaft von chronischen Schmerzpatienten, kognitiv-verhaltensthera-peutische Schmerzbewältigungstechniken zu erlernen bzw. anzuwenden. Der Fragebogen wurde auf Basis des „Transtheoretischen Modells" von Prochaska und DiClemente (s. Prochaska & Velicer, 1997) entwickelt und besteht aus vier zwischen vier und fünf Items umfassenden Skalen, die die Stadien „Sorglosigkeit", „Vorbereitung", „Umsetzung" und „Aufrechterhaltung" abbilden. Die einzelnen Skalen sind inhaltlich homogen und gut untereinander abgrenzbar, sodass es möglich ist, einen Schmerzpatienten einem Veränderungsstadium zuzuordnen, aber auch ein Motivationsprofil zu erstellen. Die Skalenwerte können zudem z.B. als Prädiktoren, Kovariaten oder Outcomemaße fungieren.
Art des Verfahrens	Selbstbeurteilungsverfahren („Paper-Pencil", PC-Version)
Technische Informationen	– 17 Items auf 4 Skalen – Bearbeitungszeit: ca. 5 Minuten – Auswertungszeit: ca. 5 Minuten – Ein Auswertungsblatt ist mit dem Manual zusammen erhältlich.
Theoretischer Hintergrund	Veränderungsbereitschaft wird nach dem „Transtheoretischen Modell" (TTM) durch unterscheidbare Phasen/Stadien/Stufen („Stages of Change") operationalisiert (Maurischat, 2002). Das Wissen um die

Phase bzw. ihrer Ausprägung bei einer Person hilft, therapeutische Interventionen an ihrer individuellen Lage auszurichten. Hierzu stehen im TTM die sog. Prozessvariablen (aber auch Konzepte wie das „Motivational Interviewing") zur Verfügung. Diese beschreiben, welche Interventionsstrategien in welcher Phase sinnvoll sind, um die Veränderungsbereitschaft zu verbessern, im Alltag anders zu handeln und ein Problemverhalten langfristig zu lösen (Maurischat & Neufang, 2006).

Entwicklung des Verfahrens

Ausgehend von einem 56 Items umfassenden Pool, der durch eine Expertengruppe an der Universität Freiburg auf Basis des Originalitempools des PSOCQ zusammengestellt wurde, wurden in einer Vorstudie mittels Item-, Skalen-, und Dimensionsanalysen 40 Items ermittelt, die fünf transtheoretische Stadien repräsentierten (Maurischat et al., 2002a, b). In der Hauptstudie, die 494 chronische Schmerzpatienten umfasste, wurde dieser neue Pool an einer zufällig gezogenen Hälfte dieser Patienten (n = 247) zu 17 Items auf vier Stadien reduziert (Maurischat et al., 2002c). Die Skalenstruktur konnte in der zweiten Teilgruppe anschließend konfirmatorisch bestätigt werden (Maurischat et al., 2006).

Aufbau und Auswertung

Der FF-STABS besteht aus 17 Items. Fünf Items bilden die Skala „Stadium der Sorglosigkeit" (Precontemplation), vier Items die Skala „Stadium der Vorbereitung" (Preparation), vier Items die Skala „Stadium der Handlung" (Action) und vier Items die Skala „Stadium der Aufrechterhaltung" (Maintenance).

Im **Stadium der Sorglosigkeit** ist keine Bereitschaft vorhanden, selbständig Schmerzbewältigungstechniken zu erlernen bzw. auszuführen (Beispiel: „Ich vermute, dass ich ein langwieriges Schmerzproblem habe. Aber es gibt nichts, was ich selbst wirklich verändern kann."). Die Patienten sind damit nicht sorglos gegenüber ihren Schmerzen, sondern sorglos in Bezug auf das sinnvolle Erlernen kognitiv-verhaltensorientierter Methoden. Die Verantwortung für die Schmerzbehandlung wird vielmehr extern attribuiert, die Behandlungserwartung bezieht sich passiv auf medizinische Maßnahmen.

Die Items des **Stadiums der Vorbereitung** symbolisieren erste Pläne, konkret in nächster Zeit bzw. innerhalb des nächsten Monats etwas gegen die Schmerzen unternehmen zu wollen, wobei die Handlung selbst noch nicht erfolgt ist (Beispiel: „Ich habe die ernsthafte Absicht, in naher Zukunft mit meinen Schmerzen anders als bisher umzugehen.").

Die Items des **Stadiums der Handlung** drücken ein bereits seit einigen Wochen bzw. Monaten bereits realisiertes Verhalten aus, das die Anwendung kognitiv-verhaltensmedizinischer Strategien im Umgang mit den chronischen Schmerzen beinhaltet (Beispiel: „Ich arbeite bereits seit mehr als einem Monat aktiv daran, Fähigkeiten zur besseren Handhabung meiner Schmerzen zu erlernen.").

Items des **Stadiums der Aufrechterhaltung** indizieren eine hohe Sicherheit im Umgang mit den Schmerzen und ein hohes Maß an Vertrauen in die eigenen Fähigkeiten, die Schmerzen beherrschen zu können („Schmerzexperte", Beispiel: „Wenn meine Schmerzen auftreten, lasse ich mich nicht aus der Ruhe bringen und gehe „meinem Alltag" weiter nach.").

Die Items sind von 1 = „trifft überhaupt nicht zu" bis 5 = „trifft genau zu" Likert-skaliert. Für jedes Stadium wird ein mittlerer Rohwert berechnet, indem die Werte der Items jeder Skala summiert und durch ihre Anzahl dividiert werden. Ein Missing ist je Skala erlaubt und kann durch den individuellen Mittelwert der übrigen Items ersetzt werden. Die nicht normalverteilten Summenwerte wurden zudem mittels einer Flächentransformation auf Basis der Referenzstichprobe in T-Werte überführt. Die mittleren Rohwerte oder T-Werte dienen als Outcome-maße, Prädiktoren oder Kovariaten. Eine heuristische Klassifizierung des Probanden kann über den höchsten mittleren Rohwert erfolgen (s. z.B. Zenker et al., 2006). Zur weiteren, klinisch orientierten Exploration kann ein Profil über die vier Veränderungsstadien angelegt und mit aus der Literatur bekannten Profilen verglichen werden.

Ergänzende Verfahren

– Pain Disability Index (PDI)
– Hospital Anxiety and Depression Scale (HADS)

Gütekriterien

Objektivität: Für eine hohe Durchführungsobjektivität muss der FF-STABS in der vorgegebenen Itemreihenfolge vorgelegt werden. Durch die Instruktion ist es nicht notwendig, eine mündliche Einführung zu geben.

Die Auswertungsobjektivität ist gegeben, wenn der Proband die Zahlen wie gefordert ankreuzt und nicht beispielsweise seine Kreuze zwischen den Zahlen macht. Die Addition der Zahlen und die Bildung der Mittelwerte, deren Vergleich zur Klassifizierung und die Ermittlung der Normen sind Anforderungen, die vom Testleiter geleistet werden müssen.

Die Interpretationsobjektivität ist gegeben, da keine freien Antwort-formate vorliegen. Die Interpretation der Skalenwerte und der Klassifi-zierung ist durch die Vorgaben eindeutig möglich. Nur bei einer Nicht-klassifizierung wird die Zuordnung nicht vom Fragebogenergebnis ab-hängen, sondern wird das Ergebnis einer individuellen Rücksprache mit dem Probanden sein müssen. In diesem Fall ist die Interpretations-objektivität durch das Verfahren nicht gewährleistet. Für die Profilbil-dung sind die im Manual dargestellten alternierenden Verläufe auf dem Hintergrund des klinischen Eindruckes zu interpretieren. Diese Inter-pretation besitzt entsprechend nur eine geringe Objektivierbarkeit.

Reliabilität: Für die vier Skalen ergaben sich interne Konsistenzen (Cronbach's Alpha) zwischen .68 und .76 und Homogenitäten (mittlere Iteminterkorrelationen je Skala) zwischen .29 und .45. Die Retestrelia-bilitäten (n = 54) lagen im Bereich von .72 bis .79.

Validität: Inhaltliche Validität wurde durch Expertengespräche und im Vergleich mit dem PSOCQ hergestellt. Die Konstruktvalidität wurde durch den korrelativen Vergleich mit inhaltlich verwandten Instrumen-ten – u.a. „Fragebogen zur Erfassung der Schmerzverarbeitung" (FESV), „Pain Disability Index" (PDI), „Fragebogen zur Erfassung schmerzbezogener Selbstinstruktionen" (FSS), „Fragebogen zur Erfas-sung schmerzbezogener Kontrollüberzeugungen" (FSK), „Inventar zur Erhebung von Kausal- und Kontrollattributionen bei chronischen Schmerzpatienten" (KAUKON) – belegt. Die faktorielle Validität konnte an zwei unabhängigen Stichproben mittels konfirmatorischer Faktoren-analyse belegt werden. Bislang liegen keine Angaben zur Änderungs-sensitivität vor.

Vergleichswerte/ Normen

Im Manual sind Vergleichswerte in Form von T-Werten und Prozent-rängen aus der Referenzstichprobe (N = 494) angegeben.

Literatur

Maurischat, C. (2002). Review: Erfassung der „Stages of Change" im Transtheoretischen Modell – eine Übersicht dimensionaler vs. kategorialer Ansätze. *Zeitschrift für Klinische Psychologie, Psychiatrie und Psychotherapie, 50*, 343–367.

Maurischat, C., Auclair, P., Bengel, J. & Härter, M. (2002a). Erfassung der Bereitschaft zur Änderung des Bewältigungsverhaltens bei chronischen Schmerzpatienten – eine Studie zum Transtheoretischen Modell. *Schmerz, 16*, 34–40.

Maurischat, C., Härter, M., Auclair, P., Kerns, R. D. & Bengel, J. (2002b). Preliminary Validation of a German Version of Pain Stages of Change Questionnaire. *European Journal of Pain, 6*, 43–48.

Maurischat, C., Härter, M. & Bengel, J. (2002c). Der Freiburger Fragebogen – Stadien der Bewältigung chronischer Schmerzen (FF-STABS): Faktorenstruktur, psychometrische Eigenschaften und Konstruktvalidierung. *Diagnostica, 48*, 190–199.

Maurischat, C., Härter, M., Kerns, R. D. & Bengel, J. (2006). Further support for the pain stages of change model: Suggestions for improved measurement. *European Journal of Pain, 10*, 41–49.

Maurischat, C. & Neufang, A. (2006). Das Transtheoretische Modell in der medizinischen Rehabilitation – eine Übersicht. In R. Nübling, F. A. Muthny & J. Bengel (Hrsg.), *Reha-Motivation und Behandlungserwartung* (S. 38–57). Bern: Huber.

Prochaska, J. O. & Velicer, W. F. (1997). The Transtheoretical Model of behavior change. *American Journal of Health Promotion, 12*, 38–48.

Zenker, S., Petraschka, M., Schenk, M., Reisshauer, A., Newie, T., Hermanns, K. et al. (2006). Adjustment to chronic pain in back pain patients classified according to the motivational stages of chronic pain management. *Journal of Pain, 7*, 417–427.

Autoren des Beitrags

Dr. Carsten Maurischat
Leibniz-Institut für die Pädagogik der Naturwissenschaften
an der Universität Kiel (IPN)
Olshausenstraße 62
D-24098 Kiel
Email: maurischat@ipn.uni-kiel.de

Prof. Dr. Dr. Jürgen Bengel
Abteilung für Rehabilitationspsychologie
Institut für Psychologie, Universität Freiburg
Engelbergerstraße 41
D-79085 Freiburg
Email: bengel@psychologie.uni-freiburg.de

KAUKON II

Instrument zur Erfassung von Kontroll- und Kausalattributionen bei chronischem Schmerz

Autor(inn)en	Birgit Kröner-Herwig, Reinhard Greis, Günter Schilkowsky
Quelle	Kröner-Herwig, B., Greis, R. & Schilkowsky, G. (1993). Kausal- und Kontrollattribution bei chronischen Schmerzpatienten. Entwicklung und Evaluation eines Inventars (KAUKON). *Diagnostica, 39*, 120–137.
Bezugsquelle	Verfügbar über die Autorin dieses Beitrags.

Anwendungsbereich	KAUKON II ist ein Instrument zur Erfassung von Kontroll- und Kausalattributionen, welches insbesondere bei der Diagnostik und Therapie chronischer Schmerzpatienten Verwendung finden soll.
Zielsetzung und Kurzbeschreibung	KAUKON dient der Erfassung medizinischer und psychosozialer Kausal- und Kontrollattributionen bei Patienten mit chronischem Schmerz in der Selbstbeurteilung.
Art des Verfahrens	Selbstbeurteilungsverfahren („Paper & Pencil")
Technische Informationen	– 40 Items auf 4 Skalen – Bearbeitungszeit: ca. 10 Minuten – Auswertungszeit: nach Erstellen einer Schablone ca. 5 Minuten – Keine automatisierte Auswertung verfügbar.
Theoretischer Hintergrund	Das Verfahren hat seine Begründung in der Annahme der besonderen Bedeutung kognitiver Prozesse für die Entstehung und Aufrechterhaltung chronischer Schmerzen sowie der Offenheit des Patienten gegenüber psychologischer Behandlung für deren Erfolg. Hierbei wird auf Attributionstheorien, insbesondere die Annahmen über Ätiologie, Veränderbarkeit bzw. Kontrollierbarkeit von Symptomen zurückgegriffen. Es wird angenommen, dass starke Kausal- und Kontrollattributionen, die sich auf eine medizinische Verursachung und eine medizinische Veränderbarkeit des Symptoms beziehen, gekoppelt mit schwachen psychologischen Attributionen eine ungünstige Prognose für eine Therapie darstellen. Weiter wird angenommen, dass sich die Attributionen unter einer psychologischen Therapie verändern.
Entwicklung des Verfahrens	Das Verfahren wurde auf klassisch testtheoretischem Wege konstruiert, wobei die Operationalisierung der Konstrukte vor dem Hintergrund theoretischer Überlegungen erfolgte. Eine Analyse der ersten Fassung (KAUKON I) mit 68 Items erfolgte an einer Patientenstichprobe einer internistisch-psychosomatischen Fachklinik. Items, die sich nach dieser Analyse als nicht zufrieden stellend herausstellten, wurden eliminiert.

Für die zweite Fassung wurden sechs neue Items hinzugefügt sowie die Antwortskala auf sechs Stufen erweitert, da vorher 25 % der Befragten die mittlere Kategorie angekreuzt hatten. Nach einer weiteren Analyse wurden diejenigen Items ausgesondert, die hinsichtlich ihrer Trennschärfe unzureichend waren, sodass am Ende mit dem KAUKON II eine revidierte Fassung vorlag.

Aufbau und Auswertung

Die Items der Skalen sind in Form von Feststellungen formuliert, wobei die Patienten ankreuzen können, wie sehr sie der jeweiligen Aussage zustimmen. Die Antwortskala umfasst sechs Ausprägungen („trifft genau zu" bis „trifft überhaupt nicht zu"). Eine Auswertung erfolgt über das Aufaddieren der Antworten der einzelnen Items der Skalen.

Die vier Skalen erfassen jeweils die Kausal- und Kontrollattributionen der Patienten. Es wird also erhoben, ob sie die Ursache ihres Leidens eher psychologischen oder medizinischen Faktoren zuschreiben (Skalen 1 und 2) und inwiefern sie eine Veränderbarkeit durch psychologische (z. B. Einflussnahme durch eine Therapie) oder medizinische Mittel (z. B. Analgetikagebrauch) annehmen (Skalen 3 und 4).

- **Kausalattribution, psychosozial** (KAUpsy), Itembeispiel: „Mein Schmerz ist Ausdruck meiner nervlichen Überbelastung …".
- **Kausalattribution, medizinisch** (KAUmed), Itembeispiel: „Hinter meinen Schmerzen steht ein organischer Defekt …".
- **Kontrollattribution, psychosozial** (KONpsy), Itembeispiel: „Wenn ich meine Konflikte lösen könnte, wären auch meine Schmerzen weg …".
- **Kontrollattribution, medizinisch** (KONmed), Itembeispiel: „Selbst wenn mir die Ärzte bisher nicht geholfen haben, so vertraue ich doch darauf, dass sie es irgendwann tun werden …".

Gütekriterien

Objektivität: Die Objektivität ist über standardisierte Materialvorgabe, Instruktion und Auswertungskriterien gewährleistet.

Reliabilität: Die Retestreliabilität für einen Zeitraum von vier Wochen sowie die interne Konsistenz (Cronbach's Alpha) verteilen sich auf die Skalen wie folgt: KAUpsy r_{tt} = .88, α = .92; KAUmed r_{tt} = .66, α = .64; KONpsy r_{tt} = .87, α = .86; KONmed r_{tt} = .87, α = .90.

Eine konfirmatorische Faktorenanalyse zeigt, dass durch die vier extrahierten Faktoren über 50 % der Varianz aufgeklärt und die Konstrukte psychosozial vs. medizinisch klar getrennt werden können. Innerhalb der psychologischen Skalen ist eine klare Trennung von Kontroll- und Kausalattribution nicht gegeben (r = .84). Bei der medizinischen Kausalattribution verteilen sich die Items auf zwei eher schwache Faktoren, was sich ebenfalls in der relativen Inkonsistenz dieser Skala zeigt.

Validität: Eine Konstruktvalidierung des Verfahrens fand über verschiedene Studien statt. Die Daten aus den Analysestichproben zeigen eine signifikant niedrigere Attribution auf den psychologischen Skalen bei unselektierten Patienten einer Schmerzklinik im Vergleich zu den Patienten einer Migränetherapiestudie, die sich selbst für eine psychologische Therapie beworben hatten. Diese zeigten eine deutlich geringere medizinische Kausalattribution.

Anhand eines Prä-Post-Vergleiches verschiedener Patientenstichproben einer stationären psychologischen Schmerztherapie konnten signifikante Veränderungen im Sinne der Erwartung beobachtet werden. So nahmen sowohl medizinische Kausal- als auch Kontrollattributionen ab, wohingegen sich die psychologische Kontrollattribution deutlich verstärkte.

Die positive Beeinflussung der psychologischen Kontrollattribution nach Vorführung eines kurzen Schmerzedukationsfilmes, konnte in einem weiteren Versuch gezeigt werden. Die Kausalattribution blieb in diesem Versuch unverändert.

Konvergente und diskriminante Validität wurden über Korrelationen der KAUKON-Skalen mit der „Beschwerdenliste" (BL), dem „State-Trait-Anxiety-Inventory" (STAI) und der „Depressivitätsskala" (D) untersucht. Für alle psychosozialen Skalen fanden sich signifikante Korrelationen ($p \leq .01$). Bei den medizinischen Skalen korrelierten einzig die Beschwerdenliste mit der Skala 2 zu $r = .26$ ($p \leq .05$).

**Vergleichswerte/
Normen**

Mittelwerte und Standardabweichungen von Patientengruppen mit chronischem Schmerz in stationärer psychosomatischer Behandlung.

Autorin des Beitrags

Prof. Dr. Birgit Kröner-Herwig
Georg-Elias-Müller-Institut für Psychologie
Abteilung Klinische Psychologie und Psychotherapie
Universität Göttingen
Goßlerstraße 14
D-37073 Göttingen
E-Mail: bkroene@uni-goettingen.de

KSI

Kieler Schmerz Inventar

Autorin	Monika Hasenbring
Quelle	Hasenbring, M. (1994). *Das Kieler Schmerz-Inventar KSI*. Bern: Huber.
Bezugsquelle	Erhältlich beim Hogrefe Verlag unter www.testzentrale.de.
Anwendungsbereich	Erwachsene Personen mit akuten Schmerzen oder chronischen, nicht-malignen (Rückenschmerz, Kopfschmerz, neuropathische Schmerzen, rheumatische Schmerzen) und malignen Schmerzerkrankungen (Krebserkrankungen). Altersbereich: 17 bis 85 Jahre.
Zielsetzung und Kurzbeschreibung	Das KSI erfasst eine Vielzahl im Alltag auftretender Schmerzverarbeitungsformen, die einerseits im Sinne von Risikofaktoren an der Aufrechterhaltung und Chronifizierung von Schmerzen beteiligt sind, andererseits im Sinne gesundheitsfördernden Verhaltens zur Genesung bei akuten Schmerzproblemen beitragen. Es besteht aus drei getrennt konzipierten Fragebögen zur Erfassung emotionaler (ERSS) und kognitiver (KRSS) Reaktionen auf Schmerz sowie von verhaltensbezogenen Formen der Schmerzbewältigung (CRSS).
Art des Verfahrens	Selbstbeurteilungsverfahren („Paper & Pencil")
Technische Informationen	– 117 Items in drei Fragebögen mit 18 Subskalen – Bearbeitungszeit: ERSS 5 Min., KRSS 10 Min., CRSS 15 bis 20 Min. – Auswertungszeit: ERSS 5 Min., KRSS 10 Min., CRSS 15 Min. – Eine automatisierte Auswertung ist im „Telemedizinischen Patienten Diagnose System" (www.tpds.de) möglich.
Theoretischer Hintergrund	Die Entwicklung des KSI basiert auf lern- und kognitionspsychologischen Modellen. Das transaktionale Stressmodell von Lazarus und Launier war konzeptbildend für die Unterscheidung emotionaler und kognitiver Reaktionen auf Schmerz sowie von Coping-Reaktionen. Insbesondere die Konzeption der Dimensionen kognitiver Schmerzverarbeitung folgte der Unterscheidung in primäre Bewertung (Bewertung der Situation z. B. in der KRSS-Skala „Katastrophisieren") und sekundäre Bewertung (Handlungsmöglichkeiten z. B. in der Skala „Hilf-/Hoffnungslosigkeit") sensu Lazarus. Dieses Modell war ebenfalls handlungsleitend für die Gestaltung eines standardisierten Interviewleitfadens, welcher der Itemgewinnung diente. Die Interpretation der jeweiligen faktorenanalytischen Lösungen bezog darüber hinaus lernpsychologische Konzepte des klassischen (z. B. Vermeidung körperlicher Aktivitäten) und operanten Konditionierens (z. B. nichtverbales Ausdrucksverhalten) sowie der lernpsychologischen Verstärkerverlusttheorie von Lewinsohn (z. B. CRSS-Skala „Vermeiden sozialer Aktivitäten") mit ein (Lewinsohn et al., 1979). Die aus den alltagsnahen

Interviewantworten der Schmerzpatienten neu hervorgegangenen Items zu den Dimensionen „Durchhalteappell" und „Durchhaltestrategien" werden im Rahmen des „Avoidance-Endurance-Modells" der Schmerzverarbeitung ebenfalls lern- und kognitionspsychologisch interpretiert.

Entwicklung des Verfahrens

1) Durchführung standardisierter Interviews zur emotionalen, kognitiven und verhaltensbezogenen Verarbeitung alltäglicher Schmerzsituationen bei Patienten mit akuten und chronischen Schmerzen.
2) Erste explorative Analyse der Faktorenstruktur (Hauptkomponentenanalyse mit anschließender Varimax-Rotation) an 111 Patienten mit akuten und subchronischen bandscheibenbedingten Schmerzen.
3) Erneute explorative Faktorenanalyse der drei Verfahren an N = 513 (ERSS), N = 405 (KRSS) und N = 352 (CRSS) Patienten mit verschiedenen akuten und chronischen Schmerzerkrankungen.

Aufbau und Auswertung

Alle Items werden auf einer je siebenstufigen numerischen Selbstrating-Skala hinsichtlich der subjektiven Auftretenshäufigkeit in den vergangenen zwei Wochen von „0" (nie) bis „6" (jedes Mal, wenn ich die Schmerzen wahrnehme) beantwortet.

Emotionale Reaktionen auf Schmerz: KSI-ERSS (15 Items)
- **Angst/Depressivität** (8 Items). Probanden mit hohen Werten beschreiben sich in ihren emotionalen Reaktionen auf den Schmerz als ausgesprochen niedergeschlagen, traurig/bedrückt und deprimiert/bedrückt, zudem als ängstlich/angespannt, nervös/unruhig und müde/abgespannt.
- **Skala Gereizte Stimmung** (3 Items). Probanden mit hohen Werten beschreiben ihre gefühlsmäßigen Reaktionen als ausgesprochen gereizt/ungehalten, erregbar und ärgerlich.
- **Skala Gehobene Stimmung** (4 Items). Probanden mit hohen Werten geben in der Selbstbeschreibung an, trotz Schmerzen ausgesprochen fröhlich, heiter/gutgelaunt und optimistisch zu sein.

Kognitive Reaktionen auf Schmerz: KSI-KRSS (34 Items)
- **Hilf-/Hoffnungslosigkeit** (9 Items). Probanden mit hohen Werten geben an, dass sie in Situationen, in denen sie ihre Schmerzen bewusst registrieren, entweder für den Augenblick nicht wissen, wie sie den Schmerz bewältigen können oder wodurch er sich wieder von selbst geben könnte (Gedanken der Hilflosigkeit). Sie befürchten oder sind sogar davon überzeugt, dass weder sie selbst noch andere Personen (z.B. Ärzte) ihnen weiterhin noch helfen können (Gedanken der Hoffnungslosigkeit).
- **Behinderung** (6 Items). Probanden mit hohen Werten beschreiben als Reaktionen auf die Schmerzen Kognitionen, in denen der Schmerz vor allem als behindernd erlebt wird. In den Gedanken kommt zum Ausdruck, dass durch die Schmerzen der jeweilige Tag insgesamt als verdorben erlebt wird und/oder persönliche Pläne durchkreuzt werden.
- **Katastrophisieren** (5 Items). Probanden mit hohen Werten beschreiben vor allem Gedanken, in denen die Bedrohlichkeit des Schmerzes betont wird. Die Bedrohlichkeit bezieht sich auf die Bedeutung des Schmerzes („Ich werde doch keinen Tumor haben?"), den Verlauf („Was ist bloß, wenn sie jetzt wieder schlimmer werden?"), und/oder auf die Unsicherheit von Handlungsmöglichkeiten („Was mach' ich nur, wenn sie jetzt wieder schlimmer werden?").

– **Durchhalteappell** (4 Items). Personen mit hohen Werten beschreiben Kognitionen, in denen sie sich trotz der Schmerzen dazu auffordern, sich zusammenzureißen, die „Zähne zusammenzubeißen", „sich nicht anzustellen" bzw. „sich nicht gehen zu lassen".

– **Coping-Signal** (4 Items). Hohe Ausprägungen weisen auf Kognitionen hin, in denen der Proband den Schmerz als Signal für das Einleiten entspannungsfördernder Aktivitäten ansieht; d.h. der Schmerz steht einerseits als Signal dafür, dass er sich situativ übernommen oder überanstrengt hat, sowie im Weiteren dafür, sich zu entspannen, eine Pause zu machen und auszuruhen.

– **Bagatellisieren** (4 Items). Probanden mit hohen Werten spielen zum einen die Bedeutung des Schmerzes herunter („Ach, das hat nichts zu bedeuten"), darüber hinaus bagatellisieren sie den möglichen weiteren Verlauf („Das geht sicher gleich wieder weg!").

– **Psychische Kausalattribution** (2 Items). Personen mit hohen Ausprägungen weisen ein eher psychisches oder psychobiologisches Krankheitsmodell auf.

Verhaltensbezogene Formen der Schmerzbewältigung: KSI-CRSS (68 Items)

– **Vermeiden sozialer Aktivitäten** (9 Items). Probanden mit hohen Werten beschreiben als Reaktion auf den Schmerz überwiegend Verhaltensweisen, die das Abbrechen oder vorbeugendes Vermeiden sozialer Aktivitäten beinhalten. Die Probanden tendieren in hohem Maße dazu, schmerzbedingt private Verabredungen (u.a. eingeladenen Gästen) abzusagen bzw. solche Verabredungen ganz zu meiden. Hohe Skalenwerte zeigen ein erhöhtes Chronifizierungsrisiko an.

– **Vermeiden körperlicher Aktivitäten** (12 Items). Hohe Skalenwerte zeigen an, dass die Probanden schmerzbedingt körperliche Aktivitäten überwiegend vermeiden, d.h. sie vermeiden überwiegend oder immer das Ausüben von sportlichen Aktivitäten, legen sich häufig am Tag hin und vermeiden generell körperlich anstrengende Tätigkeiten. Hohe Skalenwerte zeigen ein erhöhtes Chronifizierungsrisiko an.

– **Durchhaltestrategien** (11 Items). Hohe Skalenwerte zeigen an, dass die Probanden überwiegend solche Aktivitäten beschreiben, in denen sie trotz Schmerzen die „Zähne zusammenbeißen". Termine, die sie sich gesetzt haben oder die ihnen gesetzt wurden, halten sie um jeden Preis ein, bei bestimmten anhaltenden Handlungen werden Pausen vermieden. Sie lassen sich darüber hinaus im privaten und beruflichen Bereich zu Unternehmungen überreden, obwohl ihnen schmerzbedingt nicht danach zumute ist. Hohe Ausprägungen deuten auf ein erhöhtes Chronifizierungsrisiko hin.

– **nichtverbal/motorischer Ausdruck** (7 Items). Hohe Skalenwerte zeigen an, dass der Proband seine Schmerzen überwiegend nichtverbal über Gestik und Mimik kommuniziert. Er beschreibt Verhaltensweisen, mit denen er, bewusst oder unbewusst, Menschen seiner Umgebung das Auftreten oder Stärkerwerden der Schmerzen mitteilt. Diese umfassen mimische Reaktionen wie das Zusammenziehen der Augenbrauen, gestische Reaktionen wie das Reiben der schmerzenden Stelle, Aspekte der Körperhaltung, z.B. eine schiefe Körperhaltung sowie paraverbale Aspekte. Hochrisiko-Patienten zeigen gehäuft hohe Skalenwerte.

– **Bitte um soziale Unterstützung** (12 Items). Hohe Skalenwerte zeigen an, dass die Probanden im Umgang mit dem Schmerz über ein direktes Kommunikationsverhalten verfügen. Sie teilen den

Schmerz anderen Menschen (Angehörigen, Freunden, Kollegen) verbal mit, drücken ihnen gegenüber Wünsche nach Ruhe, nach konkreten Hilfeleistungen im Alltag aber auch nach mehr Zuwendung und Zärtlichkeit unmittelbar verbal aus. Niedrige Skalenwerte finden sich gehäuft bei Hochrisiko-Patienten.

- **Entspannungsfördernde Ablenkung** (6 Items). Probanden mit hohen Werten geben an, dass sie im Umgang mit ihren Schmerzen überwiegend ablenkende Aktivitäten zeigen, die gleichzeitig mit einer körperlichen Entspannung einhergehen, so z. B. Musik hören, Lesen oder Ablenkung über positive, schmerzinkompatible Phantasien. Hohe Skalenwerte sind als Ausdruck gesundheitsfördernden Verhaltens zu werten.
- **Passive Maßnahmen** (5 Items). Hohe Skalenwerte zeigen an, dass die Probanden im Umgang mit ihren Schmerzen überwiegend zu Maßnahmen greifen, z. B. ein heißes Bad nehmen, eine Wärmflasche auflegen oder Entspannungsverfahren anwenden.
- **Aktive Maßnahmen** (3 Items). Hohe Skalenwerte zeigen an, dass die Probanden im Umgang mit dem Schmerz überwiegend krankengymnastische Übungen anwenden, andere körperliche Aktivitäten ausführen sowie sich um Informationen aktiv bemühen.

Ergänzende Verfahren

Gemeinsam mit dem „Beck-Depressionsinventar" (BDI) wurde das KSI zu einem reliablen und vorhersagestarken Screeninginstrument für die Identifikation derjenigen Patienten mit akuten Rückenschmerzen entwickelt, die ein erhöhtes Risiko für eine Chronifizierung ihrer Schmerzen aufweisen. Das Verfahren wird im Rahmen des „Telemedizinischen Patienten-Diagnose-Systems" (TPDS) PC-gesteuert durchgeführt (s. Hallner & Hasenbring, 2004; Hasenbring & Hallner, 1999).

Gütekriterien

Objektivität: Durchführung, Auswertung und Interpretation sind standardisiert.

Reliabilität: Es liegen Maße für die interne Konsistenz (Cronbach's Alpha) vor: KSI-ERSS-Skalen zwischen $r = .85$ und $r = .91$; KSI-KRSS-Skalen: zwischen $r = .76$ und $r = .91$; KSI-CRSS-Skalen: zwischen $r = .67$ und $r = .91$.

Validität: für alle drei Fragebögen liegen umfangreiche Daten zur Konstruktvalidität (Depressivität, health beliefs, disability, Schmerzverhalten) an den o. g. Stichproben vor (Hasenbring, 1994).

Für einzelne Skalen liegen Daten zur prädiktiven Validität aus prospektiven Längsschnittstudien vor, die ihre Bedeutung als Risikofaktoren für die Chronifizierung von Rückenschmerzen (z. B. Meiden sozialer Aktivitäten, Durchhaltestrategien, nichtverbales Ausdrucksverhalten) sowie als gesundheitsförderndes Verhalten belegen (z. B. Bitte um soziale Unterstützung, entspannungsfördernde Ablenkung; Hasenbring, 1993; Hasenbring et al., 1994; Klasen et al., 2006). Weiterhin waren „Vermeidungsverhalten" sowie „Bitte um soziale Unterstützung" Prädiktoren behandlungsbedingter Schmerzen bei 63 Krebspatienten während einer Knochenmarktransplantation (Schulz-Kindermann et al., 2002). Verschiedene Studien berichten Daten zur kriteriumsbezogenen Validität (Korrelation mit Schmerzparametern, disability) bei Patienten mit Schmerzen nach Bandscheibenoperation (Hasenbring et al., 2006) sowie bei Patienten mit genetischer Myopathie (Rommel et al., 2006).

**Vergleichswerte/
Normen**

Im Handbuch (Hasenbring, 1994) liegen Vergleichswerte für Patienten mit akuten Rückenschmerzen vor OP (N = 111), mit chronischen Schmerzen sechs Monate nach OP (N = 90), mit Schmerzen ein Jahr nach Karpaltunneloperation (N = 39), mit chronischem HWS (N = 69) sowie für Patienten mit verschiedenen chronischen Schmerzerkrankungen (N = 33) vor.

Für ein noch nicht publiziertes Screeningverfahren liegen Stanine-Normen für die Beurteilung der Chronifizierungsneigung von Rückenschmerzpatienten vor, die an einer Patientenstichprobe akuter Bandscheibenpatienten gewonnen wurden, welche einen guten Genesungsverlauf aufwiesen.

Literatur

Hallner, D. & Hasenbring, M. (2004). Classification of psychosocial risk factors (yellow flags) for the development of chronic low back and leg pain using artificial neural network. *Neuroscience Letters, 361*, 151–154.

Hasenbring, M. (1993). Durchhaltestrategien – ein in Schmerzforschung und Therapie vernachlässigtes Phänomen? *Schmerz, 7*, 304–313.

Hasenbring, M. & Hallner, D. (1999). Telemedizinisches Patienten-Diagnose-System (TPDS). Selbsterklärende PC-Lösung zur Analyse von Risikofaktoren der Chronifizierung von Rückenschmerzen. *Praxis Computer, Deutsches Ärzteblatt, 6*, 49–50.

Hasenbring, M., Marienfeld, G., Kuhlendahl, D. & Soyka, D. (1994). Risk factors of chronicity in lumbar disc patients. *Spine, 19*, 2759–2765.

Hasenbring, M., Plaas, H., Fischbein, J. & Willburger R. (2006). The relationship between activity and pain 6 months after lumbar disc surgery. Do pain-related coping modes act as moderator variables? *European Journal of Pain, 10*, 701–709.

Klasen, B.W., Brüggert, J. & Hasenbring, M. (2006). Role of cognitive pain coping strategies for depression in chronic back pain: Path analysis of patients in primary care. *Schmerz, 14*, Epub ahead of print.

Lewinsohn, P.M., Youngren, M.A. & Grosscup, S.J. (1979). Reinforcement and depression. In R.A. Depue (Ed.), *The psychobiology of depressive disorders*. New York: Academic Press.

Rommel, O., Kley, R.A., Dekomien, G., Epplen, J.T., Vorgerd, M. & Hasenbring, M. (2006). Muscle pain in myophosphorylase deficiency (McArdle's disease): The role of gender, genotype, and pain-related coping. *Pain, 124*, 295–304.

Schulz-Kindermann, F., Hennings, U., Ramm, G., Zander, A.R. & Hasenbring, M. (2002). The role of biomedical and psychosocial factors for the prediction of pain and distress in patients undergoing high-dose therapy and BMT/PBSCT. *Bone Marrow Transplantation, 29* (4), 341–351.

WWW-Ressourcen

www.tpds.de

Autorin des Beitrags

Prof. Dr. Monika Hasenbring
Dept. of Medical Psychology and Medical Sociology
Ruhr-University of Bochum
Universitätsstr. 150, Geb. MA0/145
D-44780 Bochum
E-Mail: Monika.Hasenbring@ruhr-uni-bochum.de

MPI-D

Multidimensional Pain Inventory (deutsche Version)

Autorin	Herta Flor
Quelle	Flor, H., Rudy, T. E., Birbaumer, N. & Schugens, M. M. (1990). Zur Anwendbarkeit des West Haven-Yale Multidimensional Pain Inventory im deutschen Sprachraum. *Schmerz, 4*, 82–87.
Bezugsquelle	Der vollständige Fragebogen ist bei Flor (1991, S. 267–273) abgedruckt, allerdings handelt es sich bei Item 17 in Teil 1 um ein zusätzliches Item der deutschen Version, das Selbsteffizienz erfasst und weggelassen werden kann.
Originalversion	Kerns, R. D., Turk, D. C., & Rudy, T. E. (1985). The West-Haven-Yale Multidimensional Pain Inventory (WHYMPI). *Pain, 23*, 345–356.

Anwendungsbereich	Der MPI-D kann bei erwachsenen Patienten mit chronischen Schmerzen eingesetzt werden. Er dient der Erfassung von Schmerzintensität, Beeinträchtigung sowie psychosozialer und aktivitätsbezogener Faktoren. Er findet sowohl in der Praxis als auch in der Forschung in den Bereichen Gesundheitspsychologie, Klinische Psychologie, Psychotherapie und Verhaltensmedizin Anwendung.
Zielsetzung und Kurzbeschreibung	Der MPI-D ist ein mehrdimensionaler Fragebogen zur Erfassung der Auswirkungen des Schmerzes auf das tägliche Leben der Patienten.
	Des Weiteren dient der MPI als Messinstrument zur Bestimmung von psychosozialen Subgruppen. Es können dabei Patienten mit dysfunktionaler oder interpersonell-beeinträchtigter Schmerzverarbeitung von aktiven Bewältigern unterschieden werden (z. B. Turk & Rudy, 1988; Rudy et al., 1989; Jamison et al., 1994; siehe aber auch Burns et al., 2001). Dabei zeigen die Patienten mit dysfunktionaler Krankheitsverarbeitung ein hohes Maß an Schmerz, Beeinträchtigung und Schmerzverhalten bei stark reduzierter Aktivität und zuwendendem Partnerverhalten. Dagegen weisen Patienten mit einer interpersonell beeinträchtigten Krankheitsverarbeitung ein mittleres Niveau an Schmerz und Beeinträchtigung auf, jedoch ein hohes Niveau an affektiver Verstimmung bei vorwiegend bestrafendem Partnerverhalten. Des Weiteren zeigen die interpersonell beeinträchtigten Patienten ein hohes Maß an Aktivität und ein stark reduziertes Schmerzverhalten, vergleichbar mit den aktiven Bewältigern, die ein geringes Niveau an Schmerz und Beeinträchtigung mit hoher Aktivität bei vorwiegend ablenkendem Partnerverhalten sowie hohe Lebenskontrolle und wenig affektive Verstimmung aufweisen.
Art des Verfahrens	Selbstbeurteilungsverfahren („Paper & Pencil")

**Technische
Informationen**

- 51 Items auf 12 Skalen in 3 Untertests
- Bearbeitungszeit: 15 Minuten
- Auswertungszeit: 10 Minuten
- SPSS-Syntax zur automatischen Auswertung bei der Autorin erhältlich.

**Theoretischer
Hintergrund**

Ausgehend von einer kognitiv-verhaltensorientierten Perspektive wurde der Versuch unternommen, neben dem subjektiven Schmerzerleben auch die Schmerzbewältigung, vom Patienten wahrgenommene Umweltreaktionen sowie die allgemeine Aktivität des Patienten, die Schlüsse auf Lernmechanismen bei Schmerz zulassen, zu erfassen. Dabei wird davon ausgegangen, dass zuwendende Reaktionen der Bezugspersonen auf die Schmerzerkrankung die Schmerzwahrnehmung verstärken, während bestrafende oder ablenkende Partnerreaktionen zu einer Reduktion oder Löschung der Schmerzwahrnehmung führen können (Kerns et al., 1995).

**Entwicklung
des Verfahrens**

Bei der Originalversion wurden ausgehend von einem rational erstellten Itempool, in dem die gewünschten Inhalte der Adaptation an die chronische Schmerzerkrankung enthalten waren, auf der Basis item- und faktorenanalytischer Auswertungsverfahren (explorativ und konfirmatorisch) drei Untertests unterschiedlicher Länge entwickelt.

Der MPI-D wurde an der Abteilung Klinische und Physiologische Psychologie der Universität Tübingen übersetzt und rückübersetzt und von mehreren Mitarbeitern auf Verständlichkeit und Übersetzungstreue hin überprüft. Er wurde an einer Stichprobe von N = 185 Schmerzpatienten überprüft.

**Aufbau und
Auswertung**

Es handelt sich um ein vollstandardisiertes Verfahren zur Selbstbeurteilung, das sich aus 12 Skalen in drei Untertests zusammensetzt und 51 Items umfasst, deren Beantwortung auf polarisierten 7-Punkte-Skalen (0 bis 6) mit itemspezifischen Deskriptoren erfolgt.

Teil 1 misst über 22 Items die Skalen:
- **Schmerzstärke**, Itembeispiel: „Wie stark waren Ihre Schmerzen in der letzten Woche (im Durchschnitt)?"
- **Beeinträchtigung durch Schmerz**, Itembeispiel: „Wie sehr beeinträchtigt der Schmerz Ihre Arbeitsfähigkeit?"
- **Affektive Verstimmung**, Itembeispiel: „Wie gereizt waren Sie in der letzten Woche?"
- **Soziale Unterstützung**, Itembeispiel: „Wie viel Unterstützung oder Hilfe erhalten Sie von Ihrem Partner (Ihrer Bezugsperson) im Hinblick auf Ihr Schmerzproblem?"
- **Lebenskontrolle**, Itembeispiel: „Wie gut konnten Sie in der letzten Woche Ihrer Meinung nach mit Ihren Problemen umgehen?"

Teil 2 erfasst über 11 Items
- **zuwendende Reaktionen**, Itembeispiel: „Bitte geben Sie an, wie oft Ihr Partner die angegebene Reaktion zeigt, wenn Sie Schmerzen haben: Fragt mich, was er/sie tun kann, um zu helfen."
- **bestrafende Reaktionen**, Itembeispiel: „… Verhält sich gereizt mir gegenüber."
- **ablenkende Reaktionen**, Itembeispiel: „… Spricht mit mir über etwas anderes, um mich von den Schmerzen abzulenken."

Teil 3 enthält 18 Items zu

- **Soziale und Freizeitaktivitäten**, Itembeispiel: „Bitte geben Sie an, wie oft Sie jede dieser Tätigkeiten ausüben: Freunde besuchen."
- **Aktivitäten außerhalb des Wohnbereichs**, Itembeispiel: „... Einkaufen gehen."
- **haushaltsbezogenen Aktivitäten**, Itembeispiel: „... Eine Mahlzeit vorbereiten."
- Gesamtaktivität (gemittelt aus 1 bis 3)

Die Auswertung erfolgt durch Bildung des arithmetischen Mittelwerts der zugehörigen Items pro Skala. Eine SPSS-Syntax zur automatisierten Auswertung ist bei der Autorin erhältlich.

Ergänzende Verfahren

- „Fragebogen zur Erfassung der Schmerzverarbeitung" (FESV)
- „Kieler Schmerzverarbeitungsinventar" (KSI), Teil IV
- „Chronic Illness Problem Inventory" (CIPI)
- „Significant Other-Fragebogen / Angehörigenfragebogen" (SOF)

Gütekriterien

Objektivität: Durch Standardisierung der Durchführung und Auswertung ist das Verfahren als objektiv einzuschätzen.

Reliabilität: Für alle Skalen wurden gute bis sehr gute Reliabilitätskennwerte (interne Konsistenz mit Cronbach's Alpha von .71 bis .94 für Teil 1, von .75 bis .93 für Teil 2 und von .63 bis .82 für Teil 3) festgestellt (nach Flor, 1991, mit $N = 185$).

Validität: Der MPI-D besitzt eine stabile Faktorenstruktur und ist reliabel und änderungssensitiv. Die deutschen Skalen stimmen korrelativ gut mit den amerikanischen überein (Deisinger et al., 2001). Bei Mittelwertsvergleichen der beiden Versionen zeigen sich jedoch Unterschiede in der Höhe der Skalenwerte. Die Validitätsprüfung an einer Stichprobe von 145 Patienten zeigte überwiegend hohe bis sehr hohe Übereinstimmung der meisten MPI-D-Skalen mit verwandten Erhebungsinstrumenten (z. B. $r = .61$ mit der mittleren Schmerzstärke bzw. $r = .48$ mit der Beeinträchtigungsskala eines Schmerztagebuchs, $r = .58$ mit dem „Becks Depressionsinventar" (BDI), $r = -.56$ mit dem Ausmaß an Partnerkonflikten in einem Belastungsfragebogen). Die Ergebnisse deuten auf eine gute Anwendbarkeit des MPI-D in Forschung und Klinik hin (Flor et al., 1990, S. 86–87, siehe auch Hellstrom et al., 2000).

Vergleichswerte/ Normen

Für alle Skalen liegen Referenzwerte auf der Basis einer repräsentativen Stichprobe von Patienten mit Rückenschmerzen ($N = 185$) vor.

Literatur

Burns, J. W., Kubilus, A., Bruehl, S. & Harden, R. N. (2001). A fourth empirically derived cluster of chronic pain patients based on the multidimensional pain inventory: Evidence for repression within the dysfunctional group. *Journal of Consulting and Clinical Psychology, 69* (4), 663–73.

Deisinger J. A., Cassisi, J. E., Lofland, K. R., Cole, P. & Bruehl, S. (2001). An examination of the psychometric structure of the Multidimensional Pain Inventory. *Journal of Clinical Psychology, 57* (6), 765–83.

Flor, H. (1991). *Psychobiologie des Schmerzes.* Bern: Huber.

Hellstrom C., Jansson, B. & Carlsson, S. G. (2000). Perceived future in chronic pain: the relationship between outlook on future and empirically derived psychological patient profiles. *European Journal of Pain, 4* (3), 283–290.

Jamison, R.N., Rudy, T.E., Penzien, D.B. & Mosley, T.H. Jr. (1994). Cognitive-behavioral classifications of chronic pain: replication and extension of empirically derived patient profiles. *Pain, 57* (3), 277–292.

Kerns R.D. & Rosenberg, R. (1995). Pain-relevant responses from significant others: development of a significant-other version of the WHYMPI scales. *Pain, 61* (2), 245–249.

Rudy, T.E., Turk, D.C., Zaki, H.S. & Curtin, H.D. (1989). An empirical taxometric alternative to traditional classification of temporomandibular disorders. *Pain, 36*, 311–370.

Turk, D.C. & Rudy, T.E. (1988). Toward an empirically-derived taxonomy of chronic pain patients: Integration of psychological assessment data. *Journal of Consulting and Clinical Psychology, 56*, 233–238.

WWW-Ressourcen   www.zi-mannheim.de/neuropsychologie.html

Autorin des Beitrags   Prof. Dr. Herta Flor
Institut für Neuropsychologie und Klinische Psychologie
Ruprecht-Karls-Universität Heidelberg
Zentralinstitut für Seelische Gesundheit
J5
D-68159 Mannheim
E-Mail: Herta.Flor@zi-mannheim.de

PDI

Pain Disability Index (deutsche Version)

Autoren	Ulrich Dillman, Paul Nilges, Helmut Saile, Hans Ulrich Gerbershagen
Quelle	Dillmann, U., Nilges, P., Saile, H. & Gerbershagen, H.U. (1994). Behinderungseinschätzung bei chronischen Schmerzpatienten. *Schmerz, 8*, 100–114.
Bezugsquelle	Download von der Homepage des DRK Schmerz-Zentrums in Mainz
Vorgänger-/ Originalversion	Pollard, C.A. (1984). Preliminary validity study of the Pain Disability Index. *Perceptual and Motor Skills, 59*, 974.

Anwendungsbereich	Schmerztherapie, Patienten mit Schmerz und chronischem Schmerz im Alter von 14 bis 90 Jahren.
Zielsetzung und Kurzbeschreibung	Der PDI wurde speziell für Patienten mit Schmerzen entwickelt (Pollard, 1984; Tait et al., 1990; Tait et al., 1987). Die inhaltlich und formal mit dem Original übereinstimmende deutschsprachige Übersetzung (Dillmann et al., 1994) besteht aus sieben Items, die verschiedene Bereiche des täglichen Lebens erfassen.
Art des Verfahrens	Selbstbeurteilungsverfahren („Paper & Pencil")
Technische Informationen	– 7 Items, eindimensional – Bearbeitungszeit: 5 Minuten – Auswertungszeit: 1 Minute – Keine automatisierte Auswertung verfügbar.
Theoretischer Hintergrund	Zwischen Schmerz und Behinderung im Alltag besteht keine lineare Beziehung. Die Erfassung der erlebten Einschränkungen in unterschiedlichen Lebensbereichen durch Selbstschilderungsverfahren ist für die Diagnostik und Behandlungsplanung in der Schmerztherapie unverzichtbar. Die Selbstbeschreibung der Patienten ist dabei aussagekräftiger und steht mit dem Behandlungserfolg in engerem Zusammenhang als somatische Untersuchungsbefunde. Der PDI ist nicht syndromspezifisch, d.h. er ist bei Patienten mit unterschiedlichsten Schmerzformen einsetzbar.
Entwicklung des Verfahrens	Das Verfahren wurde übersetzt, auf eine Überprüfung durch Rückübersetzungen wurde aufgrund der einfachen Item-Formulierungen verzichtet. Die Faktorenstruktur ist mit der des Originals identisch.

Aufbau und Auswertung

Der PDI besteht aus sieben Items, die folgende Bereiche erfassen: „Familiäre und häusliche Verpflichtungen", „Erholung", „Soziale Aktivitäten", „Beruf", „Sexualleben", „Selbstversorgung" und „Lebensnotwendige Tätigkeiten". Im Fragebogen sind jedem Bereich einige kurze zusätzliche Erläuterungen beigefügt.

Anhand einer 11-stufigen Ratingskala von „0 = keine Behinderung" bis „10 = völlige Behinderung" soll der Patient den Einfluss der Schmerzen auf die einzelnen Lebensbereiche angeben. Faktorenanalysen mit unterschiedlichen Patientengruppen (chronische Schmerzpatienten, Patienten vor Operationen) und Partnern von Schmerzpatienten ergeben jeweils einen Faktor und bestätigen damit die Eindimensionalität des Konstruktes. Die Auswertung erfolgt über eine einfache Addition der angegebenen Werte. Der maximale Summenwert ist 70.

Beispielitem:
„Bitte geben Sie im Folgenden an, wie stark Sie durch Ihre Schmerzen in den verschiedenen Bereichen Ihres Lebens beeinträchtigt sind. (...).

– **Familiäre und häusliche Verpflichtungen** (dieser Bereich bezieht sich auf Tätigkeiten, die das Zuhause oder die Familie betreffen. Er umfasst Hausarbeit und Tätigkeiten rund um das Haus bzw. die Wohnung, auch Gartenarbeiten)."

Gütekriterien

Die Objektivität ist bei Durchführung, Auswertung und Interpretation gegeben. Cronbach's Alpha beträgt .90. Faktorielle Validität, Konstruktvalidität und Änderungssensitivität sind empirisch belegt (Gronblad et al., 1993; Gronblad et al., 1994).

Vergleichswerte/ Normen

Für die deutschsprachige Entwicklung wurde das Verfahren vier verschiedenen Stichproben mit über 300 Schmerzpatienten vorgelegt. Die Normwerte gelten für Schmerzpatienten (Perzentile).

Literatur

Gronblad, M., Hupli, M., Wennerstrand, P., Jarvinen, E., Lukinmaa, A., Kouri, J. P. et al. (1993). Intercorrelation and test-retest reliability of the Pain Disability Index (PDI) and the Oswestry Disability Questionnaire (ODQ) and their correlation with pain intensity in low back pain patients. *Clinical Journal of Pain, 9*, 189–195.

Gronblad, M., Jarvinen, E., Hurri, H., Hupli, M. & Karaharju, E. O. (1994). Relationship of the Pain Disability Index (PDI) and the Oswestry Disability Questionnaire (ODQ) with three dynamic physical tests in a group of patients with chronic low-back and leg pain. *Clinical Journal of Pain, 10*, 197–203.

Tait, R. C., Chibnall, J. T. & Krause, S. (1990). The Pain Disability Index: Psychometric properties. *Pain, 40*, 171–182.

Tait, R. C., Pollard, C. A., Margolis, R. B., Duchkro, P. N. & Krause, S. J. (1987). The Pain Disability Index: Psychometric and validity data. *Archives of Physical Medicine and Rehabilitation, 68*, 438–441.

WWW-Ressourcen

www.drk-schmerz-zentrum.de/content/07_infos/7-5_schmerzfragebogen.htm

Autor des Beitrags

Dr. Paul Nilges
DRK Schmerz-Zentrum
Auf der Steig 14–16
D-55131 Mainz
E-Mail: nilges@uni-mainz.de

SES

Schmerzempfindungsskala

Autor	Edgar Geissner
Quelle	Geissner, E. (1996). *Die Schmerzempfindungsskala SES. Handanweisung.* Göttingen: Hogrefe.
Bezugsquelle	Erhältlich beim Hogrefe Verlag unter www.testzentrale.de.

Anwendungsbereich

Die „Schmerzempfindungsskala" SES dient der Erfassung und Quantifizierung subjektiv empfundener Schmerzen. Schwerpunkt der Anwendung sind orthopädische, rheumatologische und neurologische Grunderkrankungen und die Psychosomatik/Verhaltensmedizin. Die SES ist jedoch prinzipiell für alle schmerzbezogenen Diagnosen geeignet. Ein weiteres Einsatzgebiet hat sie in Verlaufsuntersuchungen, der Pharma- und der Psychotherapieforschung. Der geprüfte Altersbereich reicht von 16 bis 80 Jahren.

Folgende Einschränkungen in der Anwendung müssen gemacht werden:
- Die SES setzt ein gutes Verständnis der deutschen Sprache voraus (Muttersprache oder – bei Ausländern – gute Kenntnisse und Praxis der deutschen Sprache). Testwerte aus Untersuchungen an Personen, die die im Fragebogen vorgegebenen Schmerzadjektive nicht sinnvoll differenzieren können, sind in ihrer Aussagekraft eingeschränkt.
- Aggravierungs-, aber auch Diminuierungstendenzen können beim Einsatz der SES nicht ausgeschlossen werden.
- Auch wenn die SES zwei Grunddimensionen, nämlich die sensorische und die affektive Schmerzdimension unterscheidet, ist sie kein Instrument zur Feststellung eines „psychogenen" Schmerzes (etwa im Gegensatz zu einem „somatischen" oder „objektiven" Schmerz). Heutigen Schmerzkonzepten entsprechend, wird Schmerzerleben generell multimodal, d. h. mit Wahrnehmungs- und mit emotionalen Anteilen verstanden.

Zielsetzung und Kurzbeschreibung

Die Zielsetzung bei der Entwicklung der SES bestand darin, (a) das Schmerzerleben des Patienten differenzierter, facettenreicher zu erfassen als mit sogenannten visuellen Analogskalen (etwa: 100 = „viel Schmerz", 0 = „wenig Schmerz") oder mit simplen örtlichen Beschreibungen. (b) Des Weiteren bestand ein wichtiges Ziel in der Standardisierung und Normierung: Standardisiertes und manualisiertes Vorgehen in der Vorgabe; Bearbeitungsmöglichkeit durch den Patienten; objektive und fest vorgegebene Auswertungsmöglichkeit; quantitative Bestimmung und Einordnung; klare und verbindliche Kategorisierungen; Möglichkeit der Verlaufsbeurteilungen; diagnosespezifische Richtwerte; statistisch verlässliche Beurteilung individueller Werte im Vergleich.

Art des Verfahrens	Selbstbeurteilungsverfahren („Paper & Pencil" oder PC-Version)
Technische Informationen	– 24 Items auf 2 Haupt- und 5 Unterdimensionen – Bearbeitungszeit: 5 Minuten – Auswertungszeit: ca. 2 Minuten – Automatisierte Auswertung nur bei Nutzung der PC-Version möglich.

Theoretischer Hintergrund

Hintergrund ist ein Verständnis von Schmerz als einem multimodalen und prozessualen Geschehen. Ausgangspunkt waren die „Gate-Control-Theorie des Schmerzes" von Ronald Melzack sowie das „Mikro-/Makromodell persistenter bzw. intermittierender chronischer Schmerzen" (für beide: Geissner, 1990, 1996). Die Zielsetzung bestand darin, innerhalb dieser Modelle den Bereich der Schmerzempfindung im engeren Sinne mindestens zweidimensional (affektiv versus sensorisch) abzubilden. Frühere Versuche mit einer Differenzierung „sensorisch versus affektiv versus evaluativ" ließen sich demgegenüber nicht belegen, auch nicht eine – von Melzack postulierte – Struktur, derzufolge 16 (20) Deskriptorklassen mit 78 Einzeldeskriptoren existieren (ausführlich: Geissner, 1996). Die Kategorie „Schmerzempfindung" ist eine zweidimensionale distinkte Kategorie innerhalb des umfassenderen Mikro-/Makromodells nach Geissner, die homogen und eigenständig sowie klar von anderen globalen Einheiten wie „Schmerzbewältigung" oder „schmerzbedingte psychische Beeinträchtigung" abgrenzbar ist. Der Nutzen liegt somit nicht nur in den oben beschriebenen praktisch-klinischen Anwendungsmöglichkeiten, sondern auch in der Präzisierung des theoretischen Verständnisses des Schmerzgeschehens aus einer integrativen verhaltensmedizinischen Sicht.

Entwicklung des Verfahrens

Ausgangspunkt war die Modellierung der Sprache des Schmerzerlebens mittels Strukturgleichungsmodellen (LISREL, Jöreskog & Sörbom 1988; ausführlich in Geissner, 1996). Zunächst wurde eine komplexe Struktur mit drei Dimensionen und 16 (20) Klassen modelliert, deren psychometrische Eigenschaften sich aber als unzureichend erwiesen. In einem konzeptuellen Schritt zurück auf einfachere Strukturen wurde in einer zwischen 1988 und 1994 durchgeführten Untersuchungsserie das Messmodell mit zwei Haupt- und fünf Subdimensionen modelliert und empirisch belegt. Die Entwicklungsprozeduren folgten hierbei nicht den klassischen Skalenanalyseprozeduren (Faktoren- und Itemanalysen manifester Variablen), sondern den durch LISREL vorgegebenen Kriterien (Geissner, 1996). Wesentlich hierbei war die erfolgreiche Replikation gemäß den LISREL-Kriterien an zwei eigenen großen unabhängigen Stichproben sowie einer Fremduntersuchung. In einem weiteren Schritt wurden mittels konventioneller Skalenanalysen Reliabilitäts-, Validitäts- und Normierungsuntersuchungen durchgeführt.

Aufbau und Auswertung

Die SES besteht aus 24 Schmerzdeskriptoren (Aussagen mit einem schmerzbeschreibenden Adjektiv als Schlüsselbegriff), die auf zwei Hauptdimensionen liegen.

Hauptdimension A **Affektiver Schmerz** (14 Items) ist messmethodisch zu gliedern in Subdimension (Merkmal) „Allgemeine affektive Schmerzangabe" und Subdimension (Merkmal) „Schmerzangabe der Hartnäckigkeit". Diese Unterscheidung wurde aber aus unterschiedlichen Gründen (vgl. Geissner, 1996) im klinischen Praxisbereich hinfällig.

Beispielitem: „Ich empfinde meinen Schmerz als ... quälend".

Hauptdimension B „Sensorischer Schmerz" (10 Items) ist gegliedert in die Subdimensionen

- „Sensorische Schmerzangabe der Rhythmik"; Beispielitem: „Ich empfinde meinen Schmerz als ... klopfend".
- „Sensorische Schmerzangabe des lokalen Eindringens"; Beispielitem: „Ich empfinde meinen Schmerz als ... stechend".
- „Sensorische Schmerzangabe der Temperatur"; Beispielitem: „Ich empfinde meinen Schmerz als ... brennend".

Die Items sind in Aussageform dargestellt und müssen in einem vierstufigen Modus von 4 = „trifft genau zu" bis 1 = „trifft nicht zu" beantwortet werden. Die angekreuzten Werte werden dimensionsweise, bei „sensorisch" auch subdimensionsweise zusammengezählt. Für den sensorischen Teil ist hierfür auch eine transparente Folienschablone verfügbar. Die PC-Version ermöglicht die automatische Auswertung (Heuser & Geissner, 1998).

Der Zeitrahmen wird vom Diagnostiker mit dem Patienten vor dem Ausfüllen je nach Untersuchungsanliegen festgelegt. Entweder „in der letzten Zeit, circa letzte 3 Monate" oder „in den letzten Tagen" oder „in diesem Moment".

Ergänzende Verfahren

Umfassende Schmerzdiagnostik beinhaltet neben der Erfassung des Schmerzempfindens die gründliche organmedizinische Untersuchung. Eine psychiatrische respektive klinisch-psychologische Untersuchung mittels interview- und beobachtungsbasierter kategorialer Diagnosesysteme (DSM, ICD) ist darüber hinaus empfehlenswert. Nach den Regeln der Verhaltensanalyse muss ferner eine sorgfältige Verhaltensbeobachtung sowie eine Funktionsanalyse erfolgen. Fragebogenseitig sollte Behinderung untersucht werden (z. B. mithilfe des deutschen „Pain Disability Index", PDI). Schmerzbewältigung und schmerzbedingte psychische Beeinträchtigung erfasst der „Fragebogen zur Erfassung der Schmerzverarbeitung", FESV, von Geissner. Zentral im Zusammenhang mit Schmerz ist Depressivität (etwa gemessen über die „Allgemeine Depressivitätsskala" von Hautzinger und Bailer) bzw. eingeschränktes Wohlbefinden. Ein umfassender Schmerzfragebogen, in dem auch die SES als ein Bestandteil mit aufgenommen ist, ist über die wissenschaftliche Fachgesellschaft DGSS („Deutsche Gesellschaft zum Studium des Schmerzes") erhältlich.

Gütekriterien

Objektivität: Instruktion, Durchführungsvorschriften und Auswertung sind durchstrukturiert und standardisiert. Für den Untersuchungsleiter existiert ein Manual mit sämtlichen notwendigen Informationen, auch zur Ermittlung der Normen sowie der kritischen Differenzen.

Reliabilität: Prinzipiell vorgeordnet, weil messtheoretisch strenger, sind die LISREL-Gütekriterien, die durchweg sehr gut erfüllt sind (vgl. das Manual: Geissner, 1996). Ergänzend wurden aber auch im Nachgang die herkömmlichen Kennwerte der klassischen Testtheorie – dann wieder von der Ebene latenter auf die Ebene manifester Variablen zurück gehend – berechnet (Geissner, 1996). Auch im Abschnitt „Validität" (s. u.) beziehen sich die Angaben auf manifeste Variablen. Für „Affektiven Schmerz" ist die Homogenität Alpha = .92 und die Retestreliabilität r = .96. Für „Sensorischen Schmerz" ist die Homogenität Alpha = .81 und die Retestreliabilität r = .95. Die Subdimensionen liegen bei Alpha = .82, die Retestreliabilität liegt dort bei r = .94. Es ist zu betonen, dass insbesondere die sensorischen (Sub-)Skalen sehr kurz sind, bis hin zu Skalen mit lediglich drei Items, was in der herkömmlichen

Cronbach-Formel in der Regel zu niedrigeren Alphawerten führt. Homogenitätsformeln, die die Itemanzahl der Skalen berücksichtigen – etwa Cronbachs Index „$r_{estimated}$" – relativieren die Werte deutlich nach oben und können belegen, dass Reliabilitäten um Alpha = .80 bei kurzen Skalen dem Bereich von Alpha = .90 (und höher) bei längeren Skalen entsprechen.

Validität: Es liegt eine Fülle von Validitätshinweisen vor (ausführlich Geissner, 1996). Eigene Analysen sowie Daten größerer deutscher Schmerz- und Rheumabehandlungseinrichtungen (mehrere tausend Patienten) stützen die Annahme einer befriedigenden Güte der SES:

- ausführliche Belege spezifischer Gruppencharakteristika und -unterschiede für 18 verschiedene Krankheitsgruppen
- faktorielle Validität (übergreifend und Binnenstruktur)
- konvergente Validität (Schmerzmaße, Beeinträchtigungsmaße)
- diskriminante Validität
- Änderungssensitivität: (a) Psychotherapie; (b) medikamentöse Therapie
- Belege auch für Akutschmerz (z. B. Zahnbehandlung; Arthroskopie)
- experimentell induzierte Schmerzen (außerklinische Anwendungen).

Vergleichswerte/ Normen

Die Normstichprobe umfasst 1 050 Schmerzpatienten. Es liegen Standardwerte (T-Werte; Prozentränge) für eine allgemeine Schmerzpatientengruppe sowie getrennt für Rückenschmerz-, Spannungskopfschmerz-, Migräneschmerz- und Polyarthritisschmerzpatienten vor, des Weiteren für Patienten mit neurogenen Schmerzen, mit sogenannten multilokulären Schmerzen und mit Postoperationsschmerz. Die Werte werden jeweils gesondert für affektiven Schmerz, für sensorischen Schmerz sowie für die drei sensorischen Subdimensionen des Schmerzes angegeben.

Ferner wird – basierend auf den T-Wert-Normen – die Ermittlung der kritischen Differenzen erläutert, auch anhand einer Differenzwerttabelle. Kritische Differenzen dienen der teststatistisch verlässlichen Beurteilung individueller Werte, z. B. bei Therapieverläufen einzelner Schmerzpatienten. Auch bei der Beurteilung von Binnenunterschieden der Schmerzempfindung (individuelle Schmerzqualitäten) ermöglicht der Umgang mit kritischen Differenzen ein aussagekräftiges Bild. Diese teststatistisch abgesicherte Aussagekraft gemäß den kritischen Differenzen kann u. a. auch bei Begutachtungsfragen einen Qualitätsaspekt darstellen.

Literatur

Geissner, E. (1990). Psychologische Schmerzmodelle: Einige Anmerkungen zur Gate-Control-Theorie sowie Überlegungen zu einem mehrfaktoriellen prozessualen Schmerzkonzept. *Schmerz, 4* (4), 184–192.
Heuser, J. & Geissner, E. (1998). Computer-Version der Schmerzempfindungsskala SES – Äquivalenzstudie. *Schmerz, 12* (3), 205–208.
Jöreskog, K. & Sörbom, D. (1988). *LISREL VII – A guide to the program and applications.* Chicago: SPSS Inc.

Autor des Beitrags

Prof. Dr. Edgar Geissner
Medizinisch-Psychosomatische Klinik Roseneck &
Department Psychologie der Universität München
Am Roseneck 6, D-83209 Prien am Chiemsee
E-Mail: egeissner@schoen-kliniken.de

Abschnitt A8

Screening psychischer Störungen und Beschwerden

BASIC

Brief Alcohol Screening Instrument for Medical Care

Autor(inn)en	Gallus Bischof, Susa Reinhardt, Janina Grothues, Ulrich John, Hans-Jürgen Rumpf
Quelle	Bischof, G., Reinhardt, S., Grothues, J., Meyer, C., John, U. & Rumpf, H.-J. (in press). Development and evaluation of a Screening instrument for alcohol use disorders and at-risk drinking: The Brief Alcohol Screening Instrument for medical Care BASIC. *Journal of Studies on Alcohol.*
Bezugsquelle	Erhältlich bei den Autor(inn)en.
Vorgänger-/ Originalversion	„Alcohol Use Disorders Identification Test“ AUDIT (Babor et al., 2001; Rumpf et al. 2001b; Bischof et al., in press) und „Lübecker Alkoholabhängigkeits und -missbrauchs Screening Test“ LAST (Rumpf et al., 2001a).
Anwendungsbereich	Der BASIC wurde entwickelt und validiert an Stichproben von Patienten im Alter von 18 bis 64 Jahren aus der ambulanten und stationären medizinischen Versorgung.
Zielsetzung und Kurzbeschreibung	Ziel des Verfahrens ist es, Personen mit alkoholbezogenen Störungen (Alkoholabhängigkeit oder -missbrauch) und mit einem riskanten Alkoholkonsum (definiert nach der British Medical Association (1995) als durchschnittlicher täglicher Konsum von mehr als 20 Gramm Alkohol bei Frauen und 30 Gramm Alkohol bei Männern) in der medizinischen Versorgung ökonomisch zu identifizieren.
Art des Verfahrens	Selbstbeurteilungsverfahren („Paper-Pencil“)
Technische Informationen	– Anzahl der Items: 6 – Bearbeitungszeit: ca. 1 Minute – Auswertungszeit: ca. 10 Sekunden – Automatisierte Auswertung nicht verfügbar, da nicht angemessen.
Theoretischer Hintergrund	Kurzinterventionsverfahren haben sich bei der Behandlung von proaktiv rekrutierten Personen mit alkoholbezogener Störungen als hochgradig effektiv erwiesen. Proaktive Rekrutierungsstrategien bedürfen angemessener Screeningverfahren für die Identifikation von Personen mit problematischem Alkoholkonsum. Während ein Screeningverfahren keine Diagnostik ersetzen kann, so lässt sich damit der Anteil der Personen an der Gesamtpopulation eingrenzen, bei dem mit großer Wahrscheinlichkeit ein problematischer Alkoholkonsum vorliegt, wodurch sich Diagnostik und Intervention ökonomischer gestalten lassen. Die Majorität der verfügbaren Screeningverfahren konzentriert sich auf

die Identifikation von Personen mit Alkoholabhängigkeit und -missbrauch, während die Effektivität von Kurzinterventionen insbesondere bei Personen mit riskantem Konsum ohne alkoholbezogene Störungen nachgewiesen ist (Moyer et al., 2002). Ein Verfahren, welches beide Risikogruppen zu identifizieren vermag, ist der von der WHO entwickelte AUDIT (Babor et al., 2001). Ein Nachteil dieses Verfahrens ist dessen Länge; das Verfahren besteht aus zehn Items mit bis zu fünf Antwortvorgaben. Nach neueren Studien stellt Zeitmangel ein bedeutsames Hindernis für die routinemäßige Implementierung von Screening- und Frühinterventionsmaßnahmen in Einrichtungen der medizinischen Versorgung dar (Kaner et al., 1999). Ziel der Instrumentenentwicklung des BASIC war, ein kurzes Fragebogenverfahren zu entwickeln, welches gegenüber dem AUDIT eine vergleichbare Performanz bei der Identifikation von riskantem Alkoholkonsum und alkoholbezogenen Störungen aufweist.

Entwicklung des Verfahrens

Das Verfahren wurde anhand einer Stichprobe von 10 803 Allgemeinarztpatienten zwischen 18 und 64 Jahren aus einer Kompletterhebung von Arztpraxen in Lübeck und Umland entwickelt (Response Rate: 95 %). Alle Patienten wurden gebeten, einen Screeningfragebogen auszufüllen, welcher Alkoholkonsum mittels der beiden Screeningverfahren AUDIT und/oder LAST erfasste. Patienten mit screeningauffälligem Befund wurden um Teilnahme an einer Interventionsstudie gebeten und ggf. telefonisch mittels des „Münchner Composite International Diagnostic Interviews" (M-CIDI) diagnostiziert. Es konnten insgesamt 52.3 % der screeningauffälligen Patienten diagnostiziert werden. Für die weitere Analyse wurden abstinente Patienten, Patienten mit fehlenden Werten bezüglich des aktuellen Alkoholkonsums und Patienten mit einem screeningauffälligen Befund, jedoch ohne Diagnose ausgeschlossen, so dass die Gesamtstichprobe 7 112 Patienten betrug. Screening-negative Patienten wurden als diagnostisch unauffällig klassifiziert. Eine randomisiert gezogene Substichprobe von 99 screening-negativen und alkoholkonsumierenden Patienten ergab keinen falschnegativen Fall (Dybeck et al., 2006).

Zur Dichotomisierung der ursprünglich bis zu fünfstufigen Antwortvorgaben der konsumbezogenen Items des AUDIT wurden mittels „Receiver Operating Curves" (ROC) optimale Cut-off-Werte für die Identifikation von alkoholbezogenen Störungen und/oder riskantem Konsum identifiziert (Bischof et al., 2007). Der Vergleich der „Areas under the Curve" ergab für die dichotomisierte Gesamtversion des AUDIT eine vergleichbare Performanz gegenüber der ursprünglichen Testversion (Bischof et al., 2007). In einem nächsten Schritt wurde die ursprüngliche Stichprobe in zwei Zufallsstichproben geteilt. In Stichprobe 1 erfolgte die Auswahl der Items für ein optimiertes Screeningverfahren durch eine schrittweise logistische Regression mit den Variablen „alkoholbezogene Störungen" und/oder „riskanter Alkoholkonsum" als abhängiger Variable. Als unabhängige Variablen wurden neben den drei dichotomisierten Items des AUDIT-C sämtliche Items des LAST verwendet. Das endgültige Modell enthielt alle drei Items des AUDIT-C sowie drei Items des LAST. Die gefundene Lösung wurde in der zweiten Teilstichprobe mit den eingesetzten Screeningverfahren AUDIT und LAST verglichen. Der neu entwickelte BASIC unterschied sich hinsichtlich der Gütekriterien nicht vom AUDIT, war jedoch dem LAST überlegen.

Da die BASIC-Items in der Entwicklungsstichprobe nicht in dichotomisierter Form vorgelegt wurden, erfolgte eine unabhängige Validierung in einer zweiten Studie an Krankenhauspatienten. Sämtlichen konsekutiv aufgenommenen Patienten zwischen 18 und 64 Jahren wurde randomisiert ein Screeningfragebogen vorgelegt, welcher entweder den AUDIT oder den BASIC enthielt. Zusätzlich war in beiden Fragebögen der LAST enthalten. Die Diagnostik auffälliger Patienten erfolgte nach Einholen des Einverständnisses innerhalb von 24 Stunden nach Bearbeitung des Screeningfragebogens mittels des M-CIDI. Die Zielkriterien waren identisch mit denen der Entwicklungsstichprobe. Der Vergleich der Testverfahren ergab keine Unterschiede hinsichtlich der Identifikationsgüte von AUDIT und BASIC, während beide Verfahren dem komplementär eingesetzten LAST überlegen waren. Im direkten Vergleich erwies sich BASIC auch als dem AUDIT-C überlegen.

Aufbau und Auswertung

Der BASIC besteht aus sechs Items mit dichotomisiertem Antwortformat. Die Items im Einzelnen sind:

1. *Wie oft trinken Sie ein alkoholisches Getränk?* (ein alkoholisches Getränk = 0,2 l Bier oder 0,1 l Wein/Sekt oder zwei einfache (2 cl) Gläser Spirituosen) 1 Punkt: „häufiger als einmal pro Woche"; 0 Punkte: „höchstens einmal pro Woche"

2. *Wenn Sie Alkohol trinken, wie viele alkoholische Getränke trinken Sie typischerweise an einem Tag?* (ein alkoholisches Getränk = 0,2 l Bier oder 0,1 l Wein/Sekt oder zwei einfache (2 cl) Gläser Spirituosen) 1 Punkt: „mehr als zwei Getränke"; 0 Punkte: „ein bis zwei Getränke"

3. *Wie oft trinken Sie sechs oder mehr alkoholische Getränke bei einer Gelegenheit (z. B. bei einem Kneipenbesuch, einer Feier/Party, beim Zusammensein mit Freunden oder beim Fernsehabend zuhause)?* (ein alkoholisches Getränk = 0,2 l Bier oder 0,1 l Wein/Sekt oder zwei einfache (2 cl) Gläser Spirituosen) 1 Punkt: „einmal im Monat oder öfter"; 0 Punkte: „seltener als einmal im Monat"

4. *Haben Sie schon einmal das Gefühl gehabt, dass Sie Ihren Alkoholkonsum verringern sollten?* 1 Punkt: „Ja"; 0 Punkte: „Nein"

5. *Haben Sie schon einmal wegen Ihres Alkoholtrinkens ein schlechtes Gewissen gehabt oder sich schuldig gefühlt?* 1 Punkt: „Ja"; 0 Punkte: „Nein"

6. *Haben sich Ihr (Ehe-)Partner oder andere nahe Verwandte oder Freunde schon einmal wegen Ihres Alkoholtrinkens Sorgen gemacht oder sich deswegen beklagt?* 1 Punkt: „Ja"; 0 Punkte: „Nein"

Ein screeningauffälliger Befund liegt bei einem Gesamtscore von zwei Punkten oder mehr vor.

Ergänzende Verfahren

Angesichts der hohen Prävalenz von Rauchern in der Gruppe der Personen mit riskantem Alkoholkonsum und/oder alkoholbezogenen Störungen hat sich der simultane Einsatz des „Fagerström Test for Nicotin Dependence" (Fagerström, 1978) zur Erfassung der Schwere einer Nikotinabhängigkeit gut bewährt.

Gütekriterien

Objektivität bei der Anwendung, Auswertung und Interpretation des BASIC ist gegeben. Die interne Konsistenz ist mit .81 in einer Stichprobe von 1018 Krankenhauspatienten als gut zu bewerten. Die Sensitivität des Verfahrens, gemessen anhand derselben Untersuchungsstichprobe, ist bei einem Cut-off-Wert von zwei Punkten mit .98 (Männer: .99; Frauen: .97) als sehr gut, die Spezifität bei Männern mit .83 als gut, bei Frauen mit .95 als sehr gut zu bewerten. Der Cut-off-Wert von zwei Punkten erwies sich zur Identifikation sowohl alkoholbezogener Störungen als auch riskanten Alkoholkonsums bei Männern und bei Frauen als gleichermaßen optimal.

Vergleichswerte/ Normen

Arztpraxen und Krankenhauspatienten zwischen 18 und 64 Jahren; beschrieben unter „Entwicklung des Verfahrens".

Literatur

Babor, T. F., Higgins-Biddle, J. C., Saunders, J. B. & Monteiro, M. G. (2001).*The Alcohol Use Disorders Identification Test. Guidelines for Use in Primary Care (2nd ed.).* Geneva: World Health Organization.

Bischof, G., Grothues, J., Reinhardt, S., John, U., Meyer, C. & Ulbricht, S. et al. (2007). Alcohol screening in general practices using the AUDIT: How many response categories are necessary? *European Addiction Research, 13 (1),* 25–30.

British Medical Association (1995). *Guidelines on sensible drinking.* London: British Medical Association.

Dybek, I., Bischof, G., Grothues, J., Reinhardt, S., Meyer, C., Hapke, U. et al. (2006). The Reliability and Validity of the Alcohol Use Disorders Identification Test (AUDIT) in a German General Practice Population Sample. *Journal of Studies on Alcohol, 67,* 473–481.

Fagerström, K.-O. (1978). Measuring degree of physical dependence to tobacco smoking with reference to individualization of treatment. *Addictive Behaviours, 3,* 235–241.

Kaner, E. F. S., Heather, N., McAvoy, B. R., Lock, C. A. & Gilvarry, E. (1999). Intervention for excessive alcohol consumption in primary health care: Attitudes and practices of English general practitioners. *Alcohol and Alcoholism, 34,* 559–566.

Moyer, A., Finney, J. W., Swearingen, C. E. & Vergun, P. (2002). Brief interventions for alcohol problems: a meta-analytic review of controlled investigations in treatment-seeking and non-treatment-seeking populations. *Addiction, 97,* 279–292.

Rumpf, H.-J., Hapke, U. & John, U. (2001a). *LAST. Lübecker Alkoholabhängigkeits- und -missbrauchs-Screening-Test. Manual.* Göttingen: Hogrefe.

Rumpf, H.-J., Meyer, C., Hapke, U. & John, U. (2001b). Deutsche Version des Alcohol Use Disorders Identification Test (AUDIT). In A. Glöckner-Rist & F. Rist (Hrsg.), *Elektronisches Handbuch zu Erhebungsinstrumenten im Suchtbereich (EHES). Version 1.0* (www.psy.uni-muenster.de/institut1/ehes/startseite.htm). Mannheim Zentrum für Umfragen, Methoden und Analysen.

Autor des Beitrags

Gallus Bischof
Klinik für Psychiatrie und Psychotherapie, Arbeitsgruppe S:TEP (Substance Abuse: Treatment, Epidemiology and Prevention)
Universität zu Lübeck
Ratzeburger Allee 160
D-23538 Lübeck
E-Mail: gallus.bischof@ukl.uni-luebeck.de

BDI II

Beck-Depressionsinventar

Autor	Martin Hautzinger
Quelle	Hautzinger, M., Keller, F. & Kühner, C. (2006) *BDI II*. Frankfurt a. M.: Harcourt Test Services.
Bezugsquelle	Erhältlich unter www.testzentrale.de.
Vorgänger-/ Originalversion	Beck, A. T., Ward, C. H., Mendelson, M., Mock, J. & Erbaugh, J. (1961). An inventory for measuring depression. *Archives of General Psychiatry, 4*, 561–571.

Anwendungsbereich	Ermöglicht bei Jugendlichen ab 13 Jahren und Erwachsenen die Bestimmung der Schwere einer Depression.
Zielsetzung und Kurzbeschreibung	Das Beck-Depressionsinventar ist ein Selbstbeurteilungsinstrument zur Erfassung der Schwere bzw. des Ausmaßes depressiver Symptomatik. Es wurde zur Erfassung von Symptomen entwickelt, die den Kriterien zur Diagnose einer Depression nach DSM-IV bzw. ICD-10 entsprechen. In der der zweiten Version (BDI II) wurde es an die heute üblichen Diagnosemerkmale für depressive Episoden angepasst.
Art des Verfahrens	Selbstbeurteilungsverfahren („Paper & Pencil")
Technische Informationen	– 21 Items – Bearbeitungszeit: ca. 5 bis 10 Minuten (Patienten mit schwerer Depression oder mit Zwangsstörungen brauchen jedoch häufig länger) – Auswertungszeit: weniger als 2 Minuten – Eine automatisierte Auswertung ist nicht verfügbar, doch von verschiedenen Anwendern selbstständig programmiert worden.
Theoretischer Hintergrund	Die ursprüngliche Version des BDI (Beck et al., 1961) beruht auf typischen Aussagen über Symptome, die häufig von psychiatrischen Patienten mit Depression und selten von nichtdepressiven psychiatrischen Patienten geäußert wurden. Die Items des BDI sind weder in der ursprünglichen noch in der aktuellen Version einer bestimmten Theorie der Depression verpflichtet. Es geht alleine um die möglichst vollständige Abbildung und Erfassung heute als relevant angesehener Symptome einer depressiven Episode. Es sollen alternative Formulierungen für dieselbe Symptomintensität ersetzt und doppelte Verneinungen vermieden werden.
Entwicklung des Verfahrens	Das Beck-Depressionsinventar (Beck et al., 1961) wird seit nunmehr fast 50 Jahren im englischen Sprachraum eingesetzt und hat Übersetzungen in alle Kultursprachen der Welt erfahren. Viele Arbeiten haben

sich dieses Fragebogens angenommen und damit zur weiten Verbreitung des Instruments beigetragen. Seit fast 40 Jahren liegt eine deutsche Übersetzung des BDI vor, die nach mehreren Überarbeitungen und veränderten Vorschlägen schließlich in eine verbindliche Form gebracht wurde (Hautzinger et al., 1994).

Die Dominanz der heutigen psychiatrischen Diagnosesysteme (DSM-IV, ICD-10) mit ihrer zeitlichen Vorgabe (zwei Wochen) bezüglich der Dauer depressiver Symptome führte dazu, dass bereits Mitte der Neunzigerjahre Versuche zur Anpassung des BDI unternommen wurden. Das so genannte BDI II (Beck et al., 1996) wurde sprachlich überarbeitet, durch neue Merkmale ergänzt und durch den zeitlichen Bezugszeitraum auf die heute üblichen Diagnosemerkmale für depressive Episoden angepasst. Das BDI II ist, nach unabhängigen Übersetzungen und Rückübersetzungen sowie mehrfachen, unabhängigen Kontrollen die verbindliche deutschsprachige Adaptation, zu der psychometrische Analysen, Vergleichs- und Normwerte, Interpretations- und Auswertungshilfen vorliegen.

Aufbau und Auswertung

Der BDI II besteht aus 21 Items, die direkt mit den Diagnosekriterien des DSM-IV und des ICD-10 korrespondieren:

- **Wertlosigkeit / unangemessene Schuldgefühle** (6 Items: Wertlosigkeit, Versagensgefühle, Schuldgefühle, Selbstablehnung, Bestrafungsgefühle, Selbstkritik)
- **depressive Verstimmung** (4 Items: Traurigkeit, Pessimismus, Weinen, Reizbarkeit)
- **Interessen-/Freudeminderung** (3 Items: Interessensverlust, Verlust an Freude, Verlust an sexuellem Interesse)
- **Erschöpfung/Energieverlust** (2 Items: Müdigkeit, Energieverlust)
- **Konzentrations-/Entscheidungsschwierigkeiten** (2 Items: Entschlussunfähigkeit, Konzentrationsschwierigkeiten)
- **psychomotorische Unruhe/Verlangsamung** (1 Item: Unruhe)
- **Insomnie/Hypersomnie** (1 Item: Veränderungen der Schlafgewohnheiten)
- **Gewichtszunahme/-verlust/Appetitveränderung** (1 Item: Appetitveränderung)
- **Suizidalität** (1 Item: Suizidgedanken)

Pro Item sind vier Auswahlmöglichkeiten vorgegeben. Bspw. bei Item 8 „Selbstvorwürfe":

0   „Ich kritisiere oder tadle mich nicht mehr als sonst"
1   „Ich bin mir gegenüber kritischer als sonst"
2   „Ich kritisiere mich für all meine Mängel"
3   „Ich gebe mir die Schuld für alles Schlimme, was passiert"

Das BDI II lässt sich in klinischen und in nicht klinischen Stichproben zuverlässig in zwei inhaltlich stimmige, miteinander korrelierte Faktoren zerlegen. Der erste Faktor ist gekennzeichnet durch Items wie „Verlust an Freude", „Interessenverlust", „Entschlusslosigkeit", „Energieverlust", „Konzentrationsschwierigkeiten" und „Ermüdung" und beschreibt damit die somatisch-affektive Dimension einer Depression. Auf dem zweiten Faktor laden die eher kognitiven Items, insbesondere „Versagens- und Schuldgefühle", „Selbstablehnung" und „Wertlosigkeit", sodass dieser Faktor als kognitive Dimension bezeichnet werden kann.

Der Fragebogen wird durch die einfache Addition der angekreuzten Aussagen ausgewertet. Jedes Item wird auf einer Vierpunktskala bewertet, die von 0 bis 3 reicht. Kreuzt ein Proband bei einem Item mehrere Aussagen an, so geht nur die Aussage mit der höchsten Ziffer in den Summenwert ein. Der Gesamtwert des BDI II kann Werte zwischen 0 und 63 Punkten annehmen. Der durchschnittliche BDI-II-Summenwert depressiver Patienten liegt bei 24.4 Punkten (SD 13.2). Patienten mit unterschiedlichen anderen primären psychischen Störungen erreichen einen mittleren Wert von 19.1 Punkten (SD 11.2). Patienten mit schweren Depressionen erzielen im BDI II mittlere Werte von 33.8 (SD 10.4) Punkten. Unauffällige und gesunde Personen erreichen Werte unter 8 Punkten (Mittelwert 7.4, SD 7.3).

Bei der Entwicklung eines Screeningverfahrens für Major Depression im klinischen Bereich wurde im vorliegenden Fall die diagnostische Sensitivität als wichtiger als die Spezifität betrachtet. Dies entspricht in der Regel dem Vorgehen des Klinikers, der eher eine niedrige Schwelle für die Aufdeckung einer Depression akzeptiert, um die Wahrscheinlichkeit zu reduzieren, Patienten mit einer Depression fälschlicherweise nicht zu erkennen (sog. „falsch Negative"). Aufgrund dieser Überlegungen gelten folgende Schwellenwerte zur Einschätzung der Depressionsschwere:

- 0 bis 8: Keine Depression
- 9 bis 13: Minimale Depression
- 14 bis 19: Leichte Depression
- 20 bis 28: Mittelschwere Depression
- 29 bis 63: Schwere Depression

Bei der Beurteilung der BDI-II-Scores sollte der Anwender berücksichtigen, dass alle Selbstbeurteilungen eine Tendenz zur Ergebnisverzerrung aufweisen. Dies bedeutet, dass manche Personen mehr Symptome angeben als tatsächlich vorliegen und deshalb deutlich überhöhte Werte erzielen. Andere Patienten haben dagegen die Tendenz, Symptome zu verleugnen, woraus eine Unterschätzung der Symptomschwere resultiert. Das BDI II spiegelt die Schwere einer Depression wider, liefert keine Diagnose einer Depression. Die Bestimmung der Schwere der Depression *und* die Bestätigung der Diagnose einer Depression erfordern die Untersuchung durch einen erfahrenen Kliniker.

Gütekriterien

Objektivität: Bei korrekter Handhabung des BDI II sind Durchführungs-, Auswertungs- und Interpretationsobjektivität gegeben. Die vorangestellte schriftliche Instruktion zum Ausfüllen des Fragebogens dient der Durchführungsobjektivität. Die Auswertungsobjektivität wird durch die Aufsummierung der Itemwerte zu einem Summenscore maximiert. Zur Interpretation der Testergebnisse werden Richtwerte zur Einschätzung des Schweregrades einer Depression vorgeschlagen, welche die Interpretationsobjektivität gewährleisten.

Reliabilität: Die internen Konsistenzwerte (Cronbach's Alpha) des BDI II, getrennt für die jeweiligen Teilstichproben, liegen alle über .89 (.89 bis .93) und damit im Bereich dessen, was in den internationalen Studien gefunden wurde. Die hier identifizierten hohen Konsistenzwerte des deutschen BDI II lassen auf eine hohe Homogenität des Verfahrens schließen, die es rechtfertigt, den Summenwert als Maß der Depressionsschwere zu verwenden. Gemäß ordinalem Rasch-Modell zeigt sich mit Werten zwischen .82 und .92 ebenfalls eine hohe Reliabilität des BDI II. Die Retestkorrelation (gesunde Stichprobe über fünf Monate) beträgt befriedigende r = .78. Derartig hohe Retestwerte sind bei Patienten, zumal wenn sie in Behandlung sind, nicht zu erwarten.

Validität: Der BDI II wurde entwickelt, um depressive Symptome nach klinischen Diagnosesystemen abzubilden. Zu diesem Zweck wurden Items der Ursprungsversion umformuliert, neue depressionsspezifische Items aufgenommen und unspezifische Items der Vorläuferversion eliminiert. Alle relevanten Depressionskriterien sind nun im Fragebogen vorhanden; ebenso ist das Zweiwochenkriterium der Symptomdauer berücksichtigt, so dass die inhaltliche Validität als gegeben betrachtet werden kann.

Korrelationen des BDI II mit konstruktnahen Verfahren (Selbst- und Fremdbeurteilungen depressiver Symptome, Neurotizismus) sind durchweg hoch (.68 bis .89), während sie mit konstruktferneren Instrumenten (Wohlbefinden, Selbstaufmerksamkeit, Grübeln) niedriger ausfallen (.37 bis .59).

Zusammenhänge mit Stichprobenmerkmalen: Der BDI-II-Summenwert ist gering mit dem Alter korreliert ($r = -.03$ bis $-.18$). Ähnliches gilt für das Bildungsniveau. Die Jahre an Schulbildung korrelieren nicht mit dem Summenwert des BDI II ($-.06 < r < .04$). Etwas uneindeutige Befunde zeigen sich beim Zusammenhang zwischen BDI-II- Summenwert und Geschlecht. Bei Patienten (sowohl depressiven wie nichtdepressiven) ergeben sich keine signifikanten Unterschiede, während in nichtklinischen Stichproben die Mittelwerte von Männern signifikant unter denen der Frauen liegen.

Vergleichswerte/ Normen

Im Handbuch zum BDI II sind Prozentränge sowie klinisch relevante Veränderungswerte („reliable change index") berechnet, die für den Einzelfall eine Einordnung und Interpretationshilfe liefern.

Literatur

Beck, A. T., Steer, R. A. & Brown, G. K. (1996). *Beck Depression Inventory – 2nd ed. Manual.* San Antonio, TX: The Psychological Corporation.

Hautzinger, M., Bailer, M., Worall, H. & Keller, F. (1994). *Beck-Depressionsinventar (BDI). Bearbeitung der deutschen Ausgabe. Testhandbuch.* Bern: Huber.

Autor des Beitrags

Prof. Dr. Martin Hautzinger
Eberhard-Karls-Universität, Psychologisches Institut
Abteilung Klinische und Entwicklungspsychologie
Christophstraße 2
D-72072 Tübingen
E-Mail: hautzinger@uni-tuebingen.de

B-L/B-L'

Die Beschwerden-Liste

Autor	Detlev von Zerssen
Quelle	Zerssen, D. von (1976a). *Die Beschwerden-Liste. Manual*. Weinheim: Beltz Test.
Bezugsquelle	Erhältlich beim Hogrefe Verlag unter www.testzentrale.de.
Vorgänger-/ Originalversion	Kerekjarto, M., Meyer, A.-E. & Zerssen, D. von (1972). Die HHM-Beschwerdenliste bei Patienten einer internistischen Ambulanz. *Zeitschrift für psychosomatische Medizin und Psychoanalyse, 18*, 1–16.

Anwendungsbereich

Einsatz bei Erwachsenen im Alter von 20 bis 64 (bzw. 79) Jahren als Screeningverfahren bei epidemiologischen oder klinischen Studien, für statistische Gruppenvergleiche sowie als Kontrollvariable bei Untersuchungen, in denen Störungen des körperlichen oder Allgemeinbefindens zu berücksichtigen sind.

Zielsetzung und Kurzbeschreibung

Die B-L ist ein eindimensionales Selbstbeurteilungsverfahren, mit dem sich Allgemeinbeschwerden (wie z.B. Schwächegefühl) und/oder lokalisierbare körperlichen Beschwerden (wie z.B. Nacken- oder Schulterschmerzen) sehr zeitökonomisch erfassen und beurteilen lassen. Neben der B-L wurde auch eine Parallelform (B-L') entwickelt und evaluiert.

Art des Verfahrens

Selbstbeurteilungsverfahren („Paper & Pencil")

Technische Informationen

- 24 Items pro Parallelversion
- Bearbeitungszeit: 1 bis 7 Minuten
- Auswertungszeit: 1 bis 3 Minuten

Theoretischer Hintergrund

Ziel war die Entwicklung eines einfachen, praktikablen und zeitökonomischen Verfahrens zur Erfassung von Allgemeinbeschwerden und/oder lokalisierbaren körperlichen Beschwerden, wie sie zu den typischen Klagen der Klientel eines Allgemeinarztes oder Internisten gehören.

Entwicklung des Verfahrens

Zunächst stellten Zerssen und Nürnberger (unveröffentlicht) über 60 (subjektive) Beschwerden zusammen, über die Patienten einer internistischen Poliklinik besonders häufig klagten. Aus diesen Beschwerden wurden durch mehrfache Vergleiche der Itemhäufigkeiten bei (körperlich oder psychisch bzw. psychosomatisch) Kranken und gesunden Kontrollpersonen sowie durch die Prüfung der faktoriellen Homogenität einer aus diesen Beschwerden gebildeten Skala 48 Items ausgewählt.

Diese wurden sodann auf zwei statistisch äquivalente Parallelformen B-L und B-L' verteilt, die wiederum einer eingehenden statistischen Überprüfung an der Normstichprobe (N = 1761) unterzogen wurden.

Aufbau und Auswertung

Die nur als Substantiva formulierten körperlichen und Allgemeinbeschwerden (z. B. „Kloßgefühl", „Enge oder Würgen im Hals"; „Unruhe in den Beinen"; „Nacken oder Schulterschmerzen") sind anzukreuzen, wobei jeweils vier Abstufungsgrade der erfragten Beschwerden (B bzw. B') vorgegeben sind („stark" – „mäßig" – „kaum" – „gar nicht"). Stark ausgeprägte Symptome werden mit drei Punkten bewertet, mäßig ausgeprägte mit zwei Punkten; kaum ausgeprägte erhalten einen Punkt, und gar nicht vorhandene Symptome erhalten den Punktwert 0. Der Testwert ergibt sich aus der Summe der Punkte pro Bogen bzw. – wenn beide Bögen ausgefüllt wurden – aus deren Durchschnitt ((B + B')/2).

Ergänzende Verfahren

Für eine grobe klinische Orientierung über das Ausmaß subjektiver Gestörtheit ist die Beschwerden-Liste u. U. allein ausreichend. Bei differenzierten klinischen Fragestellungen und in der klinisch-psychologischen Forschung hat sich der zusätzliche Einsatz spezifischer Symptomskalen (wie z. B. der PD-S, v. Zerssen, 1976b) oder die Kombination mit einem Persönlichkeitsfragebogen bewährt (s. Ising et al., 2004).

Gütekriterien

Objektivität: Das Verfahren ist hinsichtlich Anwendung und Auswertung voll standardisiert und deshalb vollkommen objektiv.

Reliabilität: Basierend auf Daten von Klinikpatienten und einer Kontrollgruppe aus der Normalbevölkerung variieren die Maße für die innere Konsistenz bei den Parallelformen geringfügig um den Wert von .90. Die Paralleltestkorrelation beträgt bei Gesunden .85 und bei psychisch Kranken .88. Da der Test kein als relativ konstant gedachtes Persönlichkeitsmerkmal, sondern einen Zustand subjektiver Beeinträchtigung, der ausgeprägten zeitlichen Veränderungen unterliegen kann, erfasst, liegt die Retestreliabilität (.54 und .55) deutlich darunter.

Validität: Mittels der B-L/B-L' wird ein eindimensionales Konstrukt erfasst, da der vom ersten Faktor erklärte Anteil an der Gesamtvarianz annähernd 30 % erklärt. Die faktorielle Validität ergibt sich auch aus der gemeinsamen Faktorenanalyse von Testitems mit anderen klinischen Skalen („Paranoid-Depressivitäts-Skala", „Befindlichkeits-Skala") der klinischen Selbstbeurteilungsskalen aus dem „Münchener Psychiatrischen Informationssystem" (v. Zerssen, 1976b, 1986) mit spezifisch hoher Ladung auf dem ersten (nach Varimax rotierten) Faktor. Die externe Validität wurde durch Vergleiche verschiedener klinischer Gruppen (Patienten mit Koronarerkrankungen, funktionellen Herzbeschwerden, psychiatrische Patienten) mit Kontrollpersonen ermittelt und ist als sehr günstig zu beurteilen. Diese Befunde belegen die diagnostische Validität des Tests, zeigen aber zugleich auf, dass die B-L/B-L' für eine Differentialdiagnose zwischen verschiedenartigen körperlichen, funktionell-vegetativen und emotionalen Krankheitszuständen nicht geeignet ist. In einer neueren Studie ließ sich die prädiktive Validität des Tests belegen (Ising et al., 2004).

Vergleichswerte/
Normen

Perzentil-, Standard-T und Stanine-Werte liegen für die Gesamtgruppe Erwachsener (20 bis 64 Jahre) aus der Durchschnittsbevölkerung (N = 1761) sowie nach Geschlechtern getrennt vor. Probanden mit einem Verbal-IQ < 80 wurden von der Analyse ausgeschlossen. Referenzwerte für körperlich Kranke, psychiatrische Patienten und spezifische psychiatrische Krankheitsbilder liegen vor.

Literatur

Ising, M., Lauer, C. J., Holsboer, F. & Modell, S. (2004). The Munich vulnerability study on affective disorders: premorbid psychometric profile of affected individuals. *Acta Psychiatrica Scandinavica, 109*, 332–338.

Zerssen, D. von (1976b). *Klinische Selbstbeurteilungs-Skalen (KSb-S) aus dem Münchener Psychiatrischen Informations-System (PSYCHIS München. a) allgemeiner Teil; b) Die Depressivitäts-skala; c) Die Befindlichkeits-Skala.* Weinheim: Beltz Test.

Zerssen, D. von (1986). Clinical Self-Rating Scales (CSRS) of the Munich Psychiatric Information System (PSYCHIS München). In N. Sartorius & T. A. Ban (Eds.), *Assessment of depression* (pp. 270–303). Berlin: Springer.

Autor(inn)en
des Beitrags

Dr. Heide Hecht, Dipl. Psych.
Universitätsklinikum Freiburg
Abteilung für Psychiatrie und Psychotherapie
Hauptstr. 5
D-79104 Freiburg
E-Mail: Heidemarie.Hecht@uniklinik-freiburg.de

Prof. Dr. med. Detlev v. Zerssen, Dipl. Psych.
Ottostr. 11
D-82319 Starnberg

BSI

Brief Symptom Inventory von L.R. Derogatis (deutsche Version)

Autorin	Gabriele Helga Franke
Quelle	Franke, G.H. (2000). *BSI, Brief Symptom Inventory von L.R. Derogatis (Kurzform der SCL-90-R) – Deutsches Manual.* Göttingen: Beltz Test.
Bezugsquelle	Erhältlich beim Hogrefe Verlag unter www.testzentrale.de.
Vorgänger-/ Originalversion	Derogatis, L.R. & Spencer, P.M. (1982). *Brief Symptom Inventory: Administration, scoring, and procedures manual – I.* Baltimore: Clinical Psychometric Research, Inc.

Anwendungsbereich	Als Selbstbeurteilungsinstrument von symptomatischen Belastungen für Erwachsene und Jugendliche ab 13 Jahren ist das BSI bei medizinischen Patienten, Psychotherapiepatienten oder Probanden, bei denen der Verdacht besteht, dass sie unter einer erhöhten psychischen Belastung leiden könnten, indiziert. Häufige Anwendungsbereiche sind: Dermatologie, Gynäkologie, HIV-Forschung, innere Medizin, Neurologie, Orthopädie, Pädiatrie, Psychoneuroimmunologie, Psychoonkologie, Psychoopthalmologie, Psychopathologie, psychotherapeutische Interventionen, Stresstheorie, Transplantationspsychologie und Traumaforschung. Das BSI wurde in verschiedenen Altersgruppen und Sprachen sowie in studentischen Stichproben eingesetzt. Das BSI eignet sich zur Quer- und Längsschnittdiagnostik und zur Erfassung von zeitlichen Verläufen durch Prä-Post-Vergleiche.
Zielsetzung und Kurzbeschreibung	Das BSI erfasst mittels 53 Items die psychische Belastung in den vergangenen sieben Tagen. Als Kurzform der SCL-90-R soll das BSI den Aufwand für den Testleiter und den Patienten reduzieren, ohne jedoch die Aussagekraft des Verfahrens zu sehr zu reduzieren.
Art des Verfahrens	Selbstbeurteilungsverfahren („Paper & Pencil")
Technische Informationen	– 53 Items auf 9 Skalen – Bearbeitungszeit: ca. 8 bis 10 Minuten – Auswertungszeit: ca. 20 bis 30 Minuten – Ein PC-gestütztes Auswertungsprogramm ist über das Hogrefe-Apparatezentrum (www.apparatezentrum.de) verfügbar.
Theoretischer Hintergrund	Bei dem BSI handelt es sich um ein Inventar, das das Vorhandensein und die Ausprägung bestimmter Symptome erfasst. Es werden keine überdauernden Merkmale wie Persönlichkeitseigenschaften, sondern die aktuelle Belastung in den letzten sieben Tagen erfasst.

Die neun Skalen des BSI wurden klinisch-rational und empirisch-analytisch entwickelt. Ziel der Skalenkonstruktion war es, eine klinisch relevante Skala abzubilden, die in der Praxis einen hohen Nutzen hat.

Entwicklung des Verfahrens

Der Selbstbeurteilungs- oder Self-report-Ansatz wurde im Jahre 1917 von Robert Woodworth erarbeitet, der versuchte auf ökonomische Weise eine große Anzahl von Rekruten für den 1. Weltkrieg psychiatrisch zu untersuchen. Das „personal data sheet" von Woodworth (Woodworth, 1918) war der erste standardisierte Selbstbeurteilungsfragebogen. In dieser Tradition entwickelt, ist das BSI eine kostengünstige und einfache Methode der psychodiagnostischen Datenerhebung im Bereich psychischer Belastung. Allerdings bietet die Selbstbeurteilung neben Vorteilen auch Nachteile wie Antwortverzerrungen im Sinne der „sozialen Erwünschtheit" (Franke, 2002).

Die SCL-90-R ist das Mutterinstrument des BSI und bildet dessen Grundlage. Auf Grund der Erfahrungen mit der SCL-90-R wurde das BSI entwickelt, um eine Zeitersparnis zu ermöglichen, aber dennoch das Konstrukt der einzelnen Skalen aufrechtzuerhalten. Die Anwendung des BSI ist daher zu bevorzugen, wenn in geringer Zeit möglichst viele Informationen zu sammeln sind (siehe auch SCL-90-R).

Aufbau und Auswertung

Das BSI setzt sich aus neun Skalen und drei globalen Kennwerten („Global Severity Index" GSI, „Positive Symptom Distress Index" PSDI, „Positive Symptom Total" PST) zusammen. Die 53 Items werden auf einer vierstufigen Likertskala mit den Abstufungen 0 = „überhaupt nicht", 1 = „ein wenig", 2 = „ziemlich", 3 = „stark" und 4 = „sehr stark" durch den Probanden eingeschätzt.

- Die Skala **Somatisierung** (SOMA) bezieht sich auf die psychische Belastung durch die Wahrnehmung dysfunktionaler Körperfunktionen (z. B.: Item 33: „Wie sehr litten Sie in den letzten 7 Tagen unter ... Taubheit oder Kribbeln in einzelnen Körperteilen?").

- Auf der Skala **Zwanghaftigkeit** (ZWAN) werden sechs Symptome erfragt, die eng mit dem klinischen Syndrom der Zwanghaftigkeit zusammenhängen (z. B.: Item 36: „ ... Konzentrationsschwierigkeiten?").

- Die Skala **Unsicherheit im Sozialkontakt** (UNSI) beschreibt leichte soziale Unsicherheit bis zur völligen persönlichen Unzulänglichkeit (z. B.: Item 22: „ ... Minderwertigkeitsgefühlen gegenüber anderen?").

- Mit 6 Items wird auf der Skala **Depressivität** (DEPR) Traurigkeit bis hin zur klinisch manifesten Depression erfragt (z. B.: Item 50: „ ... dem Gefühl, wertlos zu sein?").

- Die Skala **Ängstlichkeit** (ANGS) erfasst sowohl körperliche Angst als auch tiefe Angst (z. B.: Item 12: „ ... plötzlichem Erschrecken ohne Grund?").

- Auf der Skala **Aggressivität/Feindseligkeit** (AGGR) werden Reizbarkeit und Unausgeglichenheit bis hin zu Aggressionen erfasst (z. B.: Item 41: „ ... dem Drang, Dinge zu zerbrechen oder zu zerschmettern?").

- Die Skala **Phobische Angst** (PHOB) beschreibt ein leichtes Gefühl von Bedrohung bis hin zu massiver phobischer Angst (z. B.: Item 28: „ ... Furcht vor Fahrten in Bus, Straßenbahn, U-Bahn oder Zug?").

– Misstrauen und Minderwertigkeitsgefühle bis hin zu paranoidem Denken werden auf der Skala **Paranoides Denken** (PARA) abgebildet (z. B.: Item 10: „ … dem Gefühl, dass man den meisten Leuten nicht trauen kann?").

– Das Gefühl der Isolation und Entfremdung bis hin zu psychotischen Episoden wird auf der Skala **Psychotizismus** (PSYC) erfasst (z. B.: Item 44: „ … dem Eindruck, sich einer anderen Person nie so richtig nahe fühlen zu können?").

Der globale Kennwert GSI misst die psychische Belastung bei allen Items, der PSDI misst die Intensität im Antwortverhalten und der PST gibt Auskunft über die Anzahl der Symptome, bei denen eine Belastung vorliegt.

Bei der Auswertung wird nach der Falldefinition vorgegangen und ein Proband gilt als psychisch belastet, wenn der T-Wert beim GSI und/oder bei zwei Skalen größer oder gleich 63 ist.

Ergänzende Verfahren

In der medizin- oder rehabilitationspsychologischen Forschung wird neben dem BSI einerseits oft die globale Lebensqualität (vgl. Reimer et al., 2006) erforscht, auf der anderen Seite werden zunehmend spezifische Verfahren zur Erfassung der gesundheitsbezogenen Lebensqualität z. B. bei sehbeeinträchtigten (Franke et al., 2005) oder bei Transplantationspatienten (Franke et al., 1999) herangezogen.

Gütekriterien

Objektivität: Die Durchführungs-, Auswertungs- und Interpretationsobjektivität ist nach den vorliegenden Befunden gewährleistet.

Reliabilität: Die interne Konsistenz (Cronbach's Alpha) der Skalen liegt bei der Normierungsstichprobe der gesunden Erwachsenen bei $r_{min} = .39$ (PHOB) und $r_{max} = .72$ (ZWAN, DEPR) und in der Normstichprobe der Studierenden zwischen $r_{min} = .64$ (PHOB) und $r_{max} = .75$ (ZWAN, UNSI). In der klinischen Stichprobe von 529 chronisch niereninsuffizienten Patienten reicht die interne Konsistenz von $r_{min} = .63$ (PSYC) bis $r_{max} = .85$ (DEPR). Die Retestreliabilität lag bei der Stichprobe der gesunden Erwachsenen zwischen $r_{min} = .73$ (PHOB) und $r_{max} = .93$ (ZWAN, UNSI) und bei den Studierenden zwischen $r_{min} = .73$ (PHOB) und $r_{max} = .92$ (ZWAN, UNSI).

Validität: Den Items kann „face validity" zugesprochen werden. Weiterhin liegen Befunde zur konvergenten, diskriminanten und differentiellen Validität vor (Franke, 1997). Korrelative Zusammenhänge mit Persönlichkeitsfragebögen, Krankheitsverarbeitung und sozialer Unterstützung waren hypothesenkonform; weiterhin konnte gezeigt werden, dass das BSI adäquat zwischen Gesunden und Kranken trennt.

Vergleichswerte/ Normen

Für das BSI liegen getrennte Normen nach Geschlecht und Alter für Studierende (N = 589) und Erwachsene (N = 600) vor.

Literatur

Franke, G. H. (1997). Erste Studien zur Güte des Brief Symptom Inventory (BSI). *Zeitschrift für Medizinische Psychologie, 6*, 159–166.
Franke, G. H. (2002). Personality questionnaires' faking bad effects within clinical context. *Psychologische Beiträge, 44*, 50–61.
Franke, G. H., Reimer, J., Kohnle, M., Luetkes, P., Maehner, N. & Heemann, U. (1999). Quality of life in end-stage renal disease patients after successful kidney transplantation – Development of the ESRD Symptom Checklist Transplantation Module. *Nephron, 83*, 31–39.

Franke, G.H., Schütte, E. & Heiligenhaus, A. (2005). Psychosomatik der Uveitis – eine Pilotstudie. *Psychotherapie, Psychosomatik, medizinische Psychologie, 55*, 65–71.

Reimer, J., Rensing, A., Haasen, C., Philipp, T., Pietruck, F. & Franke, G.H. (2006). The impact of living-related kidney transplantation on the donor's life. *Transplantation, 81*, 1268–1273.

Woodworth, R.S. (1918). *Personal Data Sheet*. Chicago: Stoelting.

WWW-Ressourcen   www.scl-90-r.de

Autorin des Beitrags   Prof. Dr. Gabriele Helga Franke
Hochschule Magdeburg-Stendal (FH)
Osterburger Str. 25
D-39576 Stendal
E-Mail: gabriele.franke@hs-magdeburg.de

FBL-R

Freiburger Beschwerdenliste

Autor	Jochen Fahrenberg
Quelle	Fahrenberg, J. (1994). *Die Freiburger Beschwerdenliste (FBL). Form FBL-G und revidierte Form FBL-R. Handanweisung*. Göttingen: Hogrefe.
Bezugsquelle	Erhältlich beim Hogrefe Verlag unter www.testzentrale.de.
Vorgänger-/ Originalversion	Fahrenberg, J. (1966). Eine statistische Analyse funktioneller Beschwerden. *Zeitschrift für Psychosomatische Medizin, 12*, 78–85. Fahrenberg, J. (1975). Die Freiburger Beschwerdenliste FBL. *Zeitschrift für Klinische Psychologie, 4*, 79–100.
Anwendungsbereich	Jugendliche und Erwachsene bzw. Patientengruppen (von 16 Jahren bis ins hohe Alter). Die FBL-R kann allgemein zum Assessment der individuellen Neigung zu Beschwerden (Klagsamkeit) und für Aufgaben des Screenings, der Diagnostik, Indikation und Bewährungskontrolle im Bereich von Psychotherapie, Rehabilitation und Gesundheitspsychologie sowie Arbeitspsychologie eingesetzt werden. Körperliche Beschwerden beeinträchtigen die allgemeine Lebenszufriedenheit (siehe den „Fragebogen zur Lebenszufriedenheit", FLZ).
Zielsetzung und Kurzbeschreibung	Die FBL-R erfasst aktuelle, auch situativ bedingte, und chronisch-habituelle Körperbeschwerden. Die 71 Beschwerden sind nach neun funktionellen Syndromen bzw. Organsystemen gegliedert. Der aus den Items gebildete Summenwert ist ein Index der körperlichen Beschwerdenneigung (Klagsamkeit).
Art des Verfahrens	Selbstbeurteilungsverfahren („Paper & Pencil" oder Computerversion)
Technische Informationen	– 71 Items auf 9 Skalen – Bearbeitungszeit: 5 bis 10 Minuten – Auswertungszeit: 5 Minuten – Auswertung durch Schablone oder durch Testprogramm.
Theoretischer Hintergrund	Befindlichkeit und körperliche Beschwerden sind wesentliche Aspekte von psychischer und somatischer Gesundheit bzw. Therapiebedürftigkeit. Die Fragen nach dem Allgemeinbefinden und nach körperlichen Beschwerden sind folglich ein wesentlicher Bestandteil der ärztlichen, aber auch der psychologischen Diagnostik. Neben diesem individualisierenden Interview haben sich standardisierte Fragebogen bewährt (u. a. Brähler, 1986; Myrtek, 1998a; Pennebaker, 1982). Körperliche Beschwerden sind multireferenzielle Konstruktionen, die vor allem bei chronischen Krankheiten viele Bedingungen und Absichten erkennen

lassen können. Es handelt sich um sog. Laienkonstrukte und Schemata, bei deren Entwicklung außer den eigenen Körperempfindungen auch populärmedizinisches Wissen und Kausaldeutungen mitspielen. Die FBL basiert auf solchen Konzepten, die bevölkerungsrepräsentativ erhoben und konstruiert wurden. Die FBL bildet kein medizinisch bzw. pathophysiologisch orientiertes Beschreibungssystem, sondern ein testmethodisch standardisiertes und normiertes Selbstbeurteilungsverfahren.

Die FBL bezieht sich – im Unterschied zu einigen anderen Fragebogen – auf ein relativ breites Spektrum körperlicher Beschwerden und Befindensstörungen, d.h. keine einseitige oder von sehr speziellen Konzepten (z.B. „somatoformen" Störungen) geleitete Vorauswahl. Die Auswahl der Items wurde durch ein induktives Vorgehen bei der Entwicklung der Testvorform geleitet und dann in der bevölkerungsrepräsentativen Erhebung gerechtfertigt.

Entwicklung des Verfahrens

Die FBL wurde durch wiederholte Item- und Faktorenanalysen aus einer Zusammenstellung von ursprünglich 230 Fragen entwickelt und anschließend auf 78 Items reduziert. In diesen Analysen zeigte sich, dass die Beantwortung nach „Häufigkeit" bzw. „Intensität" der Beschwerden zu strukturell weitgehend äquivalenten Lösungen führte. Deshalb wird in der FBL-G nur nach der Häufigkeit einer Beschwerde gefragt. Für die Antwort sind fünfstufige Skalen vorgegeben, welche – im Unterschied zu anderen Beschwerdenlisten dieser Art – konkretere Aussagen über die Häufigkeit der Beschwerde verlangen: „fast täglich", „etwa 3x in der Woche", „etwa 2x im Monat", „etwa 2x im Jahr", „nie". Diese Abstufung (im Vergleich zu „häufig", „manchmal" usw.) soll eine höhere Prägnanz der Auskünfte erreichen und der verbreiteten Tendenz begegnen, die mittlere Skalenposition zu wählen (vgl. Schwarz & Scheuring, 1992).

Zunächst wurde die FBL an einer heterogenen Auswahl von 330 Gesunden und Patienten sowie an einer relativ homogenen Gruppe von 400 Studenten überprüft. Zwischen den Gruppen sowie zwischen Männern und Frauen zeigten sich deutliche Unterschiede, außerdem gab es Zusammenhänge mit anamnestischen und anderen klinischen Kriterien (Fahrenberg, 1966, 1975; Hampel & Fahrenberg, 1982).

Der Fragebogen wurde in einer bevölkerungsrepräsentativen Erhebung testmethodisch überprüft und normiert (Fahrenberg, 1994). Diese statistischen Analysen mittels Clusteranalysen und Faktorenanalysen bestätigten vier der zehn Skalen in befriedigender Weise, legten jedoch für die anderen Skalen eine z.T. andere Itemselektion nahe. Die revidierte FBL-R ist der bisherigen FBL-G testmethodisch überlegen.

Aufbau und Auswertung

Die 71 Beschwerden der revidierten Fassung sind nach neun funktionellen Syndromen bzw. Organsystemen gegliedert:

– **Allgemeinbefinden** (8 Items); Beispielitem: „Haben Sie Appetitmangel?"
– **Müdigkeit** (7 Items); Beispielitem: „Ermüden Sie schnell?"
– **Herz-Kreislauf** (8 Items); Beispielitem: „Schlägt Ihr Herz unregelmäßig?"
– **Magen-Darm** (8 Items); Beispielitem: „Haben Sie einen empfindlichen Magen?"
– **Kopf-Hals-Reizsyndrom** (8 Items); Beispielitem: „Haben Sie Schwierigkeiten beim Schlucken?"
– **Anspannung** (8 Items); Beispielitem: „Haben Sie plötzlich Schweißausbruch?"

- **Emotionale Reaktivität** (8 Items); Beispielitem: „Spüren Sie es am ganzen Körper, wenn Sie sich über etwas aufregen?"
- **Schmerz** (8 Items); Beispielitem: „Haben Sie Nackenschmerzen?"
- **Sensorik** (8 Items); Beispielitem: „Sind Sie geräuschempfindlich für laute Geräusche und Töne?"
- sowie die **Beschwerdensumme** (aus den 71 Items).

Es wird nach der Häufigkeit dieser Beschwerden gefragt: „fast täglich" – „etwa dreimal in der Woche" – „etwa zweimal im Monat" – „etwa zweimal im Jahr" – „nie". Bei 25 Items verlangt der Iteminhalt statt der Frage nach der Häufigkeit eine Frage nach der Intensität mit den fünf Stufen: „sehr stark" – „stark" – „mittel" – „kaum" – „praktisch nicht".

Als FBL-G wird die ursprüngliche Fassung mit zehn Skalen und 78 Items weitergeführt, damit Vergleiche mit früheren Untersuchungen möglich bleiben. Die vier Skalen „Herz-Kreislauf", „Magen-Darm", „Emotionale Reaktivität" und „Sensorik" sind identisch, die übrigen wurden modifiziert (siehe Handanweisung).

Das Formular enthält 80 Items, so dass mit den jeweiligen Schlüsseln sowohl die Testwerte der FBL-R als auch der FBL-G ausgewertet werden können. Zusätzlich enthält das Formular einige Fragen nach Gesundheitssorgen, aktuellen Beschwerden (in eigenen Worten), nach Medikamenten und nach Arztbesuchen während der letzten Zeit.

Gütekriterien

Objektivität: Die FBL-R hat als standardisierter Fragebogen eine hohe Durchführungs- und Auswertungsobjektivität.

Reliabilität: Die an der großen Normierungsstichprobe berechneten Konsistenzkoeffizienten (Cronbach's Alpha) liegen zwischen .73 (Allgemeinbefinden) und .90 (Herz-Kreislauf) sowie .95 (Beschwerdensumme). Stabilitätskoeffizienten der FBL-G sind in der Handanweisung enthalten. Die Skalenwerte weisen untereinander Korrelationen mittlerer Größenordung auf.

Validität: Hinsichtlich der Auskünfte über Befindlichkeit und körperliche Beschwerden muss gerade hier auf die logische und inhaltliche Validität verwiesen werden. Zahlreiche Untersuchungen in der psychophysiologischen Persönlichkeitsforschung und der Psychosomatik haben gezeigt, dass zwischen geäußerten Beschwerden bzw. Körperwahrnehmungen und den objektivierbaren Befunden hinsichtlich Funktionsstörungen oder Schädigungen in der Regel nur geringfügige oder keine signifikanten Zusammenhänge bestehen. Dies gilt insbesondere für chronische Krankheiten (siehe u. a. Fahrenberg & Myrtek, 2005; Myrtek, 1998b). Die Repräsentativerhebung hat andererseits zahlreiche substanzielle Zusammenhänge mit soziodemographischen Merkmalen, u. a. mit dem Geschlecht (bei Frauen höhere Werte) und mit dem Lebensalter (Ältere mit höheren Werten), sowie mit Indikatoren des Gesundheitsverhaltens ergeben.

Die Häufigkeit der körperlichen Beschwerden korreliert substanziell mit der Dimension „Emotionalität" (Neurotizismus, emotionale Labilität) und assoziierten Persönlichkeitsmerkmalen wie der FPI-R-Skala „Beanspruchung" (siehe Fahrenberg et al., 2001).

Vergleichswerte/ Normen

Es liegen aufgrund der repräsentativen Erhebung Normen von 2041 Personen in den alten und den neuen Bundesländern vor. Diese Normen sind nach Geschlecht und vier Altersgruppen gegliedert.

Kurzversion

Aus dem Itempool können selbstständig anhand der Itemstatistiken spezielle Formen zusammengestellt werden: Eine Kurzform FBL-K (zwei Markieritems aus jeder Skala) und eine für Messwiederholungen gedachte Form FBL-W (fünf Skalen, 40 Items mit an den Befragungszeitraum angepassten Antwortenkategorien [siehe Testanleitung]). Die FBL-K und FBL-W wurden nicht eigens als Formular gedruckt und normiert.

Literatur

Brähler, E. (Hrsg.). (1986). *Körpererleben. Ein subjektiver Ausdruck von Leib und Seele. Beiträge zur psychosomatischen Medizin.* Berlin: Springer.

Fahrenberg, J., Hampel, R. & Selg, H. (2001). *Das Freiburger Persönlichkeitsinventar FPI. Revidierte Fassung FPI-R und teilweise geänderte Fassung FPI-A1. Handanweisung* (7. Aufl.). Göttingen: Hogrefe.

Fahrenberg, J. & Myrtek, M. (2005). *Psychophysiologie in Labor, Klinik und Alltag. 40 Jahre Projektarbeit der Freiburger Forschungsgruppe Psychophysiologie – Kommentare und Neue Perspektiven.* Frankfurt a. M.: Lang.

Hampel, R. & Fahrenberg, J. (1982). *Die Freiburger Beschwerdenliste FBL. Gruppenvergleiche und andere Studien zur Validität* (Forschungsbericht Nr. 7). Freiburg i. Br.: Universität, Psychologisches Institut.

Myrtek, M. (1998a). *Gesunde Kranke – kranke Gesunde. Psychophysiologie des Krankheitsverhaltens.* Bern: Huber.

Myrtek, M. (1998b). Metaanalysen zur psychophysiologischen Persönlichkeitsforschung. In F. Rösler (Hrsg.), *Enzyklopädie der Psychologie. Serie I Biologische Psychologie. Bereich Theorie und Forschung. Bd. 5. Ergebnisse und Anwendungen der Psychophysiologie* (S. 285–344). Göttingen: Hogrefe.

Pennebaker, J. W. (1982). *The psychology of physical symptoms.* New York: Springer.

Schwarz, N. & Scheuring, B. (1992). Selbstberichtete Verhaltens- und Symptomhäufigkeiten: Was Befragte aus Antwortvorgaben des Fragebogens lernen. *Zeitschrift für Klinische Psychologie, 21,* 197–208.

Autor des Beitrags

Prof. Dr. Jochen Fahrenberg
Institut für Psychologie, Universität Freiburg
Engelbergerstr. 41
D-79085 Freiburg i. Br.
E-Mail: fahrenberg@psychologie.uni-freiburg.de

FS

Fatigue Scale (deutsch: Die Fatigue Skala)

Autor(inn)en	Alexandra Martin, Winfried Rief, Jens Gaab, Elmar Brähler
Quelle	Martin, A., Rief, W. & Braehler, E. (2006). Chronic fatigue in the general population: prevalence, associated features and overlap with medically unexplained symptoms. *International Journal of Behavioral Medicine, 13* (suppl.), 196.
Bezugsquelle	Deutsche Übersetzung bei den Autoren dieses Beitrags erhältlich.
Vorgänger-/ Originalversion	Chalder, T., Berelowitz, G., Pawlikowska, T., Watts, L., Wessely, S., Wright, D. et al. (1993). Development of a fatigue scale. *Journal of Psychosomatic Research, 37* (2), 147–153.

Anwendungsbereich	Da Erschöpfung als sehr häufiges und stark beeinträchtigendes Symptom bei fast allen Störungen und Erkrankungen auftritt, empfiehlt sich der Einsatz der FS entsprechend bei Patienten, unabhängig von Störungs- und Erkrankungsart, bei gesunden Populationen sowie in allen Altersgruppen.
Zielsetzung und Kurzbeschreibung	Die „Fatigue Skala" (FS) erfasst Erschöpfung als störungsunspezifisches Symptom in den Ausprägungen „körperliche Erschöpfung" und „mentale Erschöpfung". Das Instrument ermöglicht das Screening zur Identifikation von Fällen mit chronischer Erschöpfung sowie die Erfassung der kontinuierlich ausgeprägten Schwere der Erschöpfungssymptomatik.
Art des Verfahrens	Selbstbeurteilungsverfahren („Paper-Pencil")
Technische Informationen	– 11 Items auf 2 Skalen – Bearbeitungszeit: ca. 5 Minuten – Auswertungszeit: ca. 3 Minuten – Automatisierte Auswertungen sind durch eine Syntax mit dem Programm SPSS möglich.
Theoretischer Hintergrund	Die Erfassung von Erschöpfung ist problematisch, da Erschöpfung nicht objektivierbar, unspezifisch und nicht von der psychischen Befindlichkeit unabhängig ist. Entsprechend wurde die psychometrische Erfassung (und auch diagnostische und therapeutische Bedeutung) von Erschöpfung lange vernachlässigt. Die FS versucht, dieser Problematik durch einfache Itemformulierungen Rechnung zu tragen. Die FS ist aufgrund ihrer geringen Itemzahl und ihrer Einfachheit das derzeit international am weitesten verbreitete Instrument zur Erfassung von Erschöpfung.

Entwicklung des Verfahrens

Die FS wurde 1993 von der Arbeitsgruppe um Trudie Chalder und Simon Wessely (Maudsley Hospital, London) entwickelt. Die erste Version bestand noch aus 14 Items, aus faktoranalytischen Gründen wurde die FS dann auf elf Items gekürzt. Der Grund für die Entwicklung der FS war das Fehlen einer kurzen und einfachen Skala zur Erfassung von Erschöpfung. Die FS wurde seitdem in zahlreichen Publikationen eingesetzt.

Aufbau und Auswertung

Die FS besteht aus 11 Items, die sich auf verschiedene Aspekte von Erschöpfung und Müdigkeit „in den vergangenen vier Wochen" beziehen. Das Antwortformat ist vierstufig. Die Auswertung erfolgt entweder dimensional (Likertskala: 0, 1, 2, 3) oder kategorial (bimodale Skala: 0, 0, 1, 1). Berechnen lassen sich die Ausprägungen auf den Subskalen:

- **Körperliche Erschöpfung** (7 Items); Beispielitem: „Müssen Sie sich häufiger ausruhen?"
- **Mentale Erschöpfung** (4 Items); Beispielitem: „Fällt es Ihnen schwer, sich zu konzentrieren?"

sowie auf der Gesamtskala. International hat sich die Angabe des bimodalen Gesamtwerts (0 bis 11) durchgesetzt. Zwei Zusatzitems beziehen sich auf die Dauer sowie den Zeitanteil der Erschöpfungssymptomatik.

Die Auswertung erfolgt entweder dimensional (Likertskalierung) oder kategorial (bimodale Skalierung). Bei bimodaler Auswertung ist ein Wert über 4 (Cut-off-Wert) indikativ für das Vorliegen einer klinisch bedeutsamen Erschöpfung. Ein bimodaler Gesamtwert von über 4 bei chronischem Verlauf (über sechs Monate) ist ein Hinweis auf Vorliegen eines chronischen Erschöpfungssyndroms.

Ergänzende Verfahren

Die FS erfasst selektiv das Vorliegen von bzw. das Ausmaß an Erschöpfung. Die psychometrische Erfassung von Konstrukten, welche entweder im Zusammenhang mit Erschöpfung (z.B. Depressionen oder andere somatische Symptome), als Prädiktor (z.B. Krankheitsverhalten) oder Folge (z.B. Lebensqualität) von Erschöpfung zu sehen sind, ist sinnvoll.

Gütekriterien

Die in der FS vorliegende Unterscheidung in körperliche und mentale Erschöpfung basiert auf den Ergebnissen der initialen Faktorenanalysen an erschöpften Patienten (Chalder et al., 1993). Die interne Konsistenz als Hinweis auf die **Reliabilität** war gut (Cronbach's Alpha: Gesamtskala = .88, „Körperliche Erschöpfung" = .84, „Mentale Erschöpfung" = .82).

In einer weiteren psychometrischen Evaluation einer 14-Item-Version durch Morriss und Kollegen (1998) konnte die zweifaktorielle Lösung nicht bestätig werden, vielmehr ließen sich vier Faktoren („Kognitive Probleme", „Müdigkeit und Schläfrigkeit", „Kraft und Ausdauer" und „Motivations- und Interessenverlust") identifizieren.

Die Zwei-Faktoren-Struktur der deutschen FS wurde sowohl an Daten einer klinischen Stichprobe (96 Patienten mit somatoformen Störungen) als auch in der Allgemeinbevölkerung (N = 2412) bestätigt. Die Reliabilität der deutschen Übersetzung ist sehr gut (Cronbach's Alpha: „Körperliche Erschöpfung" = .93, „Mentale Erschöpfung" = .93).

Vergleichswerte/ Normen	Anhand von zahlreichen Studien konnte gezeigt werden, dass Patienten mit chronischem Erschöpfungssyndrom in der Regel maximale Werte (bimodale Auswertung = 11) und gesunde Personen einen bimodalen Wert von unter 4 haben. Normwerte der deutschen Version wurden an einer repräsentativen Stichprobe der Allgemeinbevölkerung erhoben (Martin et al., in press).

Literatur

Martin, A., Chalder, T., Rief, W. & Braehler, E. (in press). The relationship between Chronic Fatigue and Somatisation Syndrome: A general population survey. *Journal of Psychosomatic Research.*

Morriss, R. K., Wearden, A. J. & Mullis, R. (1998). Exploring the validity of the Chalder Fatigue scale in chronic fatigue syndrome. *Journal of psychosomatic research, 45* (5), 411–417.

Autor(inn)en des Beitrags

PD Dr. rer. nat. Alexandra Martin
Philipps-Universität Marburg
Klinische Psychologie und Psychotherapie
Gutenbergstraße 18
D-35032 Marburg
E-Mail: martin@staff.uni-marburg.de

PD Dr. phil. Jens Gaab
Klinische Psychologie und Psychotherapie
Psychologisches Institut, Universität Zürich
Binzmühlestrasse 14/26
CH-8050 Zürich
E-Mail: j.gaab@psychologie.unizh.ch

GBB
Der Gießener Beschwerdebogen

Autoren	Elmar Brähler, Jörn W. Scheer
Quelle	Brähler, E. & Scheer, J. W. (1995). *Der Gießener Beschwerdebogen (Handbuch)*. (2., überarbeitete und ergänzte Aufl.). Bern: Huber.
Bezugsquelle	Erhältlich beim Hogrefe Verlag unter www.testzentrale.de.
Vorgänger-/ Originalversion	Zenz, H. (1971). Empirische Befunde über die Gießener Fassung einer Beschwerdeliste. *Zeitschrift für Psychotherapeutische Medizin und Psychologie, 21*, 7–13.
Anwendungsbereich	Der GBB kann bei Erwachsenen ab einem Alter von 16 Jahren angewendet werden. Für acht- bis fünfzehnjährige Kinder und Jugendliche wurde ein eigenständiges Verfahren (GBB-KJ; Brähler, 1992) entwickelt. Der GBB hat sich vor allem bei der Erfassung des Beschwerdebildes von Patienten mit psychosomatischen und somatoformen Beschwerden bewährt. Er kann im Rahmen der Anamnese und zur Evaluation des Rehabilitationserfolges eingesetzt werden.
Zielsetzung und Kurzbeschreibung	Der GBB ist ein Selbstbeurteilungsverfahren und kann als Einzel- oder Gruppentest angewendet werden. Er dient der Erfassung subjektiv wahrgenommener körperlicher Beschwerden und des durch sie verursachten Beschwerdedrucks. Mögliche Diskrepanzen dieser Beschwerden zu organmedizinisch erfassbarer Symptomatik können gemeinsam mit den Angaben bezüglich der körperlichen und seelischen Bedingtheit der Beschwerden wertvolle diagnostische Hinweise geben. Die insgesamt 57 Items erfassen Beschwerden aus den Bereichen Erschöpfung, Magenbeschwerden, Gliederschmerzen und Herzbeschwerden.
Art des Verfahrens	Selbstbeurteilungsverfahren („Paper & Pencil")
Technische Informationen	– 57 Items auf 5 Skalen – Bearbeitungszeit: ca. 10 Minuten – Auswertungszeit: ca. 5 Minuten
Theoretischer Hintergrund	Im klinischen Alltag kommt es immer wieder vor, dass von den Patienten geschilderte subjektive Beschwerden nur wenig mit objektiv erfassbaren körperlichen Befunden korrespondieren. Zahlreiche medizinpsychologische Untersuchungen konnten diese Beobachtung bestätigen (vgl. auch Brähler & Schumacher, 2002). Die Erfassung subjektiv erlebter Beschwerden ist somit neben der objektiven organmedizinischen Diagnostik von hoher Bedeutung. Bereits 1976 unterschieden Beckmann und Scheer vier Kombinationsmöglichkeiten:

– „normal Kranke" mit subjektiven Beschwerden und zugrunde liegenden nachweisbaren organischen Ursachen,

– „psychoneurotisch Kranke" mit subjektiven Beschwerden, die anhand organmedizinischer Befunde nicht verifiziert werden können,

– „scheinbar Gesunde", die trotz organischer Befunde nicht über Beschwerden klagen,

– „normale Gesunde", die weder Beschwerden, noch erkennbare Erkrankungen haben.

Der GBB wurde entwickelt, um die am häufigsten von Patienten genannten subjektiven Beschwerden übersichtlich erfassen zu können.

Entwicklung des Verfahrens

Auf der Basis einer Beschwerdeliste, die anhand von Lehrbüchern und Krankengeschichten zusammengestellt worden war, wurden die 57 häufigsten Beschwerden ausgewählt, wobei die „rein psychischen" Beschwerden weggelassen wurden. Dieser „Beschwerde- und Symptombogen" (BSB; Zenz, 1971) wurde zunächst in der Ambulanz der Psychosomatischen Klinik der Universität Gießen angewendet und erstmals teststatistisch überprüft.

Die endgültige Skalenstruktur des GBB wurde anhand einer Stichprobe von 4076 Patienten der gleichen Ambulanz aus den Jahren 1969 bis 1975 mittels Hauptachsen-Faktorenanalyse mit anschließender Varimaxrotation ermittelt. Nach einer weiteren Itemanalyse wurde die Anzahl der Skalen von ursprünglich sieben auf vier reduziert.

Die ersten Standardwerte für die einzelnen Skalen wurden im Rahmen einer bevölkerungsrepräsentativen Befragung von 1601 Bewohnern der damaligen Bundesrepublik aus dem Jahre 1975 ermittelt. In einer Bibliographie sind inzwischen über 600 Arbeiten mit dem GBB dokumentiert (Brähler, 2006). Außerdem existieren zahlreiche Übersetzungen des Verfahrens in andere Sprachen.

Aufbau und Auswertung

In der Testinstruktion werden die Probanden gebeten, anzugeben, wie stark sie unter einer der in der nachfolgenden Liste aufgeführten 57 Beschwerden leiden. Dies geschieht anhand einer fünfstufigen Skala, wobei 0 = „nicht" und 4 = „stark" bedeutet. Außerdem besteht die Möglichkeit, fünf weitere Beschwerden anzugeben und deren Intensität nach dem gleichen Schema einzuschätzen.

Bei der Testauswertung kann zunächst auf Leitbeschwerden geachtet werden, die möglicherweise Hinweise auf eine bestimmte Beschwerdesymptomatik geben. Hier werden alle Beschwerden beachtet unter denen der Proband „stark" leidet.

Weiterhin besteht die Möglichkeit, 24 der 57 Items zu folgenden vier Skalen und einem Gesamtwert zusammenzufassen:

– **Erschöpfung** (Schwächegefühl, Schlafbedürfnis, Erschöpfbarkeit, Müdigkeit, Benommenheit, Mattigkeit)

– **Magenbeschwerden** (Völlegefühl, Erbrechen, Übelkeit, Aufstoßen, Sodbrennen, Magenschmerzen)

– **Gliederschmerzen** (Gliederschmerzen, Rückenschmerzen, Nackenschmerzen, Kopfschmerzen, Müdigkeit in den Beinen, Druckgefühl im Kopf)

– **Herzbeschwerden** (Herzklopfen, Schwindelgefühl, Kloßgefühl im Hals, Stiche in der Brust, Atemnot, Herzbeschwerden)

– **Beschwerdedruck** (Gesamtwert aller 24 Items)

Die Ermittlung der Skalenrohwerte erfolgt dabei durch Addition der Itemwerte. Anschließend können den einzelnen Skalenrohwerten Prozentränge zugeordnet werden. Diese erfolgt nach Alter und Geschlecht und in Bezug auf die oben genannte repräsentative Bevölkerungsstichprobe oder die oben genannte Patientenstichprobe.

Ergänzende Verfahren

Der GBB eignet sich vor allem gut zum Vergleich mit organmedizinischen Befunden. Im Rahmen einer klinisch-psychologischen oder medizinpsychologischen Befunderhebung ist er mit weitgehend allen bekannten Verfahren gut kombinierbar.

Gütekriterien

Objektivität: Da der GBB in seiner Durchführung und in seiner Auswertung standardisiert ist, kann er als objektiv eingeschätzt werden.

Retestreliabilität: Diese wurde an neun verschiedenen Patientenstichproben unterschiedlicher Größe ($22 < N < 73$) erhoben. Die Abstände zwischen den einzelnen Messungen betrugen bis zu vier Jahren. In Abhängigkeit von der Stichprobe und den einzelnen Messungen ergaben sich erwartungsgemäß mittlere bis hohe Reliabilitätskoeffizienten. Dies weist darauf hin, dass mit dem GBB einerseits Körperbeschwerden reliabel erfasst werden können, andererseits der GBB auch sensitiv für Veränderungen des Beschwerdegrades ist.

Interne Konsistenz: Anhand der Eichstichprobe und der oben genannten Stichprobe von Patienten der psychosomatischen Ambulanz konnten für alle Skalen interne Konsistenzen zwischen Cronbach´s Alpha = .74 (Skala „Magenbeschwerden" in der Eichstichprobe) und Cronbach´s Alpha = .87 (Skala „Erschöpfung" in der Patientenstichprobe) ermittelt werden. Für die Skala „Beschwerdedruck" ergaben sich in beiden Stichproben sehr gute interne Konsistenzen von Cronbach´s Alpha = .91.

Inhaltliche Validität: Die im GBB aufgeführten Beschwerden gehen auf eine Beschwerdeliste zurück, die v. Zerssen anhand von Lehrbüchern und Krankengeschichten zusammengestellt hatte.

Konstruktvalidität: In verschiedenen klinischen Stichproben (Ulcus-, Herzkatheter- und Rheumapatienten, so genannte Herzneurotiker und Studenten in psychotherapeutischer Beratung) wurden Ausmaß und Art von Körperbeschwerden untersucht. Dabei zeigten sich für die einzelnen klinischen Gruppen erwartungsgemäß unterschiedliche subjektive Beschwerdebilder, die weitestgehend den organmedizinischen Befunden entsprachen. Zusätzlich wurden die Ergebnisse mit denen der Eichstichprobe verglichen. In den meisten Fällen zeigten sich hochsignifikante Mittelwertsunterschiede in dem Sinne, dass das Ausmaß der Beschwerden in den einzelnen Patientenstichproben erhöht war, erwartungsgemäß vor allem bei den Skalen, die mit dem organmedizinischen Befund in engem Zusammenhang standen.

Vergleichswerte/ Normen

Getrennt nach Alter und Geschlecht liegen für die Rohwerte jeder Skala je zwei Prozentrangwerte vor, die sich einerseits auf eine repräsentative Bevölkerungsstichprobe ($N = 1601$; Alter 18 bis 60 Jahre) und andererseits eine Patientenstichprobe ($N = 4076$; Alter 16 bis 75 Jahre) beziehen. Außerdem können die entsprechenden Quartile abgelesen werden. In der dritten Auflage des Verfahrens (Brähler et al., 2007) werden neue Normwerte publiziert werden.

Kurzversion

Um ein zeitökonomisches Instrument für Forschungsfragen oder im Rahmen von Qualitätssicherungsmaßnahmen zur Verfügung zu haben, wurden die 24 Items, die in die Skalenbildung einfließen, zu einer Kurzversion, dem GBB-24, zusammengestellt. Somit können alle in der Langversion erfassten Dimensionen auch mit der Kurzversion erfasst werden (siehe auch Brähler et al., 2000).

Literatur

Beckmann, D. & Scheer, J. W. (1976). Rollenerwartungen als Determinanten des Patientenverhaltens. *Schleswig-Holsteinisches Ärzteblatt, 29*, 577.

Brähler, E. (1992). *Der Gießener Beschwerdebogen für Kinder und Jugendliche (GBB-KJ). Testhandbuch*. Bern: Huber.

Brähler, E. (2006). *Bibliographie zum Gießener Beschwerdebogen (GBB)*. Zum Download unter www.uni-leipzig.de/~medpsy/ → „Downloads" [09.05.2007].

Brähler, E., Hinz, A. & Scheer, J. (2007). *Der Gießener Beschwerdebogen GBB-24* (3. Aufl.). Bern: Huber

Brähler E. & Schumacher J. (2002). Befund und Befinden: Psychologische Aspekte körperlicher Beschwerden. In E. Brähler & B. Strauß (Hrsg.), *Handlungsfelder in der Psychosozialen Medizin* (S. 208–241). Göttingen: Hogrefe.

Brähler, E., Schumacher, J. & Brähler, Ch. (2000). Erste gesamtdeutsche Normierung der Kurzform des Gießener Beschwerdebogens GBB-24. *Psychotherapie, Psychosomatik, Medizinische Psychologie, 50*, 14–21.

WWW-Ressourcen

www.uni-leipzig.de/~medpsy/

Autorin des Beitrags

Dipl.-Psych. A. Klaiberg
Selbständige Abteilung für Medizinische Psychologie und Medizinische Soziologie, Universität Leipzig
Philipp-Rosenthal-Straße 55
D-04103 Leipzig
Email: klaibi75@freenet.de

GHQ-12

General Health Questionnaire

Autor	Michael Linden
Quelle	Linden, M. (1990). *Deutsche Übersetzung des General Health Questionnaire, GHQ, 12-Item-Version von D. Goldberg.* Arbeitspapier.
Bezugsquelle	Weitergehende Informationen bei der Autorin dieses Beitrages.
Vorgänger-/ Originalversion	Goldberg, D.P. & Wiliams, P. (1988). *A user's Guide to the General Health Questionnaire.* Windsor: NFER-Nelson.

Anwendungsbereich	Der GHQ-12 wurde entwickelt als Screeninginstrument zur Verbesserung der Identifizierung psychischer Störungen in der Allgemeinarztpraxis. Im Rehabilitationsprozess ist seine Anwendung vor allem im Rahmen der Eingangsdiagnostik empfehlenswert.
Zielsetzung und Kurzbeschreibung	Der GHQ-12 ist ein Selbstbeurteilungsverfahren und kann als Einzel- oder Gruppentest angewendet werden. Es wird nach kürzlich erlebten Symptomen und Verhaltensweisen gefragt, um vor allem aktuelle psychische Störungen mit einem breiten Symptomprofil zu erfassen (Hobbs et al., 1983, 1984). Er kann jedoch nicht zur Diagnose spezifischer psychischer Störungen eingesetzt werden (Schmitz et al., 1999). Der GHQ-12 wurde speziell dafür entwickelt, um in Bezug auf die allgemeine psychiatrische Morbidität mit Hilfe von 12 Items Patienten zu identifizieren, bei denen eine weiterführende psychiatrische Diagnostik notwendig ist („Fall"; Schmitz et al., 2001).
Art des Verfahrens	Selbstbeurteilungsverfahren („Paper-Pencil")
Technische Informationen	– 12 Items, ein Gesamtwert – Bearbeitungszeit: max. 5 Minuten – Auswertungszeit: max. 5 Minuten
Theoretischer Hintergrund	Neben dem persönlichen Leid der von psychischen Erkrankungen betroffenen Patienten erfordern vor allem die hohen Behandlungskosten und das zunehmende Auftreten psychischer Erkrankungen, dass Hausärzte und Allgemeinmediziner psychische Beschwerden möglichst frühzeitig erkennen, vor allem auch um Chronifizierungen vorzubeugen (Kruse et al., 1998). Zahlreiche Studien konnten jedoch belegen, dass die Diagnostik psychischer Störungen durch Hausärzte noch als mangelhaft einzuschätzen ist (u.a. Linden et al., 1996; Tress et al., 1997; Jacobi et al., 2002) Als Ursache dafür werden vor allem die Komplexität psychischer Störungen und die Schwierigkeit der Anwendbarkeit der Klassifikationssysteme, aber auch die von den Patienten angegebenen Konsultationsgründe diskutiert (u.a. Goldberg,

1992; Tress et al., 1997; Höfler & Wittchen, 2000). Letztere erfordern in der Regel, dass Hausärzte zunächst das gesamte differentialdiagnostische Spektrum in seiner Breite beachten, da Patienten sehr selten psychische Probleme als Konsultationsgrund angeben. In den letzten Jahren wurden zahlreiche Screeninginstrumente entwickelt, die den Allgemeinmedizinern beim Erkennen psychischer Störungen behilflich sein sollen. Eines der ersten Verfahren war der „General Health Questionnaire" (GHQ).

Entwicklung des Verfahrens

Eine erste Vorläuferversion des GHQ entwickelte Goldberg bereits in den Sechzigerjahren des vergangenen Jahrhunderts, bevor er 1978 den „General Health Questionnaire" erstmals als Fragebogenversion veröffentlichte (Goldberg, 1978). Neben der Originalversion, dem aus 60 Items bestehenden GHQ-60 existieren mittlerweile drei weitere Versionen unterschiedlicher Länge (12, 28 oder 30 Items). Mit der 28-Item-Version (GHQ-28) ist es sogar möglich, zusätzlich zu einem Gesamttestergebnis ein Skalenprofil zu erstellen. Es können faktoranalytisch die vier Subskalen (A) „Körperliche Symptome" („Somatic Symptoms"), (B) „Angst und Schlaflosigkeit" („Anxiety and Insomnia"), (C) „Soziale Funktionsstörung" („Social Dysfunction") und (D) „Depression" („Severe Depression") erfasst werden.

Aufgrund seines geringen Zeitaufwandes ist der GHQ-12 ein sehr beliebtes Verfahren und wurde seit den Siebzigerjahren international in zahlreichen Studien sowohl im klinischen Bereich als auch in der Primärversorgung eingesetzt. Es existieren zahlreiche internationale Validierungsstudien für klinische Populationen und für die Allgemeinbevölkerung (z. B. Schmitz et al.,1999)

Aufbau und Auswertung

Der GHQ-12 erfasst 12 Symptome, die bei fast allen psychischen Störungen berichtet werden (z. B.: „Haben Sie in den letzten Wochen wegen Sorgen weniger geschlafen?"). Durch die Formulierung der Antwortalternativen (z. B. „nein"/„gar nicht"/„nicht schlechter als üblich"/ „schlechter als üblich"/„viel schlechter als üblich") wird der Versuch unternommen, vor allem auch die Aktualität der psychischen Befindlichkeit zu erfassen. Die Itemwerte werden zunächst zu einem Summenscore zusammengefasst. Mit Hilfe von Cut-off-Werten erfolgt anschließend die Unterscheidung zwischen „Fall" und „Nicht-Fall".

Ergänzende Verfahren

Der GHQ-12 liefert als Screeningverfahren nur erste Hinweise auf das Vorliegen psychischer Störungen. Zur genauen Diagnosestellung und Therapieplanung sind weitere Verfahren und eine sorgfältige Anamneseerhebung unbedingt erforderlich. Der GHQ-12 kann dabei mit allen bekannten Verfahren kombiniert werden.

Gütekriterien

Die Reliabilität und Validität des GHQ-12 können als gut eingeschätzt werden. Dies zeigten Goldberg und Kollegen (1997) in der WHO-Studie „Psychological Problems in General Health Care". Im Rahmen dieser Studie wurde auch erstmalig die deutsche Übersetzung der GHQ-Versionen erprobt. Die Validierung erfolgte mittels des parallel eingesetzten „Composite International Interview" (CIDI) nach ICD-10 und DSM-IV. Dabei betrug die Sensitivität des GHQ-12 in Bezug auf die ICD-10-Diagnosen 83.5 %, die Spezifität 75.1 %. Es konnten keine signifikanten Unterschiede aufgrund der Übersetzung aus dem Englischen festgestellt werden.

Weitere Untersuchungen der psychometrischen Eigenschaften der deutschen Übersetzung des GHQ-12 erfolgten im Rahmen der „Düsseldorfer Hausarztstudie" an einer Stichprobe von 572 ambulanten Patienten von 18 zufällig ausgewählten primärmedizinischen Einrichtungen (Schmitz et al., 1999). Es zeigte sich eine interne Konsistenz des GHQ-12 von Cronbach's Alpha = .91. Henkel und Kollegen (2003) verglichen in einer prospektiven Kohortenstudie Validitätskenngrößen des GHQ-12 mit dem „Patient Health Questionnaire" (B-PHQ) und dem „Fragebogen zum Wohlbefinden WHO-5" hinsichtlich ihrer Fähigkeit, Depressionen in der Primärversorgung zu identifizieren. Die Ergebnisse dieser Arbeit stützen die Forderung nach einem routinemäßigen Einsatz von Verfahren zum Screening psychischer Belastungen. Hierbei, genau wir in der bereits oben erwähnten Studie der WHO, „Psychological Problems of Mental Health", beziehen sich die Ergebnisse auf Stichproben von Patienten aus Allgemeinarztpraxen.

Vergleichswerte/ Normen

Die Zuordnung der Patienten als „Fall" oder „Nichtfall" erfolgt anhand von Cut-Off-Werten, die bisher ausschließlich an Patienten, die in hausärztlicher Behandlung waren, ermittelt wurden. Erste Ergebnisse hinsichtlich der Vergleichbarkeit dieser Ergebnisse mit denen einer bevölkerungsrepräsentativen Stichprobe sind in Vorbereitung.

Literatur

Goldberg, D.P., Gater, R., Satorius, N., Ustun, T.B., Picinelli, M., Gureje, O. & Rutter, C. (1997). The validity of two versions of the GHQ in the WHO study of mental illness in general health care. *Psychological Medicine, 27*, 191–197.

Goldberg, D.P. (1978). *Manual of the General Health Questionnaire.* Windsor: NFER Publishing Company.

Goldberg, D. (1992). A classification of psychological distress for use in primary care settings. *Social Science & Medicine, 35*, 189–193.

Henkel, V., Mergl, R., Kohnen, R., Maier, W., Möller, H.-J. & Hegerl, U. (2003). Identifying depression in primary care: a camparison of different methods in a prospective cohort study. *British Medical Journal, 326*, 200–201.

Hobbs, P., Ballinger, C.B., Greenwood, C., Martin, B. & McClure, A. (1984). Factor analysis and validation of the General Health Questionnaire in men: a general practice survey. *British Journal of Psychiatry, 144*, 270–275.

Hobbs, P., Ballinger, C.B. & Smith, A.H.W. (1983). Factor analysis and validation of the General Health Questionnaire in woman: a general practice survey. *British Journal of Psychiatry, 142*, 257–264.

Höfler, M. & Wittchen, H.U. (2000). Why do primary care doctors diagnose depression when diagnostic criteria are not met? *International Journal of Methods in Psychiatric Research, 9*, 110–120.

Jacobi, F., Höfler, M., Meister, W. & Wittchen, H.U. (2002). Prävalenz, Erkennens- und Verschreibungsverhalten bei depressiven Symptomen. *Nervenarzt, 73*, 651–658.

Kruse, J., Heckrath, C. & Tress, W. (1998). Die Diagnose psychogener Erkrankungen in der hausärztlichen Praxis. Problematik-Analyse-Fortbildungskonzept. *Psychotherapeut, 43*, 164–170.

Linden, M., Maier, W., Achberger, M., Herr, R., Helmchen, H. & Benkert, O. (1996). Psychische Erkrankungen und ihre Behandlung in Allgemeinarztpraxen in Deutschland. *Nervenarzt, 67*, 205–215.

Schmitz, N., Kruse, J. & Tress, W. (1999). Psychometric properties of the General Health Questionnaire (GHQ-12) in a German primary care sample. *Acta Psychiatrica Scandinavia, 100*, 462–468.

Schmitz, N., Kruse, J. & Tress, W. (2001). Improving Screening for mental disorders in the primary care setting by combining the GHQ-12 and the SCL-90-R Subscales. *Comprehensive Psychiatry, 42*, 166–173.

Tress, W., Kruse, J., Heckrath, C., Schmitz, N. & Alberti, L. (1997). Psychogene Erkrankungen in hausärztlichen Praxen. *Zeitschrift für Psychosomatische Medizin und Psychotherapie, 43*, 211–232.

Autorin des Beitrags

Dipl.-Psych. A. Klaiberg
Selbständige Abteilung für Medizinische Psychologie und Medizinische Soziologie, Universität Leipzig
Philipp-Rosenthal-Straße 55
D-04103 Leipzig
E-Mail: klaibi75@freenet.de

HADS-D

Hospital Anxiety and Depression Scale (deutsche Version)

Autoren	Christoph Herrmann-Lingen, Ullrich Buss, R. Philip Snaith
Quelle	Herrmann-Lingen, Ch., Buss, U. & Snaith, R.P. (2005). *HADS-D: Hospital Anxiety and Depression Scale – Deutsche Version: Deutsche Adaptation der Hospital Anxiety and Depression Scale (HADS) von R.P. Snaith und A.S. Zigmond* (2. Aufl.). Bern: Huber.
Bezugsquelle	Erhältlich beim Hogrefe Verlag unter www.testzentrale.de.
Vorgänger-/ Originalversion	Zigmond, A.S. & Snaith, R.P. (1983). The hospital anxiety and depression scale. *Acta Psychiatrica Scandinavica, 67*, 361–370.

Anwendungsbereich	Die HADS-D dient der Erfassung von Angst und Depressivität bei Patienten mit körperlichen Erkrankungen oder (möglicherweise psychogenen) Körperbeschwerden. Sie kann bei Erwachsenen und bei Jugendlichen ab 15 Jahren als Screeningverfahren und zur Verlaufsbeurteilung eingesetzt werden.
Zielsetzung und Kurzbeschreibung	Erfasst wird mittels Selbstbeurteilung die Ausprägung ängstlicher und depressiver Symptomatik während der vergangenen Woche. Anhand beschriebener Cutoff-Werte ist eine Fallidentifikation möglich. Angst und Depressivität werden auf zwei Subskalen mit je sieben Items erfasst. Der Gesamtsummenwert kann darüber hinaus als allgemeines psychisches Distress-Maß eingesetzt werden. Itemauswahl und -formulierung berücksichtigen besonders die spezifischen Anforderungen eines durch körperliche Krankheit bestimmten Settings. Dabei wird gezielt auf psychische Angst- und Depressionssymptome fokussiert, um eine Konfundierung durch somatische Komorbidität zu vermeiden. Erfasst werden auch leichtere Ausprägungen psychischer Störungen, die in der somatischen Medizin häufig vorliegen.
Art des Verfahrens	Selbstbeurteilungsverfahren ("Paper & Pencil", Computer-Version)
Technische Informationen	– 14 Items auf 2 Skalen – Bearbeitungszeit: ca. 2 bis 6 Minuten – Auswertungszeit (mit integriertem Auswertungsbogen): 1 Minute – SPSS-Auswertungsroutine beim Autor erhältlich.
Theoretischer Hintergrund	Psychische Störungen sind im Bereich der somatischen Medizin häufige, aber regelmäßig unterdiagnostizierte Probleme. Sie können sowohl Ursache einer (funktionellen) Körpersymptomatik als auch Folge organischer Erkrankungen sein oder als einfache Komorbidität vorliegen. Etwa drei Viertel dieser Störungen sind charakterisiert durch Angst und/oder Depressivität. Dabei sind leichtere Störungsformen, etwa An-

passungsstörungen, häufig und z.T. prognostisch bedeutsam. Die HADS-D zielt daher auch auf diese leichteren Störungsformen ab, verzichtet auf intrusive Items, etwa nach psychotischer Symptomatik, sowie (zur Vermeidung einer Konfundierung durch somatische Krankheiten) auf körperliche Indikatoren psychischer Störungen.

Entwicklung des Verfahrens

Die HADS-D ist die deutsche Übersetzung der 1983 von Zigmond und Snaith in England entwickelten „Hospital Anxiety and Depression Scale" (HADS) und dieser gleichwertig (Herrmann et al., 1991, 2005). Die englische Originalversion lehnt sich für die Angstskala an die „Hamilton Anxiety Scale" und das „Present State Examination-Interview" an. Den Items der Depressionsskala liegt das Konzept einer milden, „endogenomorphen" Symptomatik zugrunde, deren zentraler Aspekt der Anhedonie den größten gemeinsamen Nenner verschiedener Depressionskonzepte darstellt (Zigmond & Snaith, 1983). Eine längere Vorform der HADS wurde von Zigmond und Snaith (1983) an 100 internistischen Patienten auf interne Konsistenz geprüft und die nach Elimination trennschwacher Items resultierende 14-Item-Skala gegen psychiatrisches Fremdrating validiert. Die HADS-D stellt die inhaltsgetreue Übersetzung der Skala ins Deutsche dar, wobei lediglich geringfügige Ergänzungen der Testinstruktion vorgenommen wurden.

Aufbau und Auswertung

Die HADS-D besteht aus je einer Angst- und Depressionsskala. Die Angstskala erfasst vorwiegend eine generalisierte Angstsymptomatik (z.B. „Mir gehen beunruhigende Gedanken durch den Kopf") sowie das Auftreten von Panikattacken; die Depressionsskala erfragt schwerpunktmäßig Aspekte von Anhedonie und Interessenverlust (z.B. „Ich kann lachen und die lustige Seite der Dinge sehen" [negativ gepolt]). Die sieben alternierend dargebotenen Items beider Subskalen enthalten je vier itemspezifische Antwortoptionen. Das als Durchschreibeblatt integrierte Auswertungsformular weist jeder Antwortoption ihren Punktwert (0 bis 3) zu. Die Punktwerte werden pro Subskala aufsummiert, erlauben jedoch auch die Bildung eines einheitlichen Skalensummenwertes zur Erfassung von „psychischem Distress".

Subskalenwerte ≤ 7 geltend als unauffällig, der Bereich von 8 bis 10 als suspekt und Werte > 10 als auffällig (Zigmond & Snaith, 1983). Ggf. ist auch eine Dichotomisierung möglich, wobei im deutschen Testhandbuch für die Angstskala als Anhaltspunkt ein Cutoff von 10/11 und für die Depressionsskala ein Cutoff von 8/9 empfohlen wird (Herrmann et al., 2005). Neuere Befunde (Bjelland et al., 2002) legen demgegenüber nahe, generell einen niedrigen Cutoff von z.B. 7/8 für beide Subskalen zu verwenden, um die Zahl falsch negativer Befunde gerade im Bereich leichterer Störungsformen zu reduzieren.

Gütekriterien

Die englische HADS und zahlreiche Übersetzungen wurden allein bis 2001 in über 700 publizierten Studien validiert bzw. klinisch eingesetzt (vgl. Bjelland et al., 2002). Die Validierung der deutschen Version basiert vor allem auf einer Stichprobe von $n = 6200$ Patienten mit kardialen sowie weiteren internistischen oder psychischen Erkrankungen und Kontrollpersonen (Herrmann et al., 1991, 2005). Auch für den Einsatz in der (insbesondere kardiologischen) Rehabilitation liegen zahlreiche Befunde vor (Hinz et al., 2004; Mittag et al., 2004). Die Akzeptanz ist gut und erreicht in Studien bis zu 100%.

Objektivität: Die HADS-D ist durch standardisierte Durchführung und Auswertung als objektiv anzusehen.

Reliabilität: Cronbach's Alpha und Split-half-Reliabilitäten liegen für beide Subskalen bei je .80 bis .81. Für die Gesamt-HADS-D fand sich eine Split-half-Reliabilität von $r_{tt} = .88$. Die Retestreliabilitäten liegen für Intervalle bis zu zwei Wochen bei $r_{tt} > .8$ und nehmen gemäß der intendierten Änderungssensitivität bei längerem Intervall auf etwa .7 ab.

Faktorielle Validität: Für die englische, die deutsche und weitere HADS-Versionen findet sich übereinstimmend eine stabile zweifaktorielle Struktur mit je einem Angst- und Depressionsfaktor. Die Faktoren sind weitestgehend identisch mit der ursprünglichen Skalenzuordnung der Items und klären ca. 50 % der Varianz auf. Bei obliquer Rotation ergeben sich Faktor-Interkorrelationen um $r = .5$, was ebenso wie die Interkorrelation der Subskalen ($r = .63$) vorwiegend auf die konzeptionellen wie empirisch nachweisbaren Gemeinsamkeiten beider Symptombereiche zurückgeführt werden dürfte (Herrmann, 1997).

Kriterienbezogene Validität: Die HADS bzw. HADS-D zeigt erwartungsgemäße Korrelationen mit konstruktverwandten Selbst- und Fremdbeurteilungsverfahren (Herrmann et al., 2005). Für die internationalen HADS-Versionen werden Spezifitäten und Sensitivitäten für die Identifikation „psychiatrischer Fälle" angegeben, die je nach Cutoff und Kriterium im Mittel jeweils etwa 0.8 betragen.

Konstruktvalidität: Als Hinweis auf Konstruktvalidität ist die stabile empirische Bestätigung der postulierten Skalenstruktur zu werten. Umfangreiche weitere Belege für Konstruktvalidität sind der bei Herrmann und Kollegen (2005) und bei Herrmann (1997) referierten Literatur zu entnehmen. Dort konnte z. B. gezeigt werden, dass die HADS-D gemäß ihrer Intention in der Lage ist, zwischen Patienten mit funktionellen vs. wesentlich somatisch bedingten Körperbeschwerden zu diskriminieren. Daneben finden sich erwartungsgemäße Unterschiede zwischen Gesunden bzw. körperlich und psychisch Kranken. Wiederholt beschrieben wurden auch Beziehungen der HADS(-D) zur Lebensqualität, zum Inanspruchnahmeverhalten und zum Krankheitsverlauf körperlich Kranker, einschließlich einer unabhängigen prädiktiven Rolle erhöhter HADS-D-Depressionswerte für die Vorhersage der Mortalität internistischer bzw. kardiologischer Patienten (Herrmann et al., 1998; Herrmann-Lingen et al., 2001; Jünger et al., 2005).

„Treatment validation": Die für ein Screeningverfahren wichtige Frage der Beeinflussbarkeit der Skalenwerte durch psychopharmakologische oder psychosoziale/psychotherapeutische Interventionen wurde für die HADS in einer Reihe von prospektiven Längsschnittstudien positiv beantwortet (vgl. Herrmann, 1997).

Aufgrund der Datenlage wird der Einsatz der Skala für Screening und Verlaufsbeurteilung psychischer Störungen in diversen akutmedizinischen und rehabilitativen Settings von autoritativen Reviews und einschlägigen wissenschaftlichen Fachgesellschaften empfohlen.

Vergleichswerte/ Normen

Neben umfangreichen Vergleichswerten von Patienten aus nahezu allen Bereichen der (Erwachsenen-)Medizin sowie von Patientenangehörigen, die der internationalen Literatur zu entnehmen sind, liegen Perzentil- und T-Werte für die HADS-D für kardiologische Patienten ($n = 5579$, auch alters- und geschlechtsbezogen) sowie für Gesunde ($n = 279$; auch geschlechtsbezogen) vor (Herrmann et al., 2005).

Hinz und Schwarz (2000) haben die HADS-D an einer repräsentativen deutschen Bevölkerungsstichprobe normiert. Normwerte liegen auch für kardiologische RehabilitandInnen vor (Hinz et al., 2004).

Literatur

Bjelland, I., Dahl, A.A., Haug, T.T. & Neckelmann, D. (2002). The validity of the Hospital Anxiety and Depression Scale. An updated literature review. *Journal of Psychosomatic Research, 52*, 69–77.

Herrmann, Ch. (1997). International experiences with the Hospital Anxiety and Depression Scale – a review of validation data and clinical results. *Journal of Psychosomatic Research, 42*, 17–41.

Herrmann, Ch., Brand-Driehorst, S., Kaminsky, B., Leibing, E., Staats, H. & Rüger, U. (1998). Diagnostic groups and depressed mood as predictors of 22-month mortality in medical inpatients. *Psychosomatic Medicine, 60*, 570–577.

Herrmann, Ch., Scholz, K.H. & Kreuzer, H. (1991). Psychologisches Screening von Patienten einer kardiologischen Akutklinik mit einer deutschen Fassung der „Hospital Anxiety and Depression" (HAD)-Skala. *Psychotherapie, Psychosomatik, medizinische Psychologie, 41*, 83–92.

Herrmann-Lingen, Ch., Klemme, H. & Meyer, Th. (2001). Depressed Mood, Physician-Rated Prognosis, and Comorbidity as Independent Predictors of One-Year Mortality in Consecutive Medical Inpatients. *Journal of psychosomatic research, 50*, 295–301.

Hinz, A., Kittel, J., Karoff, M. & Schwarz, R. (2004). Age and sex dependencies of anxiety and depression in cardiologic patients compared with the general population. *Psycho-Social-Medicine, 1*: Doc 09.

Hinz, A. & Schwarz, R. (2000). Angst und Depression in der Allgemeinbevölkerung: Eine Normierungsstudie zur Hospital Anxiety and Depression Scale. *Psychotherapie, Psychosomatik, medizinische Psychologie, 51*, 193–200.

Jünger, J., Schellberg, D., Müller-Tasch, T., Raupp, G., Zugck, C., Haunstetter, A. et al. (2005). Depression increasingly predicts mortality in the course of congestive heart failure. *European Journal of Heart Failure, 7*, 261–267.

Mittag, O., Budde, H.G., Eisenriegler, E., Engel, S., Herrmann-Lingen, Ch., Jokiel, R. et al. (2004). Ein Fragebogenset zur Erfassung (Screening) psychischer Störungen und sozialer Probleme von PatientInnen in der kardiologischen Rehabilitation. *Rehabilitation, 43*, 375–383.

Autor des Beitrags

Prof. Dr. med. Christoph Herrmann-Lingen
Klinik für Psychosomatische Medizin und Psychotherapie
Universitätsklinikum Gießen und Marburg, Standort Marburg
Baldingerstraße
D-35043 Marburg
E-Mail: chherrma@med.uni-marburg.de

Pa-F

Progredienzangstfragebogen

Autor(inn)en	Peter Herschbach, Petra Berg, Gabriele Duran, Ursula Engst-Hastreiter, Sabine Waadt, Gerhard Henrich
Quelle	Herschbach, P., Berg, P., Dankert, A., Duran, G., Engst-Hastreiter, U., Waadt, S. et al. (2005). Fear of Progression in Diabetes Mellitus, Cancer and Chronic Arthritis – Psychometric Properties of the Fear of Progression Questionnaire (FoP-Q). *Journal of Psychosomatic Research, 588*, 505–511.
Bezugsquelle	Erhältlich beim Autor dieses Beitrags.

Anwendungsbereich	Patienten mit chronischen Organerkrankungen
Zielsetzung und Kurzbeschreibung	Der Pa-F erfasst die Angst vor dem Fortschreiten bzw. der Ausweitung der eigenen chronischen Erkrankung (= Progredienzangst). Der Einsatz des Pa-F bei körperlich Kranken vermittelt Kenntnisse über deren emotionale Belastung und Bewältigungsprobleme und liefert Hinweise auf Unterstützungsbedarf. Er kann außerdem zur Therapieplanung und -evaluation herangezogen werden.
Art des Verfahrens	Selbstbeurteilungsverfahren („Paper & Pencil")
Technische Informationen	– 43 Items auf 5 Skalen – Bearbeitungszeit: 5 Minuten – Auswertungszeit: 5 Minuten – SPSS-Auswertungsanleitung vorhanden
Theoretischer Hintergrund	Progredienzangst ist ein eigenständiges Konstrukt, das sich von dem klassischen Konstrukt der neurotischen Ängste dadurch unterscheidet, das es eine reale bzw. im Grundsatz realistische Befürchtung darstellt. Progredienzangst hat sich bisher als starke emotionale Belastung bei Patienten mit Krebs, entzündlich rheumatischen Erkrankungen, Multipler Sklerose, Diabetes mellitus, Herzinfarkt, Niereninsuffizienz, Schlaganfall und Morbus Crohn herausgestellt (Berg et al., submitted).
Entwicklung des Verfahrens	Die Entwicklung des Pa-F verlief in vier Entwicklungsschritten: 1. 65 Interviews mir Krebs-, Diabetes- und Rheumapatienten zur Itemgenerierung. 2. Untersuchung von 411 Patienten mit einer Langversion zu Itemreduktion und Skalenbildung. Prüfung der Retestreliabilität an einer Substichprobe. 3. Untersuchung einer neuen Stichprobe (n = 439) zu Konstruktvalidierung.

4. Entwicklung einer englischen Version (Vor- und Rückübersetzung durch unabhängige bilinguale Autoren).

Aufbau und Auswertung

Der Pa-F besteht aus 43 Items bzw. fünf Skalen:

- **Affektive Reaktionen** (13 Items). Itembeispiel: „Vor Arztterminen oder Kontrolluntersuchungen bin ich ganz nervös."

- **Partnerschaft/Familie** (7 Items). Itembeispiel: „Mich beunruhigt, was aus meiner Familie wird, wenn mir etwas passieren sollte."

- **Beruf** (7 Items). Itembeispiel: „Es beunruhigt mich, dass ich wegen meiner Erkrankung meinen Arbeitsplatz verlieren könnte."

- **Autonomieverlust** (7 Items). Itembeispiel: „Bei Unternehmungen mache ich mir Sorgen, dass ich anderen zur Last fallen könnte."

- **Zufriedenheit mit den eigenen Bewältigungsbemühungen** (9 Items, umgepolt). Itembeispiel: „Wenn ich mir sage, ‚es gibt andere, denen es noch schlechter geht als mir', hilft mir das."

Die Antwortkategorien sind Likert-skaliert; beantwortet werden die Häufigkeiten von Zukunftssorgen (nie, selten, manchmal, oft, sehr oft).

Der Pa-F kann auf der Ebene der Items, der Skalen (Mittelwert der entsprechenden Items) und als globaler Summenwert (Summenwert der Skalen 1 bis 4) ausgewertet werden. Eine SPSS-Auswertungsanleitung steht zur Verfügung.

Gütekriterien

Objektivität: es ist Anwendungs- und Auswertungsobjektivität gegeben.

Reliabilität: Homogenität der Angstskalen (411 Patienten mit Krebs, Diabetes, Rheuma): Cronbach's Alpha .80 bis .92; Copingskala: .70; Summenwert .95. Retestreliabilität (n = 69): Angstskalen: .88 bis .93; Copingskala: .77; Summenwert: .94.

Konstruktvalidität: Die konvergente Validität wurde über korrelative Zusammenhänge mit „verwandten" Tests („Symptom Checkliste" SCL-90, „Hospital Anxiety and Depression Scale" HADS, „Short Form SF-36" SF12) an einer Stichprobe von 439 Patienten mit Krebs, Diabetes und Rheuma geprüft, wobei eher mittlere Korrelationen erwartet wurden, weil Progredienzangst sich von psychiatrischen Angstkonzepten abgrenzt.

Die diskriminante Validität des PA-F wurde über den Vergleich von Untergruppen geprüft und belegt, die sich bzgl. der Gesundheitsverhaltensvariablen „Krankentage in den letzten 12 Monaten", „Krankheitsdauer" und „Anzahl von Arztbesuchen in den letzten 12 Monaten" voneinander unterschieden.

Vergleichswerte/ Normen

Vergleichsdaten der folgenden Diagnosegruppen liegen vor: Krebs (n = 152), Rheuma (n = 137), Diabetes mellitus (n = 150), Schlaganfall (n = 52), Multiple Sklerose (n = 52), Morbus Crohn (n = 51), Niereninsuffizienz (nach Transplantation, n = 50), Herzinfarkt (n = 53). Des weiteren für Morbus Parkinson, chronisch obstruktive Lungenerkrankungen und periphere arterielle Verschlusskrankheiten.

Kurzversion

Es liegt eine eindimensionale Kurzversion (Pa-F-KF), bestehend aus 12 Items, vor (Mehnert et al., 2006).

Literatur

Berg, P., Marten-Mittag, B. & Herschbach, P. (submitted). Fear of Progression in Patients with Chronic Disease. *Journal of Psychosomatic Research.*

Mehnert, P., Herschbach, P., Berg, G., Henrich, G. & Koch, U. (2006). Progredienzangst bei Brustkrebspatientinnen – Validierung der Kurzform des Progredienzangstfragebogens (PA-F-KF). *Psychotherapie, Psychosomatik, Medizinische Psychologie, 52,* 274–288.

Autor des Beitrags

Prof. Dr. Peter Herschbach
Sektion Psychosoziale Onkologie
Klinik und Poliklinik für Psychosomatische Medizin und Psychotherapie
der Technischen Universität München
Langerstr. 3
D-81675 München
E-Mail: P.Herschbach@lrz.tum.de

PHQ-D

Gesundheitsfragebogen für Patienten

Autoren	Bernd Löwe, Robert L. Spitzer, Stephan Zipfel, Wolfgang Herzog
Quelle	Gräfe, K., Zipfel, S., Herzog, W. & Löwe, B. (2004). Screening psychischer Störungen mit dem „Gesundheitsfragebogen für Patienten (PHQ-D)". Ergebnisse der deutschen Validierungsstudie. *Diagnostica, 50*, 171–181.
Bezugsquelle	Erhältlich über die Homepage der Klinik für Psychosomatische und Allgemeine Klinische Medizin des Universitätsklinikums Heidelberg oder über die Pfizer GmbH, Pfizerstr. 11, 76139 Karlsruhe.
Vorgänger-/ Originalversion	Spitzer, R.L., Kroenke, K. & Williams, J.B. (1999). Patient Health Questionnaire Primary Care Study Group. Validation and utility of a self-report version of PRIME-MD: The PHQ primary care study. *JAMA, 282*, 1737–1744.

Anwendungsbereich	Der PHQ-D wurde zur Anwendung in der Primärmedizin und in anderen Fachgebieten der Medizin entwickelt. Er ist mittlerweile aber auch für psychosomatische bzw. psychotherapeutische Patientengruppen validiert (Löwe et al., 2003, 2004b). Eine Anwendung des PHQ-D ist ab einem Mindestalter von 16 Jahren sinnvoll.
Zielsetzungen und Kurzbeschreibung	Der PHQ-D ist ein Instrument zum Screening, zur Diagnose sowie zur Verlaufsmessung spezifischer psychischer Störungen. Der PHQ-D wurde speziell zur Anwendung im Bereich der Medizin entwickelt und berücksichtigt deshalb die Bedürfnisse von Ärzten aus diesem Bereich nach hoher diagnostischer Aussagekraft bei gleichzeitig geringem Zeitaufwand. Da der PHQ-D im Sinne eines Modulsystems aufgebaut ist, können die Module für die einzelnen Störungsbereiche flexibel entsprechend der jeweiligen Fragestellung zusammengestellt werden. Gleichzeitig können Schweregrade erfasst werden, die insbesondere für Verlaufsuntersuchungen wichtig sind.
Art des Verfahrens	Selbstbeurteilungsverfahren („Paper & Pencil")
Technische Information	– 78 Items in 8 Modulen – Bearbeitungszeit: ca. 10 Minuten – Auswertungszeit: ca. 1 Minute – Für die Auswertung existieren Algorithmen in den gängigen Statistikprogrammen. Eine Version für Handheld-Computer (PDA) ist verfügbar.
Theoretischer Hintergrund	Theoretischer Hintergrund des PHQ-D ist das „Diagnostische und Statistische Manual für psychische Störungen" (DSM-IV-TR). Die einzelnen Items der Module fragen die diagnostischen Kriterien der jeweiligen Störung ab, die Auswertungsalgorithmen entsprechen denen

des DSM-IV. In Bezug auf die diagnostischen Kriterien des DSM-IV sind die Diagnosen des PHQ-D folgendermaßen gegliedert:

- **„Threshold Disorders":** Bei diesen Diagnosen werden die diagnostischen Kriterien des DSM-IV komplett abgefragt. Aufgrund dessen ist bei diesen Störungen mit dem PHQ-D eine Diagnosestellung nach DSM-IV möglich. Zu dieser Kategorie zählen: Major Depression, Panikstörung und Bulimia Nervosa.
- **„Subthreshold Disorders":** Hiermit sind Störungen gemeint, für die nicht alle diagnostischen Kriterien nach DSM-IV abgefragt werden, die aber dennoch schwer genug sind, um erhebliche Einschränkungen zu verursachen und die den Patienten häufig zum Arzt führen: andere depressive Störungen, andere Angststörungen, somatoforme Störungen, Binge-Eating-Störung und Alkoholabusus bzw. -abhängigkeit.

Entwicklung des Verfahrens

Der PHQ stellt eine Weiterentwicklung des PRIME-MD dar, einem zweistufigem Instrument, welches aus einem kurzen Screening und einem anschließendem Arztinterview besteht. Die Entwicklung zum einstufigen PHQ war notwendig geworden, da deutlich wurde, dass der ärztliche Zeitaufwand für das PRIME-MD-Interview mit durchschnittlich elf Minuten zu hoch war, um in die ärztliche Routine integriert werden zu können. Im direkten Vergleich mit dem PRIME-MD erreicht der PHQ mindestens gleichwertige diagnostische Kennwerte. Die Entwicklung beider Instrumente erfolgte kriteriumsorientiert; die Items des PHQ bilden in verständlicher Sprache die diagnostischen Kriterien des DSM-IV ab. Im Jahre 2006 wurde mit der Skala „Generalisierte Angst und andere Angststörungen" (GAD-7) eine neu entwickelte, validierte Skala zur Messung der generalisierten Angst und anderer Ängste in den PHQ integriert (Spitzer, et al., 2006; Kroenke, et al., 2007).

Die deutsche Version des PHQ wurde nach „State of the art"-Kriterien für Testübersetzungen in mehreren Schritten von Übersetzung und Rückübersetzung erstellt (Löwe et al., 2004a).

Aufbau und Auswertung

Die Module des PHQ beginnen in den meisten Fällen mit einer Stammfrage, bei der der Patient in vorgegebenen Kategorien angibt, wie häufig das jeweilige Symptome bei ihm auftritt (z. B. „Wie oft fühlten Sie sich im Verlauf der *letzten 2 Wochen* durch die folgenden Beschwerden beeinträchtigt?"):

- **Depressive Störungen (PHQ-9):** 9 Items, Beispielitem: „Wenig Interesse oder Freude an Ihren Tätigkeiten".
- **Somatoforme Störungen (PHQ-15):** 15 Items (davon 2 Items aus der dem Depressionsmodul, PHQ-9) Beispielitem: „Schmerzen im Brustbereich".
- **Panikstörung:** 15 Items (Komplettversion) bzw. 5 Items (Kurzform), Beispielitem: „Hatten Sie in den *letzten 4 Wochen* eine Angstattacke (plötzliches Gefühl der Furcht oder Panik?)".
- **Generalisierte Angst und andere Angststörungen (GAD-7):** 7 Items, Beispielitem: „Nicht in der Lage sein, Sorgen zu stoppen oder zu kontrollieren".
- **Essstörungen:** 8 Items, Beispielitem: „Haben Sie öfter das Gefühl, Sie könnten nicht kontrollieren, *wie viel* und *was* Sie essen?".
- **Alkoholabusus bzw. -abhängigkeit:** 6 Items, Beispielitem: „Sie hatten Schwierigkeiten mit anderen auszukommen, weil Sie getrunken hatten?".

- **Psychosoziale Stressoren:** 10 Items, Beispielitem: „Stress bei der Arbeit oder in der Schule".
- **Funktionsfähigkeit, medikamentöse Behandlung und Fragen speziell für Frauen:** 10 Items, Beispielitem: „Nehmen Sie Medikamente gegen Angst, Depressionen oder Stress?".

Gleichzeitig können Schweregrade von „Depressivität", „somatischen Symptomen", „Ängstlichkeit", „Stress", sowie die Funktionseinschränkungen durch psychische Symptome erfasst werden, die insbesondere für Verlaufsuntersuchungen wichtig sind.

Die Auswertung des PHQ-D erfolgt nach den diagnostischen Kriterien des DSM-IV (depressive Störungen: auch ICD-10), d. h. es muss pro Sektion jeweils eine vorgegebene Anzahl von Symptomen diagnostiziert werden. Die Auswertungsalgorithmen sind einfach und können nach kurzer Zeit per „Blickdiagnose" erfasst werden. Alternativ kann eine Auswertung mit Schablonen erfolgen. Die Auswertungsalgorithmen sind im Manual und Kurzmanual beschrieben. Die Schweregrade für Depressivität (Kroenke et al., 2001), Ängstlichkeit (Spitzer et al., 2006), Somatisierung (Kroenke et al., 2002) und Stress werden durch Summierung der Itemwerte bestimmt.

Der PHQ wurde als Selbstratinginstrument entwickelt, ist aber auch als Fremdratinginstrument validiert (Löwe et al., 2004c; Spitzer et al., 2006). Bei Anwendung des PHQ-D als Fremdratinginstrument werden die einzelnen Items dem Patienten vorgelesen, und der Patient gibt an, ob und in welcher Häufigkeit das entsprechende Symptom bei ihm vorhanden ist.

Gütekriterien

Objektivität: Der PHQ-D ist hinsichtlich seiner Durchführung und der Auswertung standardisiert und kann in dieser Hinsicht als objektiv gelten.

Reliabilität: Die interne Konsistenz für die kontinuierlichen Skalen beträgt: $r(\alpha) = .88$ für das Depressionsmodul, $r(\alpha) = .92$ für die Angstskala GAD-7 und $r(\alpha) = .79$ für das Somatisierungsmodul. Die Retestreliabilität des Depressionsmoduls liegt zwischen $ICC = .81$ und $ICC = .96$, die des Angstmoduls bei $ICC = .83$ (Kroenke et al., 2001; Löwe et al., 2004c; Spitzer et al., 2006).

Die Änderungssensitivität das PHQ-D wurde bisher in drei unabhängigen Studien unter naturalistischen Bedingungen, sowie unter psychotherapeutischer und pharmakologischer Intervention belegt. Damit kann der PHQ-D zur ökonomischen und validen Messung von Therapieeffekten eingesetzt werden (Löwe et al., 2004c, 2006).

Validität: Die Kriteriumsvalidität der deutschen Version des PHQ-D wurde an 528 Patienten unter Bezug auf das „Strukturierte Klinische Interview für DSM-IV (SKID-I)" als „Goldstandard" ermittelt. Dabei ergaben sich für die meisten Skalen ausgezeichnete Klassifikationseigenschaften (Sensitivität: 57 bis 98 %, Spezifität: 88 bis 96 %; Löwe et al., 2003, 2004a, 2004b). Die Konstruktvalidität des Instrumentes wird dadurch belegt, dass Patienten mit einer Diagnose im PHQ-D signifikant häufiger arbeitsunfähig und stärker psychosozial beeinträchtigt sind (Spitzer et al., 2006).

Akzeptanz: In der deutschen Validierungsstudie schätzten 96 % der Patienten und 97 % der Ärzte die Anwendung des PHQ-D als nützlich ein. Darüber hinaus glaubten 94 % der Patienten und 73 % der Ärzte, dass sich die Anwendung des PHQ-D günstig auf die Therapie auswirken würde (Löwe et al., 2003).

Vergleichswerte/ Normen

Aufgrund der Auswertung nach den diagnostischen Kriterien des DSM-IV (bzw. ICD-10) ist der PHQ-D in erster Linie ein kriterienorientiertes und kein normorientiertes Verfahren. Vergleichswerte für Depressions-, Angst- und Panikmodul liegen für repräsentative Stichproben der deutschen Allgemeinbevölkerung vor (N=2066) (Rief et al., 2004). Die durch den PHQ-D ermittelten Punktprävalenzen entsprechen gut den bekannten Punktprävalenzen depressiver Störungen und der Panikstörung in der deutschen Bevölkerung.

Kurzversionen

Die einseitige Kurzform des PHQ-D beschränkt sich auf depressive Störungen (auch Schweregrad), die Panikstörung und die Funktionseinschränkung durch psychische Symptome.

Zusätzlich liegen validierte Ultrakurzversionen des PHQ mit jeweils zwei Items für Depression (PHQ-2) (Löwe et al., 2005) und Angst (GAD-2) (Kroenke et al., 2007) vor.

Literatur

Kroenke, K., Spitzer, R.L. & Williams, J.B. (2001). The PHQ-9. Validity of a brief depression severity measure. *Journal of General Internal Medicine, 16,* 606–613.

Kroenke, K., Spitzer, R.L. & Williams, J.B. (2002). The PHQ-15: Validity of a New Measure for Evaluating the Severity of Somatic Symptoms. *Psychosomatic Medicine, 64,* 258–266.

Kroenke, K., Spitzer, R.L., Williams, J.B.W., Monahan, P. & Löwe, B. (2007). Anxiety disorders in primary care: prevalence, impairment, comorbidity, and detection. *Annals of Internal Medicine, 146,* 317–325.

Löwe, B., Gräfe, K., Zipfel, S., Spitzer, R.L., Herrmann-Lingen, C., Witte, S. et al. (2003). Detecting panic disorder in medical and psychosomatic outpatients: Comparative validation of the Hospital Anxiety and Depression Scale, the Patient Health Questionnaire, a screening question, and physicians' diagnosis. *Journal of Psychosomatic Research, 55,* 515–519.

Löwe, B., Gräfe, K., Zipfel, S., Witte, S., Loerch, B. & Herzog, W. (2004b). Diagnosing ICD-10 depressive episodes: superior criterion validity of the Patient Health Questionnaire. *Psychotherapy and Psychosomatics, 73,* 386–390.

Löwe, B., Kroenke, K. & Gräfe, K. (2005). Detecting and monitoring depression with a 2-item questionnaire (PHQ-2). *Journal of Psychosomatic Research, 58,* 163–171.

Löwe, B., Schenkel, I., Carney-Doebbeling, C. & Gobel, C. (2006). Responsiveness of the PHQ-9 to Psychopharmacological Depression Treatment. *Psychosomatics, 47,* 62–67.

Löwe, B., Spitzer, R.L., Gräfe, K., Kroenke, K., Quenter, A., Zipfel, S. et al. (2004a). Comparative validity of three screening questionnaires for DSM-IV depressive disorders and physicians' diagnoses. *Journal of Affective Disorders, 78,* 131–140.

Löwe, B., Unützer, J., Callahan, C.M., Perkins, A.J. & Kroenke, K. (2004c). Monitoring depression treatment outcomes with the Patient Health Questionnaire-9. *Medical Care, 42,* 1194–1201.

Rief, W., Nanke, A., Klaiberg, A. & Braehler, E. (2004). Base rates for panic and depression according to the Brief Patient Health Questionnaire: a population-based study. *Journal of Affective Disorders, 82,* 271–276.

Spitzer, R.L., Kroenke, K., Williams, J.B. & Löwe, B. (2006). A brief measure for assessing generalized anxiety disorder: the GAD-7. *Archives of Internal Medicine, 166,* 1092–1097.

WWW-Ressourcen	www.klinikum.uni-heidelberg.de/Gesundheitsfragebogen-fuer-Patienten-PHQ-D.6274.0.html
Autor des Beitrags	Prof. Dr. med. Dipl.-Psych. Bernd Löwe Klinik für Psychosomatische und Allgemeine Medizin Medizinische Universitätsklinik Heidelberg, INF 410 D-69120 Heidelberg E-Mail: bernd.loewe@med.uni-heidelberg.de

SCL-90-R

Die Symptom-Checkliste von Derogatis (deutsche Version)

Autorin	Gabriele Helga Franke
Quelle	Franke, G.H. (2002). *SCL-90-R: Symptom-Checkliste von L.R. Derogatis – Deutsche Version* (2., überarbeitete und neu normierte Aufl.). Göttingen: Beltz.
Bezugsquelle	Erhältlich beim Hogrefe Verlag unter www.testzentrale.de.
Vorgänger-/ Originalversion	Derogatis, L.R. (1977). *SCL-90-R, administration, scoring & procedures manual-I for the R(evised) version.* Johns Hopkins University, School of Medicine.
Anwendungsbereich	Die SCL-90-R kann im psychologischen und medizinpsychologischen, psychosozialen, psychotherapeutischen (Franke et al., 2005), psychiatrischen und medizinischen Kontext eingesetzt werden. Sie eignet sich für Jugendliche ab ca. 14 Jahren und Erwachsene, für Verlaufsbeschreibungen, Einzel- und Gruppenanwendungen.
Zielsetzung und Kurzbeschreibung	Die SCL-90-R ist ein Instrument zur Erfassung subjektiver Beeinträchtigung durch körperliche und psychische Symptome innerhalb eines Zeitraumes von sieben Tagen. Damit ergänzt sie in idealer Weise Verfahren zur Messung der zeitlich extrem variablen Stimmung und der zeitlich überdauernden Persönlichkeitsstruktur. Die Items sind sprachlich einfach formuliert und vermeiden psychopathologische Fachausdrücke, so weit sie nicht Einzug in die Umgangssprache gehalten haben. Die psychische Belastung, deren Ursachenforschung in verschiedensten, z.T. divergierenden theoretischen Modellen betrieben werden kann, kann mit Hilfe der SCL-90-R, als kurzem Screeninginstrument, schnell und ökonomisch erfasst werden.
Art des Verfahrens	Selbstbeurteilungsverfahren („Paper & Pencil")
Technische Informationen	– 90 Items auf 9 Skalen – Bearbeitungszeit: ca. 10 bis 15 Minuten – Auswertungszeit: ca. 20 bis 30 Minuten – Ein PC-gestütztes Auswertungsprogramm ist über das Hogrefe-Apparatezentrum (www.apparatezentrum.de) verfügbar.
Theoretischer Hintergrund	Bei der Entwicklung der SCL-90-R orientierten sich Derogatis und Kollegen an den in den 50er Jahren in den USA entwickelten Klassifikationskriterien des „Diagnostischen und Statistischen Manuals Psychischer Störungen" der „American Psychiatric Association". Die letzte Entwicklungsphase der SCL-90-R fiel in den Zeitrahmen zwischen DSM-II (1968) und der Neurorientierung durch das DSM-III (1980).

Entwicklung des Verfahrens

Die Vorformen der SCL-90-R wurden in den 1950er Jahren in den USA entwickelt, um Psychotherapieeffekte zu erfassen. In den 1960er Jahren wurden vor allem psychopharmakologische Studien begleitet. 1977 publizierte Derogatis die bis heute unveränderte, revidierte Version, die seitdem weltweit in mehr als 2000 verschiedenen wissenschaftlichen Studien eingesetzt wurde und wird (Derogatis, 1992).

Die erste Publikation zur Normierung der deutschsprachigen Version der SCL-90-R erfolgte Anfang der 1990er Jahre (Franke, 1992), Veröffentlichungen zur graphischen Gestaltung (Franke, 1996), zur Präsentation der Items nach dem Zufallsprinzip oder zu Skalen zusammengefasst sowie zur PC-unterstützten Darbietung (Franke, 1998) folgten. Bislang wurde der Nutzen der SCL-90-R im deutschsprachigen Raum in mehreren hundert publizierten Studien dokumentiert.

Eine Kurzversion der SCL-90-R, das „Brief Symptom Inventory" (BSI) wurde 2000 in deutscher Sprache publiziert und weltweit bislang in über 750 Studien eingesetzt.

Aufbau und Auswertung

Die SCL-90-R kann auf vier unterschiedlich abstrakten Ebenen ausgewertet werden: Den genauesten Überblick geben die Antworten bei den einzelnen Items (fünfstufige Likertskala von „überhaupt nicht" = 0 bis „sehr stark" = 4), neun Skalen informieren über die Belastung in syndromalen Bereichen, drei globale Kennwerte geben Auskunft über das Antwortverhalten bei allen Items und die Bestimmung, ob der Einzelfall der „Falldefinition" („case definition") nach Derogatis entspricht, ermöglicht die schnelle Identifizierung deutlich psychisch Belasteter. Ein Proband gilt als psychisch auffallend belastet und erfüllt damit die „Falldefinition", wenn der T-Wert beim globalen Kennwert GSI („Global Severity Index") und/oder bei zwei Skalen größer oder gleich 63 ist.

Jede der neun Skalen umfasst die dimensionalen Übergänge von „normaler" alltäglicher Symptombelastung bis zur psychopathologisch relevanten Symptomatik.

– Die 12 Items der Skala **Somatisierung** beschreiben einfache körperliche Belastungen bis hin zu funktionellen Störungen (z. B.: Item 12: „Wie sehr litten Sie in den letzten 7 Tagen unter Herz- oder Brustschmerzen?").

– Die zehn Items der Skala **Zwanghaftigkeit** umfassen leichte Konzentrations- und Arbeitsstörungen bis hin zur ausgeprägten Zwanghaftigkeit (z. B.: Item 9: „ … unter Gedächtnisschwierigkeiten?").

– Die Skala **Unsicherheit im Sozialkontakt** beschreibt mit neun Items leichte soziale Unsicherheit bis hin zum Gefühl völliger persönlicher Unzulänglichkeit (z. B.: Item 34: „ … unter Verletzlichkeit in Gefühlsdingen?").

– Mit 13 Items wird auf der Skala **Depressivität** Traurigkeit bis hin zur klinisch manifesten Depression erfragt (z. B.: Item 30: „ … unter Schwermut?").

– Die Skala **Ängstlichkeit** erfasst mit zehn Items körperlich spürbare Nervosität bis hin zu tiefer Angst (z. B.: Item 2: „ … unter Nervosität oder innerem Zittern?").

– Auf der Skala **Aggressivität/Feindseeligkeit** werden mit sechs Items Reizbarkeit und Unausgeglichenheit bis hin zu Aggressionen erfasst (z. B.: Item 11: „ … dem Gefühl, leicht reizbar oder verärgerbar zu sein?").

– Die Skala **Phobische Angst** beschreibt mit sieben Items ein leichtes Gefühl von Bedrohung bis hin zu massiver phobischer Angst (z. B.: Item 13: „ … Furcht auf offenen Plätzen oder auf der Straße?").

- Misstrauen und Minderwertigkeitsgefühle bis hin zu paranoidem Denken werden durch die sechs Items der Skala **Paranoides Denken** abgebildet. (z. B.: Item 8: „ … dem Gefühl, dass andere an den meisten Ihrer Schwierigkeiten schuld sind?").
- Das Gefühl der Isolation und Entfremdung bis hin zu psychotischen Episoden wird durch die zehn Items der Skala **Psychotizismus** erfasst (z. B.: Item 7: „ … der Idee, dass irgend jemand Macht über ihre Gedanken hat?").

Der globale Kennwert GSI misst die psychische Belastung bei allen Items, der PSDI („Positive Symptom Distress Index") misst die Intensität im Antwortverhalten und der PST („Positive Symptom Total") gibt Auskunft über die Anzahl der Symptome, bei denen eine Belastung vorliegt.

Bei der Auswertung wird nach der Falldefinition vorgegangen und ein Proband gilt als psychisch belastet, wenn der T-Werte beim GSI und/oder bei zwei Skalen größer oder gleich 63 ist.

Ergänzende Verfahren

Zur Ergänzung können persönlichkeitsdiagnostische Verfahren wie das „Freiburger Persönlichkeitsinventar" (FPI-R) oder das „Inventar zur Erfassung Interpersonaler Probleme" (IIP-D) herangezogen werden.

Der Einsatz dieser Verfahren ist insofern gerechtfertigt, als diese eine Ergänzung der bisherigen Informationen darstellen. Weiterhin können Verfahren eingesetzt werden, die aufgrund der Auswertung der SCL-90-R zur vertieften Diagnostik notwendig werden.

Gütekriterien

Objektivität: Die Durchführungs-, Auswertungs- und Interpretationsobjektivität sind gegeben. Zu Auswertung größerer Stichproben empfiehlt es sich, auf die computergestützte Auswertung zurückzugreifen.

Reliabilität: In einer Stichprobe von stationären Psychotherapieklienten ($N = 5057$) lag die interne Konsistenz (Cronbach's Alpha) zwischen $r_{min} = .74$ und $r_{max} = .97$; bei 2141 Erwachsenen zwischen $r_{min} = .75$ und $r_{max} = .97$ und bei 800 Studierenden zwischen $r_{min} = .61$ und $r_{max} = .96$. Die Retestreliabilität (zweite Messung nach einer Woche) bei 80 Studierenden rangierte zwischen $r_{min} = .69$ und $r_{max} = .92$.

Validität: Den Items kann „face validity" zugesprochen werden. Die faktorielle Validitätsprüfung zeigte, dass v. a. in klinischen Gruppen nur sehr wenige Items keine Zuordnungsstabilität zu den Originalfaktoren aufweisen. Inhaltlich stimmige korrelative Zusammenhänge zu Befindens- und Störungsmassen sowie zu Persönlichkeitsaspekten konnten nachgewiesen werden (Franke, 2002). Die SCL-90-R ist in der Lage, zwischen gesunden Personen und Patienten sowie zwischen verschiedenen Patientengruppen zu trennen (Franke et al., 1995).

Vergleichswerte/ Normen

Für die SCL-90-R liegen nach Geschlecht und Alter differenzierte Normen für Jugendliche ($N = 857$), Erwachsene ($N = 2141$) sowie nach Geschlecht differenzierte Normen für Studierende ($N = 800$) vor.

Kurzversion

Als Kurzversion liegt das BSI mit 53 Items vor. Das BSI ist im Itemumfang reduziert und hinsichtlich der Auswertung, der Skalen und der globalen Kennwerte identisch.

Literatur

Derogatis, L.R. (1992). *SCL-90-R, Administration, Scoring & Procedures Manual-II for the R(evised) Version and other Instruments of the Psychopathology Rating Scale Series.* Townson: Clinical Psychometric Research, Inc.

Franke, G.H. (1992). Eine weitere Überprüfung der Symptom-Check-Liste (SCL-90-R) als Forschungsinstrument. *Diagnostica, 38,* 160–167.

Franke, G.H. (1996). Effekte von Typographie und Itempositionierung in der Fragebogendiagnostik. *Zeitschrift für Differentielle und Diagnostische Psychologie, 17,* 187–200.

Franke, G.H. (1998). *Computerunterstützte psychodiagnostische Selbstbeurteilungsverfahren im Äquivalenztest.* Lengerich: Pabst.

Franke, G.H., Hoffmann, T. & Frommer, J. (2005). Entspricht die Symptombesserung vier Wochen nach Behandlungsbeginn dem Erfolg in der Ein-Jahres-Katamnese? Eine Studie zur stationären psychodynamischen Psychotherapie. *Zeitschrift für Psychosomatische Medizin und Psychotherapie, 51,* 360–372.

Franke, G.H., Jäger, H. & Stäcker, K.-H. (1995). Die Symptom-Check-Liste – SCL-90-R – im Einsatz bei HIV-infizierten Patienten. *Zeitschrift für Differentielle und Diagnostische Psychologie, 16,* 195–208.

WWW-Ressourcen

www.scl-90-r.de

Autorin des Beitrags

Prof. Dr. Gabriele Helga Franke
Hochschule Magdeburg-Stendal (FH)
Osterburger Str. 25
D-39576 Stendal
E-Mail: gabriele.franke@hs-magdeburg.de

SCQ

Self-Administered Comorbidity Questionnaire

Autor(inn)en der Originalversion	Oliver Sangha, Gerold Stucki, Matthew H. Liang, Anne H. Fossel, Jeffrey N. Katz
Quelle	Es liegt keine deutschsprachige Publikation vor.
Bezugsquelle	Die deutsche Version und Versionen in weiteren 26 Sprachen sind bei der ICF Research Branch am Institut für Gesundheits- und Rehabilitationswissenschaften der Ludwig-Maximilians-Universität in München erhältlich: www.icf-research-branch.org.
Originalversion	Sangha, S., Stucki, G., Liang M.H., Fossel, A.H. & Katz, J.N. (2003). The Self-Administered Comorbidity Questionnaire: A New Method to Assess Comorbidity for Clinical and Health Service Research. *Arthritis & Rheumatism, 49*, 156–163.
Anwendungsbereich	Der SCQ ist ein Messinstrument zur Erfassung von Gesundheitsproblemen und Komorbiditäten, das sowohl in der klinischen Praxis als auch in der Forschung eingesetzt werden kann. Der SCQ ist besonders geeignet in Einrichtungen ohne medizinische Dokumentation.
Zielsetzung und Kurzbeschreibung	Der SCQ ist ein kurzer Fragebogen, zur Selbstbeurteilung von Gesundheitsproblemen und Komorbiditäten, deren Behandlung und damit einhergehenden Aktivitätseinschränkungen. Der SCQ zeigt sich als ein effizientes Instrument, das die Funktionsfähigkeit von Patienten erfasst und sowohl im klinischen Alltag als auch in der Forschung eingesetzt werden kann.
Art des Verfahrens	Selbstbeurteilungsverfahren („Paper-Pencil")
Technische Informationen	– 36 Items, die sich auf 12 Gesundheitsprobleme beziehen – Bearbeitungszeit: 5 bis 10 Minuten – Auswertungszeit: unter Anwendung der SPSS-Syntax ≤ 5 Minuten (SPSS-Syntax erhältlich an der ICF Research Branch)
Theoretischer Hintergrund	Mit dem SCQ erhalten Personen ohne medizinische Vorkenntnisse die Möglichkeit, verschiedene internistische Gesundheitsprobleme und Erkrankungen des Bewegungsapparats, bzw. Komorbiditäten und deren Behandlung und daraus resultierende Aktivitätseinschränkungen zu dokumentieren. Die Erfassung von Komorbiditäten liefert wesentliche prognostische Informationen, vor allem hinsichtlich Mortalität (Iezzoni et al., 1992), chirurgischen Ergebnissen (Katz et al., 1991), Komplikationen (Greenfield, et al., 1993) des Funktionszustandes (Katz et al., 1994), der voraussichtlichen Krankenhausaufenthaltsdauer (Cleary et al., 1991) und des Entlassungszeitpunktes (Deyo et al., 1992). Viele Instrumente zur Erfassung von Komorbiditäten, wie auch der „Charlson Index", wurden entwickelt, um die Mortalitätsrate von stationären Pati-

enten vorhersagen zu können. Aus diesem Grund haben diese Instrumente lediglich begrenzte Anwendungsmöglichkeiten, die Funktionsfähigkeit eines Patienten zu erfassen. Zunehmend richten sich jedoch Studien bezüglich der Effektivität medizinischer Versorgung auf Parameter wie Funktionsfähigkeit und Lebensqualität. Der SCQ zeigt sich als ein effizientes Instrument, das die Funktionsfähigkeit von Patienten mit Gesundheitsproblemen und Komorbiditäten erfasst.

Entwicklung des Verfahrens

Eine Gruppe von fünf Medizinern wählte 12 Gesundheitsstörungen aus: Auswahlkriterium war die Häufigkeit des Auftretens der Erkrankung im klinischen Alltag und die Anzahl in publizierten und verwendeten Instrumenten zur Erhebung von Komorbiditäten, wie dem standardisierten, medizinischen, dokumentationsbasierten „Charlson Index", der „Cumulative Illness Rating Scale" (CIRS) und dem „Index of Co-existent Disease" (ICED).

Im Rahmen einer Pilotstudie mit 20 Patienten wurden die Fragen auf Verständlichkeit und Umfang getestet. Anschließend wurde der SCQ in einer Querschnittstudie an 170 stationäre Patienten aus drei Allgemeinkrankenhäusern und drei chirurgischen Notfallstationen in Boston, USA, validiert. Als Referenzinstrument wurde der „Charlson Index", ein häufig eingesetztes dokumentationsbasiertes Instrument verwendet.

Ein Jahr nach der Befragung wurde die Vorhersagevalidität des SCQ überprüft. Zur Erfassung des Gesundheitszustandes wurde der validierte SF-36 Health Survey herangezogen. Anhand verschiedener Parameter wie Krankenhauskosten, Dauer des Krankenhausaufenthaltes, Verschreibung von Medikamenten oder Kauf eines nicht verschriebenen Medikamentes wurde die Inanspruchnahme des Gesundheitswesens im Laufe dieses Jahres berechnet.

Hinsichtlich der Übersetzungsprozedur wurde nach Aussagen der Autoren das Verfahren der Hin- und Rückübersetzung angewandt.

Aufbau und Auswertung

Mit dem SCQ werden folgende 12 Gesundheitsstörungen abgefragt: Arthritis (Gelenkerkrankung), Blutarmut oder andere Bluterkrankung, Diabetes (Zuckerkrankheit), Gemütserkrankung oder Depression, Herzerkrankung, hoher Blutdruck, Krebs, Lungenerkrankung, Lebererkrankung, Magengeschwür oder Magen-/Darmerkrankung, Nierenerkrankung, Rückenleiden.

Die Beurteilung erfolgt in drei Schritten. Mit Frage 1 gilt es abzuschätzen, ob das spezifische Gesundheitsproblem vorliegt; mit Frage 2 ist zu beantworten, ob das spezifische Gesundheitsproblem behandelt wird; und Frage 3 erfragt eventuell vorhandene Aktivitätseinschränkungen. Optional können drei weitere Gesundheitsstörungen angegeben werden und ebenfalls hinsichtlich der momentanen Behandlung und vorhandenen Aktivitätseinschränkungen beurteilt werden.

Die Antwortmöglichkeiten sind jeweils mit „Nein" (0) oder „Ja" (1) kodiert. Maximal können pro Gesundheitsstörung drei Punkte vergeben werden. Es kann ein maximaler Score von 36 bzw. 45 Punkten erreicht werden. Der Algorithmus für die Berechnung der SCQ-Skalenwerte ist auf Anfrage bei der ICF Research Branch erhältlich.

Gütekriterien

Reliabilität: Retestreliabilität des SCQ ergab bei 26 Patienten einen Intraclass-Korrelationskoeffizienten von .94 (95 % KI: .72, .99). Für einzelne Erkrankungen, die sowohl im SCQ als auch im Charlson Index evaluiert werden, war die Retestreliabilität moderat bis hoch, mit einem Kappa von .40 für Rückenschmerzen und > .90 für Herzerkrankung,

Bluthochdruck, Lungenkrankheit, Diabetes, Anämie oder Depression (Landis et al., 1977).

Validität: Der SCQ weist akzeptable Zusammenhänge mit dem „Charlson Index" auf (Spearman r = .32). Wurden in die Analyse nur jene Items (Krankheiten) miteinbezogen, die miteinander vergleichbar sind, erhöhte sich der Zusammenhang (Spearman r = .55).

Vorhersagevalidität: Es zeigten sich akzeptable Zusammenhänge zwischen dem SCQ und dem SF-36 zur Erfassung des Gesundheitszustandes nach einem Jahr. Die größte Vorhersagevalidität erreichte die Subskala „Körperliche Funktionsfähigkeit" des SF-36. Des Weiteren zeigten sich moderate Zusammenhänge des SCQ mit verschiedenen Parametern zur Berechnung der Inanspruchnahme des Gesundheitswesens im Laufe dieses Jahres.

Der SCQ ist in vielen Sprachen verfügbar, jedoch liegen noch keine Ergebnisse bezüglich psychometrischer Gütekriterien, wie Reliabilität, Validität und Sensitivität vor. Studien zur Validierung sind in Gange.

Normen

Liegen nicht vor.

Literatur

Cleary, P.D., Greenfield, S., Mulley, A.G., Pauker, S.G., Schroeder, S.A., Wexler, L. et al. (1991). Variations in length of stay and outcomes for six medical and surgical conditions in Massachusetts and California. *JAMA: The Journal of the American Medical Association, 266*, 73–79.

Deyo, R.A., Cherkin, D. & Ciol, M.A. (1992). Adapting a clinical comorbidity index for use with ICD-9-CM administerative databases. *Journal of Clinical Epidemiology, 45*, 613–619.

Greenfield, S., Apolone, G., McNeil, B.J. & Cleary P.D. (1993). The importance of co-existent disease in the occurrence of postoperative complications and one-year recovery in patients undergoing total hip replacement. *Medical Care, 31,*141–154.

Iezzoni L.I., Foley, S.M., Daley J., Hughes, J., Fischer, E.S. & Heeren, T. (1992). Comorbities, complications, and coding bias: Does the number of diagnosis codes matter in predicting in-hospitals mortality? *JAMA: The Journal of the American Medical Association, 267*, 2197–2203.

Katz, J.N., Lipson, S.J., Larson, M.G., McInnes, J.M., Fossel, A.H. & Liang, M.H. (1991). The outcome of decompression laminectomy for degenerative lumbar spinal stenosis. *The Journal of Bone and Joint Surgery. American Volume, 73*, 809–816.

Katz, J.N., Wright, E.A., Guadagnoli, E., Liang, M.H., Karlson, E.W. & Clearly, P.D. (1994). Differences between men and woman undergoing major orthopaedic surgery for degenerative arthritis. *Arthritis & Rheumatism, 37*, 687–694.

Landis, J.R., & Koch, G.G. (1977). The measurement of observer agreement for categorical data. *Biometrics, 33*, 159–174.

WWW-Ressourcen

www.icf-research-branch.org

Autorinnen des Beitrags

Edda Amann, Dipl.-Psych., MPH
Andrea Gläßel, MPH, MSc. Neuroreha, BSc. PT
Institut für Gesundheits- und Rehabilitationswissenschaften
ICF Research Branch, Ludwig-Maximilians-Universität München
Marchioninistr. 17, D-81377 München
E-Mail: Edda.Amann@med.uni-muenchen.de
E-Mail: Andrea.Glaessel@med.uni-muenchen.de

Abschnitt A9

Rehabilitations- und Behandlungszufriedenheit

FBR-Z

Fragen zur Patientenzufriedenheit aus dem Fragebogen
zur Beurteilung der Rehabilitation – Somatische Indikationen

Autor(inn)en	Heiner Raspe, Ulrike Weber, Sabine Voigt, Anja Kosinski, Hanno Petras
Quelle	Raspe, H., Weber, U., Voigt, S., Kosinski, A. & Petras, H. (1997). Qualitätssicherung durch Patientenbefragungen in der medizinischen Rehabilitation: Wahrnehmungen und Bewertungen von Rehastrukturen und -prozessen (Rehabilitandenzufriedenheit). *Rehabilitation, 36,* XXXI–XLII.
Bezugsquelle	Erhältlich bei der „Deutschen Rentenversicherung Bund" unter www.deutsche-rentenversicherung-bund.de (→ Sozialmediziner und Forschung → Qualitätssicherung → Patientenbefragungen)
Anwendungsbereich	Messung von Patientenzufriedenheit bei erwachsenen Patienten in der stationären medizinischen Rehabilitation. Bei unterschiedlichen somatischen Indikationen einsetzbar, für die Indikationen „Psychosomatik" und „Abhängigkeitserkrankungen" liegt eine eigene Fragebogenversion vor (vgl. Winnefeld & Nischan, 2002).
Zielsetzung und Kurzbeschreibung	Erfassung verschiedener Dimensionen der Patientenzufriedenheit nach stationärer medizinischer Rehabilitation. Die Dimensionen sind Teil eines umfassenden „Fragebogen zur Beurteilung der Rehabilitation – Somatischer Bereich" mit insgesamt 168 Items, in dem u. a. mittels direkter Veränderungsmessung Veränderungen durch die Rehabilitation und der aktuelle Gesundheitsstatus nach der Rehabilitation erfasst werden. Er wird im Rahmen der Qualitätssicherung der Deutschen Rentenversicherung in regelmäßigen Abständen einer Zufallsauswahl von 15 % aller Patienten einer Klinik acht bis 12 Wochen nach dem Reha-Aufenthalt zugesendet.
Art des Verfahrens	Selbstbeurteilungsverfahren („Paper & Pencil")
Technische Informationen	– 8 Subskalen mit 28 Items – Bearbeitungszeit: ca. 5 bis 10 Minuten – Auswertungszeit: ca. 5 Minuten – SPSS-Auswertungs-Syntax bei den Autoren des Beitrags erhältlich.
Theoretischer Hintergrund	Inhaltlich sollen drei Leistungsbereiche abgebildet werden, aus denen die im FBR-Z erfassten Dimensionen resultieren: therapeutische Funktionsbereiche, Reha-Konzeption und Hotel- bzw. Serviceleistungen. Gleichzeitig wurden fünf spezifische Dimensionen von Ansprüchen an Leistungen formuliert, die zur inhaltlichen Bewertung der Leistungsbereiche herangezogen werden: Organisiertheit, Humanität, fachliche Kompetenz, Integration/Ganzheitlichkeit, Orientierung an ICIDH (jetzt ICF). Der Fragebogen sollte sensitiv für Unzufriedenheit sein, daher

wurde auf die Verwendung des Begriffs „Zufriedenheit" verzichtet. Der Fragebogen kombiniert Angaben zu „Leistungsangeboten" (reporting) mit „Leistungsbewertungen" (rating).

Entwicklung des Verfahrens

Phase 1: Entwicklung des Instruments (Raspe et al., 1996, 1997) a) Literaturrecherche zum Forschungsstand der Zufriedenheitsforschung, b) leitfadengestützte Interviews mit 24 Rehabilitanden, c) Auswertung von über 100 Beschwerdeschreiben, d) Analyse von im Bereich der Rentenversicherungsträger eingesetzten Instrumenten, e) vergleichende Analyse mit englischsprachigen Instrumenten, f) Prätest in vier Fokusgruppen mit Patienten unterschiedlicher Indikationen.

Phase 2: Feld-Prätests: Überprüfung und Weiterentwicklung des Instruments an über 1 000 LVA- und 5 000 BfA-Patienten

Phase 3: Routinenutzung (seit 1997), psychometrische Analysen (Bühner & Raspe, 2000, 2003)

Phase 4: Überarbeitung (Bühner & Raspe, 2004); aktuell Überprüfung einer grundlegend überarbeiteten Version (Ziegler et al., 2006)

Aufbau und Auswertung

Dimensionen der Patientenzufriedenheit mit Beispielitems:
- **Arzt** (3 Items): „Die Ärztin / Der Arzt hat mir alles, was mit meinen Beschwerden zusammenhängt, verständlich erklärt."
- **Pflege** (2 Items): „Die Pflegekräfte waren einfühlsam und verständnisvoll."
- **Psychologische Betreuung** (3 Items): „Ich habe die für mich richtige psychologische Betreuung erhalten."
- **Rehabilitationsplan und -ziele** (4 Items): „In der Rehabilitationsklinik wurde sehr viel Wert darauf gelegt, die Rehabilitationsziele und Behandlungen mit mir abzustimmen."
- **Klinik und Unterbringung** (4 Items): „Wie beurteilen Sie Größe und Ausstattung Ihres Zimmers?"
- **Beurteilung von Behandlungen** (7 x 2 Items) **und Schulungen/Vorträge** (3 x 2 Items): „Lehrküche: teilgenommen? … falls ja, Urteil: …"
- **Umfang der Betreuung** (3 Items): „Ich habe zu wenig ärztliche Betreuung erhalten."

Die Skala „Klinik und Unterbringung" umfasste nach der ersten Fertigstellung des Fragebogens drei Items, die Items der Skala „Umfang der Betreuung" wurden erst nachfolgend hinzugefügt. Die Antwortskalen aller Beurteilungsitems sind fünfstufig, unterscheiden sich allerdings in ihrer sprachlichen Kennzeichnung. Die Antwortkategorien der Items der Dimensionen „Arzt", „Pflege", „Psychologische Betreuung", „Rehabilitationsplan und -ziele" sowie „Umfang der Betreuung" sind sprachlich gekennzeichnet von „trifft überhaupt nicht zu" bis „trifft voll und ganz zu", die Items der Dimension „Klinik und Unterbringung" von „sehr schlecht" bis „sehr gut". Bei den Items der Dimension „Beurteilung von Behandlungen" und „Schulungen/Vorträge" sind nur die Extremkategorien mit „sehr schlecht" bzw. „sehr gut" gekennzeichnet. Die Skalenwerte werden durch ungewichtetes Aufsummieren der Itemwerte und anschließender Division durch die Itemanzahl berechnet, wenn mindestens die Hälfte der Items valide Werte aufweisen.

Gütekriterien

Reliabilität: Die Retestkoeffizienten (Pearson-Korrelationen r_{tt}) basieren auf einer Studie mit 141 Rehabilitanden, interne Konsistenzen (Cronbach's Alpha) auf den Analysen aus Phase 2 der Fragebogenentwicklung (Raspe et al., 1997) sowie umfangreichen Routinedaten aus Phase 3 (Bühner & Raspe, 2000): „Arzt": r_{tt} = .75; α = .79 bis .88; „Pflege": r_{tt} = .51; α = .83 bis .93; „Psychologische Betreuung": r_{tt} = .74; α = .81 bis .98; „Rehabilitationsplan und -ziele": r_{tt} = .75; α = .83 bis .90; „Klinik und Unterbringung": r_{tt} = .78; α = .74 bis .77; „Beurteilung von Behandlungen": α = .81 bis .88; „Beurteilung von Schulungen/Vorträgen": α = .75 bis .83; „Umfang der Betreuung": α = .63 bis .70.

Konvergente Validität: Zusammenhang „Patientenzufriedenheit" mit „Gesamtbewertung des Aufenthaltes" (Raspe et al., 1996): „Arzt" (.44 bis .56), „Pflege" (.37 bis .39), „Psychologische Betreuung" (.35 bis .44), „Rehabilitationsplan und -ziele" (.48 bis .53), „Klinik und Unterbringung" (.50 bis .52).

Faktorielle Validität: Passung der achtdimensionalen Struktur explorativ und konfirmatorisch überprüft und gegen einfaktorielles Modell getestet (Bühner & Raspe, 2000).

Konstruktvalidität: Nachweise systematischer Variation der Patientenzufriedenheit zwischen den Kliniken nach Adjustierung relevanter patientenseitiger Faktoren als Voraussetzung für Klinikvergleiche (Bühner & Raspe, 2000).

Vergleichswerte/ Normen

Über alle Indikationen hinweg finden sich Mittelwerte und Standardabweichungen der Patientenzufriedenheitsskalen sowie der Anteil fehlender Werte bei Raspe und Kollegen (1997). Angaben zu Klinikmittelwerten und ihrer Variation finden sich bezogen auf einzelne Indiktionsbereiche in Bühner und Raspe (2000).

Literatur

Bühner, M. & Raspe, H. (2000). *Zwischenbericht – Weiterentwicklung der jetzigen Routine der Patientenbefragung im Bereich der stationären Rehabilitation.* Lübeck: Institut für Sozialmedizin.

Bühner, M. & Raspe, H. (2003). Adjustierung von Klinikmittelwerten bei der Einpunktmessung am Beispiel von Patientenzufriedenheit. In Deutsche Rentenversicherung Bund (Hrsg.), *12. Rehabilitationswissenschaftliches Kolloquium* (DRV-Schriften, Bd. 40; S. 146–147). Frankfurt a. M.: Deutsche Rentenversicherung Bund.

Bühner, M. & Raspe, H. (2004). *Abschlussbericht zur Patientenbefragung der Rentenversicherung.* Marburg, Lübeck: Institut für Sozialmedizin.

Raspe, H., Voigt, S., Herlyn, K., Feldmeier, U. & Meier-Rebentisch, K. (1996). Patienten-„Zufriedenheit" in der medizinischen Rehabilitation – ein sinnvoller Outcome-Indikator? *Gesundheitswesen, 58,* 372–378.

Winnefeld, M. & Nischan, P. (2002). Stationäre Suchtrehabilitation aus Patientensicht – Patientenbefragungen im Rahmen der Reha-Qualitätssicherung der BfA. *Sucht aktuell, 9,* 34–40.

Ziegler, M., Bühner, M. & Raspe, H. (2006). Einsatz der kognitiven Survey Technik zur Verbesserung des Fragebogens zur Patientenzufriedenheit in der Rehabilitation. In Deutsche Rentenversicherung Bund (Hrsg.), *15. Rehabilitationswissenschaftliches Kolloquium* (DRV-Schriften, Bd. 64; S. 213–215). Berlin: Deutsche Rentenversicherung Bund.

Autor(inn)en des Beitrags

Dr. Thorsten Meyer, Dr. Ruth Deck, Prof. Dr. Dr. Heiner Raspe
Institut für Sozialmedizin
Universitätsklinikum Schleswig-Holstein, Campus Lübeck
Beckergrube 43–47, D-23552 Lübeck
E-Mail: thorsten.meyer@uk-sh.de

ZUF-8

Fragebogen zur Messung der Patientenzufriedenheit

Autoren	Jürgen Schmidt, Friedhelm Lamprecht, Werner W. Wittmann
Quelle	Schmidt, J., Lamprecht, F. & Wittmann, W. W. (1989). Zufriedenheit mit der stationären Versorgung. Entwicklung eines Fragebogens und erste Validitätsuntersuchungen. *Psychotherapie, Psychosomatik und medizinische Psychologie, 39*, 248–255.
Bezugsquelle	Erhältlich beim Autor dieses Beitrags oder der „Gesellschaft für Qualität im Gesundheitswesen" (GfQG) unter www.gfqg.de.
Vorgänger-/ Originalversion	Attkisson, C. C. & Zwick, R. (1982). The Client Satisfaction Questionnaire. *Evaluation and Program Planning, 5*, 233–237.
	Der amerikanische CSQ-8, konzipiert für den ambulanten Versorgungsbereich, ist das Vorbild für den ZUF-8. Für die deutsche Adaptation waren wegen des ursprünglich angedachten Anwendungsbereichs teilweise veränderte Itemformulierungen notwendig.
Anwendungsbereich	Stationäre Behandlungen in Rehabilitationskliniken oder Krankenhäusern, stationäre Psychotherapie bzw. psychosomatische Rehabilitation; anwendbar bei Patienten ab etwa 16 Jahren.
Zielsetzung und Kurzbeschreibung	Der Fragebogen ist konzipiert als eindimensionales Zufriedenheitsmaß. Mit der Skala ZUF-8 soll die allgemeine bzw. generelle Zufriedenheit mit der erhaltenen Reha- bzw. Klinikbehandlung erfasst werden.
Art des Verfahrens	Selbstbeurteilungsverfahren („Paper & Pencil").
Technische Informationen	– 8 Items – Bearbeitungszeit: ca. 2 bis 5 Minuten – Auswertungszeit: ca. 2 bis 5 Minuten – Automatisierte Auswertung möglich.
Theoretischer Hintergrund	Untersuchungen zur „consumer satisfaction" in Mental-health-Einrichtungen waren in den USA bereits zu Beginn der 80er Jahre weit verbreitet. Lebow stellte aber 1983 in einem Review-Artikel fest, dass die Methodologie dieser Studien oft schwach war. Darüber hinaus gab es zur Messung der Patientenzufriedenheit nur wenige verbreitete Instrumente. Eine Ausnahme stellte der „Client Satisfaction Questionnaire" (CSQ) von Attkisson und Zwick (1982) dar, der in einer 31-Items-Version – zwei Parallelformen mit jeweils 18 Items und einer Kurzform mit acht Items (CSQ-8) – vorlag. Da der CSQ-8 mit den längeren Versionen hoch korrelierte und zudem über ausgezeichnete psychometrische Eigenschaften verfügte, stellte diese Kurzform die Vorlage für die deutsche ZUF-8-Entwicklung dar.

Entwicklung des Verfahrens

Die Testentwicklung erfolgte an einer Patientenstichprobe aus dem Bereich der psychosomatischen Rehabilitation (N=289; vgl. Schmidt et al., 1989). Neben der Kurzversion wurden auch zwei längere Fassungen überprüft (TOTAL-17, ZUF-15), die allerdings bei weitgehend übereinstimmenden Resultaten (Trennschärfekoeffizienten, faktorielle Struktur, Reliabilität) keinen weiteren Informationsgewinn erbrachten.

Aufbau und Auswertung

Die acht Items sind als Fragen formuliert (Beispiel: „Würden Sie einem Freund bzw. einer Freundin unsere Klinik empfehlen, wenn er oder sie eine ähnliche Hilfe benötigen würde?") und haben jeweils vier Antwortmöglichkeiten ohne eine „neutrale" Position.

Die Antworten werden jeweils mit einem bis vier Punkten verrechnet, wobei vier der acht Items negativ gepolt sind. Nach entsprechender Umpolung werden alle acht Itemwerte zu einem Gesamtscore, dem Skalenwert ZUF-8, summiert. Auf diese Weise ergibt sich ein theoretischer Skalenrange zwischen 8 und 32. Hohe Skalenwerte kennzeichnen große, niedrige Skalenwerte eine geringe „Zufriedenheit".

Ergänzende Verfahren

Der ZUF-8 eignet sich sehr gut zur Abschätzung der globalen Patientenzufriedenheit. Zum Zwecke umfassender und aussagefähiger Zufriedenheits- bzw. Qualitätsanalysen und/oder im Rahmen des Qualitätsmanagements in Einrichtungen sind jedoch zusätzliche Erhebungsinstrumente erforderlich, welche in differenzierter Form bestimmte Qualitätsbereiche einer Einrichtung beleuchten. Weiterhin sollten Untersuchungen der Patientenzufriedenheit stets auch andere Aspekte der Ergebnisqualität einbeziehen (z. B. Veränderungen des Gesundheitszustandes und der Lebensqualität).

Gütekriterien

Die Skalenkennwerte und die Gütekriterien des ZUF-8 wurden in zahlreichen Studien mit mehreren zehntausenden Patienten wiederholt analysiert. Die Kennwerte des ZUF-8 erwiesen sich dabei über viele Studien als stabil. Im Rahmen einer großen Routinebefragung (N=53 177; vgl. Kriz et al., in press) wiesen die Einzelitems im Durchschnitt eine Missing-Data-Quote von 3.4 % auf. Die Itemanalyse ergab eine mittlere Trennschärfe von $r_{is}=.69$ (keine Trennschärfe lag unter dem Richtwert von .30). Die Items korrelieren untereinander mit Werten zwischen $r=.43$ und $r=.79$.

Verteilung der Skalenwerte: Typischerweise zeigt sich in Untersuchungen eine deutliche Linksschiefe der Skalenverteilung, d. h. eine insgesamt hohe Zufriedenheit der Patienten.

Reliabilität: Die interne Konsistenz (Cronbach's Alpha) der Skala liegt je nach Stichprobe zwischen .87 und .93.

Faktorielle Validität: Die Eindimensionalität des ZUF-8 wurde wiederholt empirisch bestätigt. Faktorenanalysen ergaben in allen bisherigen Studien einen dominierenden Hauptfaktor, der je nach Stichprobe 50 % bis 60 % der Gesamtvarianz aufklären konnte.

Konkurrente Validität: In mehreren Studien zeigte sich übereinstimmend, dass die Ausprägung der zum Zeitpunkt der Entlassung gemessenen ZUF-8-Skalenwerte tatsächlich – im Sinne der Messintention – substanziell durch die Patientenwahrnehmung von Behandlungs- und Klinikmerkmalen beeinflusst wird (vgl. Kriz et al., in press; Schmidt et al., 1994).

1) Zusammenhänge mit zeitgleich erhobenen Qualitätsbeurteilungen von Patienten: In einer Routinebefragung mit Reha-Patienten aus unterschiedlichen Hauptindikationsbereichen zeigten sich deutliche Beziehungen zwischen ZUF-8 und skalierten Qualitätseinschätzungen (z. B. Bewertung der Behandlung, der Unterbringung, der Verpflegung), sowie mit einem „Multiplen Qualitätsindex" (Kennwert aus insgesamt sechs Skalen). Das multiple R zwischen ZUF-8 und den 21 Einzelaspekten lag bei .78, d. h. die Qualitätsbewertungen konnten insgesamt 60 % (adjustiert) der ZUF-8-Varianz erklären.

2) „Erleben einer hilfreichen therapeutischen Beziehung" (HAQ-Skala nach Luborsky): In zwei Studien mit Psychosomatikpatienten konnte eine deutliche Beziehung zwischen ZUF-8-Skalenwerten und dem Erleben einer hilfreichen Beziehung (gemessen zum Zeitpunkt der Entlassung) beobachtet werden.

3) Zusammenhänge mit Globalbewertungen der Behandlung: In mehreren Studien zeigten sich hohe, substanzielle Korrelationen in der Größenordnung von .60 bis .80 mit zeitgleich (bei Entlassung) erhobenen Patienteneinschätzungen (z. B. persönlicher Nutzen der Behandlung, Gesamteinschätzung der Behandlung, Zufriedenheit mit Behandlungsergebnis, Ausmaß der persönlichen Zielerreichung).

4) Zusammenhänge mit direkten Veränderungsinformationen: In mehreren Studien konnten zum Zeitpunkt der Entlassung signifikante Korrelationen – zumeist etwa im Bereich zwischen .30 und .50 – beobachtet werden. Dies sowohl auf der Ebene singulärer Veränderungseinstufungen als auch auf der Ebene hochreliabler Veränderungsskalen. Zusammenhänge zeigen sich sowohl mit direkten Veränderungseinschätzungen aus Patientsicht als auch, allerdings etwas geringer, mit direkten Veränderungseinschätzungen aus Therapeutensicht.

5) Zusammenhänge mit indirekten Veränderungsinformationen: Die Zusammenhänge zwischen ZUF-8-Skalenwerten und indirekten Veränderungsmaßen (Differenzwerten aus wiederholten Statusmessungen mit standardisierten Skalen) fallen geringer aus als diejenigen mit direkten Veränderungsmaßen (die Korrelationen liegen zumeist im Bereich .10 bis .30).

6) Zusammenhänge mit patientenseitigen Statusmessungen des Befindens bei Aufnahme und bei Entlassung: In vielen Studien zeigte sich, dass die bei Entlassung gemessenen ZUF-8-Skalenwerte typischerweise nicht mit den Befindlichkeitsmessungen bei Aufnahme, wohl aber – in der Größenordnung von .20 bis .35 – mit den (zeitgleichen) Befindlichkeitsmessungen bei Entlassung korrelierten.

7) Zusammenhänge mit demografischen und sonstigen Merkmalen: In einer Studie mit über 50 000 Reha-Patienten konnten folgende Korrelationen beobachtet werden: Alter (.30), Geschlecht (.01), AU-Zeiten im Jahr vor der Reha (−.16), Dauer der Behandlung (−.16).

Prognostische Validität: In mehreren Studien mit Psychosomatikpatienten konnten zumeist moderate bis deutliche Zusammenhänge zwischen den bei Entlassung gemessenen ZUF-8-Skalenwerten und katamnestischen Globalbeurteilungen der Behandlung beobachtet werden. So korrelierte z. B. die ein Jahr nach Entlassung erhobene Nutzeneinschätzung .56 und die ebenfalls zu diesem Zeitpunkt erhobene Gesamtbeurteilung der Rehamaßnahme .63 mit dem ZUF-8-Skalenwert. Die Korrelationen mit katamnestisch erfassten multiplen Ergebniskriterien liegen bei Psychosomatikpatienten in der Größenordnung von .20 bis .30.

Vergleichswerte/ Normen

Es liegen zwischenzeitlich Vergleichswerte aus vielen Studien vor (vgl. Literatur). Die Mittelwerte der Routinebefragungen bewegen sich zwischen M = 25.3 (bei 15 704 Psychosomatikpatienten; Schmidt et al., 2003) und M = 28.9 (bei 5 444 Schmerzpatienten; Kriz et al., in press). Die Streuung der Werte wird erwartungsgemäß mit höherem Mittelwert geringer. Die Mittelwerte unterscheiden sich zwischen allen Gruppen signifikant (F = 1260.24, df = 53.172, p < .001) mit Ausnahme des Unterschieds zwischen Orthopädie und Onkologie (Bonferroni; p = .720).

Spezifitäts-/Sensitivitätsanalysen: Um geeignete Cut-Off-Werte zur präzisen Differenzierung zwischen auffälligen und unauffälligen Einschätzungen zu bestimmen, haben Kriz und Kollegen (in press) verschiedene ROC-Analysen berechnet, die unter Berücksichtigung von Sensitivität und Spezifität die Bestimmung von Cut-Off-Werten mit minimaler Fehlerklassifikation erlauben. Unter Verwendung eines Multiplen Qualitätsindexes MQI ergibt die indikationsspezifische ROC-Analyse des ZUF-8 einen Cut-Off-Wert von 23.5 bei Orthopädie- und Psychosomatikpatienten und einen Cut-Off-Wert von 24.5 bei Kardiologie-, Onkologie- und Schmerzpatienten.

Literatur

Kriz, D., Nübling, R., Steffanowski, A., Wittmann, W. W. & Schmidt, J. (in press). Patientenzufriedenheit in der stationären Rehabilitation: Psychometrische Prüfung des ZUF-8. *Zeitschrift für Medizinische Psychologie*.

Lebow, J. (1983). Research assessing consumer satisfaction with mental health treatments. A review of findings. *Evaluation and Program Planning, 6*, 211–236.

Schmidt, J., Nübling, R., Lamprecht, F. & Wittmann, W. W. (1994). Patientenzufriedenheit am Ende psychosomatischer Reha-Behandlungen. In F. Lamprecht & R. Johnen (Hrsg.), *Salutogenese. Ein neues Konzept in der Psychosomatik?* (S. 271–283). Frankfurt a. M.: VAS.

Schmidt, J., Steffanowski, A., Nübling, R., Lichtenberg, S. & Wittmann, W. W. (2003). *Ergebnisqualität stationärer psychosomatischer Rehabilitation. Vergleich unterschiedlicher Evaluationsstrategien.* Regensburg: Roderer.

WWW-Ressourcen

www.gfqg.de

Autor des Beitrags

Dr. Jürgen Schmidt
Gesellschaft für Qualität im Gesundheitswesen (GfQG)
Erfurter Str. 5a
D-76139 Karlsruhe
E-Mail: schmidt-lauf@t-online.de

Teil B

Informationsspezifische Verfahren

Abschnitt B1

Dermatologie

FBH

Fragebogen zur Bewältigung von Hautkrankheiten

Autor(inn)en	Ulrich Stangier, Anke Ehlers, Uwe Gieler
Quelle	Stangier, U., Ehlers, A. & Gieler, U. (1996). *Fragebogen zur Bewältigung von Hautkrankheiten (FBH)*. Göttingen: Hogrefe.
Bezugsquelle	Erhältlich beim Hogrefe Verlag unter www.testzentrale.de.

Anwendungsbereich

Der FBH ist eine Fragebogenbatterie zur differenzierten Erfassung spezifischer Probleme, die durch Hautkrankheiten entstehen. Er integriert vier verschiedene Fragebogenversionen, die bei Erwachsenen mit dermatologischen Erkrankungen sowie Eltern von neurodermitiskranken Kindern eingesetzt werden können. Es wird empfohlen, die Instrumente im Rahmen von Statusdiagnostik, therapiebezogener Ausgangsdiagnostik und zur Therapieevaluation zu verwenden.

Zielsetzung und Kurzbeschreibung

Die Fragebogenbatterie besteht aus folgenden Fragebögen:

- **Marburger Hautfragebogen** (MHF; Stangier et al., 2003): Selbstbeurteilungsverfahren zur Erfassung verschiedener Bewältigungsreaktionen bei Patienten mit chronischen Hauterkrankungen.
- **Marburger Neurodermitis-Fragebogen** (MNF; Stangier et al., 1993): Selbstbeurteilungsverfahren zur Differenzierung krankheits- und symptomspezifischer Aspekte.
- **Fragebogen für Eltern von neurodermitiskranken Kindern** (FEN; Stangier et al., 1996): Selbstbeurteilungsverfahren zur Erfassung spezifischer Belastungen, denen Eltern von neurodermitiskranken Kindern ausgesetzt sind.
- **Juckreiz-Kognitions-Fragebogen** (JKF; Ehlers et al., 1993): Selbstbeurteilungsverfahren zur Erfassung ungünstiger und günstiger Gedanken, die bei starkem Juckreiz auftreten können.

Art des Verfahrens

Selbstbeurteilungsverfahren („Paper & Pencil")

Technische Informationen

- Itemzahl: 51 (MHF), 42 (MNF), 22 (FEN), 20 (JKF)
- Bearbeitungszeit in Minuten: 10 bis 20 (MHF), 10 bis 15 (MNF), 10 (FEN), 5 bis 10 (JKF)
- Auswertungszeiten: ca. 2 bis 5 Minuten
- Automatisierte Auswertung: nicht möglich

Theoretischer Hintergrund

Gemäß dem transaktionalen Stresskonzept (Lazarus & Folkman, 1984) kann „Bewältigung" (coping) als eine kognitive, emotionale und verhaltensbezogene Reaktion auf krankheitsbedingte Belastungen verstanden werden. In den letzten Jahren wurde zunehmend die Relevanz des Coping-Ansatzes im Bereich der dermatologischen Erkrankungen erkannt. Spezifische Belastungsfaktoren wie Attraktivitätsverlust, Entstellungserleben und soziale Stigmatisierung infolge sichtbarer

Hautveränderungen oder die permanente Beeinträchtigung des körperlichen Wohlbefindens durch Juckreiz können die Krankheitsbewältigung erschweren. Die ungünstige Verarbeitung von Juckreiz, Hilflosigkeit und Kontrollverlust bezüglich Kratzen können sich gegenseitig verstärken (Juckreiz-Kratz-Zirkel) und rückwirkend zu einer Chronifizierung der Symptome beitragen. Verschiedene Studien zeigen, dass auch psychologische Faktoren wie emotionaler Stress, Ängstlichkeit oder Depressivität Hauterkrankungen in ihrem Verlauf beeinflussen und in hohem Maße die Entstehung von Anpassungsstörungen mitbestimmen (Stangier & Ehlers, 2000). Ebenso sind Eltern von neurodermitiskranken Kindern vielfältigen Belastungen ausgesetzt, wobei insbesondere Hilflosigkeit und Aggression in Bezug auf die Krankheit und Kratzen sowie Überbehüten zentrale Probleme darstellen. Durch die Konstruktion der dargestellten Verfahren wird eine differenzierte Erfassung der Bewältigungsreaktionen auf diese spezifischen Belastungen möglich.

Entwicklung des Verfahrens

Der **MHF** und der **MNF** wurden auf der Grundlage eines gemeinsamen Itempools 1988 entwickelt, jedoch erst später publiziert. Die Itementwicklung war erfahrungs- sowie theoriegeleitet. Aufgrund a priori definierter Dimensionen wurden beim **MHF** die 112 Items zu unterschiedlichen Problembereichen auf 93 Items reduziert und einer Stichprobe von Patienten mit chronischen Hauterkrankungen vorgelegt. Item- und faktorenanalytische Ergebnisse führten dazu, dass der MHF auf 51 Items reduziert wurde. Eine explorative Faktorenanalyse legte eine sechsfaktorielle Lösung nahe, wobei die ersten vier Skalen gemeinsam 45.8 % der Varianz aufklärten. Der Anteil der Varianzaufklärung durch die zwei Zusatzskalen war eher gering. Diese Faktorenstruktur konnte später anhand der Daten von zwei selegierten Stichproben repliziert werden (Stangier et al., 2003). Die Konstruktion vom **MNF** erfolgte ebenfalls durch Reduktion des ursprünglichen Itempools auf zunächst 96 Items und schließlich aufgrund befriedigender Trennschärfen auf 42 Items. Eine erneute Faktorenanalyse bestätigte die fünffaktorielle Struktur. Der Itempool des **FEN** entstand bei der Entwicklung des MNF; aufgrund item- und faktorenanalytischer Ergebnisse wurden 58 Items auf 22 Items reduziert, die vier Skalen bilden. Die Faktorenstruktur konnte weitgehend bestätigt werden. Bei der Konstruktion des **JKF** wurde auf analoge Instrumente aus dem Schmerzbereich zurückgegriffen. Die Entwicklung der endgültigen Version erfolgte an einer Stichprobe von Neurodermitis-Patienten (Ehlers et al., 1993). Auf der Basis dieser Daten wurden die Subskalen erneut überprüft und erwiesen sich als empirisch angemessen.

Aufbau und Auswertung

Der **MHF** besteht aus folgenden sechs Skalen:

- **Soziale Ängste/Vermeidung** (15 Items) erfasst Reaktionen auf die Beeinträchtigungen in der sozialen Interaktion (Beispielitem: „Meine Haut hindert mich daran, von mir aus Kontakt mit unbekannten Menschen aufzunehmen").
- **Juckreiz-Kratz-Zirkel** (9 Items) erfasst ungünstige kognitive und behaviorale Reaktionen auf Juckreiz sowie Kontrollverlust bezüglich Kratzen („Mein Juckreiz macht mich fertig").
- **Hilflosigkeit** (9 Items) bezieht sich auf das Erleben von Kontrollverlust bezüglich des Krankheitsverlaufs („Ich fühle mich manchmal verzweifelt wegen meiner Hauterkrankung").

- **Ängstlich-depressive Stimmung** (8 Items); abgebildet werden Symptome, die sich auf eine allgemeine Beeinträchtigung der emotionalen Anpassung an krankheitsbedingte Belastungen beziehen („Mir fehlt es an Lebensenergie").
- **Einschränkung der Lebensqualität** (6 Items); erfasst werden objektivierbare Folgen der Krankheit, die die Lebensführung beeinträchtigen („Meine Familie / mein Partner wird durch meine Hauterkrankung mitbelastet").
- **Informationssuche** (4 Items); erfragt wird das Bemühen, Informationen zu spezifischen Problemen von Hautkrankheiten einzuholen („Ich müsste eigentlich mehr über meine Hauterkrankung wissen").

Der **MNF** umfasst fünf Dimensionen der Bewältigung, die spezifisch auf Neurodermitis bezogen sind:

- **Stigmatisierung** (10 Items); thematisiert werden soziale Beeinträchtigungen aufgrund der sichtbaren Hauterscheinungen („Ich habe das Gefühl, die Leute starren auf meine Hauterscheinungen").
- **Leidensdruck** (10 Items); erfasst wird der Leidensdruck infolge von eingeschränktem körperlichen Wohlbefinden durch Juckreiz oder Hilflosigkeit („Ich fühle mich häufig niedergeschlagen wegen der Krankheit").
- **Allgemeine emotionale Belastung** (10 Items) bezieht sich auf die allgemeine körperliche/emotionale Befindlichkeit („Ich bin nicht so belastbar wie andere Menschen").
- **Einschränkung der Lebensqualität** (6 Items) deckt sich inhaltlich mit der gleichnamigen Skala des MHF („Es stört mich, dass ich bestimmte Dinge nicht essen oder trinken kann, die ich mag").
- **Krankheitsbezogenes Problembewusstsein** (6 Items) stimmt weitgehend mit der Skala „Informationssuche" des MHF überein („Ich könnte meine Haut noch sorgfältiger als bisher pflegen").

Der **FEN** besteht aus vier Skalen:

- **Aggression bezüglich Kratzen** (8 Items) erfasst emotionale Reaktionen auf das Kratzen des Kindes, die durch Hilflosigkeit und Aggression aufgrund von Überforderung gekennzeichnet sind („Es macht mich aggressiv, zu verfolgen, wie sich mein Kind aufkratzt").
- **Protektives Verhalten** (7 Items) erfasst die vermehrte Zuwendung gegenüber dem Kind infolge der Neurodermitis („Wegen der Hauterkrankung versuche ich, mein Kind zu schützen").
- **Kontrolle von Kratzen** (4 Items) bezieht sich auf verschiedene Versuche, das Kratzen zu kontrollieren („Ich versuche oft, das Kind am Kratzen zu hindern").
- **Negative Behandlungserfahrungen** (3 Items) thematisiert die erfolglose Suche nach Behandlung sowie Hilflosigkeit aufgrund fehlender Einflussmöglichkeiten auf die Krankheit („Ich habe für die Behandlung der Hautkrankheit schon alles ausprobiert und habe das Gefühl, es hilft überhaupt nichts").

Der **JKF** besteht aus zwei Skalen:

- **Katastrophisieren/Hilflosigkeit** (10 Items) enthält Kognitionen, die die Bewältigung von Juckreiz behindern („Das Jucken hört nie mehr auf.").
- **Bewältigung** (10 Items) enthält Gedanken, die die Bewältigung von Juckreiz fördern und sich auf die Planung/Anwendung konkreter Bewältigungsstrategien beziehen („Ich sollte versuchen, mich zu entspannen").

Die Items von MHF, MNF und FEN werden auf einer fünfstufigen Skala von 1 = „überhaupt nicht" bis 5 = „sehr stark" bewertet. Die Items des JKF werden auf einer fünfstufigen Skala von 0 = „nie" bis 4 = „immer" bewertet. Die Auswertung erfolgt durch Summation der Itemwerte zu Skalenrohwerten.

Gütekriterien

Objektivität: Durchführung und Auswertung der Fragebogenversionen sind standardisiert, die Tests sind daher als objektiv einzuschätzen.

Reliabilität: MHF: Für die vier Hauptskalen („Soziale Angst/Vermeidung", „Juckreiz-Kratz-Zirkel", „Hilflosigkeit", „Ängstlich-depressive Stimmung") konnten in unterschiedlichen Stichproben gute bis sehr gute interne Konsistenzen ermittelt werden (Cronbach's Alpha = .83 bis .93). Die zwei Zusatzskalen („Einschränkung der Lebensqualität", „Informationssuche") wiesen eher geringe interne Konsistenzen (α = .71 und α = .62) auf. **MNF:** Für die ersten drei Skalen wurden zufriedenstellende interne Konsistenzen (zwischen α = .82 und α = .89) ermittelt, die interne Konsistenz der letzten beiden Skalen lag bei α = .66 bzw. α = .68. **FEN:** Die internen Konsistenzen der vier Skalen, jeweils für Mütter und Väter, sind bis auf die vierte Skala zufriedenstellend (Cronbach's Alpha = .59 bis α = .89). **JKF:** Die interne Konsistenz für die Skala „Katastrophisieren/Hilflosigkeit" lag bei α = .90, für die Skala „Bewältigung" bei α = .78.

Konvergente Validität: MHF: Insbesondere die vier Hauptskalen wiesen mittlere bis hohe Korrelationen mit anderen Messinstrumenten zur Erfassung von Depression („Beck-Depressionsinventar", BDI; „Allgemeine Depressivitätsskala", ADS) Ängstlichkeit („Interaktions-Angst-Fragebogen", IAF; „State-Trait-Angstinventar", STAI) und Bewältigung („Freiburger Fragebogen zur Krankheitsverarbeitung", FKV) auf. **MNF:** Es konnten mittlere Korrelationen der Skala „Allgemeine emotionale Belastung" mit Depressivität (ADS) und Trait-Angst (STAI) nachgewiesen werden. **FEN:** Es zeigten sich hohe Korrelationen der FEN-Skalen zu den Skalen „Familiäre/soziale Beziehungen" und „Subjektive Anspannung" der „Impact-on-Family Scale" (IFS). **JKF:** Für die Skala „Katastrophisieren" ergaben sich hohe Korrelationen mit Messinstrumenten zur Erfassung des Leidensdruckes infolge von Juckreiz („Differenzierung von Pruritusqualitäten", FJQ; MNF-Skala „Leidensdruck") sowie signifikante Korrelationen mit Kratzstärke (Arzturteil) und Kratzhäufigkeit (Tagebuch).

Diskrimination zwischen bekannten Gruppen: Für einzelne Skalen des **MHF** („Soziale Ängste", „Juckreiz-Kratz-Zirkel", „Ängstlich-depressive Stimmung", „Einschränkung Lebensqualität") konnten deutliche signifikante Gruppenunterschiede nachgewiesen werden. Patienten mit stigmatisierenden Hauterscheinungen (Psoriasis) wurden beispielsweise in der Skala „Soziale Ängste" deutlich von anderen Patientengruppen (Kontaktekzem, Akne, Vitiligo) diskriminiert. Die Skalen bilden diagnosespezifische Problembereiche sehr gut ab.

Änderungssensitivität: MHF: In der Therapievergleichsstudie von Ehlers und Kollegen (1995) zur Rückfallprophylaxe bei Neurodermitis konnte die Sensitivität der MHF-Skalen für Therapieeffekte belegt werden – bei einer durchschnittlichen Effektstärke von Cohen's d = .50. **JKF:** Die Sensitivität für Therapieeffekte wurde in zwei Studien belegt (Stangier et al., 2004; Ehlers et al.,1995). Auch ließen sich Aspekte des Therapieerfolges vorhersagen. Starkes Kratzverhalten sowie günstige Kognitionen bei der Bewältigung von Juckreiz gingen als

Prädiktoren für den Erfolg von psychologischen Therapieansätzen aus der Analyse hervor.

Vergleichswerte/ Normen

MHF: Zur Interpretation der Skalenrohwerte stehen Prozentrangtabellen der Eichstichprobe chronisch Hautkranker und für spezifische dermatologische Diagnosen zur Verfügung. Ferner liegen Stichprobenkennwerte getrennt nach Geschlecht und dermatologischer Diagnose vor. **MNF:** Es liegen Prozentrangtabellen sowie Stichprobenkennwerte getrennt nach Geschlechtern vor. **FEN:** Es liegen Prozentrangtabellen sowie Stichprobenkennwerte getrennt für Mütter und Väter vor. **JKF:** Es liegen Prozentrangtabellen sowie Stichprobenkennwerte vor, die auch geschlechtsspezifisch angegeben werden.

Literatur

Ehlers, A., Stangier, U., Dohn, D. & Gieler, U. (1993). Kognitive Faktoren beim Juckreiz: Entwicklung und Validierung eines Fragebogens. *Verhaltenstherapie, 3*, 112–119.

Ehlers, A., Stangier, U. & Gieler, U. (1995). Treatment of atopic dermatitis. A comparison of psychological and dermatological approaches to relapse prevention. *Journal of Consulting and Clinical Psychology, 63*, 624–635.

Lazarus, R.S. & Folkman, S. (1984). *Stress apraisal and coping.* New York: McGraw-Hill.

Stangier, U. & Ehlers, A. (2000). Stress and anxiety in dermatological disorders. In D.I. Mostofsky & D.H. Barlow (Eds.), *The management of stress and anxiety in medical disorders* (pp. 304–333). Needham Heights, MA: Allyn & Bacon.

Stangier, U., Ehlers, A. & Gieler, U. (2003). Measuring adjustment to chronic skin disorders: validation of a specific self-report measure. *Psychological Assessment, 15*, 532–549.

Stangier, U., Ehlers, A. & Gieler, U. (2004). Predicting long-term outcome in group treatment of atopic dermatitis. *Psychotherapy and Psychosomatics, 73*, 293–301.

Stangier, U., Gieler, U. & Ehlers, A. (1993). Der Marburger Neurodermitis Fragebogen – Entwicklung eines Fragebogens zur Krankheitsbewältigung bei Neurodermitis. In U. Gieler, U. Stangier & E. Brähler (Hrsg.), *Hauterkrankungen in psychologischer Sicht.* Jahrbuch der medizinischen Psychologie (Bd. 9, S. 115–134). Göttingen: Hogrefe.

Autorin des Beitrags

Dipl.-Psych. Viktoria Ritter
Institut für Psychologie, Abt. Klinisch-Psychologische Intervention
Friedrich-Schiller-Universität
Humboldtstr. 11
D-07743 Jena
E-Mail: viktoria.ritter@uni-jena.de

Abschnitt B2

Diabetes

DTSQ
Diabetes Treatment Satisfaction Questionnaire –
deutsche Version

Autor(inn)en	Birgit M. Harb, Thomas Kubiak, Roswith Roth
Quelle	Kubiak, T., Hermanns, N., Kirchbaum, M., Kulzer, B. & Haak, T. (2003). Erfassung der diabetesbezogenen Therapiezufriedenheit mit der deutschsprachigen Fassung des Diabetes Treatment Satisfaction Questionnaire (DTSQ) – psychometrische Eigenschaften und Validierung. Bericht über die 38. Jahrestagung der Deutschen Diabetesgesellschaft in Bremen, 2003. *Diabetes und Stoffwechsel, 12* (1), 56.
Bezugsquelle	Erhältlich bei der Autorin der Originalversion: Clare Bradley, PhD, Royal Holloway, University of London, Egham Hill, Surrey, TW20 0EX, UK.
Vorgänger-/ Originalversion	Bradley, C. (1994). Treatment Statisfaction Questionnaire. In C. Bradley (Ed.), *Handbook of Psychology and Diabetes* (pp. 111–132). Chur: Psychology Press.
Anwendungsbereich	Jugendliche ab 12 Jahren und Erwachsene mit Diabetes mellitus Typ 1 oder Diabetes mellitus Typ 2.
Zielsetzung und Kurzbeschreibung	Das vorgestellte Verfahren ist die deutsche Fassung des DTSQ von Bradley (1994), die die therapiebezogene Zufriedenheit bei Menschen mit Diabetes mellitus Typ 1 und Typ 2 erfasst. Der DTSQ besteht aus acht Items mit siebenstufigem Antwortformat und stellt ein reliables, valides und ökonomisches Instrument zur Erfassung des Ausmaßes der Zufriedenheit mit der aktuellen Diabetestherapie dar. Die gegebene Änderungssensitivität des DTSQ kann als wichtiges Gütekriterium des Tests angeführt werden, um Effekte von z.B. Therapieumstellungen und Schulungsmaßnahmen auf die behandlungsbezogene Zufriedenheit abbilden zu können. Vor diesem Hintergrund ist der DTSQ besonders geeignet als ergänzendes Verfahren im Rahmen der Ergebnisqualitätsmessung und der Therapie- und Verlaufskontrolle.
Art des Verfahrens	Selbstbeurteilungsverfahren („Paper & Pencil")
Technische Informationen	– 6 Items, 2 Zusatzitems – Bearbeitungszeit: ca. 5 bis 10 Minuten – Auswertungszeit: ca. 5 Minuten – Die Auswertung erfolgt manuell.
Theoretischer Hintergrund	Der DTSQ umfasst die behandlungsbezogene Zufriedenheit bei Diabetes mellitus in einem definierten Zeitrahmen von einer Woche und wurde insbesondere mit dem Ziel konstruiert, sensitiv auf medizinische

Behandlungsmaßnahmen bzw. -veränderungen (z. B. Umstellung der Insulintherapie) als auch psychosoziale Interventionen (z. B. Patientenschulung) anzusprechen. Das Instrument wurde in verschiedenen Zusammenhängen untersucht, u. a.: Diabetestyp (Kloos et al., 2004), Behandlung mit oralen Antidiabetika (Bradley & Lewis, 1990), Behandlung mit Insulinanaloga (Bradley et al., 2000; Howorka et al., 2000), Basis-Bolus-Therapie (Hirsch et al., 2003) und Insulinpumpentherapie (Lange et al., 2004; Schiel et al., 2004).

Entwicklung des Verfahrens

Die initiale psychometrische Überprüfung erfolgte an 430 stationär behandelten Erwachsenen im mittleren Lebensalter mit Diabetes mellitus (Kubiak et al., 2003).

Eine zweite Überprüfung des Verfahrens erfolgte an 1034 ambulant und stationär behandelten Menschen mit Diabetes und Insulintherapie in Abhängigkeit vom Diabetestypus (Harb, 2006): Der mittlere Zufriedenheitsscore für Personen mit Typ-1-Diabetes (n = 506) beträgt $M = 27.3$ ($SD = 6.3$), der für Personen mit Typ-2-Diabetes (n = 528) $M = 27.3$ ($SD = 7.5$).

Aufbau und Auswertung

Sechs Items (Item 1, 4, 5, 6, 7; siebenstufige Likert-Skalierung) messen das Ausmaß der Zufriedenheit mit der aktuellen Diabetestherapie (Item 1: „Wie zufrieden sind Sie mit Ihrer jetzigen Diabetestherapie?"). Die zusätzlichen Items 2 und 3 erfassen die subjektiv wahrgenommene Häufigkeit von Über- bzw. Unterzuckerungen (Item 2: „Wie oft hatten Sie in der letzten Zeit den Eindruck, dass Ihre Blutzuckerwerte viel zu hoch waren?"; Item 3: „Wie oft hatten Sie in der letzten Zeit den Eindruck, dass Ihre Blutzuckerwerte viel zu niedrig waren?"). Zur Auswertung wird der Summenscore der Zufriedenheitsitems herangezogen (Wertebereich 0 bis 36, höhere Scores entsprechen dabei einer höheren behandlungsbezogenen Zufriedenheit). Die beiden Zusatzitems werden separat auf Einzelitemniveau ausgewertet. Zur Beurteilung können zusätzlich die Normwerte aus dem Referenzdatensatz (s. o.) herangezogen werden.

Gütekriterien

Objektivität: Die Durchführungsobjektivität des DTSQ kann durch die schriftliche Darbietung der Instruktion und die standardisierte Auswertung als weitgehend gegeben angesehen werden.

Reliabilität: Die initiale psychometrische Überprüfung des deutschsprachigen Fragebogens erfolgte an 430 stationär behandelten Erwachsenen im mittleren Lebensalter ($M = 53.2$ Jahre; $SD = 15.2$) mit Diabetes mellitus (Kubiak et al., 2003); die interne Konsistenz liegt bei Cronbach's Alpha = .81. Der Reliabilitätskoeffizient nach Cronbach's Alpha der sechs Zufriedenheitsitems beträgt für Personen mit Typ-1-Diabetes (n = 506) .78, für Personen mit Typ-2-Diabetes (n = 528) .84.

Faktorielle Validität: Die Eindimensionalität des Tests konnte mittels Faktorenanalyse (Varimax, Eigenwert > 1) bestätigt werden. Die Komponentenmatrix für Personen mit Diabetes mellitus Typ 1 zeigt für den Faktor eine aufgeklärte Varianz von 47.7 %; die Faktorladungen variieren von .64 (Item 1) bis .78 (Item 2). Die aufgeklärte Varianz der Komponentenmatrix bei Personen mit Diabetes mellitus Typ 2 beträgt 55.4 %; die Faktorenladungen liegen zwischen .69 und .82.

Konstruktvalidität: In inferenzstatistischen Auswertungen bei Personen mit Diabetes mellitus Typ 1 bestehen signifikante Unterschiede im Ausmaß der Zufriedenheit mit der Diabetesbehandlung, gemessen mittels DTSQ, in Abhängigkeit von soziodemografischen Variablen (Lebensalter), diabetesspezifischen Variablen (Behandlungsform, Folgeerkrankungen) und Behandlungsschritten (Anzahl der täglichen Blutglukoseselbstmessungen, Essensschema). Bei Personen mit Diabetes mellitus Typ 2 zeigt sich ein signifikanter Unterschied in Abhängigkeit von diabetesbedingten Folgeerkrankungen, während keine Unterschiede in soziodemografischen Variablen (Alter, Geschlecht), diabetesspezifischen Variablen (Diabetesdauer, Schulungshäufigkeit, Hypoglykämieinzidenz) und Behandlungsschritten (Anzahl der Blutzuckerselbstmessungen, Insulininjektionen, Essensschema) bestehen.

Kriteriumsvalidität: Es besteht ein signifikant negativer Zusammenhang zwischen dem Ausmaß der Diabeteszufriedenheit und der metabolischen Kontrolle (relativer HbA1c-Wert, $r = -.21$). Das Ausmaß der Zufriedenheit mit der Diabetestherapie lässt sich für Personen mit Diabetes mellitus Typ 1 signifikant durch die Anzahl der täglichen Blutzuckerselbstmessungen, die Hypoglykämieinzidenz und den relativen HbA1c-Wert, vorhersagen ($R^2 = .07$). Prädiktiv für die Zufriedenheit bei Personen mit Diabetes mellitus Typ 2 sind der relative HbA1c-Wert, BMI und Retinopathie ($R^2 = .13$). Es resultiert ein signifikant negativer Zusammenhang zwischen der „Problem Areas in Diabetes Scale" (Polonsky et al., 1995) und dem DTSQ (Kubiak et al., 2003).

Änderungssensitivität: An der Prä-Post-Messung nahmen 51 Personen mit Diabetes mellitus teil. Nach der drei- bzw. vierwöchigen Schulungsmaßnahme steigt das Ausmaß der Zufriedenheit hinsichtlich der Diabetestherapie. Der deutschsprachige DTSQ weist aufgrund der vorliegenden Stichprobe unter Berücksichtigung der Altersgruppen eine Normalverteilung auf.

Vergleichswerte/ Normen

Für die deutsche Version des DTSQ liegen bisher keine Normwerte vor.

Literatur

Bradley, C. & Lewis, K. S. (1990). Measures of psychological well-being and treatment satisfaction development from the response of people with tablet-treated diabetes. *Diabetes Medicine, 7* (5), 445–451.

Bradley, C., Plowright, R., Stewart, J. & Witthaus, E. (2000). Diabetes Treatment Satisfaction Questionnaire (change) in English and German evaluated in insulin glargine trials. *Diabeteologia, 43* (1), A196.

Harb, B. M. (2006). *Diabetes-Wissens-Test (DWT): Insulin. DWT:T1 und DWT:T2.* Unveröffentl. Dissertation, Karl-Franzens-Universität Graz.

Hirsch, A., Michels, G. & Arbeitsgruppe VDBD (2003). *Ergebnisse einer stationären Schulung zu Basis-Bolus in Bezug auf Behandlungszufriedenheit, Lebensqualität, Belastung, Sicherheit/Kompetenz und Empowerment von Schulungsteilnehmern über 2 Jahre (LETKISS-Studie)* [CD-ROM]. Abstract von: 38. Jahrestagung der Deutschen Diabetesgesellschaft, Bremen 2003, P213.

Howorka, K., Pumprla, J., Schlusche, C., Wagner-Nosiska, D., Schabmann, A. & Bradley, C. (2000). Dealing with ceiling baseline treatment satisfaction level in patients with diabetes under flexible, functional insulin treatment: Assessment of improvements in treatment satisfaction with a new insulin analogon. *Quality of Life Research, 9*, 915–930.

Kloos, C., Lindloh, C., Hunger-Dahte, W., Völker, V., Madani, F., Sämann, A. et al. (2004). *Beziehung zwischen Behandlungszufriedenheit und HbA1c bei 692 Diabetespatienten in einer Hochschulambulanz* [CD-ROM]. Abstract von: 39. Jahrestagung der Deutschen Diabetes-Gesellschaft, Hannover 2004, Nr. 195.

Lange, K., Haberland, H., Hauschild, M., Herwig, J., Kapellen, T., Kordonouri, O. et al. (2004). *Therapiezufriedenheit und Qualität der Stoffwechselkontrolle bei Jugendlichen mit Typ-1-Diabetes: eine multizentrische Studie zu unterschiedlichen Therapiestrategien* [CD-ROM]. Abstract von: 39. Jahrestagung der Deutschen Diabetes-Gesellschaft, Hannover 2004, Nr. 98.

Polonsky, W. H., Anderson, B. J., Lohrer, P. A., Welch, G., Jacobson, A. M., Aponte, J. E. et al. (1995). Assessment of diabetes-related Distress. *Diabetes Care, 18* (6), 6754–6760.

Schiel, R., Braun, A., Stein, G. & Müller, U. A. (2004). *Die Behandlungszufriedenheit von insulinbehandelten Patienten mit Diabetes mellitus – Eine Analyse von Abhängigkeiten und Einflussfaktoren* [CD-ROM]. Abstract von: 39. Jahrestagung der Deutschen Diabetes-Gesellschaft, Hannover 2004, Nr. 7.

Autor(inn)en des Beitrags

Birgit M. Harb
Sonderkrankenanstalt-Rehabilitationszentrum St. Radegund, PVA
Quellenstr. 1
A-8061 St. Radegund
E-Mail: Birgit-Maria.Harb@pva.sozvers.at

Dr. Thomas Kubiak
Universität Greifswald
Institut für Psychologie
Franz-Mehring-Straße 47
D-17487 Greifswald
E-Mail: Kubiak@uni-greifswald.de

Roswith Roth
Universität Graz
Institut für Psychologie
Universitätsplatz 2/III
A-8010 Graz
E-Mail: Roswith.roth@uni-graz.at

DWT:T1 und DWT:T2

Diabetes-Wissens-Test (DWT): Insulinbehandlung

Autorinnen	Birgit M. Harb, Roswith Roth
Quelle	Harb, B. M. (2006). *Diabetes-Wissens-Test (DWT): Insulin. DWT:T1 und DWT:T2.* Unveröffentl. Dissertation, Karl-Franzens-Universität Graz.
Bezugsquelle	Vorversion erhältlich bei den Verfasserinnen, in Vorbereitung beim Hogrefe Verlag.

Anwendungsbereich	Der DWT:T1 ist ein Verfahren für Jugendliche ab 12 Jahren und Erwachsene mit Diabetes mellitus Typ 1 mit Insulinbehandlung (konventionelle Insulintherapie, intensivierte Insulintherapie, kontinuierlich subkutane Insulininfusion). Der DWT:T2 ist bei Erwachsenen mit Typ 2 Diabetes, die Insulin applizieren (supplementäre, konventionelle, intensivierte Insulintherapie) einsetzbar.
Zielsetzung und Kurzbeschreibung	Die beiden Testversionen, DWT:T1 und DWT:T2, dienen der Bestimmung des individuellen Wissenstandes von Personen mit Diabetes mellitus bzw. der Erfassung von Wissenslücken. Durch eine individuelle Analyse des Theorie- und Behandlungswissens ist eine Schulung im Sinne des Empowerments möglich. Weitere Anwendungsbereiche des DWT liegen in der Strukturplanung von Diabetesschulungen als auch in der Evaluation von strukturierten Schulungen im Sinne der Ergebnisqualität („outcome-measurement"). Beide Versionen liegen auch in englischer Sprache vor, wobei eine teststatische Überprüfung der englischen Versionen noch nicht durchgeführt wurde.
Art des Verfahrens	Selbstbeurteilungsverfahren („Paper & Pencil")
Technische Informationen	– 31 (DWT:T1), bzw. 35 (DWT:T2) Items in 7 Wissensbereichen – Bearbeitungszeit: ca. 20 bis 30 Minuten – Auswertungszeit: ca. 10 bis 15 Minuten – Auswertung erfolgt manuell.
Theoretischer Hintergrund	Aufgrund der neuesten Entwicklungen in der biomedizinischen Forschung im Zusammenhang mit der Diagnostik, Therapie (z. B. Insulinanaloga zur basalen und prandialen Insulinapplikation) und Verlaufskontrolle des Diabetes mellitus (z. B. Kontrolluntersuchungen, Gesundheitspass) wurde eine Aktualisierung und Neunormierung eines Diabetes-Wissens-Tests für Personen, die Insulin applizieren, durchgeführt. Die Wissensaufgaben des DWT:T1 und des DWT:T2 orientieren sich an verfügbaren Wissenstests (Berger, 1984; Hermanns & Kulzer, 1996; Roth et al., 1996; Speight & Bradley, 2001; Toeller, 2003), evidenzbasierten Leitlinien und evaluierten diabetesspezifischen Schulungsmanualen.

Entwicklung des Verfahrens

Zwei Voruntersuchungen gingen der Endversion des DWT:T1 und des DWT:T2 voraus. Eine erste Version mit 56 Items bildete den Ausgangspunkt für die Testentwicklung. Die erste Version des Wissenstests wurde auf der Basis der Angaben von 153 Personen mit Diabetes einer Itemanalyse unterzogen und auf die 40 am besten geeigneten Aufgaben reduziert.

Die Überprüfung der teststatistischen Qualität des DWT:T1 erfolgte an 645 Personen mit Diabetes mellitus Typ 1 (47.6 % weiblich, M = 30.7 Jahre, SD = 17.2, Range: 12 bis 76 Jahre), die eine konventionelle, intensivierte Insulintherapie oder kontinuierliche subkutane Insulininfusion durchführen.

Die Evaluation des DWT:T2 erfolgte an 576 Personen mit Diabetes mellitus Typ 2 (47.6 % weiblich, M = 61.8 Jahre, SD = 9.6; Range: 32 bis 85 Jahre), die mittels Insulinschema therapiert wurden.

Der Wissenszuwachs wurde mittels DWT an 116 Personen mit Diabetes mellitus vor und nach der drei- bzw. vierwöchigen Schulungsmaßnahme gemessen.

Aufbau und Auswertung

Der DWT:T1 umfasst 31 Items mit multiplem Antwortformat bzw. 93 Einzelantworten; der DWT:T2 besteht aus 35 Items bzw. 105 Einzelantwortalternativen zu folgenden sieben Wissensbereichen:

- **Grundlagen des Diabetes,** Beispielitem: „Der HbA1c-Wert … a) zeigt den durchschnittlichen Blutzucker der letzten sechs bis acht Wochen, b) zeigt den durchschnittlichen Blutzucker der letzten sechs bis acht Tage, c) zeigt den durchschnittlichen Blutzucker der letzten 24 Stunden."
- **Ernährung,** Beispielitem: „Der Fettgehalt der Nahrung sollte beachtet werden … a) wegen des hohen Kaloriengehaltes, b) wenn man zu Übergewicht neigt, c) da fette Speisen die Aufspaltung der Kohlenhydrate verzögern."
- **Bewegung,** Beispielitem: „Vor körperlicher Aktivität kann … a) weniger Insulin gespritzt und die gleiche Nahrungsmenge gegessen werden, b) die gleiche Menge an Insulin gespritzt und mehr gegessen werden, c) mehr Insulin gespritzt und weniger gegessen werden."
- **Hypoglykämie,** Beispielitem: „Unterzuckerungen können entstehen, indem … a) zu viel Insulin gespritzt wurde, b) zu viele Kohlenhydrate gegessen wurden, c) zu viel körperliche Betätigung ausgeübt wurde."
- **Hyperglykämie,** Beispielitem: „Anzeichen für hohen Blutzucker (Hyperglykämie) sind: a) Durst, b) Müdigkeit, c) Harndrang."
- **Folgeerkrankungen,** Beispielitem: „Anzeichen von Nervenschädigungen können sein … a) kein Schmerzempfinden, kein Temperaturempfinden und Taubheitsgefühl, b) verschwitzte Füße, c) trockene und rissige Haut."
- **Insulinanpassung,** Beispielitem: „Bei erhöhten Nüchternblutzuckerwerten an mehreren aufeinanderfolgenden Tagen ist es günstig: a) morgens weniger Insulin (Normalinsulin, Insulinanaloga) zu spritzen, b) zu überprüfen, ob der Blutzucker vor dem Zubettgehen zuvor auch ständig erhöht war, c) häufiger den Blutzucker zu messen, auch am Abend und nachts."

Die Testformulare des DWT:T1 und des DWT:T2 enthalten soziodemografische Angaben. Außerdem ist eine ausführliche Instruktion mit dem Hinweis auf die Beantwortungsmodalität der Items angefügt. Zur Erfassung der praktizierten Therapieform liegt ein Behandlungsblatt vor.

Das Behandlungsblatt dient zur Erhebung der körperbezogenen Angaben, der diabetesspezifischen Angaben, des medizinischen Parameters (aktueller HbA1c-Wert und Referenzbereich) und der tatsächlichen Behandlungsschritte. Die Auswertung basiert auf zwei Modalitäten: Itemebene und Einzelantwortalternativen, wodurch eine besonders differenzierte Betrachtung, vor allem der therapierelevanten Wissensdefizite, ermöglicht wird. Auf Itemebene wird eine Antwort als richtig gewertet, wenn alle drei Antwortalternativen der Frage korrekt beantwortet werden. Bei der Auswertungsmodalität der Einzelantwortalternativen wird jede Alternative gewertet, die korrekt angekreuzt wird.

Die maximale Punktezahl beim DWT:T1 beträgt 31 (Anzahl der möglichen richtigen Antworten), die minimale Punktezahl beträgt entsprechend 0 Punkte, wenn keine der 31 Fragen richtig beantwortet wird. 93 Punkte können auf der Ebene der Einzelantwortalternativen erreicht werden, das entspricht der Anzahl der möglichen richtigen Antworten. Die maximale Punktezahl im DWT:T2 auf Itemebene beträgt 35, auf Ebene der Einzelantwortalternativen 105.

Gütekriterien

Objektivität: Die Durchführungsobjektivität gilt als gesichert, da eine ausführliche Instruktion auf die Beantwortungsmodalität des „Paper & Pencil"-Tests" hinweist. Es liegen einheitliche Richtlinien bezüglich der Auswertungsmodalitäten „Itemebene" und „Einzelantwortalternativen" vor, somit ist die Auswertung objektivierbar.

Reliabilität: Die Reliabilitätskoeffizienten (Cronbach's Alpha und Gutman-Split-Half) des DWT:T1 liegen über .85, die des DWT:T2 über .88. Die Retestreliabilität wurde nach einer Schulung berechnet und ist daher folgerichtig niedrig ($r < .6$), da ja Veränderung im Wissen intendiert war. Einige Items, die noch nicht genügend geschult werden, weisen geringe bzw. negative Trennschärfekoeffizienten auf, trotzdem wurden aufgrund der inhaltlichen Relevanz diese Items, die dem Themenbereich „Folgeerkrankungen" zugeordnet sind, im Test belassen.

Inhaltliche Validität: Die Wissensaufgaben spiegeln die Inhalte der evidenzbasierten Leitlinien und Praxisleitlinien der Diabetesgesellschaften wieder. Die Wissensaufgaben orientieren sich an den Inhalten der Schulungsmanuale. Die inhaltliche Validität gilt als gesichert, da an Entwicklung und Revision des Wissenstests ein deutschsprachiges interdisziplinäres ExpertenInnenteam mitgewirkt hat.

Faktorielle Validität: Bei einer Faktorenanalyse rational zusammengesetzter Itemgruppen ergab sich eine Einfaktorlösung für den DWT:T1 und den DWT:T2. In der Interkorrelationsmatrix zeigen sich durchgehend signifikant hohe positive Korrelationskoeffizienten.

Konstruktvalidität des DWT:T1 und des DWT:T2: Im Sinne der differentiellen Validität zeigen sich signifikante Unterschiede im diabetesspezifischen Theorie- und Behandlungswissen in Abhängigkeit von Lebensalter, Geschlecht (nur DWT:T1), höchstem Schulabschluss, Therapieform (nur DWT:T1), Diabetesdauer, Schulungshäufigkeit, Anzahl der monatlichen Unterzuckerungen (nur DWT:T2), Hypoglykämieinzidenz ohne Fremdhilfe (nur DWT:T1), Anzahl der Blutzuckerselbstmessungen und Insulininjektionen sowie Essensschemata.

Kriteriumsvalidität des DWT:T1: Die metabolische Kontrolle, operationalisiert durch den relativen HbA1c-Wert, steht nicht in Beziehung mit dem diabetesspezifischen Gesamtwissen im DWT:T1 ($R^2 = .27$). Der relative HbA1c-Wert stellt ausschließlich für den Wissensbereich 1, „Grundlage des Diabetes", eine signifikante Prädiktorvariable dar (multiples $R^2 = .11$).

Kriteriumsvalidität des DWT:T2: Es besteht keine Beziehung zwischen der metabolischen Kontrolle, operationalisiert durch den relativen HbA1c-Wert, und den sieben Wissensbereichen des DWT:T2 ($R^2 = .22$).

Veränderungssensitivität: Sowohl der DWT:T1 als auch der DWT:T2 scheinen eine hinreichende Veränderungssensitivität zu besitzen, da beide Versionen Effekte von Schulungen, nämlich einen signifikanten Wissenszuwachs, abbilden. Im Rahmen der Qualitätssicherung (Ergebnisqualität) ist der Test einsetzbar.

Vergleichswerte/ Normen

Es liegen Vergleichnormen des DWT:T1 (T-Normen und Prozentränge) für Jugendliche und Erwachsene mit Diabetes mellitus Typ 1 vor (N = 645): 12 bis 14 Jahre (n = 118), 15 bis 20 Jahre (n = 156), 21 bis 35 Jahre (n = 121), 36 bis 50 Jahre (n = 128), > 50 Jahre (n = 112), sowie des DWT:T2 für Erwachsene mit Diabetes mellitus Typ 2 (N = 576): 32 bis 50 Jahre (n = 73), 51 bis 60 Jahre (n = 164), 61 bis 70 Jahre (n = 222) und 71 bis 85 Jahre (n = 111).

Literatur

Berger, M. (1984). *Was weiß ich über meinen Typ 1 Diabetes*. Mainz: Kirchheim.

Hermanns, N. & Kulzer, B. (1996). Entwicklung und Evaluation des Wissenstests für nicht-insulinpflichtige Typ-IIb-Diabetiker. *Diabetes und Stoffwechsel, 5*, 183–190.

Roth, R., Kulzer, B., Teupe, B. & Borkenstein, M. (1996). *Diabetes-Wissens-Test: Typ I (DWT: Typ I)*. Göttingen: Hogrefe.

Speight, J. & Bradley, C. (2001). The ADKnowl: identifying knowledge deficits in diabetes care. *Diabetic Medicine, 18*, 626–633.

Toeller, M. (2003). *Prüfen Sie Ihr Diabeteswissen. Hätten Sie das gewusst?* [Online]. Verfügbar unter: http://modul.diabetes.uni-duesseldorf.de/wissen-2/ [28.04.2003].

Autorinnen des Beitrags

Birgit M. Harb
Sonderkrankenanstalt-Rehabilitationszentrum St. Radegund
Quellenstr. 1
A-8061 St. Radegund
E-Mail: Birgit-Maria.Harb@pva.sozvers.at

Ao. Univ.-Prof. Dr. Roswith Roth
Karl-Franzens-Universität Graz
Institut für Psychologie
Universitätsplatz 2/III
A-8010 Graz
E-Mail: roswith.roth@uni-graz.at

KFD
Kissinger Fragebogen zur Diabetesrehabilitation

Autor(inn)en	Heiner Vogel, Andrea Benecke, Rudolf Herrmann, Ekke Haupt
Quelle	Vogel, H., Benecke, A., Herrmann, R. & Haupt, E. (2006). Reha-Erwartungen und -Ziele von Diabetes-Patienten: Zur Entwicklung des Kissinger Fragebogens zur Diabetesrehabilitation. In R. Nübling, F. A. Muthny & J. Bengel (Hrsg.), *Reha-Motivation und Behandlungserwartung* (S.107–125). Bern: Huber.
Bezugsquelle	Erhältlich beim Erstautor.

Anwendungsbereich	Rehabilitation von Diabetespatienten (Typ 1 und Typ 2): Behandlungsplanung für die medizinische Rehabilitation.
Zielsetzung und Kurzbeschreibung	Behandlungserwartungen und -ziele stellen wichtige Einflussvariablen auf den Behandlungsverlauf dar. Der KFD erlaubt es, gezielt bestimmten Behandlungserwartungen und -zielen gerecht zu werden. Das Instrument, zu Reha-Beginn eingesetzt, ermöglicht es, gegebenenfalls problematische Reha-Erwartungen und -Ziele frühzeitig zu erkennen und im Gespräch mit dem Patienten zu bearbeiten bzw. darauf in der Behandlungsplanung Rücksicht zu nehmen.
Art des Verfahrens	Selbstbeurteilungsverfahren („Paper & Pencil")
Technische Informationen	- 18 Items auf 4 Skalen - Bearbeitungszeit: ca. 5 Minuten - Auswertungszeit: ca. 3 Minuten - Automatisierte Auswertung per Schablone möglich.
Theoretischer Hintergrund	Medizinische Rehabilitation zielt, besonders bei Rehabilitanden mit Diabetes mellitus, im Kern auf die Verbesserung von Selbstbehandlungsfertigkeiten. Ungünstige Rehabilitationserwartungen und -ziele können die Bereitschaft zur engagierten Mitwirkung in der Schulung beeinträchtigen, somit ist eine frühzeitige und systematische Klärung der Motivationslage (Behandlungserwartungen und -ziele) von besonderer Bedeutung für die Rehabilitation. Der Fragebogen erlaubt die rasche und systematische Erfassung von diabetesspezifischen Behandlungserwartungen und -zielen und bietet damit die Voraussetzung für gezielte Motivationsarbeit durch den Behandelnden und/oder gibt auch Hinweise für die Indikationsstellung von Behandlungsbausteinen.
Entwicklung des Verfahrens	Der KFD wurde im Rahmen einer größeren prospektiven Beobachtungsstudie zur Diabetesrehabilitation entwickelt. Die vier Skalen ergeben sich auf empirischer Basis nach Faktorenanalyse bei einer breiten Ausgangsbasis von Rohitems, die als Moderatorvariablen für den Verlauf der Diabeteserkrankung erhoben wurden (Vogel, 2002).

Aufbau und Auswertung	Der KFD besteht aus 18 Items, neun zu Behandlungserwartungen (Leitfrage: „Welche Dinge sind Ihrer Meinung nach für den Erfolg der Behandlung besonders wichtig?") und neun zu Behandlungszielen (Leitfrage: „Welche Ziele sollen mit der Reha-Maßnahme vorrangig erreicht werden?"). Sie verteilen sich auf die folgenden Skalen:

- **Diabetesschulung** (z. B. „Schulungskurse und Seminarangebote")
- **Erholung/Entspannung** (z. B. „Abstand vom Alltag")
- **Gewichtsreduktion/Gesundheitswunsch** (z. B. „zukünftig besser ernähren")
- **Physiotherapie** (z. B. „Gymnastik").

Gütekriterien	Die Reliabilitäts- und Validitätsprüfung des KFD wurde an einer Stichprobe von 340 Diabetes-Reha-Patienten vorgenommen.

Objektivität: Der KFD ist in seiner Durchführung und Auswertung standardisiert und kann somit als objektiv angenommen werden.

Reliabilität: Die internen Konsistenzen (Cronbach's Alpha) liegen für die Skalen „Diabetesschulung" und „Erholung/Entspannung" mit .83 bzw. .84 in akzeptabler Höhe. Die Reliabilität ist dagegen für die Skalen „Gewichtsreduktion/Gesundheitswunsch" bzw. „Physiotherapie" mit .69 bzw. .61 eher als gering einzuschätzen.

Validität: Zur Konstruktvalidierung wurden der „Fragebogen zur Erfassung der Alltagsbeschwerden bei Diabetes" (FBD; Waadt & Strian, 1999) sowie Fremdbeurteilungen der Motivation und des diabetesbezogenen Wissens und Verhaltens (Arzt) eingesetzt, ferner Fragen zum selbst eingeschätzten diabetesgerechten Wissen und Verhalten sowie selbst konstruierte Fragen zu Kontrollüberzeugungen. Die – je nach Skala unterschiedlichen – erwarteten Zusammenhänge konnten in Teilen bestätigt werden. Die mit dem KFD erhobenen Erwartungen erwiesen sich als weitgehend unabhängig von bestehenden Alltagsbeschwerden und Kontrollüberzeugungen, waren dagegen jedoch (mäßig) mit den Arztbewertungen korreliert.

Zur Prüfung der prädiktiven Validität wurden Zusammenhänge mit Indikatoren des Krankheitsverlaufs (BMI und HBA1) bis zur 12-Monats-Katamnese erhoben. Hier zeigten sich – im Durchschnitt – mäßige Zusammenhänge mit dem BMI (bei Typ 2) bzw. HBA1 bzw. den Veränderungen bis zur Katamnese. Es fanden sich jedoch Hinweise auf bedeutsame Korrelationen, wenn man die Stichprobe auf Patienten mit problematischen Ausgangswerten (HBA1 oder BMI) beschränkte.

Vergleichswerte/ Normen	Für den KFD sind keine Normen verfügbar. Referenzwerte (Skalenmittelwerte, Streuungen) liegen für 340 Diabetes-Rehabilitanden (90 Typ-1-Diabetiker, 250 Typ-2-Diabetiker) vor.
Literatur	Vogel, H. (2002). *Psychosoziale und medizinische Einflussfaktoren auf den Krankheitsverlauf bei Diabetes mellitus, eine Längsschnittstudie.* Lengerich: Pabst-Verlag. Waadt, S. & Strian, F. (1999). Psychosoziale Aspekte und Krankheitsbewältigung. In H. Mehnert, E. Standl & K.-H. Usadel (Hrsg.), *Diabetologie in Klinik und Praxis* (S. 616–624). Stuttgart: Thieme.
Autor des Beitrags	Dr. Heiner Vogel Institut für Psychotherapie und Medizinische Psychologie der Universität Würzburg, Arbeitsbereich Rehabilitationswissenschaften Klinikstr. 3, D-97070 Würzburg E-Mail: h.vogel@uni-wuerzburg.de

PAID

Problem Areas in Diabetes

Autoren	Thomas Kubiak, Bernhard Kulzer, Norbert Hermanns
Quelle	Kubiak, T., Hermanns, N., Kulzer, B., Krichbaum, M. & Haak, T. (2005). Evaluation der deutschen Fassung des Problem Areas in Diabetes (PAID) Fragebogens. In A. Helmes (Hrsg.), *Lebensstiländerungen in der Prävention und Rehabilitation* (S. 151). Lengerich: Pabst.
Bezugsquelle	Erhältlich bei der Arbeitsgemeinschaft „Psychologie und Verhaltensmedizin" der „Deutschen Diabetes Gesellschaft" unter www.diabetes-psychologie.de.
Originalversion	Polonsky, W. H., Jacobson, A., Anderson, B. J., Aponte, J. E., Lohrer, P. A. & Schwartz, C. E. (1995). Assessment of diabetes-related distress. *Diabetes Care, 18*, 754–760.
Anwendungsbereich	Menschen mit Diabetes mellitus – das Verfahren kann unabhängig von Diabetestyp und Form der Diabetesbehandlung (Insulin, orale Antidiabetika, Diät) angewendet werden. Publizierte Referenzdaten liegen derzeit für ein Alter ab 18 Jahren vor.
Zielsetzung und Kurzbeschreibung	Der „Problem Areas in Diabetes (PAID)"-Fragebogen ist ein diabetesspezifisches Selbstbeurteilungsverfahren zur Erfassung emotionaler Problembereiche bei Menschen mit Diabetes mellitus, das am „Joslin Diabetes Center" (Boston, USA) entwickelt wurde (Polonsky et al., 1995). Der PAID kann eingesetzt werden zu Therapie- und Verlaufkontrolle, für das Qualitätsmanagement (Überprüfung der Ergebnisqualität von Therapie- und Schulungsmaßnahmen) sowie das Screening auf Vorliegen depressiver Störungen.
Art des Verfahrens	Selbstbeurteilungsverfahren („Paper & Pencil")
Technische Informationen	– 20 Items – Bearbeitungszeit: max. 10 Minuten – Auswertungszeit: max. 5 Minuten – Automatisierte Auswertung nicht verfügbar.
Theoretischer Hintergrund	Der PAID ist ein krankheitsspezifisches, stresstheoretisch fundiertes Instrument, das wahrgenommene Belastungen und „daily hassles", die auf den Diabetes zurückzuführen sind, erfasst. Dabei werden Belastungen auf kognitiver und affektiver Ebene sowie behaviorale Manifestationen von Belastungen erfasst (z. B. Sorgen, diabetesspezifische Ängste und Verhaltenseinschränkungen durch den Diabetes).

Entwicklung des Verfahrens

Der PAID wurde am „Joslin Diabetes Center" in Boston mit dem Ziel eines für klinische Zwecke tauglichen Screeninginstruments zur Erfassung diabetesspezifischer Belastungen („diabetes-related distress") entwickelt (Polonsky et al., 1995). Er wurde so konstruiert, dass die im klinischen Kontext relevantesten diabetesspezifischen Problembereiche abgebildet werden. Das Verfahren wurde mehrfach modifiziert (Itemformate, Auswertungsprozedere). Der deutschsprachigen Fassung (Kulzer et al., 2002; Kubiak et al., 2005) und dieser Darstellung liegt die aktuelle Fassung zugrunde (vgl. Snoek et al., 2000).

Aufbau und Auswertung

Die 20 Items des PAID sind fünfstufig mit einem Wertebereich von 0 bis 4, alle Items sind dabei identisch gepolt, mit den Ankern 0 = „kein Problem" bis 4 = „großes Problem". Die Iteminhalte umfassen häufig anzutreffende psychosoziale Problembereiche bei Diabetes mellitus, z. B. diabetesspezifische Ängste („Ist es derzeit für Sie ein Problem, dass Sie sich Sorgen über die Zukunft und über mögliche ernste Folgeerkrankungen machen?", „Ist es derzeit für Sie ein Problem, dass Sie sich Sorgen wegen Unterzuckerungen machen?"), subjektiv wahrgenommene Einschränkungen bei der Lebensführung („Ist es derzeit ein Problem für Sie, dass Sie sich in Hinblick auf die Wahl von Nahrungsmitteln und Mahlzeiten einschränken müssen?") oder der Bereich der Krankheitsakzeptanz („Ist es derzeit für Sie ein Problem, dass Sie sich bei dem Gedanken, mit dem Diabetes leben zu müssen, ärgerlich fühlen?"). Meist wird der Gesamtscore des PAID zur Auswertung herangezogen. Es kann aber auch auf Subskalen zurückgegriffen werden: (1) „diabetesassoziierte emotionale Probleme" (12 Items); (2) „behandlungsbezogene Probleme" (3 Items); (3) „ernährungsbezogene Probleme" (3 Items); (4) „diabetesassoziierte interpersonelle Probleme" (2 Items). Diese vier Dimensionen des PAID konnten in einer niederländischen Studie faktorenanalytisch bestätigt werden (Snoek et al., 2000), ließen sich aber im Falle des deutschen Referenzdatensatzes nicht zeigen (Kubiak et al., 2005; siehe „Gütekriterien").

Aus den Items des PAID wird der Summenscore über alle Items gebildet (Rohwertebereich: 0 bis 80). Der resultierende Summenscore wird dann auf einen Wertebereich von 0 bis 100 skaliert. Insbesondere im Rahmen von Therapieplanung und Verlaufskontrolle können zur Beurteilung darüber hinaus Einzelitems oder die beschriebenen Subskalen herangezogen werden. Hierzu empfiehlt es sich, infolge der unterschiedlichen Itemzahlen der Skalen die Skalenmittelwerte zu bilden. Zur Beurteilung der Ergebnisse auf Subskalen- bzw. Einzelitemniveau können die niederländischen Vergleichsdaten herangezogen werden (Snoek et al., 2000).

Ergänzende Verfahren

Der PAID eignet sich insbesondere als initiales Screeningverfahren auf diabetesspezifische Problembereiche und auch z. B. depressive Störungen bei Menschen mit Diabetes (siehe „Screeningeigenschaften" unter „Gütekriterien"). Entsprechend sollten deshalb in der Praxis störungsspezifische klinisch-psychologische Fragebogen- bzw. Interviewverfahren bei einem auffälligen PAID-Score nachgeschaltet werden.

Gütekriterien

Objektivität: Durch die standardisierte Administration und Auswertung kann die Objektivität des Verfahrens als weitgehend gewährleistet gelten.

Reliabilität: Die interne Konsistenz (Cronbach's Alpha) der deutschen Fassung beträgt .93 (Kubiak et al., 2005). Die Trennschärfen des PAID bewegen sich dabei zwischen $r_{i(t-i)} = .40$ und $r_{i(t-i)} = .74$.

Faktorenstruktur: Die Vierfaktorenstruktur, die aus den Niederlanden berichtet wurde (Snoek et al., 2000), lässt sich nicht replizieren, der PAID erweist sich als eindimensional (Kulzer et al., 2002; Kubiak et al., 2005). Daher kann für die deutsche Fassung eine Auswertung auf Subskalenniveau nicht empfohlen werden.

Validität: Durch seinen unmittelbaren Bezug zu Diabetes besitzt der PAID für die Patienten eine hohe „face validity" und erfährt in der Regel deshalb eine hohe Akzeptanz. Zahlreiche Zusammenhänge mit medizinischen und psychologischen Parametern sind beobachtbar:

– *Diabetesspezifische Korrelate* – Hohe PAID-Scores gehen mit einer schlechteren glykämischen Stoffwechsellage (HbA1C) einher und sind ein wichtiger Prädiktor für dysfunktionales Selbstbehandlungsverhalten bei Diabetespatienten (z. B. Welch et al., 1997; Nichols et al., 2000). In der deutschen Referenzstichprobe (N = 430) sind – anders als in den USA und den Niederlanden – höhere PAID-Scores bei Menschen mit Typ-2-Diabetes mellitus als bei Typ-1-Diabetespatienten beobachtbar. Dieser höhere Belastungsgrad bei Typ-2-Diabetes ist dabei u. a. auf die höhere Morbidität bzw. höhere Prävalenz an diabetischen Folgeerkrankungen im Vergleich zu den Typ-1-Diabetespatienten und dem stationär behandelten Patientenkollektiv der deutschen Stichprobe von Kubiak und Kollegen (2005) zurückzuführen.
– *Psychosoziale Korrelate.* Folgende Zusammenhänge mit anderen psychologischen Variablen ergaben sich in der deutschen Referenzstichprobe (Kubiak et al., 2005): eine hoher Score im PAID geht mit einer geringeren Zufriedenheit mit der Diabetestherapie einher (r = −.41). Positive Zusammenhänge bestehen mit der Depressivität (r = .60) sowie der Ängstlichkeit (r = .66).

Screeningeigenschaften: Der PAID eignet sich als diabetesspezifisches Screeninginstrument zur Identifikation von depressiven Störungen in der klinischen Praxis. Bei einem Cut-off-Score von ≥ 38 besitzt der PAID eine Sensitivität von 81.1 % und eine Spezifität von 74.0 % für die Detektion einer depressiven Störung (basierend auf standardisiertem Interviews nach ICD-10-Kriterien; Hermanns et al., 2006). Die entsprechenden Kennwerte für generische zur Depressionsdiagnostik genutzte Fragebogenverfahren liegen in dieser Studie (N = 376) nur marginal höher (Sensitivität 86.8 %; Spezifität: 81.4 % beim „Beck Depression Inventory").

Änderungssensitivität: Der PAID eignet sich zur Evaluation von Interventions- und Schulungsmaßnahmen, da er sensitiv auf Interventionen anspricht, d. h. eine erzielte Belastungsreduktion adäquat widerspiegeln kann. Die publizierten Effektstärken „Baseline" vs. „Follow-up" nach Intervention belaufen sich dabei auf d = 0.32 bis d = 0.65 (Welch et al., 2003). Der PAID erweist sich dabei sowohl bei medizinischen als auch psychosozialen Intervention als änderungssensitiv.

Vergleichswerte/ Normen

Als Vergleichsdatum kann eine Studie an 430 Diabetespatienten herangezogen werden (Typ-1-Diabetes: n = 157; Typ-2-Diabetes: n = 273; Kubiak et al., 2005). Die mittleren PAID-Scores betrugen hier M = 27.6 (SD = 18.7) bei Typ-1-Diabetes und M = 32.3 (SD = 18.3) bei Typ-2-Diabetes. Für die Beurteilung ist dabei einschränkend zu erwähnen, dass es sich hierbei um ein stationär behandeltes Patientenkollektiv handelt, sodass – u. a. infolge von Multimorbidität und vorliegenden Begleit- und Folgeerkrankungen – der Belastungsgrad vermutlich höher ist als bei ambulanten Patienten. Als Cut-off-Scores können zusätzlich die von Hermanns und Mitarbeitern (2006) publizierten Cut-offs zur Detektion depressiver Störungen herangezogen werden.

Literatur

Hermanns, N., Kulzer, B., Krichbaum, M., Kubiak, T. & Haak, T. (2006). How to screen for depression and emotional problems in patients with diabetes: comparison of screening characteristics of depression questionnaires, measurement of diabetes-specific emotional problems and standard clinical assessment. *Diabetologia, 49,* 469–477.

Kulzer, B., Hermanns, N., Ebert, M., Kempe, J., Kubiak, T., & Haak T. (2002). Problembereiche bei Diabetes (PAID) – Ein neues Messinstrument zur Erfassung der Emotionalen Anpassung an Diabetes. *Diabetes und Stoffwechsel, 11* (Suppl. 1), 144.

Nichols, G. A., Hillier, T. A., Javor, K. & Brown, J. B. (2000). Predictors of glycemic control in insulin using adults with type 2 diabetes. *Diabetes Care, 23,* 273–277.

Snoek, F. J., Pouwer, F., Welch, G. W. & Polonsky, W. H. (2000). Diabetes-related emotional distress in Dutch and U.S. diabetic patients: cross-cultural validity of the problem areas in diabetes scale. *Diabetes Care, 23,* 1305–1309.

Welch, G., Jacobson, A. M. & Polonsky, W. H. (1997). The Problem Areas in Diabetes Scale: an evaluation of its clinical utility. *Diabetes Care, 20,* 760–766.

Welch, G., Weinger, K., Anderson, B. & Polonsky, W. H. (2003). Responsiveness of the Problem Areas. In Diabetes (PAID) questionnaire. *Diabetic Medicine, 20,* 69–72.

WWW-Ressourcen

www.diabetes-psychologie.de

Autoren des Beitrags

Dr. phil. Thomas Kubiak, Dipl.-Psych.
Institut für Psychologie
Universität Greifswald
Franz-Mehring-Str. 47
D-17487 Greifswald
E-Mail: kubiak@uni-greifswald.de

PD Dr. phil. Norbert Hermanns, Dipl.-Psych.
Dr. phil. Bernhard Kulzer, Dipl.-Psych.
Forschungsinstitut der Diabetes Akademie Mergentheim
Diabetes Zentrum Mergentheim
Theodor-Klotzbücher-Str. 12
D-97980 Mergentheim
E-Mail: hermanns@diabetes-zentrum.de
E-Mail: kulzer@diabetes-zentrum.de

Abschnitt B3

Gastroenterologie

PS-CEDE

Fragebogen zur Erfassung von Patientensorgen bei
chronisch-entzündlichen Darmerkrankungen

Autoren	Harald Krebs, Filip Kachel, Hermann Faller
Quelle	Krebs, H., Kachel, F. & Faller, H. (1998). Der Fragebogen zur Erfassung der Sorgen von Patienten mit chronisch-entzündlichen Darmerkrankungen (IBD Patient Concerns): Ergebnisse zur Reliabilität und Validität einer deutschen Version. *Praxis Klinische Verhaltensmedizin und Rehabilitation, 11* (41), 50–55.
Bezugsquelle	Erhältlich bei der Reha-Klinik Taubertal (siehe „Weitere Informationen") oder beim Autor dieses Beitrags
Vorgänger-/ Originalversion	Drossman, D. A., Leserman, J., Li, Z., Mitchell, C. M., Zagami, E. A. & Patrick, D. L. (1991). The rating form of IBD patient concerns: A new measure of health status. *Psychosomatic Medicine, 53,* 701–712.
Anwendungsbereich	Chronisch entzündliche Darmerkrankungen (CED): Morbus Crohn (MC), Colitis ulcerosa (CU)
Zielsetzung und Kurzbeschreibung	Selbsteinschätzung der krankheitsbedingten Belastung bei Patienten mit chronisch entzündlichen Darmerkrankungen für Zustands- und Verlaufsbeurteilung auf vier Subskalen: „Krankheitsfolgen", „Stigmatisierung", „Sexualität" und „Leistungsfähigkeit".
Art des Verfahrens	Selbstbeurteilungsverfahren („Paper & Pencil")
Technische Informationen	– 25 Items auf 4 Skalen (zusätzlich 5 weitere Items) – Bearbeitungszeit: 5 bis 10 Minuten – Auswertungszeit: 10 Minuten – Eine computerisierte Auswertung ist nicht verfügbar
Theoretischer Hintergrund	Es zeigte sich in klinische Beobachtungen, dass die Sorgen der CED-Patienten deren allgemeines Funktionsniveau, die Behandlungsindikationen und das Behandlungsergebnis beeinflussen (Doßmann et al., 2003). Dennoch wurde diese Variable in Vergangenheit meist vernachlässigt. Dieser Umstand motivierte die Erstautoren, ein einfaches und ökonomisches psychometrisches Verfahren zu entwickeln.
Entwicklung des Verfahrens	Der Fragebogen wurde entwickelt, um die spezifische Belastung durch eine CED-Erkrankung zu erfassen. Hierzu wurden CED-Patienten vor Konstruktion des Fragebogens befragt, um welche mit ihrer Erkrankung in Zusammenhang stehenden Aspekte sie sich am meisten sorgen. Die Ergebnisse dieser Befragung bildeten die Basis der Itemauswahl.

– Übersetzung des Fragebogens von Drossman und Kollegen (1991)
– Untersuchung der Reliabilität und Validität der deutschen Überset-
  zung an einer Stichprobe von CED-Patienten
– Zwei Messzeitpunkte T1 (Klinikaufnahme) und T0 (zwei bis vier
  Wochen vor Beginn des Klinikaufenthalts)
– Faktorenanalyse der 25 Items, Korrelation mit anderen Verfahren,
  Prüfung der internen Konsistenz und Retestreliabilität

Aufbau und Auswertung

Der PS-CEDE besteht aus 25 Items und vier Skalen:

– **Krankheitsfolgen** (7 Items, z. B. „Ich mache mir Sorgen wegen des
  ungewissen Verlaufs meiner Erkrankung")
– **Stigmatisierung** (7 Items, z. B. „Ich mache mir Sorgen unange-
  nehm zu riechen")
– **Sexualität** (3 Items, z. B. „Ich mache mir Sorgen keinen sexuellen
  Antrieb mehr zu haben")
– **Leistungsfähigkeit** (3 Items, z. B. „Ich mache mir Sorgen wegen
  des Verlusts an Energie").

Die Patienten beurteilen alle Items auf einer visuellen Analogskala
(*0 =„überhaupt nicht"* bis *100 =„sehr stark"*). Es werden Subskalenwerte und ein Gesamtwert gebildet.

Ergänzende Verfahren

– Krankheitsaktivität: „Crohn-Disease-Activity-Index" (CDAI)/„Colitis-
  Acticity-Index" (CAI)
– funktionale Einschränkungen: „Short Form-36 Health Survey"
– Lebenszufriedenheit: „Fragebogen zur allgemeinen und gesundheitsspezifischen Lebenszufriedenheit" (FLZ-A, FLZ-G)
– psychische Symptombelastung: „Symptom-Checkliste" (SCL-90-R).
– Krankheitsbewältigung: „Freiburger Fragebogen zur Krankheitsverarbeitung" (FKV-LIS), „Kontrollüberzeugungen zu Krankheit und
  Gesundheit" (KKG)

Gütekriterien

Interne Konsistenz: .75 bis .93 für die Skalen und .93 für den Ge-
samttestwert.

Retestreliabilität: .61 bis .79 für die Skalen und .74 für den Gesamt-
testwert bei einem Intervall von zwei bis vier Wochen.

Konstrukt- und Kriteriumsvalidität: Korrelation mit Subskalen ande-
rer Selbsteinschätzungsverfahren zu Persönlichkeitseigenschaften
(„Freiburger Persönlichkeitsinventar", FPI-R), Krankheitsverarbeitung
(FKV-LIS), Kontrollüberzeugungen zu Krankheit und Gesundheit
(KKG), psychische Symptombelastung (SCL-90-R) und Lebenszufrie-
denheit (FLZ-A, FLZ-G).

Änderungssensitivität: Signifikante Reduktion des Gesamtwertes
nach Abschluss einer stationären Rehabilitationsmaßnahme (N = 955)
über den gesamten Verlauf der Zweijahreskatamnese in beiden untersuchten Behandlungsprogrammen (psychosomatisch vs. gastroente-
rologisch).

Vergleichswerte/ Normen

Originalstichprobe: 161 Patienten mit Morbus Crohn (MC) und 76 mit
Colitis ulcerosa (CU) einer gastroenterologischen und psychosomatischen Rehabilitationsklinik, durchschnittliche Erkrankungsdauer von
sieben Jahren bei MC und acht Jahren bei CU.

Weitere Stichprobe: N = 955 CED-Patienten (610 MC, 345 CU) an der gleichen Klinik, Längsschnittuntersuchung bis zwei Jahre nach Abschluss der stationären Rehabilitation.

Literatur

Doßmann, R., Kachel, F. & Krebs, H. (2003). *Psychosoziale Faktoren bei chronisch-entzündlichen Darmererkrankungen.* Projektbericht aus der Reha-Klinik Taubertal der BfA, Bad Mergentheim.

Weitere Informationen

Weitere Informationen über das übergreifende und von der „Deutschen Rentenversicherung Bund" geförderte Forschungsprojekt „Psychosoziale Faktoren bei chronisch-entzündlichen Darmerkrankungen":

Dr. Rüdiger Doßmann
Reha-Klinik Taubertal
Ketterberg 2
D-97980 Bad Mergentheim
E-Mail: Reha-Klinik.Taubertal@drv-bund.de

Autor des Beitrags

Dr. Harald Krebs
Hochschulambulanz für Psychotherapie, Universität Würzburg
Lehrstuhl für Psychologie I: Biologische Psychologie,
Klinische Psychologie und Psychotherapie
Marcusstr. 9–11
D-97070 Würzburg
E-Mail: krebs@psychologie.uni-wuerzburg.de

Abschnitt B4

Kardiologie

DS14

DS14 – Typ-D-Persönlichkeit

Autor(inn)en	Gesine Grande, Christoph Herrmann-Lingen
Quelle	Grande, G., Jordan, J., Kümmel, M., Struwe, C., Schubmann, R., Schulze, F., Unterberg, Ch., von Känel, R., Kudielka, B. M., Fischer, J. & Herrmann-Lingen, C. (2004). Evaluation der deutschen Typ-D-Skala und Prävalenz der Typ-D-Persönlichkeit bei kardiologischen und psychosomatischen Patienten sowie Gesunden. *Psychotherapie, Psychosomatik, medizinische Psychologie, 54* (11), 413–422.
Bezugsquelle	Erhältlich bei den Autoren dieses Artikels.
Vorgänger-/ Originalversion	Denollet, J. (1998). Personality and coronary heart disease: the type-D scale-16 (DS16). *Annals of Behavioral Medicine, 20*, 209–215. Denollet J. (2000). Type D personality. A potential risk factor refined. *Journal of Psychosomatic Research, 49*, 255–266. Denollet, J. (2005). DS14: standard assessment of negative affectivity, social inhibition, and Type D personality. *Psychosomatic Medicine, 67*, 89–97.
Anwendungsbereich	Die DS14 wurde bisher überwiegend bei Patient(inn)en mit koronarer Herzerkrankung eingesetzt. Die grundsätzliche Eignung ist auch für Gesunde und psychosomatische Patienten überprüft. Im Erwachsenenbereich besteht keine Altersbegrenzung.
Zielsetzung und Kurzbeschreibung	Das Typ-D-Muster wird als stabiles Persönlichkeitsmerkmal definiert und gilt als Risikofaktor für die Prognose von Patienten mit koronarer Herzerkrankung (Mortalität, kardiale Ereignisse) und für geringere Erfolge in der kardiologischen Rehabilitation (Denollet et al., 1995, 1996, 2000; Pedersen & Middel, 2001). Die DS14 ist ein 14 Items umfassendes Selbstbeurteilungsverfahren zur Messung des Typ-D-Erlebens- und Verhaltensmusters. Das Konstrukt ist zweidimensional, die Dimensionen „Negative Affektivität" und „Soziale Inhibition" bilden die beiden Subskalen (je sieben Items). Personen mit Typ-D-Muster weisen hohe Ausprägungen auf beiden Skalen (Cutoff: Median = 10) auf. Das Instrument ist ökonomisch und hat gute teststatistische Kennwerte.
Art des Verfahrens	Selbstbeurteilungsverfahren („Paper & Pencil")
Technische Informationen	– 14 Items auf 2 Dimensionen – Bearbeitungszeit: 5 Minuten – Auswertungszeit: 2 Minuten – Automatisierte Auswertung: SPSS-Syntax auf Anfrage bei den Autoren erhältlich.

Theoretischer Hintergrund

Denollet verfolgte zwei Ziele: a) Statt spezifischer Aspekte situativer negativer Affektivität sollte ein stabiles übergeordnetes Merkmal gemessen werden; b) Negative Gefühle sollten im Zusammenhang mit einem spezifischen Bewältigungsmodus erfasst werden (Hemmung/Unterdrückung von Gefühlsausdruck in sozialen Situationen).

Das Typ-D-Konzept basiert auf früheren Modellen zum Zusammenhang von Persönlichkeitsmerkmalen und Gesundheit (Typologie sozioemotionaler Anpassung, z.B. Weinberger & Schwartz, 1990; Fünf-Faktoren-Persönlichkeitsmodell („Big Five") von Costa und McCrae, 1992).

Clusteranalytisch identifizierte Denollet in einer „distressed-introverted-restrained-excitable-taxonomy" den „distressed"-Persönlichkeitstyp (= Typ D), der gleichzeitig eine hohe negative Affektivität und einen gehemmten Gefühlsausdruck aufweist und deshalb als gesundheitsgefährdet angesehen wird (Denollet et al., 1995). Die Hemmung des Gefühlsausdrucks wird als „Soziale Inhibition" operationalisiert. Von Personen mit hoher sozialer Inhibition wird angenommen, dass sie in sozialen Situationen intentional den Ausdruck von (negativen) Gefühlen unterdrücken, während sie sich zugleich ihrer psychischen Belastung vollkommen bewusst sind. Damit grenzt Denollet soziale Inhibition eindeutig ab von emotionsfokussierten Copingstilen wie Vermeidung, Verdrängung oder Verleugnung, deren konstitutionelles Merkmal die unbewusste Abwehr negativer Gefühle ist (Denollet, 1998, 2000). Bisher fehlen gesicherte theoretische Erklärungen für den vermuteten synergetischen Effekt von negativer Affektivität und sozialer Inhibition auf die Prognose von KHK-Patienten (Denollet, 2000, 2005).

Entwicklung des Verfahrens

Die Subkomponenten des Typ-D-Musters, „Negative Affektivität" und „Soziale Inhibition", wurden ursprünglich mittels der Trait-Angstskala der „State-Trait-Anxiety-Scale" (STAI) und der Skala „Soziale Inhibition" des „Heart Patient Psychological Questionnaire" (HPPQ) erfasst. Die Konstruktion der eigentlichen Typ-D-Skala erfolgte auf der Basis von 66 Items des „Minnesota Multiphasic Personality Inventory" (MMPI), ergänzt um weitere selbst konstruierte Items (Denollet, 1998). Nach Ausschluss der Items, die nicht ausreichend zwischen Typ-D- und Nicht-Typ-D-Personen diskriminierten (Kriterien: „Trait-Angst" im STAI und „Soziale Inhibition" im HPPQ), entstand die 16 Items umfassende Skala DS16 (Denollet, 1998). Nach einer Reihe von Veränderungen (24- und 20-Itemversionen) entstand die jetzt vorliegende Kurzform der DS14 (Denollet, 2005).

Ausgehend von der englischen Version wurden zwei unabhängige Übersetzungen angefertigt und konsensuell zwischen den Übersetzern und mit dem Autor der Originalfassung abgestimmt und überarbeitet. Die vorliegende deutschsprachige Version der DS14 ist von Denollet autorisiert. Die Originaltestinstruktion und die fünfstufige Itemskalierung wurden beibehalten.

Aufbau und Auswertung

Die DS14 besteht aus zwei Subskalen mit jeweils sieben Items, die faktorenanalytisch nach Screetest und Eigenwertkriterium eindeutig replizierbar waren (Grande et al., 2004). Inhaltlich findet sich eine Entsprechung der Faktoren zu den folgenden Konstrukten:

– **Negative Affektivität** wird als dispositionelle negative Affektivität definiert und kennzeichnet Personen mit hoher emotionaler Labilität, die häufiger negative Gefühlszustände erleben, gereizt oder missmutig sind (Markieritems: „Ich bin oft gereizt", „Ich bin oft schlecht drauf").

– **Soziale Inhibition** bezeichnet nach Denollet (1998) die Unterdrückung negativer Gefühle, insbesondere in sozialen Situationen (Markieritems: „Es fällt mir schwer, mit anderen ein Gespräch zu beginnen", „Es fällt mir leicht, Kontakt mit anderen Menschen zu knüpfen" [invers gepolt]).

Das Antwortformat ist eine fünfstufige Likertskala (0 = „trifft überhaupt nicht zu", 1 = „trifft eher nicht zu", 2 = „unentschieden", 3 = „trifft eher zu", 4 = „trifft überhaupt nicht zu"). Die Auswertung erfolgt über die getrennte Berechnung des Skalenmittelwertes für die Subskalen „Negative Affektivität" und „Soziale Inhibition" und der anschließenden Klassifikation des Typ-D-Musters (Typ-D: Median für „Negative Affektivität" und „Soziale Inhibition" ≥ 10; nach Denollet, 2005).

Gütekriterien

In einer Stichprobe von N = 1196 kardiologischen Patienten, N = 335 psychosomatischen Patienten und N = 890 gesunden Fabrikarbeitern wurden folgende Gütekriterien ermittelt (Grande et al., 2004):

Itemanalyse
– gute bis befriedigende Trennschärfe der Items (r_{it} = .49 bis .73)
– geringe bis mittlere Schiefe

Skalenwerteverteilung und -güte
– Werteverteilung umfasste den gesamten Wertebereich (0 bis 28)
– Subskala „Negative Affektivität", M = 11, Median = 10, interne Konsistenz α = .87.
– Subskala „Soziale Inhibition", M = 9.67, Median = 9, interne Konsistenz α = .86.
– Interkorrelation r = .46 im Gesamtkollektiv (kardiologische Patienten: r = .39; psychosomatische Patienten: r = .44, Gesunde: r = .48).

Konstruktvalidität
– Subskala „Negative Affektivität": hohe Konvergenz mit Neurotizismus („NEO-Fünf-Faktoren-Inventar", NEO-FFI: r = .64), Angst und Depressivität („Hospital Anxiety and Depression Scale", HADS: r = .62 bzw. r = .51), psychischer Gesundheit (Lebensqualität, „Short Form 12", SF-12: r = −.54), hohe Zusammenhänge mit Ärger („Aggression Questionnaire", AQ-G: r = .65, „State-Trait-Ärgerausdrucksinventar", STAXI: Trait-Anger r = .58, Anger-in r = .53, Anger-out r = .48) und Feindseligkeit („Aggression Questionnaire": r = .60; Perbandt et al., 2006), Zusammenhänge auch mit Schüchternheit (Shyness: r = .43), geringerer Extraversion (NEO-FFI: r = .35) und geringeren Selbstwirksamkeitsüberzeugungen (r = −.38), gut diskriminiert von Ausmaß körperlicher Symptome (SF-12), wahrgenommener sozialer Unterstützung („Fragebogen Soziale Unterstützung", F-SozU) und Geselligkeit (Sociability).
– Subskala „Soziale Inhibition": hohe Konvergenz mit Schüchternheit (Shyness: r = .70) und Extraversion (NEO-FFI: r = −.59), mäßige Zusammenhänge mit Maßen negativer Befindlichkeit (HADS, Neurotizismus, SF-12), Feindseligkeit (r = .38), Anger-in (r = .30) und indirekter Aggression (r = .27), eindeutige Diskriminierung von Sozialer Unterstützung (F-SozU: r = .11) und körperlicher Gesundheit (SF-12: r = −.05)

Differentielle Validität
– Geschlecht: geringe oder keine geschlechtsspezifischen Unterschiede für die Subskalen und die Typ-D-Prävalenz.
– Alter: linearer Zusammenhang für Subskalen und Typ-D-Prävalenz, höheres Alter ist mit einer Abnahme auffälliger Werte verbunden.

– Diagnosegruppen: höchste Ausprägung von „Negativer Affektivität" und „Sozialer Inhibition" und höhere Prävalenzraten des Typ-D-Musters bei psychosomatischen Patienten im Vergleich mit Gesunden und KHK-Patienten; KHK-Patienten hatten geringere Ausprägung von „Sozialer Inhibition" und geringere Typ-D-Prävalenz als Gesunde.

Vergleichswerte/ Normen

Bisher liegen noch keine Normwerte vor.

Literatur

Costa, P.T. & McCrae, R.R. (1992). *Revised NEO Personality Inventory (NEO PI-R) and NEO Five Factor Inventory*. Professional Manual. Odessa, Florida: Psychological Assessment Resources.

Denollet, J., Sys, S.U. & Brutsaert, D.L. (1995). Personality and mortality after myocardial infarction. *Psychosomatic Medicine, 57* (6), 582–591.

Denollet, J., Sys, S.U., Stroobant, N., Rombouts, H., Gillebert, T.C. & Brutsaert, D.L. (1996). Personality as independent predictor of long-term mortality in patients with coronary heart disease. *Lancet, 347*, 417–421.

Denollet, J., Vaes, J. & Brutsaert, D.L. (2000). Inadequate response to treatment in coronary heart disease: adverse effects of type D personality and younger age on 5-year prognosis and quality of life. *Circulation, 102*, 630–635.

Pedersen, S.S. & Middel, B. (2001). Increased vital exhaustion among type-D patients with ischemic heart disease. *Journal of Psychosomatic Research, 51* (2), 443–449.

Perbandt, K., Hodapp, V., Wendt, T. & Jordan, J. (2006). Die „Distressed Personality" (Typ D). Zusammenhänge mit Ärger, Aggression und Feindseligkeit. *Psychotherapie, Psychosomatik, medizinische Psychologie,* 310–317.

Weinberger, D.A. & Schwartz, G.E. (1990). Distress and restraint as superordinate dimensions of self-reported adjustment: a typological perspective. *Journal of Personality, 58* (2), 381–417.

Autor(inn)en des Beitrags

Prof. Dr. Gesine Grande
HTWK Leipzig, Fachbereich Sozialwesen
Postfach 30 11 66
D-04251 Leipzig
E-Mail: grande@sozwes.htwk-leipzig.de

Prof. Dr. Christoph Herrmann-Lingen
Klinik für Psychosomatische Medizin und Psychotherapie
Philipps-Universität Marburg
Baldingerstraße
D-35033 Marburg
E-Mail: Christoph.Herrmann-Lingen@med.uni-marburg.de

KCCQ

Kansas City Cardiomyopathy Questionnaire (deutsche Version)

Autor(inn)en	Hermann Faller, Thomas Steinbüchel, Marion Schowalter, John A. Spertus, Stefan Störk, Christiane E. Angermann
Quelle	Faller, H., Steinbüchel, T., Schowalter, M., Spertus, J.A., Störk, S. & Angermann, C.E. (2005). Der Kansas City Cardiomyopathy Questionnaire (KCCQ) – Ein neues krankheitsspezifisches Messinstrument zur Erfassung der Lebensqualität bei chronischer Herzinsuffizienz. Psychometrische Prüfung der deutschen Version. *Psychotherapie, Psychosomatik, Medizinische Psychologie, 55*, 200–208.
Bezugsquelle	Dr. John Spertus (Copyright auch der deutschen Version) Mid America Heart Institute 4401 Wornall Road Kansas City, MO 64111, USA E-mail: spertusj@umkc.edu
Originalversion	Green, C.P., Porter, C.B., Bresnahan, D.R. & Spertus, J.A. (2000). Development and evaluation of the Kansas City Cardiomyopathy Questionnaire: A new health status measure for heart failure. *Journal of the American College of Cardiology, 35*, 1245–1255.
Anwendungsbereich	Patienten mit chronischer Herzinsuffizienz unterschiedlicher Ätiologie, Erwachsene.
Zielsetzung und Kurzbeschreibung	Der KCCQ ist ein Selbstbeurteilungsverfahren zur Erfassung der Lebensqualität (des subjektiven Gesundheitszustands) von Patienten mit chronischer Herzinsuffizienz. Er besteht aus 23 Items, die zu folgenden Dimensionen zusammengefasst werden: körperliche Einschränkungen (sechs Items), Symptome (sieben Items), soziale Einschränkungen (vier Items), Selbstwirksamkeit (zwei Items) und psychische Lebensqualität (drei Items). Hinzu kommt ein Item zur Messung der Symptomstabilität. Es existieren zwei zusammenfassende Skalen: Funktionaler Status (körperliche Einschränkung und Symptome) sowie klinische Zusammenfassung (alle Skalen außer Selbstwirksamkeit und Symptomstabilität).
Art des Verfahrens	Selbstbeurteilungsverfahren („Paper & Pencil")
Technische Informationen	– 23 Items auf 5 Dimensionen – Bearbeitungszeit: 15 Minuten – Auswertungszeit: 5 Minuten – Automatische Auswertung: SPSS-Syntax verfügbar; es ist sehr zu empfehlen, die Auswertung mittels eines ACCESS- oder SPSS-Programms durchzuführen, da die Rohwerte transformiert werden müssen.

Theoretischer Hintergrund

Das Ziel der Testentwicklung bestand insbesondere darin, die von einer chronischen Herzinsuffizienz bewirkten Einschränkungen der Lebensqualität breiter als durch die bisher existierenden Verfahren abzudecken sowie die Änderungssensitivität im Vergleich zu den bisherigen Verfahren zu steigern.

Entwicklung des Verfahrens

Der KCCQ wurde in einem mehrstufigen, pragmatischen Entwicklungsprozess unter Einbezug von kardiologischem Expertenwissen sowie Patienten-Fokusgruppen entwickelt (s. Green et al., 2000). Die Übersetzung erfolgte nach den international gültigen Regeln.

Aufbau und Auswertung

Nach einer Instruktion, in der darauf hingewiesen wird, dass sich die folgenden Fragen „auf Ihre Herzinsuffizienz und wie Ihr Leben davon beeinflusst wird", beziehen, wird in den ersten sechs Items nach dem Ausmaß gefragt, in welchem die Herzinsuffizienz während der letzten zwei Wochen die Fähigkeit beeinträchtigt hat, Tätigkeiten im Alltag auszuführen („sich selbst ankleiden"; „duschen/baden"; „ca. 100 bis 200 Meter auf ebener Strecke gehen"; „Garten- oder Hausarbeit erledigen", „Einkaufstaschen tragen"; „ohne Pause eine Treppe hoch steigen"; „laufen oder joggen, z. B. um den Bus zu erreichen"). Das Antwortformat dieser Items ist fünfstufig (von „extrem" bis „überhaupt nicht"). Diese sechs Items bilden die Skala „Körperliche Einschränkung".

Danach folgt das Item zur Symptomstabilität, in welchem gefragt wird, ob sich die Beschwerden („Atemnot", „Ermüdung oder Anschwellen der Knöchel") im Vergleich zum Zustand von vor zwei Wochen geändert haben („viel schlechter" bis „viel besser", mit einer Restkategorie: „Ich hatte während der letzten zwei Wochen keine Symptome").

In den folgenden sieben Items werden vier ausgewählte Beschwerden aufgeführt („Schwellungen der Füße, Knöchel oder Beine morgens beim Aufwachen"; „schnelle Ermüdung"; „Atemnot"; „Atemnot beim aufrechten Sitzen"), und es wird jeweils danach gefragt, wie häufig diese Beschwerden auftreten (fünf- bis siebenstufige Antwortformate, z. B. „ständig" bis „niemals während der letzten zwei Wochen") und wie beschwerlich die Symptome waren (fünfstufiges Antwortformat von „extrem beschwerlich" bis „überhaupt nicht beschwerlich", jeweils mit einer Restkategorie für Patienten, die die entsprechenden Beschwerden nicht aufwiesen). Bei „Atemnot im Sitzen" (Orthopnoe) wird lediglich nach der Häufigkeit, nicht nach der Beschwerlichkeit gefragt. Damit ergeben sich sieben Items, die zur Skala „Symptome" zusammengefasst werden.

Die folgenden zwei Items bilden die Skala „Selbstwirksamkeit". Das erste Item betrifft die Frage, wie sicher der Patient ist, zu wissen, was zu tun oder wer anzurufen ist, wenn sich die Herzinsuffizienz verschlechtert (fünf Antwortstufen von „überhaupt nicht sicher" bis „vollkommen sicher"). Das zweite Item fragt danach, wie gut der Betroffene versteht, was er selbst tun kann, damit sich die Herzinsuffizienzsymptome nicht verschlechtern (z. B. „Gewichtskontrolle", „weniger Salz in der Diät"), und hat ein fünfstufiges Antwortformat („ich verstehe es überhaupt nicht" bis „ich verstehe es vollkommen").

Die folgenden drei Items mit jeweils fünfstufigem Antwortformat werden zur Skala „Psychische Lebensqualität" zusammengefasst. Sie beinhalten die Frage, in welchem Ausmaß die Herzinsuffizienz die Lebensfreude beeinträchtigt hat („extrem beeinträchtigt" bis „überhaupt nicht beeinträchtigt"), wie sich der Patient fühlen würde, wenn er den

Rest seines Lebens in dem jetzigen Stadium von Herzinsuffizienz verbringen müsste („überhaupt nicht zufrieden" bis „vollkommen zufrieden") und wie oft er in den letzten zwei Wochen wegen der Herzinsuffizienz entmutigt oder deprimiert war („ständig" bis „niemals").

Den Abschluss des KCCQ bilden vier Items zur Frage, in welchem Ausmaß die Herzinsuffizienz die Lebensweise bzw. Teilnahme an sozialen Tätigkeiten, wie Hobbys und Freizeitaktivitäten, intime Beziehungen mit Menschen, Besuche bei Familienmitgliedern oder Freunden sowie Arbeit oder Hausarbeit, beeinträchtigt hat (fünfstufiges Antwortformat von „extrem" bis „überhaupt nicht"). Diese Items werden zur Skala „Soziale Einschränkung" aggregiert. Auch hier gibt es wie auch bei anderen Items Restkategorien („nicht zutreffend"). Der Fragebogen umfasst insgesamt drei DIN-A4-Seiten.

Die Auswertung erfolgt im Wesentlichen durch Mittelwertbildung der einzelnen Itemwerte, wobei jedoch teilweise Umkodierungen vorgenommen werden müssen, die insbesondere die Restkategorien betreffen. Die Skalenwerte werden anschließend auf einen Wertebereich von 0 bis 100 transformiert, wobei höhere Werte einen besseren Gesundheitszustand anzeigen.

Ergänzende Verfahren

Zusätzlich sollte ein Screeninginstrument zur Erfassung der psychischen Komorbidität, insbesondere der Depression, eingesetzt werden, da eine Depression gravierende Auswirkungen auf die Testergebnisse haben kann. Bewährt hat sich der simultane Einsatz des Depressionsmoduls des „Patient Health Questionnaire" (PHQ-9).

Gütekriterien

Die psychometrische Prüfung der deutschen Version basiert auf zwei ambulanten und einer stationären Stichprobe chronisch herzinsuffizienter Patienten. Eine ausführliche psychometrische Evaluation leistet die Dissertation von Steinbüchel (2006).

Objektivität: Da es sich um ein Selbsteinschätzungsverfahren mit automatisierter Auswertung handelt, kann die Objektivität vorausgesetzt werden.

Reliabilität: Der KCCQ weist hervorragende Reliabilitätskennwerte auf. Die interne Konsistenz der beiden zusammenfassenden Skalen liegt über .9 („Funktionaler Status": Cronbach's Alpha = .91; „Klinische Zusammenfassung": Cronbach's Alpha = .93). Die Retestreliabilität liegt ebenfalls über .9 („Funktionaler Status": ICC = .93, CCC = .93; „Klinische Zusammenfassung": ICC = .93, CCC = .92).

Validität: Die inhaltliche Validität kann durch die breite Abdeckung der Bereiche der Lebensqualität angenommen werden. Die Bereiche der Skalen werden ausgeschöpft, ohne dass in hohem Maße Boden- oder Deckeneffekte auftreten. Die Konstruktvalidität wurde durch starke Zusammenhänge mit den entsprechenden Skalen des SF-36 belegt. Zur Prüfung der Kriteriumsvalidität wurden Patienten mit unterschiedlichem Schweregrad der Erkrankung (NYHA-Klasse) verglichen. Hierbei zeigten sich zwischen den NYHA-Klassen signifikante und klinisch bedeutsame Unterschiede. Die Änderungssensitivität der deutschen Version kann noch nicht abschließend beurteilt werden. Die sehr hohen Responsivitätskennwerte der amerikanischen Originalversion ließen sich in dieser Höhe nicht reproduzieren – möglicherweise jedoch durch Probleme im Studiendesign bedingt. Allerdings wies die Skala „Funktionaler Status" beim Vergleich zwischen Dekompensation und Rekompensation der Herzinsuffizienz mittelgroße bis große Effektstärken auf (standardized effect size, standardized response mean, Guyatt's responsiveness index), die zudem höher lagen als die entsprechenden Werte des SF-36. Die mit dem KCCQ gemessene Lebensqualität sagte das Eintreten einer Depression voraus (Havranek et al., 2004). Umgekehrt prädizierte eine Depression Verschlechterungen der durch den KCCQ erfassten Lebensqualität (Rumsfeld et al., 2003; Sullivan et al., 2004a, b).

Vergleichswerte/ Normen

Normen liegen nicht vor.

Literatur

Havranek, E. P., Spertus, J. A., Masoudi, F. A., Jones, P. G. & Rumsfeld, J. S. (2004). Predictors of the onset of depressive symptoms in patients with heart failure. *Journal of the American College of Cardiology, 44*, 2333–2338.

Rumsfeld, J. S., Havranek, E., Masoudi, F. A., Peterson, E. D., Jones, P., Tooley, J. F. et al. for the Cardiovascular Outcomes Research Consortium (2003). Depressive symptoms are the strongest predictors of short-term declines in health status in patients with heart failure. *Journal of the American College of Cardiology, 42*, 1811–1817.

Sullivan, M., Levy, W. C., Russo, J. E. & Spertus, J. A. (2004a). Depression and health status in patients with advanced heart failure: A prospective study in tertiary care. *Journal of Cardiac Failure, 10*, 390–396.

Sullivan, M. D., Newton, K., Hecht, J., Russo, J. E. & Spertus, J. A. (2004b). Depression and health status in elderly patients with heart failure: A 6-month prospective study in primary care. *American Journal of Geriatric Cardiology, 13*, 252–260.

Steinbüchel, T. (2006). *Psychometrische Prüfung der deutschen Version des Kansas City Cardiomyopathy Questionnaire (KCCQ) – unter Berücksichtigung des Einflusses einer komorbiden Depression auf die Validität.* Unveröffentl. Dissertation, Albert-Ludwigs-Universität Freiburg. http://www.freidoc.uni-freiburg.de/volltexte/2521/pdf/promotion_thomas_steinbuechel.pdf

Autor(inn)en des Beitrags

Prof. Dr. Dr. Hermann Faller
Dr. Marion Schowalter
Institut für Psychotherapie und Medizinische Psychologie
Universität Würzburg
Klinikstraße 3
D-97070 Würzburg
E-mail: h.faller@uni-wuerzburg.de

MacNew Heart

MacNew Heart Disease Quality of Life Questionnaire

Autoren	Stefan Höfer, Werner Benzer, Neil Oldridge
Quelle	Höfer, S., Benzer, W., Brandt, D., Laimer, H., Schmid, P., Bernardo, A. et al. (2004b). MacNew Heart Disease Lebensqualitätsfragebogen nach Herzinfarkt: Die deutsche Version. *Zeitschrift für Klinische Psychologie und Psychotherapie, 33*, 270–280.
Bezugsquelle	Erhältlich beim Autor dieses Beitrags oder unter www.macnew.org.
Vorgänger-/ Originalversion	Höfer, S., Lim, L., Guyatt, G. & Oldridge, N. (2004a). The MacNew Heart Disease health-related quality of life instrument: A summary. *Health and Quality of Life Outcomes, 8*; 2(1):3. Oldridge, N., Guyatt, G., Jones, N., Crowe, J., Singer, J., Feeny, D. et al. (1991). Effects on quality of life with comprehensive rehabilitation after acute myocardial infarction. *The American Journal of Cardiology, 67*, 1084–1089.
Anwendungsbereich	Der MacNew eignet sich für erwachsene Patienten ab 18 Jahren mit koronarer Herzkrankheit (KHK). Die deutsche Version des MacNew ist für Patienten mit Angina pectoris (AP; Höfer et al., 2003), Myokardinfarkt (MI; Höfer et al., 2004b), Arrythmien (AR; Höfer et al., 2005) und Herzinsuffizienz (HI) entwickelt und geprüft worden. Zur Evaluation von klinischen Behandlungen der KHK wie optimierter medikamentöser Therapien, perkutanen koronaren Interventionen (PCI), aortokoronaren Bypass-Operationen (AOCB; Benzer et al., 2003) und Schrittmacherimplantationen (Benzer et al., 2006) wird der MacNew ebenso eingesetzt, wie zur Evaluation der kardiologischen Rehabilitation (Höfer et al., 2006). Die Anwendungsbereiche des MacNew erstrecken sich auf die Evaluation der Behandlungswirksamkeit und Qualitätssicherung, Audits, klinischen Vorhersagemodellen, Kosten-Nutzen-Studien sowie auf die Verbesserung der Arzt-Patienten-Kommunikation. Des Weiteren kann er als Basis für gesundheitspolitische Entscheidungen dienen.
Zielsetzung und Kurzbeschreibung	Der MacNew erhebt den Anspruch, die Beeinträchtigungen der Lebensqualität (LQ) durch die KHK aus der subjektiven Sichtweise des Patienten objektiv, reliabel und valide zu erfassen. Er zählt zu den krankheitsspezifischen LQ-Instrumenten. In Anlehnung an die WHO-Definition von „Gesundheit" gliedert sich der MacNew in drei Bereiche: körperliche, emotionale und soziale gesundheitsbezogene LQ (gLQ). Eine globale LQ-Einschätzung kann errechnet werden.
Art des Verfahrens	Selbstbeurteilungsverfahren („Paper & Pencil"; auch für postalische Befragungen geeignet oder elektronische Form als Online-Tool)

Technische Informationen

– 27 Items in 3 Bereichen
– Bearbeitungszeit: ca. 10 Minuten
– Auswertungszeit: ca. 3 Minuten
– Automatisierte Auswertung: mit SPSS-Syntax in < 1 Minute

Theoretischer Hintergrund

Die aktuellste Entwicklung im Gesundheitswesen ist die Anerkennung der Tatsache, dass die Patientenperspektive (LQ) eine ebenso legitime und valide Ergebniseinschätzung von Behandlungen darstellt wie die von klinischem Personal. Die KHK gehört zu den chronischen Krankheiten, die einen akuten Verlauf aufweisen können. Patienten mit KHK haben in Abhängigkeit von ihrem Erkrankungsstadium (CCS 0 bis 3, NYHA I bis IV) eine verringerte gLQ im Vergleich zur Normalbevölkerung. Patienten mit KHK werden typischerweise in eine der vier (zusammenhängenden, aber klinisch unabhängigen) Kategorien diagnostiziert: AP, MI, AR und HI. Es existieren unterschiedliche Fra-gebögen mit spezifischem Fokus auf eine der vier Erkrankungen. Aus der Perspektive unterschiedlicher Nutzer (Kliniker, Psychologen, Wissenschafter, Dienstleistungsanbieter im Gesundheitswesen und Gesundheitspolitiker) ist es jedoch von Bedeutung, ein einheitliches Instrument zur Evaluierung und Bewertung der gLQ bei KHK zu haben. Der MacNew wurde ursprünglich für Patienten mit MI entwickelt, jedoch bei den häufigsten Formen der KHK erfolgreich psychometrisch getestet. Damit ist der MacNew das einzige internationale krankheitsspezifische LQ-Instrument, welches die gLQ von Patienten mit verschiedenen Formen der KHK auf einer einheitlichen Messskala erfasst. Bislang wurde der MacNew in mindestens 12 klinischen / experimentellen Studien angewandt und mehr als 5 200 Patienten vorgelegt (Höfer et al., 2004a).

Entwicklung des Verfahrens

Die Vorgängerversion des MacNew war das Interview „Quality of Life after Myocardial Infarction" (QLMI). Dieses Interview wurde für die Verwendung in einer randomisierten klinischen Studie zur Prüfung von Effekten der kardiologischen Rehabilitation auf ängstliche/depressive Patienten mit dokumentiertem Myokardinfarkt entwickelt (Oldridge et al., 1991). Das Ziel war, die Gefühle von Patienten in Bezug auf eine Reihe von Problemen mit Myokardinfarkt zu erfassen. Die Probleme, welche bedingt durch eine KHK auftreten können, inkludierten körperliche Symptome, seelische Befindlichkeit und die soziale Funktionsfähigkeit. Die Fragen wurden durch Interviews mit Ärzten, Krankenschwestern, weiteren Personen im Gesundheitswesen und mit Herzkreislaufpatienten gewonnen und durch Literatursuche ergänzt. Aus ursprünglich 97 Fragen wurden durch eine Itemreduktion („clinical impact method") die 27 Fragen der aktuellen Version des MacNew gewonnen. 63 Patienten, die an einem kardiologischen Rehabilitationsprogramm teilnahmen, mussten jene Fragen identifizieren, welche für sie besonders von Bedeutung sind und gewichten. Nur die Fragen mit den höchsten Gewichtungen gingen in die Fragebogenversion ein.

A priori wurde basierend auf theoretischen Überlegungen eine Fünf-Faktoren-Struktur angenommen. Die Validität der Fragen des QLMI wurde mit verschiedenen klinisch etablierten Instrumenten geprüft („State-Trait Anxiety Inventory", „Beck Depression Inventory", „Profile of Mood Scale", „Time Trade-off", „Quality of Well-Being", „Katz Social Functioning Instrument" und einem Belastungs-EKG). Spätere Faktorenanalysen demonstrierten wiederholt, dass den 27 Fragen eine Drei-Faktoren-Struktur (körperliche, emotionale und soziale qLQ) zugrunde liegt (Höfer et al., 2004a). Der MacNew ist die Weiterentwicklung des QLMI-Interviews (Lim et al., 1993).

Die englische Version des MacNew wurde unter Anwendung akzeptierter linguistischer Methoden ins Deutsche übersetzt. Auf zwei Übersetzungen mit anschließender Harmonisierung auf eine deutsche Version folgte die Rückübersetzung und Abgleichung mit der englischen Version. Es gibt anerkannte Übersetzungen für mehr als 20 Sprachen.

Aufbau und Auswertung

Der MacNew erfasst mit 27 Fragen die qLQ der letzten zwei Wochen in drei Bereichen:

– Die **körperliche Skala** erfasst die wahrgenommene körperliche Beeinträchtigung durch die KHK inklusive typischer Symptome wie Brustschmerz, Kurzatmigkeit, Erschöpfung, Schwindel und schmerzende Beine. Beispiel: „Wie oft haben Sie in den letzten zwei Wochen Brustschmerzen bei alltäglichen Aktivitäten verspürt?"

– Die **emotionale Skala** erfasst die wahrgenommene seelische Beeinträchtigung durch die KHK und inkludiert Fragen zur Stimmung (z. B. ungeduldig, wertlos, deprimiert, rastlos). Beispiel: „Wie oft haben Sie sich in den letzten zwei Wochen wertlos oder unzulänglich gefühlt?"

– Die **soziale Skala** erfasst die wahrgenommene soziale Funktionsfähigkeit. Die aktive Teilnahme am sozialen Leben oder auch die Abhängigkeit von anderen Personen bedingt durch die KHK wird erfragt. Beispiel: „Wie oft in den letzten zwei Wochen fühlten Sie sich unfähig, aufgrund Ihres Herzproblems Kontakt aufzunehmen?"

Die Fragen sind auf einer siebenstufigen Skala nach Häufigkeit („die ganze Zeit" bis „nie"), Intensität („sehr stark eingeschränkt" bis „nicht eingeschränkt") und Zufriedenheit („absolut zufrieden" bis „sehr unzufrieden") zu beantworten.

Die Antworten auf die Fragen einer Skala werden summiert und durch die Anzahl der beantworteten Fragen dividiert. Der höchste Wert einer Skala liegt bei 7 (hohe gLQ), der geringste bei 1 (geringe gLQ). Bis zu 50 % fehlende Antworten werden bei der Auswertung einer Skala toleriert. Die globale LQ wird als Mittelwert über alle Fragen berechnet.

Ergänzende Verfahren

„MacNew Spouses": LQ des Partners von Patienten mit KHK.

Gütekriterien

Die Gütekriterien für die deutsche Version wurden in getrennten Studien für die jeweiligen Formen der KHK (MI, AP, AR, HF) erhoben (Höfer et al., 2003, 2004a, 2004b, 2005).

Reliabilität: Die internen Konsistenzen (Cronbach's Alpha) liegen für die drei Dimensionen zwischen .86 (körperlich) und .97 (emotional) und für die globale qLQ zwischen .90 und .97 (Höfer et al., 2004a, 2005). Die Retestreliabilität liegt für die drei Dimensionen zwischen .73 und .93 und für die globale gLQ zwischen .76 und .86 (Höfer et al. 2004a, 2005).

Validität: Auf die Inhaltsvalidität (Relevanz) wurde durch die beschriebene Generierung der Fragen geachtet. Die konvergente Validität wurde mittels Nachweis von Korrelationen mit der krankheitsübergreifenden LQ (SF-36) zufriedenstellend belegt. Die diskriminante Validität wurde mittels Differenzierung nach Schweregraden (CCS: 0 bis 3, NYHA: 1 bis 4) bzw. anderen klinischen Parametern überprüft, wobei sich die erwarteten signifikanten Unterschiede zeigten. Bei allen Formen der KHK wurde die dreifaktorielle Struktur des MacNew bestätigt (explorative bzw. konfirmatorische Faktorenanalysen).

Die Änderungssensitivität wurde mittels Berechnungen von Effektstärken bei unterschiedlichen Behandlungsverläufen (Schrittmacherimplantation, PCI, AOCB, Rehabilitationsverfahren etc.) nachgewiesen. Im direkten Vergleich mit anderen LQ-Instrumenten (z. B. SF-36) wurde gezeigt, dass der MacNew die Veränderungen der gLQ sensitiver erfassen kann (Höfer et al., 2004a, 2005).

Vergleichswerte/ Normen

Es existieren englische Normwerte für Patienten mit AP, MI und HF. Diese sind nach Diagnose, Geschlecht und Altersgruppen stratifiziert (Dixon et al., 2002). Deutsche Normwerte sind in Vorbereitung. Wichtiger als Normwerte bei krankheitsspezifischen LQ-Instrumenten ist die Interpretierbarkeit von Skalenwerten und deren Veränderung. Hier ist besonders auf den „kleinsten bedeutsamen Unterschied" (KBU) zu achten, der die kleinste Veränderung auf einer Skala in einem LQ-Instrument darstellt, die entweder vom Patienten oder vom Kliniker als bedeutsam angesehen werden. Der KBU für die MacNew-Skalen liegt bei 0.5 MacNew-Punkten (Dixon et al., 2002).

Literatur

Benzer, W., Höfer, S. & Oldridge, N. B. (2003). Health-related quality of life in patients with coronary artery disease after different treatments for angina in routine clinical practice. *Herz, 28*, 421–428.

Benzer, W., Oldridge, N., Anelli-Monti, M., Berger, T., Hintringer, F. & Höfer, S. (2006). Clinical predictors of health-related quality of life after pacemaker implantation. *Wiener Klinische Wochenschrift, 118*, 739–743.

Dixon, T., Lim, L. L. & Oldridge, N. B. (2002). The MacNew Heart Disease Health-related Quality of Life Instrument: Reference data for users. *Quality of Life Research, 11*, 173–183.

Höfer, S., Anelli-Monti, M., Berger, T., Hintringer, F., Oldridge, N. & Benzer, W. (2005). Psychometric properties of an established heart disease specific health-related quality of life questionnaire for pacemaker patients. *Quality of Life Research, 14*, 1937–1942.

Höfer, S., Benzer, W., Schüßler, G., Steinbüchel, N. von & Oldridge, N. B. (2003). Health-related quality of life in patients with coronary artery disease treated for angina: Validity and reliability of German translations of two specific questionnaires. *Quality of Life Research, 12*, 199–212.

Höfer, S., Kullich, W., Graninger, U., Brandt, D., Gaßner, A., Klicpera, M. et al. (2006). Cardiac rehabilitation in Austria: Short term quality of life improvements in patients with heart disease. *Wiener Klinische Wochenschrift, 118*, 744–753.

Lim, L. L., Valenti, L. A., Knapp, J. C., Dobson, A. J., Plotnikoff, R., Higginbotham, N. & Heller, R. F. (1993). A self-administered quality-of-life questionnaire after acute myocardial infarction. *Journal of Clinical Epidemiology, 46*, 1249–1256.

WWW-Ressourcen

www.macnew.org

Autor des Beitrags

Dr. Stefan Höfer, Ph.D.
Medizin Universität Innsbruck
Univ. Klinik für Medizinische Psychologie und Psychotherapie
Schöpfstr. 23a
A-6020 Innsbruck
E-Mail: stefan.hoefer@i-med.ac.at

Abschnitt B5

Onkologie

EORTC QLQ-C30

European Organisation for Research and Treatment of Cancer, Quality of Life Core Questionnaire

Autor(inn)en	EORTC Quality of Life Group (QLG)
Quelle	Schwarz, R. & Hinz A. (2001). Reference data for the quality of life questionnaire EORTC QLQ-C30 in the general German population. *European Journal of Cancer, 37*, 1345–1351.
Bezugsquelle	Erhältlich bei der „European Organisation for Research and Treatment of Cancer" unter www.eortc.be/home/qol/downloads/.
Vorgänger-/ Originalversion	Aaronson, N., Ahmedzai, S., Bergmann, B., Bullinger, M., Cull, A., Duez, N.J. et al. for the EORTC Study Group on Quality of Life (1993). The European Organization for Research and Treatment of Cancer QLQ-C30: A quality-of-life instrument for use in international clinical trials in Oncology. *Journal of the National Cancer Institute, 85*, 365–376.
Anwendungsbereich	Erwachsene Tumorpatienten (ab 18 Jahren)
Zielsetzung und Kurzbeschreibung	Erhebung der krankheitsspezifischen gesundheitsbezogenen Lebensqualität von Tumorpatienten in klinischen Studien.
Art des Verfahrens	Selbstbeurteilungsverfahren („Paper & Pencil"); Anwendungen mit PC-Unterstützung sind ebenfalls möglich.
Technische Informationen	– 30 Items auf 15 Skalen bzw. in 2 Bereichen – Bearbeitungszeit: ca. 10 Minuten – Auswertungszeit: ca. 5 Minuten – Automatisierte Auswertung: Das „Scoring Manual" (Fayers, 2001) enthält eine Programmsyntax für SAS und für SPSS. Wird der Bogen am PC ausgefüllt, erscheint die Ausgabe innerhalb von Sekunden.
Theoretischer Hintergrund	Im Rahmen der „European Organisation for Research and Treatment of Cancer EORTC" hat sich eine Arbeitsgruppe von Experten verschiedener Fachgebiete (z.B. Medizin, Psychologie, Biometrie, Pflegewissenschaften) gebildet, die Instrumente zur Erhebung der gesundheitsbezogenen Lebensqualität von Tumorpatienten in klinischen Studien entwickelt. Lebensqualität wird dabei als multidimensionales Konstrukt, das sowohl körperliche als auch psychische und soziale Komponenten beinhaltet, und als zwingend subjektives Maß verstanden; d.h. die Einschätzung der Lebensqualität sollte immer durch den Patienten vorgenommen werden. Auch bei der Entwicklung des EORTC QLQ-C30 waren deshalb Patienten beteiligt, die über die Relevanz und die Formulierung der Items mitentschieden.

Entwicklung des Verfahrens

Die Entwicklung des C30 erfolgte in einer multinationalen, multiprofessionellen Arbeitsgruppe (Sprangers et al., 1998). Dabei wurden folgende Phasen durchlaufen:

Phase 1: Identifikation relevanter Lebensqualitätsbereiche (Literaturrecherche, Experteninterviews, Patienteninterviews).

Phase 2: Formulierung von Items, Erstellen eines vorläufigen Fragebogens, Überprüfung durch Experten und Patienten, Abgleich mit anderen relevanten Fragebögen und Übersetzungen (Nutzung der Itembank).

Phase 3: Prüfung des Fragebogens auf Akzeptanz und Relevanz (Befragung von Patienten mit anschließendem Interview), ggf. Änderung des Fragebogens.

Phase 4: Prüfung auf Reliabilität, Validität und kulturelle Adaptivität.

Validierte Übersetzungen liegen in 81 Sprachen vor.

Aufbau und Auswertung

Die Items lassen sich 15 Skalen und diese wiederum zwei Bereichen zuordnen. Im Bereich „Funktionen" sind das die Skalen

- **Physisches Funktionsniveau**; Itembeispiel: „Bereitet es Ihnen Schwierigkeiten, eine kurze Strecke außer Haus zu gehen?"
- **Rollenfunktion**; Itembeispiel: „Waren Sie bei Ihren Hobbys oder bei anderen Freizeitbeschäftigungen eingeschränkt?"
- **Emotionalität**; Itembeispiel: „Waren Sie reizbar?"
- **Kognitives Funktionsniveau**; Itembeispiel: „Hatten Sie Schwierigkeiten, sich an Dinge zu erinnern?"
- **Soziale Beziehungen**; Itembeispiel: „Hat Ihr körperlicher Zustand oder Ihre medizinische Behandlung Ihr Familienleben beeinträchtigt?"
- **Gesundheitszustand/Lebensqualität**; Itembeispiel: „Wie würden Sie insgesamt Ihren Gesundheitszustand während der letzten Woche einschätzen?"

Im Bereich „Symptome" sind es die Skalen **Fatigue, Übelkeit und Erbrechen, Schmerzen, Kurzatmigkeit, Schlaflosigkeit, Appetitlosigkeit, Verstopfung, Durchfall, Finanzielle Schwierigkeiten.**

Die Skalenwerte werden über eine ungewichtete Summation der vierstufig Likert-skalierten Items gebildet. Eine Skala wird dann berechnet, wenn wenigstens die Hälfte aller Items angekreuzt wurde. Für die automatisierte Auswertung steht Programmsyntax zur Verfügung. Von der Bildung eines Gesamtscores wird abgeraten.

Je höher der Wert in den Funktionsskalen ist, desto höher ist die Lebensqualität. Hohe Werte in den Symptomskalen bedeuten, dass der Patient seine Lebensqualität niedrig einschätzt.

Ergänzende Verfahren

Zusätzlich zum C30 sind tumorspezifische Module entwickelt worden, die ergänzend angewendet werden sollten. Validiert wurden bisher folgende Module:

- Lungenkrebs: Lung (LC13)
- Brustkrebs: Breast (BR23)
- Kopf-Hals-Tumore: Head und Neck (H&N35)
- Speiseröhrenkrebs: Oesophageal (OES18)
- Eierstockkrebs: Ovarian (OV28)
- Magenkrebs: Gastric (STO22)

- Multiples Myelom: Multiple Myeloma (MY24)
- Gebärmutterhalskrebs: Cervical (CX24)
- Behandlungszufriedenheit (IN-PATSAT32)

Weitere Module (z. B. „Prostatakrebs", „Hirntumore", „Lebermetastasen", „Pankreaskarzinom") sind im Validierungsprozess weit fortgeschritten, mit einer Veröffentlichung ist in Kürze zu rechnen.

Gütekriterien

Objektivität: Aufgrund der einheitlichen Instruktion und Auswertung gegeben.

Reliabilität: Cronbach's Alpha liegt zwischen .65 und .89 (Schwarz & Hinz, 2001).

Validität: Der Fragebogen wurde u. a. von Ärzten, Krankenschwestern und Psychologen in Zusammenarbeit mit Patienten mit verschiedenen Tumorerkrankungen entwickelt. Die Inhaltsvalidität kann somit als hoch bezeichnet werden. Die Skalenzugehörigkeit der Items wurde faktorenanalytisch geprüft. Die Übereinstimmung zwischen Selbst- und Fremdeinschätzung war in einer Studie von Grønvold und Kollegen (1997) hoch (Kappa = .85, Range 0.49 bis 1.00). Die Fragebögen sind speziell für klinische Studien entwickelt worden. Ihr Einsatz im klinischen Alltag hat sich jedoch auch schon bewährt. In Validitätsstudien zeigte sich, dass die Daten eng mit dem unabhängig davon erhobenen Krankheitsschweregrad zusammenhängen (Velikova et al., 2001).

Fehlende Werte: Weniger als 2 % der Patienten füllen den Bogen nicht aus (Fayers et al., 2001).

Änderungssensitivität: Da sich die Instruktion des EORTC QLQ-C30 auf „die letzte Woche" bezieht, sind Änderungen im Befinden der Patienten ab diesem Zeitraum ablesbar. Im Vergleich mit dem „Subjective Significance Questionnaire" zeigte sich, dass ein Punktwertunterschied von 5 bis 10 von den Patienten als „geringe Änderung", Punktwertunterschiede von 10 bis 20 als „mittlere Änderung" und Punktwertunterschiede über 20 als „große Änderung" der Lebensqualität empfunden wurden (Fayers et al., 2001).

Kulturelle Adaptivität: Während der Entwicklung des Bogens wurde auf möglichst eindeutige Übersetzbarkeit der Items und kulturelle Äquivalenz geachtet. Trotzdem sind einige Items (z. B. „einen Koffer tragen können") in einzelnen Kulturen problematisch (z. B. wenn dort keine Koffer verwendet werden). Die Arbeitsgruppe „Cross-cultural Metaanalysis" der QLG untersucht diese Themen anhand von DIF-Analysen, um empirisch zu prüfen, welche Unterschiede linguistischer oder semantischer und welche kultureller Natur sind.

Vergleichswerte/ Normen

Der EORTC QLQ-C30 gilt als das Standardinstrument zur Erhebung der gesundheitsspezifischen Lebensqualität von Tumorpatienten im europäischen Raum, es existieren daher zahlreiche Vergleichswerte, die von der QLG in einem Buch (Fayers et al., 1998) zusammengestellt wurden. Das Buch ist für akademische Nutzer kostenfrei erhältlich, es wird kontinuierlich aktualisiert. Für die bundesdeutsche Allgemeinbevölkerung wurden Normen von Schwarz und Hinz (2001) veröffentlicht.

Kurzversion

Für Patienten in der Palliativsituation wurde eine Kurzfassung entwickelt, der EORTC QLQ-C15-PAL. Er enthält 15 Items, die dem C30 entstammen. Die Auswahl erfolgte auf Basis der Item-Response-Theory.

Literatur

Fayers, P., Aaronson, N., Bjordal, K., Groenvold, M., Curran, D. & Bottomley, A. (2001). *EORTC QLQ-C30 Scoring Manual.* Brüssel: EORTC.

Fayers, P., Weeden, S. & Curran, D. (1998). *EORTC QLQ-C30 Reference Values.* Brüssel: EORTC.

Grønvold, M., Klee, M.C., Sprangers, M.A. & Aaronson, N.K. (1997). Validation of the EORTC QLQ-C30 quality of life questionnaire through combined qualitative and quantitative assessment of patient-observer agreement. *Journal of Clinical Epidemiology, 50*, 441–450.

Sprangers, M.A., Cull, A., Groenvold, M., Björdal, K., Blazeby, J. & Aaronson, N.K. (1998). The European Organization for Research and Treatment of Cancer Approach to Developing Questionnaire Modules: An update and overview. EORTC Quality of Life Study Group. *Quality of Life Research, 7* (4), 291–300.

Velikova, G., Wright, P., Smith, A.B., Stark, D., Perren, T., Brown, J. et al. (2001). Self-Reported Quality of Life of Individual Cancer Patients: Concordance of results with disease course and medical records. *Journal of Clinical Oncology, 19*, 2064–2073.

WWW-Ressourcen

www.eortc.be/home/qol/

Autorin des Beitrags

Dr. Susanne Singer
Universität Leipzig, Abteilung Sozialmedizin
Psychosoziale Beratungsstelle für Tumorpatienten und Angehörige
Riemannstr. 32
D-04107 Leipzig
E-Mail: sins@medizin.uni-leipzig.de

FACIT

Functional Assessment of Chronic Illness Therapy (deutsche Version)

Autor	David Cella
Quelle	Webster, K., Odom, L., Peterman, A., Lent, L. & Cella, D. (1999). The Functional Assessment of Chronic Illness Therapy (FACIT) measurement system: Validation of version 4 of the core questionnaire. *Quality of Life Research, 8*, 604.
Bezugsquelle	FACIT.org, 328 Myrtle Avenue Elmhurst, IL 60126 USA E-Mail: information@facit.org
Vorgänger-/ Originalversion	Cella, D. F., Tulsky, D. S., Gray, G., Sarafian, B., Lloyd, S., Linn, E. et al. (1993). The Functional Assessment of Cancer Therapy (FACT) scale: Development and validation of the general measure. *Journal of Clinical Oncology, 11*, 570–579.
Anwendungsbereich	Das FACIT-Messsystem dient der Erfassung der Lebensqualität von Patienten verschiedener Diagnosegruppen, primär von Patienten mit chronischen Erkrankungen (z.B. onkologische Erkrankungen, HIV, Multiple Sklerose, Arthritis, Parkinson etc.). Die verschiedenen FACIT-Instrumente sind mittlerweile in mehr als 50 Sprachen erhältlich, erlauben damit interkulturelle Vergleiche von Patienten unterschiedlicher Nationalitäten und kultureller Hintergründe und eignen sich daher für Multicenterstudien, an denen verschiedensprachige Patientengruppen teilnehmen. Sowohl das Kerninstrument FACT-G als auch ein großer Teil der FACIT-Zusatzskalen liegen in deutscher Übersetzung vor.
Zielsetzung und Kurzbeschreibung	Das FACIT-Messsystem („Functional Assessment of Chronic Illness Therapy") ist ein umfangreiches Set von Fragebögen zur Erfassung der Lebensqualität (LQ) von chronisch Kranken. Das Kerninstrument, der FACT-G, besteht aus insgesamt 27 Fragen (Items), welche zu vier Subbereichen (Subskalen) zusammengefasst werden können: „physisches", „soziales/familiäres", „emotionales" und „funktionales Wohlbefinden". Diese vier Bereiche decken wesentliche Aspekte der Lebensqualität ab. Verschiedenen FACIT-Zusatzskalen, welche unterschiedliche Diagnosegruppen und Behandlungsmodalitäten betreffen, ergänzen das Kerninstrument. Insgesamt sind mittlerweile über 40 unterschiedliche FACIT-Subskalen entwickelt worden.
Art des Verfahrens	Selbstbeurteilungsverfahren („Paper & Pencil" oder elektronische Version)
Technische Informationen	– Kernfragebogen FACT-G: 27 Items, 4 Subskalen, außerdem krankheits- und behandlungsspezifischen Zusatzskalen sowie spezielle krankheitsübergreifende Skalen

– Bearbeitungszeit: ca. 10 Minuten
– Programme für eine automatisierte Auswertung werden bereitgestellt (SPSS- und SAS-kompatibel)

Theoretischer Hintergrund

Die Lebensqualität des Patienten hat in den letzten zwei Jahrzehnten als Evaluationskriterium bei der Beurteilung von medizinischen Behandlungskonzepten zusehends an Bedeutung gewonnen. Das gilt insbesondere für chronische Erkrankungen, bei denen eine möglichst hohe Lebensqualität trotz Einschränkungen durch Krankheit und Therapienebenwirkungen ein zentrales Therapieziel darstellt. Um „Lebensqualität" als Zielkriterium in wissenschaftlichen Studien einzusetzen, bedarf es einer validen und reliablen Messung dieses Konstruktes. Diesem Umstand wurde durch die Entwicklung und Etablierung internationaler, standardisierter Lebensqualitätsfragebogeninventare Rechnung getragen (Cella et al., 1993). Mit Hilfe solcher Inventare können Auswirkungen von Krankheit und Therapie auf die Lebensqualität systematisch untersucht werden. Die in den letzten Jahren erfolgte Entwicklung in Richtung einer Standardisierung und „Internationalisierung" der Erhebung (validierte Übersetzungen von Lebensqualitätsfragebögen in verschiedene Sprachen, interkulturelle Vergleichsstudien) erlaubt auch eine zunehmend bessere Vergleichbarkeit der Ergebnisse im internationalen Rahmen. Das FACIT-Messsystem ist ein in diesem Sinne entwickeltes Set von psychometrisch validierten, in zahlreiche Sprachen übersetzten Fragebogen zur Messung der Lebensqualität von Personen mit chronischen Erkrankungen.

Entwicklung des Verfahrens

Das FACIT-Messsystem ist aus dem FACT-G („Functional Assessment for Cancer Therapy-General"; Cella et al., 1993) entwickelt worden. „FACIT" („Functional Assessment of Chronic Illness Therapy") wurde 1997 als der offizielle Name des Fragebogensets festgelegt, um die Weiterentwicklung von einem hauptsächlich im onkologischen Setting verwendeten Instrument zu einem weitaus allgemeiner einsetzbaren Set von Fragebögen zur Evaluation für chronische Krankheiten (einschließlich der Evaluation spezieller medizinische Behandlungsstrategien) zu betonen. Für den Kernfragebogen wurde die Bezeichnung FACT-G beibehalten.

Die letztgültige Version des Kernfragebogens FACT-G ist die Version 4 (Webster et al., 1999). Gegenüber der Version 3 (Cella et al., 1993) wurde eine Reduktion der Itemanzahl vorgenommen, zudem wurde bei einigen Items die Formulierung revidiert.

Aufbau und Auswertung

Der FACT-G, das Kerninstrument des FACIT, erhebt die Lebensqualität der Patienten in vier Hauptbereichen:

– **physisches Wohlbefinden** (PWB, 7 Items), Itembeispiel: „Ich habe zu wenig Energie".
– **soziales/familiäres Wohlbefinden** (SWB, 7 Items), „Ich stehe meinen Freunden nahe".
– **emotionales Wohlbefinden** (EWB, 6 Items), „Ich bin traurig".
– **funktionales Wohlbefinden** (FWB, 7 Items), „Ich bin arbeitsfähig (einschließlich Arbeit zu Hause)".

Daneben gibt es im Rahmen des FACIT-Messsystems eine große Anzahl an krankheits- und behandlungsspezifischen Zusatzskalen (z.B. für Patienten mit verschiedenen onkologischen Erkrankungen). Ferner gibt es spezielle krankheitsübergreifende Skalen zur Erhebung der Behandlungszufriedenheit und des spirituellen Wohlbefindens.

Die Subscores wie auch der Gesamtscore eines FACIT-Fragebogens werden so gebildet, dass niedrige Werte eine geringe Lebensqualität in dem jeweiligen Bereich bedeuten, hohe Werte eine hohe Lebensqualität. Vor der Berechnung der Sub- und Gesamtscores müssen daher die negativ formulierten Items umgepolt werden. Anschließend werden die Scores der Einzelitems einer Subskala zusammengezählt. Um den Gesamtscore des FACT-G zu erhalten, werden alle einzelnen Subskalen aufaddiert (PWB + EWB + SWB + FWB). Summenwerte für die erkrankungs-, behandlungs- oder zustandsspezifischen Subskalen werden ebenfalls durch die Summe aller Subskalen gebildet (PWB + EWB +SWB + FWB + jeweilige spezifische Subskala).

Im Rahmen klinischer Studien ist es zudem oft nützlich, den sogenannten „Trial Outcome Index" (TOI) zu berechnen. Dieser kann für jede erkrankungs-, behandlungs- oder zustandsspezifische Subskala gebildet werden und setzt sich aus den Subskalen „Physisches Wohlbefinden" (PWB), „Funktionales Wohlbefinden" (FWB) und der jeweiligen Zusatzsubskala zusammen. Der „Trial Outcome Index" reagiert oft schneller und ausgeprägter auf Therapieeffekte und/oder Nebenwirkungen als der Gesamtscore.

Fehlen bei einem Patienten die Angaben zu einzelnen Items, dann werden die fehlenden Werte durch den Mittelwert der Werte, die der Patient bei den anderen Items dieser Subskala angegeben hat, ersetzt. Wenn ein Patient bei einer Subskala 50 % der Items oder mehr unbeantwortet gelassen hat, wird der Subskalenwert als „fehlend" angegeben. Entsprechendes gilt auch für den Gesamtscore, der allerdings nach Empfehlungen der Herausgeber nur dann angegeben werden sollte, wenn nicht mehr als 20 % der Werte fehlen.

Softwareprogramme wie etwa CHES („Computer-based Health Evaluation System"; Holzner et al., 2005) ermöglichen die direkte Dateneingabe via Tablet-PC sowie eine automatische Skalenberechung inklusive longitudinaler graphischer Darstellung der Resultate. Dieses Vorgehen eignet sich insbesondere, wenn die Lebensqualitätsdaten auch in der klinischen Routine verwendet werden.

Gütekriterien

Psychometrische Validierungen wurden sowohl für den Kernfragebogen (FACT-G) als auch für die verschiedenen Zusatzmodule in zahlreichen Studien durchgeführt. Die nachfolgenden Angaben beziehen sich auf die Subskalen des Kerninstrumentes FACT-G (Version 3; Cella et al., 1993).

Reliabilität: Retestreliabilität: Subskala PWB $r = .88$, EWB $r = .82$, SWB $r = .82$, FWB $r = .84$, Gesamtscore $r = .92$. Interne Konsistenz (Cronbach's Alpha): Subskala PWB .82, EWB .74, SWB .69, FWB .80, Gesamtscore $r = .89$. Für die deutsche Version ergaben sich ähnliche, für die Skalen PWB und FWB sogar etwas höhere Werte für die interne Konsistenz (Holzner et al., 2006).

Validität: Konvergente und divergente Validität: Diese wurde getestet, indem der FACT-G mit anderen Lebensqualitätsinstrumenten und Instrumenten zur Erfassung des allgemeinen Gesundheitszustands in Beziehung gesetzt wurde, allerdings in der Originalarbeit (Cella et al., 1993) nur für den Gesamtscore des FACT-G. Untersuchungen über Zusammenhänge zwischen dem FACT-G und dem bzgl. seines Aufbaus und der Zielpopulation ähnlichen Fragebogen EORTC QLQ-C30 auf Subskalenebene ergaben, dass die beiden Instrumente trotz äußerlicher Ähnlichkeiten z.T. verschiedene Aspekte messen (Kemmler et al., 1999).

Änderungssensitivität: Diese wurde in der Originalarbeit in eher rudimentärer Form getestet. Detaillierte Angaben zur Änderungssensitivität des FACT-G finden sich in Arbeiten über „minimal important differences" (s. nächster Abschnitt; Yost et al., 2005).

Vergleichswerte/ Normen

FACT-G-Werte für verschiedene Patientengruppen können mit bereits vorhandenen normativen Daten der Normalbevölkerung verglichen werden. Solche Normdaten liegen sowohl von einer englischsprachigen als auch von einer deutschsprachigen Population vor (Holzner et al., 2004).

Zur Erleichterung der Interpretation von FACIT-Skalenwerten einschließlich deren Veränderungen über die Zeit sind einige Studien durchgeführt worden, um sogenannte „minimally important differences" (MIDs) zu identifizieren (Yost et al., 2005). Eine MID ist die kleinste Veränderung eines Wertes einer Skala, welche Patienten als relevant beurteilen (entweder positiv oder negativ). Konkrete Cutoff-Werte, z. B. zur Abgrenzung „normaler" zu „pathologischen" Lebensqualitätswerten, sind wie bei anderen Erhebungsinstrumenten zur Lebensqualität nicht vorgesehen.

Literatur

Holzner, B., Bode, R. K., Hahn, E. A., Cella, D., Kopp, M., Sperner-Unterweger, B. et al. (2006). Equating EORTC QLQ-C30 and FACT-G scores and its use in oncological research. *European Journal of Cancer, 42* (18), 3169–3177.

Holzner, B., Kemmler, G., Cella, D., De Paoli, C., Meraner, V., Kopp, M. et al. (2004). Normative Data for FACT-G and its use for the interpretation of Quality of Life Scores in Cancer Survivors. *Acta Oncologica, 43* (2), 153–160.

Holzner, B., Rumpold, G., Rumpold, G., Kopp, M. Zabernigg, A. & Sperner-Unterweger, B. (2005). *Development of a PC-software „Computer based Health Evaluation System" (CHES) for the computerized assessment of quality of life.* San Francisco: ISOQOL – International Society for Quality of Life Research.

Kemmler, G., Holzner, B., Kopp, M., Dünser, M., Margreiter, R., Greil, R. et al. (1999). Comparison of Two Quality of Life Instruments for Cancer Patients: The Functional Assessment of Cancer Therapy-General and the European Organization for Research and Treatment of Cancer Quality of Life Questionnaire – C30. *Journal of Clinical Oncology, 17* (9), 2932–2940.

Yost, K. J., Cella, D., Chawla, A., Holmgren, E., Eton, D. T., Ayanian, J. Z. et al. (2005). Minimally important differences were estimated for the Functional Assessment of Cancer Therapy-Colorectal (FACT-C) instrument using a combination of distribution- and anchor-based approaches. *Journal of Clinical Epidemiology, 58* (12), 1241–1251.

WWW-Ressourcen

www.facit.org

Autoren des Beitrags

Dr. Bernhard Holzner, Georg Kemmler
Universitätsklinik für Psychiatrie, Medizinische Universität Innsbruck, Anichstr. 35
A-6020 Innsbruck, Österreich
Email: bernhard.holzner@uki.at

FBK-R23

Fragebogen zur Belastung von Krebskranken

Autor(inn)en	Peter Herschbach, Birgitt Marten-Mittag, Gerhard Henrich
Quelle	Herschbach, P., Marten-Mittag B. & Henrich, G. (2003). Revision und psychometrische Prüfung des Fragebogens zur Belastung von Krebspatienten (FBK-R23). *Zeitschrift für Medizinische Psychologie, 12*, 1–8.
Bezugsquelle	Erhältlich bei Prof. Dr. Peter Herschbach E-Mail: P.Herschbach@LRZ.TUM.DE Postadresse: siehe „Autorin des Beitrags"
Vorgänger-/ Originalversion	Herschbach, P. & Henrich, G. (1987). Probleme und Problembewältigung von Tumorpatienten in der stationären Nachsorge. *Psychotherapie, Psychosomatik, medizinische Psychologie, 37*, 185–192. Herschbach, P., Rosbund, A.-M. & Brengelmann, J.C. (1985). Psychosoziale Belastungen und Bewältigungsstrategien bei Brust- und Genitalkrebspatientinnen. *Onkologie, 8*, 219–231.
Anwendungsbereich	Tumorpatienten aller Diagnosen, Stadien und Behandlungsarten.
Zielsetzung und Kurzbeschreibung	Der Fragebogen erfasst psychosoziale Belastungen von Tumorpatienten. Er dient u. a. zur Indikationsstellung für psychosoziale Unterstützung sowie zur Therapieevaluation. Die Items beschreiben konkret und alltagssprachlich aktuelle Alltagsbelastungen in allen Lebensbereichen.
Art des Verfahrens	Selbstbeurteilungsverfahren („Paper & Pencil")
Technische Informationen	– 23 Items auf 5 Skalen – Bearbeitungszeit: ca. 5 bis 10 Minuten – Auswertungszeit: ca. 3 Minuten – Eine SPSS-Syntax zur Skalenberechnung steht zur Verfügung.
Theoretischer Hintergrund	Es wurde bewusst auf die Anlehnung an übergeordnete Psychopathologiekonzepte verzichtet. Ziel war vielmehr die Entwicklung eines psychometrischen Tests, der im Sinne der sog. „kriterienorientierten Diagnostik" die besonderen psychosozialen Belastungen von Tumorpatienten durch ihre Krankheit und Behandlung in allen Bereichen des Lebens erfasst. Diese Konzeption der krebsspezifischen Problemerfassung orientiert sich an frühen Fragebogenformen, wie sie etwa Wellisch und Kollegen (1984) oder Heinrich und Kollegen (1984) vorgestellt haben.

Entwicklung des Verfahrens

Der Entwicklung des FBK gingen ausführliche halbstandardisierte Interviews (60 bis 120 Minuten) mit Krebspatienten voraus. Die erste Fragebogenversion setzte sich aus 85 Items zusammen, die zu zehn Skalen gruppiert waren. Die zweite FBK-Version unterschied sich von der ersten in folgenden Punkten: Die Itemzahl war auf 38 reduziert und das Belastungsrating von fünf auf neun Stufen ausgedehnt worden. Nach einer weiteren Revision wurden 38 Items beibehalten und die Ratingkategorien wiederum auf fünf reduziert. Die letzte Revision ergab die vorliegende Version des FBK mit 23 Items.

Aufbau und Auswertung

Die 23 Items können folgenden Skalen zugeordnet werden:

- **Psychosomatische Beschwerden** (Itembeispiel: „Ich fühle mich häufig schlapp und kraftlos.")
- **Angst** (Itembeispiel: „Ich habe Angst vor der Ausweitung / dem Fortschreiten der Erkrankung.")
- **Informationsdefizite** (Itembeispiel: „Verschiedene Ärzte haben sich unterschiedlich über meine Erkrankung geäußert.")
- **Alltagseinschränkungen** (Itembeispiel: „Ich kann meinen Hobbys (u. a. Sport) jetzt weniger nachgehen als vor der Erkrankung.")
- **Soziale Belastungen** („Itembeispiel: Ich bin unsicherer im Umgang mit anderen Menschen.")

Außerdem kann ein Summenwert berechnet werden.

Jede potenzielle Belastungssituation (jedes Item) wird zweifach bewertet. Der Patient gibt an, ob das Problem zurzeit auf ihn zutrifft und, falls es zutrifft, wie stark es ihn belastet. Die Antwortkategorien sind: „Trifft nicht zu" (0), „Trifft zu und belastet mich kaum" (1) bis hin zu „Trifft zu und belastet mich sehr stark" (5).

Gütekriterien

Objektivität: Anwendungs- und Auswertungsobjektivität ist gegeben.

Reliabilität: Die Homogenität der Skalen liegt zwischen .65 und .80 (Cronbach's Alpha). Die interne Konsistenz des Gesamtfragebogens ist mit Alpha = .89 sehr gut. Die durchschnittlichen Trennschärfen variieren zwischen .43 und .61.

Konstruktvalidität: Signifikante Unterschiede im FBK-R23-Summenwert in verschiedenen Subgruppen:

- Krankheitsdauer > 12 Monate vs. ≤ 12 Monate
- Patienten mit gesichertem Rezidiv-Befund vs. alle übrigen Patienten
- Patienten mit Metastasen vs. Patienten ohne Metastasen
- Patienten mit Lymphknotenbefall vs. ohne Lymphknoten

Konvergente Validität: Korrelation des FBK-R23-Summenwertes mit verschiedenen Validierungstests:

- „Beschwerdeliste" B-L: .60 bis .72
- „Fragebogen zum Gesundheitszustand" SF-36: −.51 bis −.65
- „Symptom-Checkliste von Derogatis" SCL-90 (GSS): .76
- „Functional Assessment of Chronic Illness Therapy" FACT (Summenwert): r = −.70

Änderungssensitivität: In zwei Studien mit unterschiedlichen Tumorstichproben (171 Mamma-Ca-Patientinnen und 50 Patienten diverser Krebsdiagnosen) ergab sich eine mittlere Änderungssensitivität: „standardized effect size" SES = .30 bzw. .46; „standardized response mean" SRM = 0.43 bzw. 0.66.

Vergleichswerte/ Normen	Vergleichsdatenbank (N = 2 549): diverse Krebsdiagnosen, Stadien und Behandlungsmodalitäten.
Kurzversion	**FBK-R10:** Eindimensionale Zehn-Item-Kurzversion (Publikation in Vorbereitung).
Literatur	Heinrich, R. L., Schag, C. C. & Ganz, P. A. (1984). Living with cancer: The cancer inventory of problem situations. *Journal of Clinical Psychology, 40,* 973–980.
	Wellisch, D., Landsverk, J., Guidera, K., Pasnau, R. & Fawzy, F. (1984). Evaluation of psychosocial problems of the homebound cancer patients: I. Methodology and problem frequencies. *Psychosomatic Medicine, 45,* 11–21.
WWW-Ressourcen	www.med.tum.de/de/gesundheitsversorgung/kliniken/psychosomatik/ Psychosoziale_Onkologie.php
Autorin des Beitrags	Dr. Birgitt Marten-Mittag Klinik und Poliklinik für Psychosomatische Medizin Psychotherapie und Medizinische Psychologie Klinikum rechts der Isar der TU München Langerstraße 3 D-81675 München E-Mail: Marten-Mittag@LRZ.TUM.de

HF

Hornheider Fragebogen

Autor(inn)en	Gerhard Strittmatter, Reinhard Mawick, Marlene Tilkorn
Quelle	Strittmatter, G. (1997). *Indikation zur Intervention in der Psychoonkologie. Psychosoziale Belastungen und Ermittlung der Betreuungsbedürftigkeit stationärer Hauttumorpatienten*. Münster: Waxmann.
Bezugsquelle	Erhältlich beim Autor dieses Beitrags.

Anwendungsbereich	Der HF dient der differenzierten Problem- und Belastungserfassung von Patienten mit Gesichts- und Hauttumoren und der Identifizierung der betreuungsbedürftigen Patienten (Tilkorn et al., 1990; Strittmatter 1997, 2006; Strittmatter et al., 1998, 2000). Er ist ein tumorspezifisches psychoonkologisches Screeninginstrument.
Zielsetzung und Kurzbeschreibung	Der HF wurde entwickelt, um im Rahmen des behandlungsintegrierten Interventionsansatzes auf der Basis von Belastungsanalysen die Patienten mit Betreuungsbedarf identifizieren und gezielt unterstützen zu können. Der Betreuungsbedarf wird über eine Kombination aus gewichteten Belastungsselbsteinschätzungen und expertendefinierten Belastungsschwellenwerten definiert. Das Überschreiten dimensionsspezifischer Belastungsschwellenwerte und des Schwellenwertes für die Gesamtskala zeigt Betreuungsbedarf an und erlaubt die direkte Zuordnung gezielter Interventionen, die die Entlastung des einzelnen Patienten in diesen Dimensionen und damit die Verbesserung seiner Lebensqualität zum Ziel haben.
Art des Verfahrens	Selbstbeurteilungsverfahren („Paper & Pencil")
Technische Informationen	– 27 Items in 8 Dimensionen – Bearbeitungszeit: 10 Minuten – Die manuelle Auswertung erfordert nur wenige Minuten, eine automatisierte Auswertung liegt noch nicht vor.
Theoretischer Hintergrund	Der HF basiert auf einem problemorientierten, funktionalen Diagnostikansatz. Er ist frei von psychiatrischer Nomenklatur und erfasst die tumorspezifischen Belastungen im Hinblick auf die körperlichen, psychischen, sozialen, behandlerbezogenen und beruflich-finanziellen Aspekte der Belastungssituation. Die frühzeitige Identifizierung überschwellig belasteter Patienten und die Kenntnis ihrer subjektiv eingeschätzten Belastungssituation sind Grundvoraussetzungen für eine gezielte psychosoziale Unterstützung der Patienten und der Verbesserung ihrer individuellen Lebensqualität. Der Fragebogen unterscheidet sich in seiner auf Unterstützung des einzelnen Patienten ausgerichteten direkten Anwendungsbezogenheit

von anderen Lebensqualitätsfragebögen (interventionsbezogener Ansatz des HF).

Entwicklung des Verfahrens

Der HF wurde über drei Fragebogenversionen in engster Rückkopplung mit Hauttumorpatienten und erfahrenen klinischen Mitarbeitern entwickelt. Die statistische Überprüfung der dritten Fragebogenversion erfolgte an einer Stichprobe von 132 Haut- und Gesichtstumorpatienten der Fachklinik Hornheide. Der Fragebogen wurde den Patienten zweimal während der stationären Behandlung und einmal sechs Monate nach der Entlassung zur Beantwortung vorgelegt. Zur externen Validierung wurden die „Befindlichkeits-Skala" Bf-S', zwei Globalfragen zum seelischen und körperlichen Wohlbefinden und Fremdeinschätzungen der Stationsärzte zur psychischen Verfassung der Patienten eingesetzt. Im Rahmen der statistischen Überprüfung wurden Itemanalysen, Reliabilitätsanalysen und Faktorenanalysen durchgeführt. Insgesamt wurde die Anzahl der Dimensionen von 14 auf acht und die Anzahl der Items von 51 auf 27 reduziert.

Die Berechnung der Belastungsschwellenwerte der Dimensionen und der Gesamtskala, deren Überschreiten die Betreuungsbedürftigkeit von Patienten anzeigt, erfolgte auf der Basis der Belastungsergebnisse der Eichstichprobe von 132 Patienten. Die Schwellenwerte wurden über das statistische Kriterium „Überschreitung der Standardabweichung + 1" definiert und über das klinische Kriterium „Einschätzung der Betreuungsbedürftigkeit durch erfahrene Fachärzte und klinische Psychologen" überprüft. Damit werden die am stärksten belasteten Patienten zur Unterstützung ausgewählt.

In einer weiteren Studie zur systematischen Auswahl und Unterstützung betreuungsbedürftiger Patienten wurde der HF über den Zeitraum von 13 Monaten bei einer konsekutiven Stichprobe von 846 Patienten mit malignen Haut- und Gesichtstumoren am sechsten bzw. siebenten stationären Tag zur Belastungserfassung und am Tag vor der Entlassung zur Veränderungsmessung klinisch eingesetzt (Strittmatter, 1997; Strittmatter et al., 1998, 2000). Die Stichprobe umfasst: 453 Männer (53.5 %), 393 Frauen (46.5 %), Durchschnittsalter: 55.9 Jahre; 46.1 % haben maligne Melanome (n = 390), 28 % Basaliome (n = 237), 11 % Plattenepithelkarzinome (n = 93), 3.3 % Sarkome (n = 28) und 11.6 % andere maligne Hauttumoren (n = 98). Anhand der Daten dieser Stichprobe von 846 Patienten erfolgte eine Überprüfung der psychometrischen Gütekriterien.

Aufbau und Auswertung

Der HF ist ein Selbsteinschätzungsinstrument mit 27 Items, die in acht Dimensionen das Vorliegen konkreter Probleme sowie deren Belastungsausprägung (subjektive Gewichtung) erfassen. Somit hat jedes Item zwei Teile: Im ersten Teil wird das Vorhandensein eines konkreten Problems erfragt („trifft nicht zu" bzw. „trifft zu und belastet mich"). Wenn das jeweilige Problem zutrifft, wird im zweiten Teil auf einer fünfstufigen Ratingskala (von „kaum" bis „sehr stark") seine Belastungsstärke erfasst.

Itembeispiele:

- „Der Gedanke, dass der Tumor weitergehen könnte, macht mir Angst."
- „Ich befürchte, dass andere Menschen mich aufgrund des veränderten Aussehens ablehnen könnten."
- „Ich fühle mich von Menschen, die mir nahe stehen, zu wenig unterstützt."

Die faktorenanalytisch bestätigten Dimensionen sind: „Körperliches Befinden", „Psychisches Befinden", „Tumorangst", „Anspannung und innere Unruhe", „Selbstunsicherheit/Körperbild", „Mangelnde soziale Unterstützung", „Mangelnde ärztliche Unterstützung", „Berufliche und finanzielle Probleme".

Zur Auswertung werden die Punktwerte der zu einer Dimension gehörenden Items in den Auswertungsbogen eingetragen und dann addiert. Ist dieser Summenwert größer oder gleich dem vorgegebenen dimensionsbezogenen Schwellenwert, ist der Patient betreuungsbedürftig. Der Betreuungsbedarf kann auch über den Gesamtpunktwert aller Items ermittelt werden.

Gütekriterien

Objektivität: Durchführungs-, Auswertungs- und Interpretationsobjektivität sind gewährleistet.

Inhaltsvalidität: Die Items des Fragebogens sind face-valide, sie basieren auf einer sorgfältigen Exploration von betroffenen Hauttumorpatienten, erfahrenen Fachärzten und klinischen Psychologen. Die Entwicklung des Fragebogens ist unter klinischen und statistischen Kriterien sorgfältig dokumentiert (Strittmatter, 1997). Der Fragebogen ist multidimensional konzipiert und erfasst die Belastungen in den für stationäre Hauttumorpatienten relevanten Belastungsbereichen. Seine Differenzierungsfähigkeit im Hinblick auf verschiedene Diagnosegruppen von Hauttumoren, auf Krankheitsstadien, auf Lokalisations-, Alters- und Geschlechtsgruppen sowie seine Änderungssensitivität werden durch Verlauf und Ergebnisse der klinischen Studie bei 846 Patienten belegt und bestätigen die Inhaltsvalidität des HF.

Konstruktvalidität: Der HF erfüllt die Kriterien des geltenden wissenschaftlichen Standards, Lebensqualität auf der Basis gewichteter Selbsteinschätzungen der Patienten zu erfassen.

Kriteriumsvalidität: Der Fragebogen (Gesamtscore) korreliert mit der „Befindlichkeits-Skala" (Bf-S', von Zerssen) (r = .53) und mit den Globalfragen zum seelischen (r = .65) und zum körperlichen Wohlbefinden (r = .50). Die Globalfrage zum seelischen Wohlbefinden korreliert am besten (r = .68) mit der Dimension „Psychisches Befinden", die Globalfrage zum körperlichen Wohlbefinden am besten (r = .59) mit der Dimension „Körperliches Befinden". Die Fremdeinschätzungen der Stationsärzte zur psychischen Verfassung korrelieren insgesamt niedriger mit den Werten des HF als die anderen Außenkriterien, am höchsten mit dem Dimensionswert des „Körperlichen Befindens" (r = −.33), am zweithöchsten mit dem Gesamtscore (r = −.33) und erst an dritter Stelle mit dem Dimensionswert des „Psychischen Befindens" (r = −.32). Hierin dürfte sich die mehr somatische Orientierung der Ärzte widerspiegeln.

Reliabilität: Der HF hat eine hohe Reliabilität (Cronbach's α = .90). Die nachfolgende Auflistung zeigt die Reliabilitätskoeffizienten (Cronbach's α) der konsekutiven Stichprobe (N = 846) im Vergleich zur Eichstichprobe (N = 132).

- Reliabilitätskoeffizient aller Items untereinander α = .90 (.87)
- Körperliches Befinden α = .81 (.78)
- Psychisches Befinden α = .74 (.66)
- Tumorangst α = .83 (.84)
- Anspannung und innere Unruhe α = .66 (.49)
- Selbstunsicherheit α = .70 (.63)
- Mangelnde soziale Unterstützung α = .47 (.55)
- Mangelnde ärztliche Unterstützung α = .65 (.62)
- Berufliche und finanzielle Probleme α = .70 (.63)

Die **Praktikabilität** des Fragebogens, seine Verständlichkeit sowie die Akzeptanz durch Patienten und Mitarbeiter sind sehr gut. Zu seinen großen Vorzügen gehört seine unmittelbare Anwendungsbezogenheit.

Vergleichswerte/ Normen

Überprüfung der Validität des HF mit Hilfe des „Beck-Depressionsinventars" (BDI), des „Freiburger Fragebogens zur Krankheitsverarbeitung" (FKV-LIS) und des „Fragebogens zur Sozialen Unterstützung" (SOZU-K22) an zwei repräsentativen ambulanten Stichproben von Melanompatienten an der Hautklinik Innsbruck (N = 215) und der Hautklinik Freiburg (N = 223; Rumpold et al., 2001):

– Die interne Konsistenz über alle Items beträgt $\alpha = .89$ und ist identisch mit den Werten für stationäre Patienten (Strittmatter, 1997).

– Die konvergente Validität: Depressivität (Summenwert BDI) korreliert hoch mit dem Summenwert des HF (r = .79) und den Dimensionen des HF, welche psychische Belastungen anzeigen. „Depressives Coping" (FKV-LIS) korreliert sowohl mit dem Summenwert (r = .48) als auch mit den psychischen Dimensionen des HF (z. B. „Tumorangst" r = .49). Der FKV-Faktor „Compliance" korreliert negativ mit der HF-Dimension „mangelnde ärztliche Unterstützung" (r = −.32). „Mangelnde soziale Unterstützung" (HF) korreliert negativ mit allen drei Faktoren zur sozialen Unterstützung des SOZU-K22.

– Faktorenanalyse: Im Gesamtvergleich aller vier Fragebogen zeigt sich durch die Konstruktvalidität sehr deutlich die eigenständige Faktorenstruktur des HF.

Kurzversion

Die **Kurzform des Hornheider Fragebogens** (HFK) besteht aus den neun trennschärfsten Items des HF. Sie ist ein valides und reliables (Cronbach's $\alpha = .81$) Selbsteinschätzungsinstrument und dient der schnellen postoperativen Identifizierung betreuungsbedürftiger Patienten (Strittmatter, 1997; Strittmatter et al., 2000). Der HFK stellt einen Kompromiss aus erhöhter Praktikabilität (Zeit- und Energieersparnis auf Patienten- und Mitarbeiterseite) und in Grenzen gehaltenem (durch Itemreduktion bedingtem) Informationsverlust dar (Trefferquote 85 %). Eine in 26 onkologischen Schwerpunktpraxen mehrerer Bundesländer durchgeführte Studie hat mit dem HFK inzwischen mehr als 8 000 ambulante Patienten mit verschiedenen Tumorarten erfasst (vgl. Heymanns et al., 2000).

Das **Hornheider Screening-Instrument** (HSI) wurde entwickelt, um schon im Erstkontakt die betreuungsbedürftigen Patienten zuverlässig und schnell identifizieren zu können, mit Fragen, die präoperativ nicht belasten und zugleich praktikabel für den routinemäßigen klinischen Einsatz sind. Das HSI wurde mit Hilfe des HF validiert (Strittmatter et al., 2000; Strittmatter, 2006). Es besteht aus sieben Interviewfragen, die vom Arzt, der Pflegekraft oder dem psychosozialen Mitarbeiter im Rahmen des Erstgespräches dem Patienten gestellt werden. Während oder nach dem Gespräch kreuzt der Mitarbeiter (im Sinne der Selbsteinschätzungen des Patienten!) die entsprechenden Antworten an. Die Treffsicherheit beträgt im Vergleich zum HF 85.7 %. Da die einzelnen Items eine unterschiedliche Gewichtung haben, ist nicht der Gesamtscore entscheidend für den Betreuungsbedarf. Der Betreuungsbedarf wird über eine Diskriminanzfunktion ermittelt. Die Auswertung erfolgt über eine Excel-Datei und benötigt nur wenige Sekunden. Es existiert auch eine **Version des HSI als Selbsteinschätzungsinstrument** zur Direktvorlage an die Patienten. Aufgrund seiner Praktikabilität und Akzeptanz eignet es sich sowohl für einen Einsatz in Kliniken als auch in Praxen.

Literatur

Heymanns, J., Breuer, F., Hinrichs, H. F., Ruhmland, B., Strittmatter, G. & Reichelt, R. (2000). Detecting psychosocial needs in ambulatory cancer patients during chemotherapy. *Journal of Cancer Research and Clinical Oncology, 126* (Suppl.), R9.

Rumpold, G., Augustin, M., Zschocke, I., Strittmatter, G. & Söllner, W. (2001). Die Validität des Hornheider Fragebogens zur psychosozialen Unterstützung bei Tumorpatienten: Eine Untersuchung an zwei repräsentativen ambulanten Stichproben von Melanompatienten. *Psychotherapie, Psychosomatik, Medizinische Psychologie, 51,* 25–33.

Strittmatter, G. (2006) Screening-Instrumente zur Ermittlung der Betreuungsbedürftigkeit von Tumorpatienten. In P. Herschbach, P. Heußner & A. Sellschopp (Hrsg.), *Psycho-Onkologie. Perspektiven heute* (S. 122–142). Lengerich: Pabst Science Publishers.

Strittmatter, G., Mawick, R. & Tilkorn, M. (1998). Psychosozialer Betreuungsbedarf bei Gesichts- und Hauttumorpatienten. *Psychotherapie, Psychosomatik, Medizinische Psychologie, 48,* 349–357.

Strittmatter, G., Mawick, R. & Tilkorn, M. (2000). Entwicklung und klinischer Einsatz von Screening-Instrumenten zur Identifikation betreuungsbedürftiger Tumorpatienten. In M. Bullinger, J. Siegrist & U. Ravens-Sieberer (Hrsg.), *Lebensqualitätsforschung aus medizinpsychologischer und -soziologischer Perspektive. Jahrbuch der Medizinischen Psychologie 18* (S. 59–75). Göttingen: Hogrefe.

Tilkorn, M., Mawick, R., Sommerfeld, S. & Strittmatter, G. (1990). Lebensqualität von Patienten mit bösartigen Gesichts- und Hauttumoren. Entwicklung eines Fragebogens und erste Ergebnisse einer Studie. *Rehabilitation, 29,* 134–139.

WWW-Ressourcen

www.fachklinik-hornheide.de

Autor des Beitrags

Dr. Gerhard Strittmatter
Fachklinik Hornheide, Abteilung für Psychosoziale Onkologie
Dorbaumstr. 300
D-48157 Münster
E-Mail: gerhard.strittmatter@fachklinik-hornheide.de

Abschnitt B6

Orthopädie und Rheumatologie

BASDAI-D

Bath Ankylosing Spondylitis Disease Activity Index
(deutsche Version)

Autorinnen	Angelika Bönisch, Inge Ehlebracht-König
Quelle	Bönisch, A. & Ehlebracht-König, I. (2003). Der BASDAI-D – ein Fragebogen zur Erfassung der Krankheitsaktivität bei Spondylitis ankylosans und verwandten Erkrankungen. *Zeitschrift für Rheumatologie*, *62*, 251–263.
Bezugsquelle	Erhältlich bei den Autorinnen dieses Beitrags.
Vorgänger-/ Originalversion	Garrett, S., Jenkinson, T., Kennedy, G. L., Whitelock, H., Gaisford, P., & Calin, A. (1994). A new Approach to Defining Disease Status in Ankylosing Spondylitis: The Bath Ankylosing Spondylitis Disease Activity Index. *Journal of Rheumatology*, *21*, 2286–2291.

Anwendungsbereich	Das Instrument ist geeignet zur Erfassung der Krankheitsaktivität bei folgenden Erkrankungen:

- bei Spondylitis ankylosans, d. h. wenn röntgenologische Veränderungen nachweisbar sind und die Diagnose damit gesichert ist (Diagnose nach den modifizierten New-York-Kriterien; van der Linden et al., 1984)
- im Frühstadium der Spondylitis ankylosans, wenn noch keine röntgenologisch nachweisbaren Veränderungen festzustellen sind (Frühdiagnosekriterien nach Mau et al., 1990)
- bei undifferenzierten Spondyloarthritiden.

Der BASDAI eignet sich für den Einsatz in der Forschung sowie für die individuelle Verlaufskontrolle. Von einer internationalen Expertengruppe wird das Instrument als eines von mehreren Kriterien für die Therapieindikation mit Biologika (Anti-TNFα-Therapie; BASDAI-Score $\geq$ 4) sowie zum Monitoring vorgeschlagen (Braun et al., 2006).

Zielsetzung und Kurzbeschreibung	Ziel des Instruments ist die Erfassung der Krankheitsaktivität mittels Selbsteinschätzung auf einer visuellen Analogskala.
Art des Verfahrens	Selbstbeurteilungsverfahren („Paper-Pencil")
Technische Informationen	– 6 Items – Bearbeitungszeit: ca. 1 bis 3 Minuten – Auswertungszeit: ca. 3 Minuten – Eine automatische Auswertung ist nicht vorgesehen.
Theoretischer Hintergrund	In Gegensatz zu anderen rheumatischen Erkrankungen lassen sich bei der Spondylitis ankylosans bzw. den Spondyloarthritiden aus objektiven Laborparametern nur eingeschränkte Rückschlüsse auf die Krank-

heitsaktivität ziehen. Serologische Entzündungsparameter, wie C-reaktives Protein und Blutkörperchensenkungsgeschwindigkeit, sind häufig nicht erhöht und korrelieren nur gering mit der Krankheitsaktivität. Die Krankheitsaktivität zeigt sich eher in subjektiven Maßen wie Schmerzen, Müdigkeit etc. Hier bieten Selbsteinschätzungen durch die Betroffenen die Möglichkeit, diesen Parameter genauer zu erfassen.

Entwicklung des Verfahrens

Eine Gruppe internationaler Experten, die „Assessments in Ankylosing Spondylitis Working Group" (ASAS), hat sich in den letzten Jahren mit der Konstruktion und Auswahl geeigneter Messinstrumente für die Spondylitis ankylosans beschäftigt. Im BASDAI wurden fünf der von der ASAS als wesentlich eingestuften Krankheitssymptome berücksichtigt: Müdigkeit, Rückenschmerz, Gelenkschmerz, Berührungsempfindlichkeit und Morgensteifigkeit.

Der BASDAI wird international zur Erfassung der Krankheitsaktivität eingesetzt und ist zwischenzeitlich in zahlreiche Sprachen übersetzt und validiert (z. B. Französisch, Spanisch, Türkisch, Schwedisch; Maravic & Fermanian, 2006).

Durch ein Team sowie einen englischen Muttersprachler wurden zwei voneinander unabhängige deutsche Übersetzungen vorgenommen. Anschließend wurden Unstimmigkeiten diskutiert und eine gemeinsame Version erarbeitet. In Abweichung vom Original wurden dabei geringfügige Modifikationen vorgenommen. Um Deckeneffekte zu vermeiden, wurde das rechte Skalenende von „sehr stark" („very severe") im Original auf das in deutschen Skalen eher übliche „unerträglich" (Items 2 bis 4) bzw. „total" (Item 1) und „extrem" (Item 5) angepasst. Außerdem wurde der Bezugszeitraum nicht nur in der Instruktion, sondern in jedem Item erneut aufgenommen. Zur Verdeutlichung wurde in der Instruktion, in Abweichung vom Original, ein Beispiel eingefügt.

Aufbau und Auswertung

Der BASDAI-D besteht aus sechs Items, die vom Betroffenen auf einer zehn Zentimeter langen visuellen Analogskala (VAS) hinsichtlich folgender Symptome einzuschätzen sind:

– Erschöpfung/Müdigkeit
– Nacken-/Rücken-/Hüftschmerzen
– Schmerzen/Schwellungen in anderen Gelenken
– Druck-/Berührungsempfindlichkeit
– Morgensteifigkeit/Intensität
– Morgensteifigkeit/Dauer.

Beispiele:
– „Wie ausgeprägt war Ihre Erschöpfung/Müdigkeit in der letzten Woche insgesamt?"
– „Wie lange dauerte die Morgensteifigkeit nach dem Aufwachen in der letzten Woche im Durchschnitt an?"

Die Auswertung erfolgt bei allen sechs Items durch Ausmessen der Skalen (in cm). Entsprechend der englischen Originalversion wird der Skalengesamtwert in folgender Weise ermittelt: Die Items 5 und 6 erfassen zwei Aspekte der Morgensteifigkeit, die Intensität und die Dauer. Um die Morgensteifigkeit insgesamt nicht zu sehr zu gewichten, wird zunächst aus Item 5 und 6 der Mittelwert gebildet. Hierfür müssen beide Werte vorliegen; fehlt einer der beiden Werte, bleibt auch der andere Wert bei der Bildung des Gesamtwertes unberücksichtigt. Die Werte der Items 1 bis 4 werden dazu addiert und an der Gesamtzahl der vorliegenden Werte standardisiert. Von den fünf möglichen Werten müssen mindestens vier vorliegen.

Ergänzende Verfahren

Zur ergänzenden Erfassung der Funktionsfähigkeit als Selbsteinschätzung bieten sich der BASFI („Bath Ankylosing Spondylitis Functional Index"), der D-FI („Dougados Functional Index") oder der FFbH-R („Funktionsfragebogen Hannover Rücken") an.

Gütekriterien

Das Instrument wurde im Rahmen einer Längsschnittuntersuchung bei 318 Patienten mit Spondylitis ankylosans (SpA) und weiteren Spondyloarthritiden validiert. Messzeitpunkte waren u. a. Beginn und Ende einer stationären medizinischen Rehabilitation. Die psychometrische Prüfung wurde getrennt durchgeführt für SpA-Patienten, die die modifizierten New-York-Kriterien erfüllten (SpA-NY, N = 211) sowie für eine zweite Gruppe von Patienten, die entweder die Frühdiagnosekriterien der SpA erfüllten oder den undifferenzierten Spondyloarthritiden zuzuordnen waren (Fd/Spond., N = 86).

Objektivität: Der Fragebogen ist in seiner Durchführung und Auswertung standardisiert und deshalb als objektiv einzuschätzen.

Reliabilität: Die Reliabilitätsanalysen ergaben für die interne Konsistenz nach Cronbach's Alpha Werte von .83 für die Stichprobe SpA-NY bzw. .82 für die Stichprobe Fd/Spond.

Dimensionalität: Faktorenanalytische Überprüfungen ergaben eine einfaktorielle Struktur mit einer Varianzaufklärung zwischen 53,8 % und 55 %.

Validität: Im Sinne der konkordanten Validität korreliert der BASDAI-D in der Gruppe SpA-NY mit der Vergleichsskala „Körperliche Schmerzen" des SF-36 substanziell in Höhe von $r = -.72$. (Das negative Vorzeichen ergibt sich durch umgekehrte Polung.) Die Korrelationen mit weiteren körperbezogenen Skalen betragen $r = -.62$ für die körperliche Summenskala des SF-36 sowie für die „Funktionskapazität Rücken" (FFbH-R) $r = -.51$.

Im Sinne der diskriminanten Validität sind die zwar signifikanten, aber in ihrer Höhe eher im unteren bis mittleren Bereich liegenden Korrelationen mit der Skala „Psychisches Wohlbefinden" des SF-36 ($r = -.34$) sowie der psychischen Summenskala des SF-36 ($r = -.26$) zu nennen. Für die Gruppe Fd/Spond entsprechen die Korrelationen in etwa jenen der Gruppe SpA-NY.

Veränderungssensitivität: Die Veränderungssensitivität wurde im Rahmen einer kontrollierten Interventionsstudie für Patienten mit SpA und verwandten Erkrankungen nachgewiesen. Die standardisierten Effektstärken (SES nach Kazis) lagen entsprechend der Kriterien nach Cohen für die Kontrollgruppe im unteren, für die Interventionsgruppe im mittleren Bereich (Bönisch et al., 2005).

Vergleichswerte/ Normen

Prozentränge: Es liegen Prozentränge getrennt für Männer und Frauen vor, und zwar für die Subgruppe der Patienten mit Spondylitis ankylosans und die Gesamtstichprobe (Spondylitis ankylosans nach den modifizierten New-York-Kriterien oder den Frühdiagnosekriterien und undifferenzierte Spondylarthritiden).

Kritische Differenz: Um eine Aussage über den individuellen Verlauf treffen zu können, wurde die kritische Differenz nach Weise berechnet. Diese beträgt 1.9 für die Gruppe SpA-NY unter Berücksichtigung einer Irrtumswahrscheinlichkeit von 10 %, der Standardabweichung von 1.94 und einer Reliabilität von .83. Für die Gruppe Fd/Spond. beträgt die kritische Differenz 1.8.

Literatur

Bönisch, A., Ehlebracht-König, I., Krauth, C. & Rieger, J. (2005). Evaluation eines Schulungsseminares für Patienten mit Spondylitis ankylosans (SpA). In F. Petermann (Hrsg.), *Prädiktion, Verfahrensoptimierung und Kosten in der medizinischen Rehabilitation* (2. Aufl.; S. 51–102). Regensburg: Roderer.

Braun, J., Davis, J., Dougados, M., Sieper, J., van der Linden, S. & van der Heijde, D. (2006). ASAS Working Group. First update of the international ASAS consensus statement for the use of anti-TNF agents in patients with ankylosing spondylitis. *Annals of the Rheumatic Diseases, 65*, 316–320.

Maravic, M. & Fermanian, J. (2006). Psychometric properties of the bath ankylosing spondylitis disease activity index (BASDAI): comparison of the different versions available in English. *Clinical and Experimental Rheumatology, 24*, 79–82.

Mau, W., Zeidler, H., Majewski, A., Freyschmidt, J., Stangel, W. & Deicher, H. (1990). Evaluation of early diagnostic criteria for ankylosing spondylitis in a 10 year follow-up. *Zeitschrift für Rheumatologie, 49*, 82–87.

Van der Linden, S., Valkenburg H.A. & Cats, A. (1984). Evaluation of diagnostic criteria for ankylosing spondylitis. A proposal for modification of the New York criteria. *Arthritis and Rheumatism, 27* (4), 361–368.

Autorinnen des Beitrags

Dipl.-Psych. Angelika Bönisch, Dr. Inge Ehlebracht-König
Rehazentrum Bad Eilsen der
Deutschen Rentenversicherung Braunschweig-Hannover
Brunnenpromenade 2
D-31707 Bad Eilsen
E-Mail: angelika.boenisch@rehazentrum-bad-eilsen.de
E-Mail: inge.ehlebracht-koenig@rehazentrum-bad-eilsen.de

BASFI

Bath Ankylosing Spondylitis Functional Index
(deutsche Version)

Autoren	Jörg Ruof, Oliver Sangha, Gerold Stucki
Quelle	Ruof, J., Sangha, O. & Stucki, G. (1999). Evaluation einer deutschen Version des Bath Ankylosing Spondylitis Functional Index (BASFI) und Dougados Functional Index (D-FI). *Zeitschrift für Rheumatologie, 58*, 218–225.
Bezugsquelle	Erhältlich bei der Deutschen Gesellschaft für Rheumatologie e.V. unter www.dgrh.de/kriterienassessments.html.
Vorgänger-/ Originalversion	Calin, A., Garrett, S., Whitelock, H., Kennedy, L.G., O'Hea, J., Mallorie, P. & Jenkinson, T. (1994). A new approach to defining functional ability in ankylosing spondylitis: the development of the Bath Ankylosing Spondylitis Functional Index. *Journal of Rheumatology, 21* (12), 2281–2285.
Anwendungsbereich	Der BASFI ist geeignet für die Erfassung der körperlichen Funktionsfähigkeit von Personen mit Spondylitis ankylosans. Funktionseinschränkungen können beschrieben und Veränderungen, z.B. durch medizinische Interventionen, erfasst werden. Der Einsatzbereich liegt sowohl in der klinischen Praxis als auch in der Forschung.
Zielsetzung und Kurzbeschreibung	Der BASFI-Fragebogen ist ein Fragebogen zur Selbstbeurteilung und erfasst mit zehn Fragen die Fähigkeit von Patienten mit Spondylitis ankylosans verschiedene Tätigkeiten des täglichen Lebens zu verrichten. Der BASFI wird häufig verwendet, um neben der Krankheitsaktivität die körperliche Funktionsfähigkeit differenziert zu beschreiben und Veränderungen durch medizinische Interventionen zu erfassen.
Art des Verfahrens	Selbstbeurteilungsverfahren („Paper & Pencil")
Technische Informationen	– 10 Items – Bearbeitungszeit: ca. 3 Minuten – Auswertungszeit: 2 bis 5 Minuten – Keine automatische Auswertung verfügbar.
Theoretischer Hintergrund	Der BASFI wurde als eines von mehreren Messinstrumenten zur Outcome-Messung bei Spondylitis ankylosans von einer Forschergruppe am Royal National Hospital for Rheumatic Diseases in Bath, United Kingdom, von einem Team bestehend aus Rheumatologen, Physiotherapeuten und Wissenschaftlern unter Einbezug von betroffenen Patienten, entwickelt. Der BASFI ergänzt die weiteren Instrumente, den BASDAI („Bath Ankylosing Spondylitis Disease Activity Index"), BASMI („Bath Ankylosing Spondylitis Metrology Index"), BAS-G („Bath Ankylosing Spondylitis Patient Global Score") durch die spezifische Erfassung der funktionalen Beeinträchtigungen.

Entwicklung des Verfahrens

Die deutschsprachige Version wurde vor- und rückübersetzt und in einer Studie mit 72 Patienten validiert (Ruof et al., 1999). Die Übersetzung erfolgte durch drei Übersetzer mit deutscher Muttersprache und exzellenten Englischkenntnissen; die Rückübersetzung erfolgte durch drei Übersetzer mit englischer Muttersprache und exzellenten Deutschkenntnissen. Unstimmigkeiten in den Übersetzungen wurden von einer Gruppe von drei Rheumatologen und drei Nichtmedizinern mit Erfahrung in transkulturellen Adaptationen diskutiert.

Ausgehend von der englischsprachigen Originalversion wurde der Fragebogen in viele Sprachen übersetzt, u.a.: Deutsch, Italienisch, Finnisch, Französisch, Niederländisch, Rumänisch, Schwedisch, Spanisch, Türkisch.

Aufbau und Auswertung

Der BASFI besteht aus zehn Fragen. Sie beziehen auf die Schwierigkeiten, die die befragte Person in der vergangenen Woche bei der Ausführung bestimmter Tätigkeiten (z.B. „Ohne Hilfe und Hilfsmittel [z.B. Strumpfanzieher] Socken oder Strümpfe anziehen", „körperlich anstrengende Tätigkeiten verrichten, z.B. krankengymnastische Übungen, Gartenarbeit oder Sport") hatte.

Die Antwortskala ist in der Originalversion eine zehn Zentimeter lange visuelle Analogskala mit den Polen „easy" und „impossible". In der deutschen Version von Ruof und Kollegen (1999) wird diese Skala verändert und graphisch in elf Abschnitte/Kästchen unterteilt. Der Befragte soll mit einem Kreuz in eines der elf Kästchen seine Antwort markieren. Die Pole der Skala sind verbal bezeichnet mit „einfach" und „unmöglich".

Die Antwortmöglichkeiten werden mit Zahlen von 0 bis 10 kodiert. Der Gesamtwert des BASFI wird als Mittelwert der zehn Einzelitems berechnet (Wertebereich Gesamtwert: 0 bis 10). Ein niedriger Gesamtwert reflektiert somit eine geringe Beeinträchtigung in der Ausführung der Tätigkeiten, ein hoher Wert eine starke Beeinträchtigung.

Gütekriterien

Reliabilität: Validierungsstudien der Originalversion und der Versionen für Italien, Finnland, Niederlande, Rumänien und Türkei ergaben interne Konsistenzen (Cronbach's Alpha) über .90 (Bostan et al., 2003). Retestreliabilitäten > .76 wurden in einer Studie in Spanien, Niederlande, Marokko und Frankreich gefunden (Auleley et al., 2002) und Koeffizienten zwischen .82 und .99 in Großbritannien, Rumänien und Finnland (Eyres et al., 2002). In der Validierungsstudie der deutschen Version (Ruof et al., 1999) mit 72 Patienten wurde eine interne Konsistenz von .81 und eine Retestreliabilität von .92 ermittelt.

Konvergente Validität: In der Validierungsstudie der deutschen Version ergaben sich signifikante Korrelationen des BASFI mit dem lumbalen Schober-Test ($r = -.30$), Finger-Boden-Abstand ($r = .40$), Hinterhaupt-Wand-Abstand ($r = .30$) sowie Anzahl und Länge nächtlicher Wachphasen ($r = .27$ bzw. .28). Auch in vielen weiteren internationalen Studien konnten ausreichend hohe Korrelationen mit klinischen Kriterien wie z.B. Schober-Test, Hinterhaupt-Wand-Abstand, Finger-Boden-Abstand, „Dougados Index" und Brustkorbausdehnung (Ozer et al. 2005; Cardiel et al., 2003) und mit Maßen zur Krankheitsaktivität (z.B. BASDAI) (Spoorenberg et al., 1999; Cardiel et al., 2003) nachgewiesen werden.

Diskriminante Validität: Der BASFI erwies sich in zwei Studien als fähig, zwischen Patienten mit hoher und niedriger Krankheitsaktivität zu unterscheiden (Spoorenberg et al., 1999).

Konstruktvalidität: Die Unidimensionalität des BASFI wurde von Eyres und Kollegen (2002) durch eine Rasch-Analyse bestätigt.

Änderungssensitivität: In der Validierungsstudie der deutschen Version ergab sich eine eingeschränkte Sensitivität (Standardized Response Mean SRM = 0.46) bzgl. Diclofenac-Medikation. Hohe Sensitivität bzgl. anderer medikamentöser Behandlung oder Physiotherapie wurde von Wanders und Kollegen (2004) und von Cardiel und Kollegen (2003) nachgewiesen.

Vergleichswerte/ Normen

Es liegen keine Normwerte vor.

Literatur

Auleley, G.R., Benbouazza, K., Spoorenberg, A., Collantes, E., Hajjaj-Hassouni, N., van der Heijde, D. et al. (2002). Evaluation of the smallest detectable difference in outcome or process variables in ankylosing spondylitis. *Arthritis and Rheumatism, 47*, 582–587.

Bostan, E.E., Borman, P., Bodur, H. & Barca, N. (2003). Functional disability and quality of life in patients with ankylosing spondylitis. *Rheumatology International, 23*, 121–126.

Cardiel, M.H., Londono, J.D., Gutierrez, E., Pacheco-Tena, C., Vazquez-Mellado, J. & Burgos-Vargas, R. (2003). Translation, cross-cultural adaptation, and validation of the Bath Ankylosing Spondylitis Functional Index (BASFI), the Bath Ankylosing Spondylitis Disease Activity Index (BASDAI) and the Dougados Functional Index (DFI) in a Spanish speaking population with spondyloarthropathies. *Clinical and Experimental Rheumatology, 21* (4), 451–458.

Eyres, S., Tennant, A., Kay, L., Waxman, R. & Helliwell, P.S. (2002). Measuring disability in ankylosing spondylitis: comparison of bath ankylosing spondylitis functional index with revised Leeds Disability Questionnaire. *Journal of Rheumatology, 29* (5), 865–868.

Ozer, H.T., Sarpel, T., Gulek, B., Alparslan, Z.N. & Erken, E. (2005). The Turkish version of the Bath Ankylosing Spondylitis Functional Index: reliability and validity. *Clinical Rheumatology, 24* (2), 123–128.

Spoorenberg, A., van der Heijde, D., de Klerk, E., Dougados, M., de Vlam, K., Mielants, H. et al. (1999). A comparative study of the usefulness of the Bath Ankylosing Spondylitis Functional Index and the Dougados Functional Index in the assessment of ankylosing spondylitis. *Journal of Rheumatology, 26* (4), 961–965.

Wanders, A.J.B., Gorman, J.D., Davis, J.C., Landewe, R.B.M. & van der Heijde, D.M.F.M. (2004). Responsiveness and discriminative capacity of the assessments in ankylosing spondylitis diseasecontrolling antirheumatic therapy core set and other ourcome measures in a trial of Etanercept in ankylosing spondylitis. *Arthritis and Rheumatism, 51*, 1–8.

WWW-Ressourcen

www.nass.co.uk/09_tbi.htm

Autorin des Beitrags

Dr. Inge Kirchberger, MPH, Dipl.-Psych.
Institut für Gesundheits- und Rehabilitationswissenschaften
ICF Research Branch of WHO CC FIC (DIMDI)
Lehrstuhl für Physikalische Medizin und Rehabilitation
Ludwig-Maximilians-Universität München
Marchioninistr. 17
D-81377 München
E-Mail: Inge.Kirchberger@med.uni-muenchen.de

DASH

Disabilities of the Arm, Shoulder, Hand Questionnaire (deutsche Version)

Autor(inn)en	Günther Germann, Angela Harth, Gerhard Wind, Erhan Demir
Quelle	Germann, G., Harth, A., Wind, G. & Demir, E. (2003). Standardisierung und Validierung der deutschen Version 2.0 des „Disability of Arm, Shoulder, Hand" (DASH)-Fragebogens zur Outcome-Messung an der oberen Extremität. *Unfallchirurg, 106* (1), 13–19.
Bezugsquelle	Erhältlich auf der DASH-Website (www.dash.iwh.on.ca) oder bei Angela Harth (angela.harth@urz.uni-heidelberg.de).
Vorgänger-/ Originalversion	Hudak, P., Amadio, P.C., Bombardier, C. & the Upper Extremity Collaborative Group (1996). Development of an Upper Extremity Outcome Measure: The DASH (Disabilities of the Arm, Shoulder, and Hand). *American Journal of Industrial Medicine, 29*, 602–608.
Anwendungsbereich	Der DASH ist geeignet für die Erfassung von Symptomen und körperlicher Funktionsfähigkeit von Personen mit muskulo-skelettalen Erkrankungen der oberen Extremitäten. Symptome und Funktionseinschränkungen können beschrieben und Veränderungen im Zeitverlauf erfasst werden. Der Einsatzbereich liegt sowohl in der klinischen Praxis als auch in der Forschung.
Zielsetzung und Kurzbeschreibung	Der DASH-Fragebogen ist ein Fragebogen zur Selbstbeurteilung von Symptomen und Funktionseinschränkungen der oberen Extremitäten und umfasst 30 bzw. 11 Items (*Quick*DASH) sowie zwei optionale Module für Sport und Beruf. Der DASH ist in vielen Sprachen verfügbar und es liegen vielfältige Ergebnisse aus internationalen Validierungsstudien vor, die die Reliabilität, Validität und Sensitivität des Fragebogens bestätigen.
Art des Verfahrens	Selbstbeurteilungsverfahren („Paper & Pencil")
Technische Informationen	– 30 Items in 3 Bereichen, sowie 2 optionale Module mit je 4 Items – Bearbeitungszeit: ca. 12 bis 20 Minuten – Auswertungszeit: mit vorgefertigter Maske ca. 5 Minuten – Der Auswertungsalgorithmus ist auf der Webseite beschrieben.
Theoretischer Hintergrund	Mit dem DASH sollten Kliniker in der täglichen Praxis als auch Forscher die Möglichkeit erhalten, Einschränkungen der gesamten oberen Extremitäten oder einzelner Gelenke der oberen Extremitäten zu beschreiben. Der DASH wurde auf der Basis der WHO-Klassifikation des ICIDH-2 entwickelt und enthält sowohl Items aus dem Bereich der Körperfunktionen und der Körperstrukturen als auch aus dem der

Aktivitäten und der sozialen Partizipation. Als Fragebogen zur Selbstbeurteilung erfasst er die subjektive Wahrnehmung des Betroffenen in Bezug auf seinen derzeitigen Zustand.

Entwicklung des Verfahrens

Zur Entwicklung der **Originalversion** wurden in einer ersten Phase zur Generierung der Items von mehreren klinischen Experten und Methodikern 13 verfügbare Outcome-Messinstrumente gesichtet und daraus eine Liste von 821 Items erstellt. Danach wurden diese 821 Items auf 78 Items durch Anwendung unterschiedlicher Strategien reduziert; z. B. Elimination von generischen oder redundanten Items oder Items, die nicht die oberen Extremitäten betrafen oder nicht den zugrunde liegenden Konzepten (Symptome und Funktionsfähigkeit) zugeordnet werden konnten. Die endgültige Itemreduktion erfolgte anhand der Ergebnisse einer multizentrischen Studie in 20 Zentren in den USA, Kanada und Australien (Hudak et al., 1996).

Die **deutschsprachige Version** wurde nach standardisierten Richtlinien (Vor-/Rückübersetzung, Laienevaluation, externe Begutachtungen, Feldstudie) übersetzt und in einer Studie mit 342 Patienten validiert (Germann et al., 2003). Übersetzungen in weitere Sprachen sind verfügbar.

Aufbau und Auswertung

Der DASH besteht aus 30 Fragen. Sie beziehen sich überwiegend auf die Schwierigkeiten, die die befragte Person in der vergangenen Woche bei der Ausführung bestimmter Tätigkeiten (z. B. „einen Schlüssel umdrehen", „einen Pullover anziehen") hatte. 21 Items erfassen die körperliche Funktionsfähigkeit (z. B. „eine schwere Tür aufstoßen"), sechs Items fragen nach Symptomen (z. B. „Schwächegefühl in Schulter, Arm oder Hand") und drei Items betreffen die soziale Partizipation (z. B. „In welchem Ausmaß haben Ihre Schulter-, Arm oder Handprobleme Ihre normalen sozialen Aktivitäten mit Familie, Freunden, Nachbarn oder anderen Gruppen während der vergangenen Woche beeinträchtigt?").

Optional können mittels zweier Module mit je vier Items Symptome und Funktionsfähigkeit von Sportlern, Künstlern oder anderen Personen, in deren Beruf die Funktionsfähigkeit der oberen Extremitäten besonders bedeutsam ist, erhoben werden (z. B. „Hatten Sie irgendwelche Schwierigkeiten, in der üblichen Art und Weise zu arbeiten").

Die Antwortskalen sind fünfstufig Likert-skaliert, mit unterschiedlichen verbalen Bezeichnungen. Die Antwortmöglichkeiten werden mit Zahlen von 1 bis 5 kodiert und zu einem Rohwert aufsummiert. Danach erfolgt die Konvertierung der Rohwerte auf eine Skala von 0 (= „keine Einschränkung") bis 100 (= „hohe Einschränkung"). Die Berechnung erfolgt getrennt für die 30 Items des „Kernfragebogens" und für die beiden Module. Der Algorithmus für die Berechnung der DASH-Skalenwerte ist auf der Website beschrieben.

Gütekriterien

Reliabilität: Validierungsstudien der Originalversion und der Versionen für Italien, die Niederlande, Schweden, Spanien, China, Taiwan und Kanada (Französisch) ergaben interne Konsistenzen (Cronbach's Alpha) zwischen .90 und .96 sowie Retestreliabilitäten zwischen .89 und .97.

Die Validierungsstudie für die zertifizierte deutsche Version (Germann et al., 2003) enthält keine Angaben zur Reliabilität. Für die deutsche Version von Offenbächer und Kollegen (2003) wurde in einer Validierungsstudie mit 49 Patienten eine interne Konsistenz von .96 und eine Retestreliabilität von .90 ermittelt.

Konvergente Validität: Hohe Korrelationen von r = .73 bzw. .79 mit dem „Disability-Index" (Germann et al., 2003), von .88 mit der „Health Assessment Questionnaire Skala" für obere Extremitäten und −.79 mit der „Short Form 36 Health Survey"-Subskala „Schmerz" (Offenbächer et al., 2003) wurden berichtet, sowie moderate Korrelationen mit den weiteren Subskalen des „Short Form 36 Health Survey" (Imaeda et al., 2006; Lee et al., 2005). Moderate Korrelationen (r = .52 bis .59) fanden sich auch mit klinischen Maßen für Handfunktion und Einschränkungen des Bewegungsausmaßes sowie Greifkraft der Hand (r = .44 bzw. .43) (Lee et al., 2005; Jester et al., 2005).

Diskriminante Validität: Die Fähigkeit des DASH, Unterschiede zwischen diagnostischen Gruppen und zwischen Frakturtypen bei distalen Radiusfrakturen abzubilden, konnte u. a. von Jester und Kollegen (2005) nachgewiesen werden.

Konstruktvalidität: Die Unidimensionalität des 30-Item-DASH-Fragebogens wurde für eine Vielzahl von Sprachversionen durch Faktorenanalyse bestätigt (z. B. Lee et al., 2005; Beaton et al., 2001).

Änderungssensitivität: In Studien in Schweden, Kanada und den USA wurden „standardized response means" (SRM) zwischen 0.61 und 1.37 nachgewiesen sowie Effektstärken zwischen .46 und .70 (z. B. Gummesson et al., 2006; Beaton et al., 2001).

Vergleichswerte/ Normen

Normwerte wurden von der „American Academy of Orthopaedic Surgeons" an einer Bevölkerungsstichprobe der USA erhoben (Hunsaker et al., 2002). Deutsche Referenzwerte einer nicht-klinischen Gruppe sowie T-Normen liegen vor (Jester et al., in review).

Kurzversion

Die Kurzversion des DASH mit elf Items, der *Quick*DASH, wurde in einer Studie mit 407 Patienten durch Anwendung der „content-retention method" zur Itemreduktion entwickelt (Beaton et al., 2005).

In Validierungsstudien in Schweden und Japan wurden interne Konsistenzen von .92 bzw. .88 ermittelt sowie Retestreliabilitäten von .93 bzw. .82. Ebenfalls in diesen Studien wurden SRM von 0.63 bzw. 0.54 und Effektstärken von .50 bzw. .37 gefunden (z. B. Gummesson et al., 2006; Imaeda et al., 2006).

Literatur

Beaton, D. E., Katz, J. N., Fossel, A. H., Wright, J. G., Tarasuk, V. & Bombardier, C. (2001). Measuring the Whole or the Parts? Validity, Reliability & Responsiveness of the Disabilities of the Arm, Shoulder, and Hand Outcome Measure in Different Regions of the Upper Extremity. *Journal of Hand Therapy, 14* (2), 128–146.

Beaton, D. E., Wright, J. G., Katz, J. N. & Upper Extremity Collaborative Group (2005). Development of the QuickDASH: comparison of three item-reduction approaches. *The Journal of Bone and Joint Surgery. American Volume, 87* (5), 1038–1046.

Gummesson, C., Ward, M. M. & Atroshi, I. (2006). The shortened disabilities of the arm, shoulder and hand questionnaire (QuickDASH): validity and reliability based on responses within the full-length DASH. *BMC Musculoskeletal Disorders, 7* (1), 44 [Epub ahead of print].

Hunsaker, F.G., Cioffi, D.A., Amadio, P.C., Wright, J.G. & Caughlin, B. (2002). The American Academy of Orthopaedic Surgeons Outcomes Instruments – Normative Values from the General Population. *Journal of Bone and Joint Surgery, 84* A(2), 208–215.

Imaeda, T., Toh, S., Wada, T., Uchiyama, S., Okinaga, S., Kusunose, K. et al. for the Impairment Evaluation Committee, Japanese Society for Surgery of the Hand (2006). Validation of the Japanese Society for Surgery of the Hand Version of the Quick Disability of the Arm, Shoulder, and Hand (QuickDASH-JSSH) questionnaire. *Journal of Orthopaedic Science, 11* (3), 248–253.

Jester, A., Harth, A., Rauch, J., Rogge, K. & Germann, G. (in review). DASH-Daten nicht-klinischer versus klinischer Personengruppen: Eine Vergleichsstudie mit T-Normen für die klinische Praxis. *Unfallchirurgie.*

Jester, A., Harth, A., Wind, G., Germann, G. & Sauerbier, M. (2005). Disabilities of the arm, shoulder and hand (DASH) questionnaire: Determining functional activity profiles in patients with upper extremity disorders. *The Journal of Hand Surgery [Br.], 30* (1), 23–28.

Lee, E.W., Chung, M.M., Li, A.P. & Lo, S.K. (2005). Construct validity of the Chinese version of the disabilities of the arm, shoulder and hand questionnaire (DASH-HKPWH). *The Journal of Hand Surgery [Br], 30* (1), 29–34.

Offenbacher, M., Ewert, T., Sangha, O. & Stucki, G. (2003). Validation of a German version of the 'Disabilities of Arm, Shoulder and Hand' questionnaire (DASH-G). *Zeitschrift für Rheumatologie, 62* (2), 168–177.

WWW-Ressourcen

www.dash.iwh.on.ca

Autorin des Beitrags

Dr. Inge Kirchberger, MPH, Dipl.-Psych.
Institut für Gesundheits- und Rehabilitationswissenschaften
ICF Research Branch of WHO CC FIC (DIMDI)
Lehrstuhl für Physikalische Medizin und Rehabilitation
Ludwig-Maximilians-Universität München
Marchioninistr. 17
D-81377 München
E-Mail: Inge.Kirchberger@med.uni-muenchen.de

FFbH

Funktionsfragebogen Hannover

Autor(inn)en	Hans-Heinrich Raspe, Ursula Hagedorn, Thomas Kohlmann, Sigrid Mattussek

Quellen

Raspe, H.-H., Hagedorn, U., Kohlmann, T. & Mattusek, S. (1990). Der Funktionsfragebogen Hannover (FFbH): Ein Instrument zur Funktionsdiagnostik bei polyartikulären Gelenkerkrankungen. In J. Siegrist (Hrsg.), *Wohnortnahe Betreuung Rheumakranker. Ergebnisse sozialwissenschaftlicher Evaluation eines Modellversuchs* (S. 164–182). Stuttgart: Schattauer.

Raspe, H.-H. & Kohlmann, T. (1991). Fortschritte in der klinischen Diagnostik und Dokumentation des chronisch-rheumatischen Schmerzes. *Schmerz, 5* (1), 38–51.

Kohlmann, T. & Raspe, H.-H. (1996). Der Funktionsfragebogen Hannover zur alltagsnahen Diagnostik der Funktionsbeeinträchtigung durch Rückenschmerzen (FFbH-R). *Rehabilitation, 35*, I–VIII.

Bezugsquelle

Erhältlich bei Dr. Ruth Deck, Institut für Sozialmedizin, Universität Lübeck; E-Mail: ruth.deck@sozmed.uni-luebeck.de. Der Einsatz der verschiedenen FFbH-Versionen in wissenschaftlichen Studien ist kostenfrei.

Anwendungsbereich

Der „Funktionsfragebogen Hannover" (FFbH) ist ein Selbstausfüllinstrument welches die Funktionskapazität bei Tätigkeiten des Alltags („Activities of Daily Living", ADL) von erwachsenen Personen erfasst. Gegenwärtig liegt der Fragebogen in vier erkrankungsspezifischen Versionen vor. Zum einen als „FFbH Hannover – Polyartikuläre Gelenkerkrankung" (FFbH-P; z. B. chronische Polyarthritis), der Fragen zu Komplexbewegungen und zu Funktionsbeeinträchtigungen der Hände beinhaltet. Zum anderen als „FFbH Hannover – Rückenschmerz" (FFbH-R), in dem Komplexbewegungen erfasst werden, die bei Personen mit einem Rückenleiden eingeschränkt sein können. Weiter existiert eine kombinierte Version aus beiden Instrumenten (FFbH-P + R; Kohlmann & Raspe, 1994). Darüber hinaus ist das jüngste Mitglied der FFbH-Familie der „FFbH Hannover – Osteoarthrose" (FFbH-OA).

Aufgrund der guten psychometrischen Eigenschaften, Praktikabilität und Akzeptanz können die FFbH-Versionen sowohl in klinischen Beobachtungs- und Kontrollstudien als auch in bevölkerungsbezogenen epidemiologischen Studien eingesetzt werden. Weitere Anwendungsmöglichkeiten liegen in der Routinedokumentation oder als Screeningverfahren.

Zielsetzung und Kurzbeschreibung

Ziel des FFbH ist die Messung der Funktionskapazität bei alltäglichen Tätigkeiten, wenn diese aufgrund einer polyartikulären Gelenkerkrankung (FFbH-P), eines Rückenleidens (FFBH-R), einer Kombination aus beiden (FFbH-P + R) oder einer Arthrose (FFbH-OA) beeinträchtigt ist.

Art des Verfahrens

Selbstbeurteilungsverfahren („Paper & Pencil")

Technische Informationen

- 12 Items (FFbH-P/FFbH-R), bzw. 18 Items (FFbH-P+R/FFbH-OA)
- Bearbeitungszeit: ca. 5 Minuten
- Auswertungszeit: ca. 5 Minuten
- Auswertungssyntaxen sind vorhanden.

Theoretischer Hintergrund

Die Entwicklung des FFbH begann Anfang der 80erjahre an der Medizinischen Hochschule Hannover (MHH). Die Arbeitsgruppe um Raspe beschäftigte sich damals mit Fragen der komprehensiven wohnortnahen Versorgung von Patienten mit chronischer Polyarthritis und methodischen Problemen der patientennahen Outcome-Evaluation auf dem Gebiet der Funktionskapazitätsmessung. Da zu dieser Zeit kein geeignetes Messverfahren in deutscher Sprache zur Verfügung stand, entschied sich die Arbeitsgruppe zur Neuentwicklung eines Messinstruments.

Entwicklung des Verfahrens

Auf der Grundlage verschiedener Fragebögen aus dem angloamerikanischen Sprachraum (z. B. „Arthritis Impact Measurement Scale", „Health Assessment Questionnaire") wurde eine 24 Items umfassende Erstversion erstellt, die später auf 23 Items gekürzt wurde. Diese erste Version wurde in mehreren Studien getestet (Raspe et al., 1990).

Die psychometrischen Eigenschaften des Instruments erwiesen sich als zufriedenstellend. Vorhandene Unschärfen in der inneren Struktur führten jedoch zu einer Überarbeitung der Erstversion. Ziel dabei war es, ein kurzes, ökonomisches und methodisch robustes Instrument zur Erfassung der Funktionskapazität bei polyartikulären Erkrankungen aus der vorhandenen Erstversion zu extrahieren.

Die zweite Version des FFbH umfasste nur noch 12 Items bei gleichzeitig verbesserten psychometrischen Eigenschaften und einem geringen Informationsverlust gegenüber der Erstversion mit 23 Items (Kohlmann, 1984). Diese Kurzfassung – der FFbH-P – ersetzte in der Folgezeit die ursprüngliche Fassung.

Der FFbH-R entstand in der Vorbereitungsphase zu einer bevölkerungsepidemiologischen Studie zum Rückenschmerz, Ende der Achtzigerjahre. Dabei wurde angestrebt, die für den FFbH-P erzielten psychometrischen Eigenschaften beizubehalten und ein Instrument zu entwickeln, welches die Komplexbewegungen erfasst, die bei Rückenbeschwerden beeinträchtigt sein können.

In einem weiteren Entwicklungsschritt entstand eine kombinierte Version, der FFbH-P + R. Der FFbH-OA entstand erst vor einigen Jahren und ist somit das jüngste FFbH-Instrument.

Aufbau und Auswertung

Der FFbH-P und der FFbH-R umfassen jeweils 12 Items, die kombinierte Version FFbH-P + R und der FFbH-OA 18 Items zu Tätigkeiten des Alltagslebens. Jede Frage beginnt mit „Können Sie … ?" Als Antwortmöglichkeiten wird einheitlich eine dreistufige Skala mit den Alternativen „Ja", „Ja, aber mit Mühe" und „Nein oder nur mit fremder Hilfe" vorgegeben. Die Bedeutung der Antwortmöglichkeiten werden in einer den Fragen vorangestellten Ausfüllanleitung erklärt. Den Zeitrahmen bilden dabei „die vergangenen sieben Tage".

Der FFbH-P und der FFbH-R enthalten fünf identische Items und jeweils sieben Items zu Komplexbewegungen und Funktionsbeeinträchtigungen der Hände bzw. Komplexbewegungen, die bei Personen mit Rückenschmerzen eingeschränkt sein können.

Der FFbH-P+R umfasste ursprünglich 19 Items, die fünf identischen und die jeweils sieben syndromspezifischen Items aus dem FFbH-P und FFbH-R. Die aktuelle Version des FFbH-P+R wurde um ein Item gekürzt ("Können Sie ein Telefon mit Wählscheibe benutzen?"). Im Folgenden werden Beispiele aus den unterschiedlichen FFbH-Versionen präsentiert:

Itembeispiele **FFbH-P** und **FFbH-R**:

- "Können Sie Strümpfe an- und ausziehen?"
- "Können Sie sich von Kopf bis Fuß waschen und abtrocknen?"

Itembeispiele **FFbH-P**:

- "Können Sie aus einem normal hohen Bett aufstehen?"
- "Können Sie Wasserhähne auf- und zudrehen?"

Itembeispiele **FFbH-R**:

- "Können Sie sich über einem Waschbecken die Haare waschen?"
- "Können Sie sich im Bett aus der Rückenlage aufsetzen?"

Itembeispiele **FFbH-OA**:

- "Können Sie draußen auf unebenen Wegen (z.B. im Wald oder auf Feldwegen) eine Stunde spazieren gehen?"
- "Können Sie in eine normale Badewanne einsteigen und aus der Badewanne wieder aussteigen?"

Als Ergebnis geben die FFbH-Versionen die Funktionskapazität als Gesamtwert aus. Der FFbH-P- bzw. FFbH-R-Score beschreibt die Funktionskapazität auf einer Skala von 0% (minimale Funktionskapazität) bis 100% (maximale Funktionskapazität).

Die Berechnung des Gesamtscores ist einfach, wobei die Bildung von Subskalen oder die Auswertung von Einzelfragen nicht vorgesehen ist. Die Antworten der Einzelfragen werden aufsummiert, die Antwort "Ja" erhält zwei Punkte, für "Ja, aber mit Mühe" wird ein Punkt und für "Nein oder nur mit fremder Hilfe" wird kein Punkt vergeben. Der Wertebereich liegt somit zwischen 0 und 24 Punkten (beim FFbH-P+R und FFbH-OA zwischen 0 und 36 Punkten).

Bei fehlenden Werten in einer oder zwei Fragen empfehlen die Autoren eine Mittelwertsubstitution.

Gütekriterien

Objektivität: Bei den FFbH-Versionen handelt es sich um standardisierte Messverfahren, die sowohl in der Ausführung als auch in der Auswertung als objektiv einzuschätzen sind. Die Interpretationsobjektivität ist aufgrund der Normierung auf den Wertebereich 0% (minimale Funktionskapazität) bis 100% (maximale Funktionskapazität) gegeben.

Reliabilität: Für alle vier Versionen werden sehr zufriedenstellende Kennzahlen zur Beurteilung der internen Konsistenz berichtet.

Cronbach's Alpha:

- FFbH-P: nicht berichtet
- FFbH-R: .92 (N=99)
- FFbH-P+R: .90 (N=1769)
- FFbH-OA: .93 (N=102)

Die mittlere Item-Interkorrelation beträgt .50 und die Retestkorrelation bei Messwiederholung nach ca. einer Woche ist größer als .75 (FFbH-R; Kohlmann & Raspe, 1994). Vergleichbare Kennzahlen werden von den anderen FFbH-Instrumenten ausgewiesen.

Zur Beurteilung der Änderungssensitivität wurden für den FFbH-R und den FFbH-OA standardisierte Mittelwertsdifferenzen („standardized response means"; SRM) berechnet. Die Werte der SRM liegen im Bereich von 0.5 (Kohlmann & Raspe, 1996; Heckler et al., 2004). Dies entspricht in etwa einer Sensitivität, die auch bei vergleichbaren Instrumenten beobachtet wurde („Health Assessment Questionnaire", „Lesquesne-Index").

Validität: Bezüglich der konvergenten Validität ist der FFbH-R hinreichend mit Vergleichskriterien assoziiert. Korrelationen mit vergleichbaren Messverfahren („Health Assessment Questionnaire", „Roland-Morris-Skala", „MOPA-Skalen", „Pain Disability Index") liegen in einem Bereich von mindestens .75. Ähnliche gute Kennzahlen zeigten sich bei den Korrelationen mit Fremdbeurteilungen der Funktionskapazität (ärztliche Beurteilung). Sie lagen in einem Bereich von .60 und .70.

Für den FFbH-OA berichten die Autoren Korrelationswerte (Pearson) mit relevanten anderen Messverfahren im Bereich von .69 (WOMAC) und .76 („Lequesne-Index").

Vergleichswerte/ Normen

Für die FFbH-Versionen liegen Vergleichswerte aus der Normalbevölkerung vor. Weiter existiert für den FFbH-R ein Schwellenwert zur Identifikation klinisch relevanter Patienten (Kohlmann & Raspe, 1994). Informationen können bei den Autoren direkt erfragt werden.

Literatur

Hekler, J., Kensy, E., Ludwig, F.J. & Kohlmann, T. (2004). Ein psychometrischer Vergleich von Lequesne-Index, FFbH-OA und WOMAC Arthrose-Index in der patientenbezogenen Messung der Funktionskapazität bei Arthrosen der Hüft- und Kniegelenke. *DRV-Schriften, 52*, 61–62.

Kohlmann, T. (1984). *Zur Konstruktion einer Kurzfassung des Funktionsfragebogens Hannover.* Marburg (Arbeitsbericht).

Kohlmann, T. & Raspe, H.-H. (1994). Die patientennahe Diagnostik von Funktionseinschränkungen im Alltag. *psychomed, 6*, 21–27.

Autoren des Beitrags

Dipl.-Soz. Jörn Moock, Prof. Dr. phil. Thomas Kohlmann
Universität Greifswald, Institut für Community Medicine
Abt. Methoden der Community Medicine
Walther-Rathenau-Straße 48
D-17475 Greifswald
E-Mail: Joern.Moock@uni-greifswald.de
E-Mail: Thomas.Kohlmann@uni-greifswald.de

HAQ

Health Assessment Questionnaire

Autoren	Version 1: Pius Brühlmann, Gerold Stucki, Beat A. Michel
	Version 2: Jochen Lautenschläger, Wilfried Mau, Thomas Kohlmann, Heiner Raspe, Fritz Struve, Wolfgang Brückle, Henning Zeidler
Quellen	Brühlmann, P., Stucki, G. & Michel, B.A. (1994). Evaluation of a german version of the physical dimensions of the Health Assessment Questionnaire in patients with rheumatoid arthritis. *Journal of Rheumatology, 21,* 1245–1249.
	Lautenschläger, J., Mau, W., Kohlmann, T., Raspe, H.H., Struve, F., Brückle, W. et al. (1997). Vergleichende Evaluation einer deutschen Version des Health Assessment Questionnaires (HAQ) und des Funktionsfragebogens Hannover (FFbH). *Zeitschrift für Rheumatologie, 56,* 144–155.
Bezugsquelle	Erhältlich bei der „Deutschen Gesellschaft für Rheumatologie e.V." unter www.dgrh.de/kriterienassessments.html.
Vorgänger-/ Originalversion	Fries, J.F., Spitz, P., Kraines, R.G. & Holman, H.R. (1980). Measurement of patient outcome in arthritis. *Arthritis and Rheumatism, 23,* 137–145.
Anwendungsbereich	Der HAQ wird vor allem bei Patienten mit rheumatoider Arthritis oder Osteoarthritis angewendet (Katz, 2003). Er wurde zunächst als krankheitsübergreifendes Instrument entwickelt, kommt jedoch heute hauptsächlich bei muskuloskelettalen Erkrankungen zum Einsatz (Bruce & Fries, 2003a, 2003b). Inzwischen existieren zahlreiche Modifikationen des Fragebogens für den Einsatz bei anderen rheumatischen und nichtrheumatischen Erkrankungen. So wurde der HAQ auch bei HIV/AIDS-Patienten, älteren Menschen, Patienten mit Systemischem Lupus erythematosus (SLE), Spondylitis ankylosans, Fibromyalgie, Psoriasis-Arthritis und systemischer Sklerose (Sklerodermie) eingesetzt (Bruce & Fries, 2003a, 2003b; Fries et al., 1989; Lorig, 1986; Lubeck & Fries, 1993).
Zielsetzung und Kurzbeschreibung	Der HAQ ist eines der ersten Selbstbeurteilungsinstrumente, das den funktionalen Status bzw. die Beeinträchtigungen der Funktionsfähigkeit einer Person erfasst. Er evaluiert verschiedene Funktionen des täglichen Lebens (Ankleiden und Körperpflege, Aufstehen, Essen, Gehen, Körperpflege, Heben, Greifen und Öffnen, andere Tätigkeiten). Es liegen zwei deutsche validierte Versionen des HAQ vor (Brühlmann et al., 1994; Lautenschläger et al., 1997). Der HAQ-Gesamtscore ist auch als prognostischer Parameter von Wert.
Art des Verfahrens	Selbstbeurteilungsverfahren („Paper & Pencil")

**Technische
Informationen**

- 24 Items in 8 Bereichen
- Bearbeitungszeit: ca. 5 Minuten
- Auswertungszeit: ca. 2 Minuten
- Automatisierte Auswertung vorhanden (s. WWW-Ressourcen).

**Theoretischer
Hintergrund**

Die zuverlässige, gültige und änderungssensitive Beurteilung von Krankheitsauswirkungen hat in den letzten Jahren zunehmend an Bedeutung gewonnen. In diesem Zusammenhang wurden zahlreiche generische (krankheitsübergreifende) und krankheitsspezifische Outcome-Instrumente entwickelt, die die Krankheitsauswirkungen aus Sicht des Patienten wiedergeben sollen. Eine patientenbezogene Beurteilung der Krankheitsauswirkungen bietet die Möglichkeit, fundiertes Wissen über die Gesundheit der Patienten, deren Funktionsfähigkeit, Symptome, Präferenzen in der Behandlung, Zufriedenheit und Lebensqualität aus ihrer eigenen Perspektive zu erhalten. Dementsprechend besitzen patientenbezogene Outcome-Instrumente einen großen Nutzen in der Diagnostik, der Planung der Behandlung und der Evaluation der Behandlung bzw. der Evaluation der Verbesserung von Behandlungszielen. Mit dem „Health Assessment Questionnaire" (HAQ) liegt ein solches patientenbezogenes Outcome-Instrument vor.

**Entwicklung
des Verfahrens**

Der „Health Assessment Questionnaire" (HAQ) wurde 1978 von James Fries und Kollegen an der Stanford Universität entwickelt (Fries et al., 1980). Die Vollversion des HAQ erhebt Daten zu den fünf patientenrelevanten Gesundheitsdimensionen: Beeinträchtigung, Schmerz, Medikamente, Kosten und Mortalität (Bruce & Fries, 2003a, 2003b). Der Teil des HAQ, der am häufigsten angewendet wurde und wird, ist der so genannte „kurze" HAQ oder „Zwei-Seiten"-HAQ. Diese Kurz- bzw. Teilversion des HAQ besteht aus dem „HAQ-Disability Index" (HAQ-DI) und zwei visuellen Analogskalen (VAS) zu Schmerz und globaler Gesundheit.

Anfang der Neunzigerjahre wurde der HAQ erstmals von Brühlmann und Kollegen für den deutschen Sprachraum übersetzt und validiert. Obwohl ausschließlich ein Teil der Originalversion des HAQ übersetzt wurde, wird in der Literatur beinahe durchgängig die Bezeichnung „HAQ" verwendet. Diese erste deutsche Version wurde von mehreren Personen übersetzt und rückübersetzt. Dabei wurden einige Modifikationen im Vergleich zur Originalversion vorgenommen (z. B. „climb up five stairs" – „Können Sie Treppen steigen?"). Die Auswertungsstrategie wurde entsprechend der Originalversion übernommen. Inzwischen liegt eine weitere deutsche validierte Übersetzung des HAQ vor, die 1997 publiziert wurde (Lautenschläger et al., 1997). Die beiden deutschen Versionen unterscheiden sich nur in einigen wenigen Punkten (s. „Aufbau und Auswertung").

**Aufbau und
Auswertung**

Im Folgenden ist der Aufbau des HAQ gemäß der Übersetzung von Brühlmann und Kollegen (Brühlmann et al., 1994) dargestellt. An den Stellen, an denen es zu Abweichungen zwischen den beiden deutschen Versionen kommt, sind in eckigen Klammern ebenfalls die entsprechenden Übersetzungen von Lautenschläger und Kollegen (Lautenschläger et al., 1997) vermerkt.

Die deutsche Version des HAQ erfasst das Ausmaß der körperlichen Behinderung und der Einschränkung der Lebensqualität anhand von 24 Fragen, die 20 Funktionen des täglichen Lebens („Activities of Daily Living", ADLs) in acht Aktivitätsbereichen umfassen. Diese werden in den vier Ausprägungsgraden „ohne Schwierigkeiten", „mit leichten [etwas] Schwierigkeiten", „mit großen Schwierigkeiten" und „unmöglich" eingeschätzt. Die erfassten Aktivitätsbereiche sind im Folgenden:

1. Ankleiden [Anziehen] und Körperpflege (z. B. Haare waschen)
2. Aufstehen [Aufrichten] (z. B. von Stuhl ohne Armlehne aufstehen)
3. Essen (z. B. Fleisch mit Messer schneiden)
4. Gehen (z. B. Treppen steigen)
5. Körperpflege [Hygiene] (z. B. ein Vollbad nehmen)
6. Heben [Erreichen von Gegenständen] (z. B. einen 2 kg schweren Gegenstand über Kopfhöhe heben bzw. herunternehmen)
7. Greifen und Öffnen [Greifen] (z. B. eine Autotüre öffnen)
8. Andere Tätigkeiten [Aktivitäten] (z. B. einkaufen gehen)

Zusätzlich wird erfragt, welche Hilfsmittel für Tätigkeiten in den Aktivitätsbereichen (1) bis (8) gewöhnlich benutzt werden und bei welchen gewöhnlich die Hilfe einer anderen Person benötigt wird.

Für jeden Aktivitätsbereich wird ein Score von 0 („keine Schwierigkeiten") bis 3 („nicht fähig, Tätigkeit auszuführen") bestimmt. Der Gesamtscore („disability index") des HAQ wird aus dem Mittelwert der acht aufsummierten Scores der einzelnen Aktivitätsbereiche berechnet. Der HAQ-Gesamtscore liegt demnach zwischen 0.0 und 3.0. HAQ-Gesamtscores zwischen 0 und 1 werden in der Regel als leichte bis mäßige Beeinträchtigung, Scores zwischen 1 und 2 als mäßige bis schwere Beeinträchtigung und Scores zwischen 2 und 3 als schwere bis sehr schwere Beeinträchtigung interpretiert (Bruce & Fries, 2003a). Für Normalpopulationen werden mittlere Gesamtscores von 0.49 und für Patienten mit Osteoarthritis bzw. rheumatoider Arthritis mittlere Scores von 0.8 bzw. 1.2 berichtet (Bruce & Fries, 2003b).

Gütekriterien

Reliabilität: Für die deutsche Version des HAQ wird eine hohe interne Konsistenz (Cronbach's Alpha) von .92 für den Gesamtfragebogen, von .92 für die Items, die die Funktionsfähigkeit der oberen Extremitäten repräsentieren (fünf Aktivitätsbereiche), und von .72 für die Items, die die Funktionsfähigkeit der unteren Extremitäten repräsentieren, berichtet (Brühlmann et al., 1994).

Als Kennwert für die Retestreliabilität für ein Zehntagesintervall wurde der Pearson's Korrelationskoeffizient bestimmt, der mit einem Wert von .94 für die deutsche Version des HAQ als sehr hoch einzustufen ist. Die Retestreliabilität der einzelnen Kategorien reichte von .74 bis .94 (Brühlmann et al., 1994).

Validität: Die inhaltliche Validität der deutschen Version des HAQ wurde mit einem multivariaten Modell (schrittweise Regressionsanalyse) mit den folgenden Variablen überprüft: Soziodemografie, Laborparameter, artikuläre Indices, Performance-Messungen, Symptome, strukturelle Schädigungen und Krankheitsdauer. Das Gesamtmodell erklärte eine Varianz von 68 % (Brühlmann et al., 1994).

Zur Bestimmung der Konstruktvalidität wurden die Korrelationen zwischen der deutschen Version des HAQ und der Einschätzung der globalen Gesundheit durch den Arzt und verschiedenen krankheitsspezifischen Parametern berechnet. Alle Korrelationskoeffizienten waren signifikant (p < .05) und reichten von .26 (Blutsenkungsgeschwindigkeit) bis −.66 (Greifkraft; Brühlmann et al., 1994). Für die weitere Prüfung der Konstruktvalidität wurden die HAQ-Werte mit verschiedenen krankheitsspezifischen Variablen wie Krankheitsdauer, Krankheitsaktivität und radiologischer Destruktion in Beziehung gesetzt. Patienten mit einer kürzeren Krankheitsdauer (< 1.5 Jahre) wiesen einen sehr viel geringeren HAQ-Score (0.7) auf als Patienten mit einer Krankheitsdauer von mehr als 11 Jahren (1.3) (Brühlmann et al., 1994; Stucki et al., 1997).

Zur Bestimmung der Kriteriumsvalidität wurden die Korrelationen zwischen dem HAQ und den vier Funktionskategorien der „American Rheumatism Association" (ACR) berechnet. Dabei korrelierte der HAQ hoch mit den ACR-Funktionskategorien (.76; p<.01; Brühlmann et al., 1994).

Zur Veränderungssensitivität der deutschen Version des HAQ liegen bisher keine Ergebnisse vor.

Vergleichswerte/ Normen

Vergleichswerte mit einer amerikanischen Population stehen mit der Datenbank ARAMIS („Arthritis, Rheumatism, and Aging Medical Information System"; www.aramis.stanford.edu) zur Verfügung. Weitere Informationen zur Datenbank sind bei Bruce und Fries (2003a) nachzulesen.

Literatur

Bruce, B. & Fries, J.F. (2003a). The Stanford Health Assessment Questionnaire: a review of its history, issues, progress, and documentation. *Journal of Rheumatology, 30*, 167–178.

Bruce, B. & Fries, J.F. (2003b). The Stanford Health Assessment Questionnaire: Dimensions and Practical Applications. *Health and Quality of Life Outcomes, 1*, 20.

Fries, J.F., Miller, S.R., Spitz, P.W., Williams, C.A., Hubert, H.B. & Bloch, D.A. (1989). Toward an epidemiology of gastropathy associated with nonsteroidal antiinflammatory drug use. *Gastroenterology, 96*, 647–655.

Katz, P.P. (2003). Health Assessment Questionnaire (HAQ). *Arthritis & Rheumatism, 49 (Suppl.)*, 19–21.

Lorig, K. (1986). Development and dissemination of an arthritis patient education course. *Family & Community Health, 9*, 23–32.

Lubeck, D.P. & Fries, J.F. (1993). Health status among persons infected with human immunodeficiency virus. A community-based study. *Medical Care, 31*, 269–276.

Stucki, G., Stucki, S. & Sangha, O. (1997). Patienten-zentrierte Evaluation der Krankheitsauswirkungen bei muskuloskelettalen Erkrankungen: Adaptation und Neuentwicklung von Outcome-Instrumenten. *Zeitschrift für Rheumatologie, 56*, 266–275.

WWW-Ressourcen

www.medal-org.de

Autorin des Beitrags

Dipl.-Psych. Michaela Coenen (MPH)
Institut für Gesundheits- und Rehabilitationswissenschaften
ICF Research Branch of WHO CC FIC (DIMDI)
Lehrstuhl für Physikalische Medizin und Rehabilitation
Ludwig-Maximilians-Universität München
Marchioninistr. 17
D-81377 München
E-Mail: michaela.coenen@med.uni-muenchen.de

RADAI
Rheumatoid Arthritis Disease Activity Index

Autor(inn)en	Gerold Stucki, Matthew H. Liang, Susanne Stucki, Pius Brühlmann, Beat A. Michel
Quelle	Stucki, G., Liang, M.H., Stucki, S., Brühlmann, P. & Michel, B.A. (1995b). A self-administered rheumatoid arthritis disease activity index (RADAI) for epidemiologic research. *Arthritis & Rheumatism, 38*, 795–798.
Bezugsquelle	Erhältlich bei der „Deutschen Gesellschaft für Rheumatologie e.V." unter www.dgrh.de/kriterienassessments.html.
Vorgängerversion	Mason, J.H., Anderson, J.J., Meenan, R.F., Haralson, K.M., Lewis-Stevens, D. & Kaine, J.L. (1992). The rapid assessment of disease activity in rheumatology (RADAR) questionnaire. *Arthritis & Rheumatism, 35*, 156–162.
Anwendungsbereich	Der „Rheumatoid Arthritis Disease Activity Index" (RADAI) erfasst die subjektive – d.h. die von den Patienten wahrgenommene – Krankheitsaktivität bei rheumatoider Arthritis und gilt als Komplement und Ergänzung zu der Einschätzung der Krankheitsaktivität, die von Klinikern vorgenommen wird. Der Fragebogen kann im klinischen Assessment, zur Verlaufsbeobachtung und in klinischen oder epidemiologischen Studien angewendet werden (Fransen et al., 2000).
Zielsetzung und Kurzbeschreibung	Der RADAI ist ein Instrument, das Informationen zu klinischen Zeichen und Symptomen der rheumatoiden Arthritis erfasst (Fransen et al., 2003). Mit diesem Instrument kann ein Index zur Krankheitsaktivität bestimmt werden, der vollständig durch Selbsteinschätzung des Patienten gewonnen wird und somit Aufschluss über die Krankheitsaktivität aus der Patientenperspektive gibt. Die Originalversion des RADAI besteht aus fünf Items, anhand derer die gegenwärtige und vergangene Krankheitsaktivität, Schmerzen, Morgensteifigkeit und die Anzahl der betroffenen Gelenke erfasst werden. Der Fragebogen wurde aus dem „Rapid Assessment of Disease Activity in Rheumatology questionnaire" (RADAR; Mason et al., 1992) entwickelt. Im Gegensatz zum RADAR kann mit dem RADAI ein Index für die Krankheitsaktivität berechnet werden, was vor allem für Forschungszwecke einen Vorteil darstellt (Fransen et al., 2003). Der RADAI erfasst relevante Veränderungen der Krankheitsaktivität, er ist kurz, leicht anzuwenden, validiert und zuverlässig.
Art des Verfahrens	Selbstbeurteilungsverfahren („Paper & Pencil")
Technische Informationen	– 5 Items (Originalversion), bzw. 6 Items (spätere Versionen) – Bearbeitungszeit: 3 bis 5 Minuten

– Auswertungszeit: ca. 5 Minuten
– Der Auswertungsalgorithmus kann auf der Webseite (s. u.) herunter geladen werden.

Theoretischer Hintergrund

Entscheidend für das klinische Qualitätsmanagement der rheumatoiden Arthritis ist kurzfristig die Reduktion der Entzündungsaktivität und der Schmerzen sowie langfristig die Reduktion der Gelenkdestruktion und Behinderung. Diese verschiedenen Aspekte der Krankheitsaktivität können über standardisierte Verfahren oder Scores wie beispielsweise den „Disease Activity Score 28" (DAS28) zur Erfassung der Entzündungsaktivität durch den Kliniker oder den Röntgenscore zur Quantifizierung der Gelenkdestruktion bestimmt werden. Ein weiterer, wichtiger Aspekt in der Messung der Krankheitsaktivität ist die Beurteilung der Krankheitsaktivität durch den Patienten selbst. In der Rheumatologie wurde in den letzten Jahren konsequent der Patient in die Messung der Krankheitsauswirkungen mit einbezogen. Dabei konnte gezeigt werden, dass mit standardisierten Patientenfragebogen die Krankheitsauswirkungen zuverlässig und gültig, und klinisch bedeutsame Unterschiede sensitiv erfasst werden können (Stucki & Michel, 1995; Stucki et al., 1995a). Die globale Beurteilung der Krankheitsaktivität durch den Patienten wird oftmals als ein „subjektives" Maß bezeichnet. Demgegenüber gehen in die Beurteilung der Krankheitsaktivität durch den Kliniker sowohl dessen subjektive Wahrnehmung und Interpretation als auch das Wissen aus objektiven Messungen ein. Inzwischen besteht Konsens dahingehend, dass im klinischen Alltag zur Messung der Krankheitsaktivität beide Quellen – Patient und Kliniker – herangezogen werden sollen.

Entwicklung des Verfahrens

Der RADAI ist eine Modifikation des „Rapid Assessment of Disease Activity in Rheumatology Questionnaire" (RADAR; Mason et al., 1992). Der RADAR erfasst über drei visuelle Analogskalen (1) die Aktivität der Arthritis, (2) die Schwellung und (3) den Schmerz sowie über drei Fragen (4) die Dauer der Morgensteifigkeit, (5) die Funktionalität gemäß den Steinbrocker-Kriterien und (6) das Ausmaß des Schmerzes in zehn ausgewählten Gelenkgruppen. Ein Gesamtscore kann für den RADAR nicht berechnet werden. Hanly und Kollegen modifizierten den RADAR, indem sie eine Frage nach der Schwellung in zehn Gelenkgruppen hinzufügten (Hanly et al., 1996). Stucki und Kollegen nahmen ihrerseits folgende Modifikationen des RADAR vor (Stucki et al., 1995b): Sie entfernten die Frage nach der Funktionalität gemäß der Steinbrocker-Kriterien, reduzierten die Liste der Gelenkgruppen und führten statt der visuellen Analogskalen numerische Ratingskalen ein. Im Gegensatz zum RADAR ist für den RADAI die Berechnung eines Gesamtscores möglich.

Aufbau und Auswertung

Der RADAI besteht aus fünf Items (Originalversion). Über drei numerische Ratingskalen (elfstufig) wird die Krankheitsaktivität erfasst. Im Einzelnen wird dabei gefragt nach:

1. der Aktivität der Arthritis in den letzten sechs Monaten von 0 („überhaupt nicht aktiv") bis 10 („extrem aktiv"),
2. der aktuellen Aktivität der Arthritis bezüglich Druckempfindlichkeit und Schwellung der Gelenke von 0 („nicht aktiv") bis 10 („extrem aktiv") ,
3. dem aktuellen Arthritis-Schmerz von 0 („überhaupt keine Schmerzen") bis 10 („unerträgliche Schmerzen").

Über das Likert-skalierte vierte Item (sechsstufig) wird die aktuelle morgendliche Gelenksteifigkeit („nein", „weniger als 30 Minuten", „30 Minuten bis 1 Stunde", „1 bis 2 Stunden", „2 bis 4 Stunden", „mehr als 4 Stunden", „den ganzen Tag") erfasst. Das fünfte Item besteht aus einer Auflistung von acht Gelenken (Gelenkzählung), für die die aktuelle Stärke des Schmerzes auf einer vierstufigen Ratingskala („kein", „leicht", „mittelstark", „stark") eingestuft werden soll. Die Einschätzung der Schmerzintensität erfolgt dabei getrennt für die rechte und linke Körperseite bezogen auf die folgenden Gelenke: Schulter, Ellbogen, Handgelenk, Fingergelenke, Hüfte, Knie, Fußgelenk und Zehengelenke (16 Subitems). Das zur Originalversion hinzugefügte sechste Item fragt nach dem derzeitigen Gesundheitszustand insgesamt („schlecht" bis „sehr gut").

Der RADAI-Gesamtscore wird aus dem Mittelwert aller Items berechnet und liegt zwischen 0 und 10. In die Berechnung dieses Gesamtscores gehen dabei die Ratings der ersten drei Items (0 bis 10) ein. Für das vierte Item („morgendliche Gelenksteifigkeit") mit seiner Skala von 0 bis 6 wird die Skala auf 0 bis 10 transformiert. Für das fünfte Item, die Gelenkliste, wird die Summe der Scores (0 bis 3) für die 16 Gelenke/Gelenkgruppen berechnet und die erhaltene Summe (0 bis 48) auf Werte von 0 bis 10 transformiert. Die Berechnung des RADAI-Gesamtscores kann per Hand unter Zuhilfenahme eines Taschenrechners vorgenommen werden.

Ein RADAI-Gesamtscore von 0 bedeutet keine Krankheitsaktivität, höhere Scores stehen für größere Krankheitsaktivität der zugrunde liegenden rheumatoiden Arthritis. Eine Veränderung um 1.4 RADAI-Punkte wird als bedeutsam interpretiert und korrespondiert mit einer bedeutsamen klinischen Abnahme (Fransen et al., 2001) bzw. klinischen Zunahme (Fransen et al., 2001a) der Krankheitsaktivität.

Gütekriterien

Die im Folgenden berichteten Gütekriterien stammen ausnahmslos aus Studien, die mit Patienten in der Schweiz vorgenommen wurden.

Reliabilität: Für den RADAI wird eine hohe interne Konsistenz (Cronbach's Alpha) von .91 bzw. .87 berichtet (Stucki et al., 1995b; Fransen et al., 2000). Als Kennwert für die Retestreliabilität für ein Einwochenintervall wurde der Intraclass-Korrelationskoeffizient (ICC) bestimmt. Der ICC von .92 ist als sehr hoch einzustufen.

Inhaltliche Validität: Der RADAI ist inhaltlich valide. Seine Items bilden die auffälligsten und prägnantesten Zeichen und Symptome der rheumatoiden Arthritis mit Ausnahme der Erschöpfbarkeit (fatigue) ab. Items, die sich auf Funktionalität oder Beeinträchtigungen der Funktionsfähigkeit durch die rheumatoide Arthritis beziehen, werden über den RADAI nicht erfasst (Fransen et al., 2003).

Konvergente Validität: Die konvergente Validität ist für den RADAI mehrfach nachgewiesen geworden. Der RADAI-Gesamtscore korreliert mit dem „Disease Activity Score 28" (DAS28, r = .53), dem „Health Assessment Questionnaire" (HAQ, r = .56), einer globalen Einschätzung der Krankheitsaktivität durch Kliniker (r = .59) und der Zählung der betroffenen Gelenke (r = .55). Die Korrelation des RADAI mit der Blutsenkungsgeschwindigkeit (BSG), einem Parameter für akute entzündliche Prozesse, ist gering (r = .27; Fransen et al., 2000).

Diskriminante Validität: Der RADAI unterschiedet signifikant zwischen Patienten mit unterschiedlicher Krankheitsaktivität (Remission, geringe, mittlere und hohe Krankheitsaktivität; Fransen et al., 2000).

Veränderungssensitivität: Die Veränderungssensitivität des RADAI kann als gut bezeichnet werden. Eine Zunahme des RADAI-Gesamtscores korreliert hoch mit einer Zunahme im DAS28 (r = .70) bei Patienten, die über ein Aufflackern der Krankheitsaktivität berichten. Der RADAI und der DAS28 sind in gleichem Maße sensitiv gegenüber dem Aufdecken einer Zunahme der Krankheitsaktivität (discriminative ability; RADAI: r = .88 [95%-Konfidenzintervall (95%-KI): .78 bis .95]; DAS28: r = .87 [95%-KI: .91 bis .95]) und weisen ähnliche Effektgrößen (SES; „standardized effect size") auf (RADAI: 1.56 [95%-KI: 2.61 bis −0.27]; DAS28: 1.58 [95%-KI: 1.19 bis −0.07]; Fransen et al., 2001a).

Vergleichswerte/ Normen

Für den RADAI liegen Vergleichswerte für Patienten mit rheumatoider Arthritis vor. Die RADAI-Werte eines Patienten können in Relation zur Referenzpopulation in Zürich als z-Wert ausgedrückt werden.

Literatur

Fransen, J., Forster, A., Uebelhart, D. & Michel, B. A. (2001). Reliability and responsiveness of the RADAI, a self-assessed rheumatoid arthritis disease activity index. *Annals of the Rheumatic Diseases, 60* (1), 345.

Fransen, J., Häuselmann, H., Michel, B. A., Caravatti, M. & Stucki, G. (2001a). Responsiveness of the self-assessed rheumatoid arthritis disease activity index to a flare of disease activity. *Arthritis & Rheumatism, 44,* 53–60.

Fransen, J., Langenegger, T., Michel, B. A. & Stucki, G. (2000). Feasibility and validity of the RADAI, a self-administered rheumatoid arthritis disease activity index. *Rheumatology, 39,* 321–327.

Fransen, J., Stucki, G. & van Riel, P. L. C. M. (2003). Rheumatoid Arthritis Disease Activity Index (RADAI). *Arthritis & Rheumatism, 49,* 221–224.

Hanly, J. G., Mosher, D., Sutton, E., Weerasinghe, S. & Theriault, D. (1996). Self-assessment of disease activity by patients with rheumatoid arthritis. *Journal of Rheumatology, 23,* 1531–1538.

Stucki, G., Liang, M. H., Fossel, A. H. & Katz, J. N. (1995a). Relative responsiveness of condition specific and generic health status measures. *Journal of Clinical Epidemiology, 48,* 1369–1378.

Stucki, G. & Michel, B. A. (1995). How to measure improvement: rules and fallacies. *Rheumatology in Europe, 24* (Suppl. 2), 107–111.

WWW-Ressourcen

www.medal.org/visitor/login.aspx
Eine kostenfreie Registrierung ist notwendig.

Autorin des Beitrags

Dipl.-Psych. Michaela Coenen (MPH)
Institut für Gesundheits- und Rehabilitationswissenschaften
ICF Research Branch of WHO CC FIC (DIMDI)
Lehrstuhl für Physikalische Medizin und Rehabilitation
Ludwig-Maximilians-Universität München
Marchioninistr. 17
D-81377 München
E-Mail: michaela.coenen@med.uni-muenchen.de

SMFA-D

Funktionsfragebogen Bewegungsapparat

Autor(inn)en	Nicole Wollmerstedt, Hermann Faller, Achim König
Quellen	König, A., Kirschner, S., Walther, M., Böhm, D. & Faller, H. (2000a). I. Kulturelle Adaption, Praktikabilitäts- und Reliabilitätsprüfung des Funktionsfragebogen Bewegungsapparat (SMFA-D). *Zeitschrift für Orthopädie und ihre Grenzgebiete, 138*, 295–301. König, A., Walther, M., Matzer, M., Heesen, T., Kirschner, S. & Faller, H. (2000b). II. Validität und Änderungssensitivität des Funktionsfragebogens Bewegungsapparat (SMFA-D) bei primärer Gonarthrose und totalendoprothetischem Gelenkersatz. *Zeitschrift für Orthopädie und ihre Grenzgebiete, 138*, 302–305.
Bezugsquelle	Kostenlos erhältlich auf der Projekthomepage unter www.smfa-d.de.
Vorgänger-/ Originalversion	Swiontkowski, M.F., Engelberg, R., Martin, D.P. & Agel, J. (1999). Short musculoskeletal function assessment questionnaire: reliability, validity and responsiveness. *Journal of Bone and Joint Surgery, 81a*, 1245–1260.
Anwendungsbereich	Funktionseinschränkungen des Bewegungsapparates (Extremitäten)
Zielsetzung und Kurzbeschreibung	Der SMFA ist ein Fragebogen mit zwei Hauptskalen (Funktionsindex und Beeinträchtigungsindex) und insgesamt 46 Items. Er erfasst Funktionseinschränkungen des Bewegungsapparates aus Sicht der Patienten mit einem Zeitfenster von einer Woche, das heißt die Patienten beurteilen ihre Situation auf der Basis der vergangenen sieben Tage. Er ist klassifikatorisch zwischen generischen und krankheitsspezifischen Lebensqualitätsfragebögen einzuordnen.
Art des Verfahrens	Selbstbeurteilungsverfahren („Paper & Pencil" oder PC-Version)
Technische Informationen	– 46 Items auf 2 Hauptskalen – Bearbeitungszeit: 20 Minuten – Auswertungszeit: 5 Minuten – Auswertung mittels SPSS-Syntax, Excel-Datenmaske und Access-Maske (über die Homepage kostenlos erhältlich).
Theoretischer Hintergrund	Es bestand in Deutschland in manchen medizinischen Teilbereichen, wie auch der Orthopädie, ein Mangel an Selbsteinschätzungsinstrumenten, die sowohl die besonderen Merkmale bei einer bestimmten Erkrankung fokussieren als auch den Vergleich von verschiedenen Erkrankungen zulassen. In der Orthopädie, d.h. bei der Untersuchung des Bewegungsapparates und der Gelenke, betreffen diese besonderen Merkmale der Erkrankung vorwiegend die Funktionsfähigkeit der

Gelenke. Wünschenswert war daher ein Selbsteinschätzungsinstrument, das die Funktionsfähigkeit unterschiedlicher Gelenke miteinander vergleichen kann. Sinn eines solchen Vergleiches ist die Einschätzung der Schwere der Erkrankungen verschiedener Gelenke als auch der Therapieergebnisse im Behandlungsfall.

Amerikanische Orthopäden entwickelten solch einen Fragebogen zur Funktionseinschränkung bei Krankheiten des Bewegungsapparates, den „Short Musculoskeletal Function Assessment Questionnaire" SMFA (Swiontkowski et al., 1999). König und Kollegen (2000a) erstellten eine ins Deutsche adaptierte Version des SMFA, den SMFA-D („Funktionsfragebogen Bewegungsapparat"). Der SMFA liegt außerdem in Schwedisch, Französisch und Spanisch vor.

Entwicklung des Verfahrens

Gemäß den Richtlinien über die kulturelle Adaption von Messinstrumenten des Gesundheitszustands (Guillemin, 1995) wurde die deutsche Version des Fragebogens aus dem amerikanischen Original entwickelt.

Aufbau und Auswertung

Die erste Skala – der **Funktionsindex** – besteht aus 34 Fragen. Die Fragen des Funktionsindex kommen aus vier Bereichen, die Unterskalen bilden:

– **Tägliche Aktivitäten** (10 Items; z.B. „Wie schwierig ist es für Sie, Lebensmittel oder anderes einzukaufen?")
– **Emotionaler Zustand** (7 Items; z.B. „Wie oft reagieren Sie auf Ihre Umgebung gereizt, z.B. schnauzen Leute an, geben spitze Antworten oder kritisieren andere leicht?")
– **Mobilität** (9 Items; z.B. „Wie schwierig ist es für Sie, Treppen zu steigen?")
– **Arm-Hand-Funktion** (8 Items; z.B. „Wie schwierig ist es für Sie, einen kraftvollen Faustschluss auszuführen?")

25 Items des Funktionsindexes werden mit folgendem Antwortformat erhoben: „gar nicht schwierig" – „ein wenig schwierig" – „mäßig schwierig" – „sehr schwierig" – „unmöglich". Neun Fragen des Funktionsindexes erheben, wie oft Schwierigkeiten bei bestimmten Tätigkeiten auftreten, wobei folgendes Antwortformat verwendet wird: „niemals" – „selten" – „gelegentlich" – „meistens" – „immer".

Die zweite Skala – der **Beeinträchtigungsindex** – besteht aus zwölf Fragen, die feststellen sollen, wie sehr die Patienten durch ihre Funktionseinschränkungen bei Hobby, Freizeit, Schlaf, Ruhe, Arbeit und Familie beeinträchtigt sind (z.B. „Probleme bei der täglichen Arbeit"). Antwortformat: „gar nicht beeinträchtigt" – „ein wenig beeinträchtigt" – „mäßig beeinträchtigt" – „sehr beeinträchtigt" – „äußerst beeinträchtigt".

Den Antworten wird ein Punktwert von 1 bis 5 zugeordnet, wobei die geringste Funktionsstörung den Wert 1 erhält, die stärkste Funktionsstörung den Wert 5. Die Berechnung der Rohwerte der Indizes erfolgt durch Addition der jeweiligen Antwortpunktwerte. Diese Vorgehensweise wird für die vier Bereiche des Funktionsindexes und den Beeinträchtigungsindex angewendet. Die Rohwerte der Indizes werden auf eine Skala von 0 bis 100 transformiert. Hohe Indizes zeigen eine schlechtere Funktion an.

Gütekriterien

Objektivität: Da es sich um ein Selbsteinschätzungsverfahren mit automatisierter Auswertung handelt, kann die Objektivität vorausgesetzt werden.

Reliabilität: Über alle Patientengruppen hinweg liegen die internen Konsistenzen des SMFA-Funktionsindexes in einem sehr guten und diejenige des SMFA-Beeinträchtigungsindexes in einem guten bis sehr guten Bereich. Die Retestreliabilität (ICC, two-way mixed effect model, absolute agreement, single measure) des SMFA-Funktionsindexes ist bei allen Patientengruppen sehr gut und liegt zwischen ICC = .94 und .96; beim SMFA-Beeinträchtigungsindex ist sie befriedigend und variiert zwischen ICC = .75 und .94.

Validität: Es wurden erfolgreich für unterschiedliche Patientengruppen (Böhm et al., 2004; Glatzel et al., 2004; Kirschner et al., 2003; König et al., 2005; Wollmerstedt et al., 2006a) sowohl Konstrukt- als auch Kriteriumsvalidität und diskriminative Validität überprüft. Die Änderungssensitivität wurde erfolgreich nachgewiesen.

Vergleichswerte/ Normen

Der SMFA-D wurde in einer breit angelegten Studie im „Rehabilitationswissenschaftlichen Forschungsverbund Bayern" (RFB) an einer größeren, operativ bzw. konservativ behandelten Stichprobe mit unterschiedlichen orthopädischen Krankheitsbildern evaluiert. Die Vergleichswerte sind den entsprechenden Publikationen oder dem kostenlos erhältlichen Handbuch zu entnehmen. Normen liegen nicht vor.

Kurzversion

Es existiert eine Kurzversion, der „Extra Short Musculoskeletal Function Assessment Questionnaire" (XSMFA-D) mit 16 Items (Wollmerstedt et al., 2003, 2006b).

Literatur

Böhm, D., Kirschner, S., Koehler, M., Wollmerstedt, N., Walther, M., Matzer, M. et al. (2004). German Short Musculoskeletal Function Assessment Questionnaire (SMFA-D): Reliability, Validity, Responsiveness and Comparison with the SF-36 and the Constant-Score. *Rheumatology International, 25* (2), 86–93.

Glatzel, M., Wollmerstedt, N., Doesch, M., Kirschner, S., Matzer, M., Faller, H. et al. (2004). Reliabilitäts-, Validitäts- und Änderungssensitivitätsprüfung des Funktionsfragebogen Bewegungsapparat (SMFA-D) bei Patienten mit Rheumatoider Arthritis. *Aktuelle Rheumatologie, 29*, 17–23.

Guillemin, F. (1995). Measuring health status across cultures. *European Journal of Rheumatology and Inflammation, 2*, 102–103

Kirschner, S., Walther, M., Mehling, E., Faller, H. & König, A. (2003). Reliabilitäts-, Validitäts- und Responsivitätsprüfung des Funktionsfragebogen Bewegungsapparat (SMFA-D) bei Patienten mit Coxarthrose und totalendoprothetischem Gelenkersatz. *Zeitschrift für Rheumatologie, 62* (6), 548–554.

König, A., Wollmerstedt, N., Kirschner, S. & Faller, H. (2005). Eignung des Funktionsfragebogen Bewegungsapparat (SMFA-D) als patientenzentriertes erkrankungsübergreifendes Ergebnismaß bei Extremitätenoperationen. *Aktuelle Rheumatologie, 30* (2), 107–114.

Wollmerstedt, N., Faller, H., Schneider, J., Glatzel, M., Kirschner, S. & König, A. (2006b). Evaluierung des XSMFA-D an Patienten mit Erkrankungen des Bewegungsapparates und operativer oder konservativer stationärer Therapie. *Rehabilitation, 45* (2), 78–87.

Wollmerstedt, N., Kirschner, S., Böhm, D., Faller, H. & König, A. (2003). Entwicklung und Evaluierung der Kurzversion des Funktionsfragebogens Bewegungsapparat XSMFA. *Zeitschrift für Orthopädie und ihre Grenzgebiete, 141* (6), 718–724.

Wollmerstedt, N., Kirschner, S., Faller, H. & König, A. (2006a). Reliability, validity and responsiveness of the German Short Musculoskeletal Function Assessment Questionnaire in patients undergoing surgical or conservative inpatient treatment. *Quality of Life Research, 15* (7), 1233–1241.

WWW-Ressourcen   www.smfa-d.de

Autor(inn)en   Dr. Nicole Wollmerstedt
des Beitrags   Lehrstuhl für Orthopädie, Universität Würzburg
                            Brettreichstr. 11
                            D-97074 Würzburg
                            E-Mail: nicole.wollmerstedt@t-online.de

                            Prof. Dr. Dr. Hermann Faller
                            Institut für Psychotherapie und Medizinische Psychologie
                            Universität Würzburg
                            Klinikstraße 3
                            D-97070 Würzburg
                            E-Mail: h.faller@mail.uni-wuerzburg.de

                            Prof. Dr. Achim König
                            Klinik für Orthopädie, Klinik am Eichert
                            Postfach 660
                            D-73006 Göppingen
                            E-Mail: A.Koenig@kae.de

WOMAC

Western Ontario and McMaster Universities Arthroseindex (deutsche Version)

Autor(inn)en	Gerold Stucki, Dominik Meier, Susanne Stucki, Beat A. Michel, Alan G. Tyndall, Walter Dick, Robert Theiler
Quelle	Stucki, G., Meier, D., Stucki, S., Michel, B. A., Tyndall, A. G., Dick, W. & Theiler, R. (1996). Evaluation einer deutschen Version des WOMAC (Western Ontario und McMaster Universities) Arthroseindex. *Zeitschrift für Rheumatologie, 55*, 40–49.
Bezugsquelle	Erhältlich beim Erstautor des Verfahrens.
Vorgänger-/ Originalversion	Bellamy, N., Buchanan, W. W., Goldsmith, C. H., Campbell, J. & Stitt, L. W. (1988a). Validation study of WOMAC: a health status instrument for measuring clinically important patient relevant outcomes to antirheumatic drug therapy in patients with osteoarthritis of the hip or knee. *Journal of Rheumatology, 15* (12), 1833–1840.

Anwendungsbereich	Der WOMAC ist ein häufig eingesetzter Fragebogen zur Erfassung der Arthrose-spezifischen Krankheitsauswirkungen (Symptome) sowie der physischen Funktionseinschränkungen im Alltag bei Patienten mit Gon- oder Coxarthrose. Der WOMAC wird in klinischen Assessments und Verlaufsmessungen sowie als Evaluationsverfahren in klinischen Studien eingesetzt.
Zielsetzung und Kurzbeschreibung	Der WOMAC erfasst die Symptome und physischen Funktionseinschränkungen im Alltag anhand von 24 Items aus den Bereichen „Schmerz", „Steifigkeit des Gelenks" und „körperliche Tätigkeit", bezogen auf die letzten zwei Tage. Die entsprechenden Fragen beziehen sich jeweils auf das betroffene Knie oder auf die betroffene Hüfte.
Art des Verfahrens	Selbstbeurteilungsverfahren
Technische Informationen	– 24 Items aus 3 Bereichen – Bearbeitungszeit: ca. 5 Minuten – Es ist keine automatisierte Auswertung möglich.
Theoretischer Hintergrund	Vor 25 Jahren stand zur Messung der Osteoarthrose in klinischen Studien kein international standardisiertes Messinstrument zur Verfügung (Bellamy, 1982). In einem Literaturreview bezüglich klinischer Studien wurde festgestellt, dass die Hauptbereiche der Osteoarthrose Schmerz, Gelenksteifigkeit und Funktionsfähigkeit umfassen, und dass diese in unterschiedlichem Ausmaß von Items und Skalen sowie variierenden Instrumenten beschrieben werden (Bellamy & Buchanan, 1984). Ziel der Entwicklung des WOMAC war es, die identifizierten Auswirkungen der Osteoarthrose in einem einzelnen Verfahren zu bündeln.

**Entwicklung
des Verfahrens**

Die Entwicklung der australischen Originalversion des WOMAC (Bellamy, 1982) erfolgte auf der Grundlage eines Literaturreviews und auf der Basis von 100 Patientenmeinungen, die relevante Dimensionen in Hinblick auf Osteoarthrose-spezifische Krankheitsauswirkungen für Hüft- und Knieprobleme angaben.

In der Originalversion waren soziale und emotionale Komponenten enthalten, die auf Grund nicht zufrieden stellender Testergebnisse aus dem Fragebogen entfernt wurden.

Ausgehend von der englischsprachigen Originalversion wurde der WOMAC gemäß publizierter Richtlinien zur Adaptation von Patienten-Fragebögen durch ein Übersetzungs-Rückübersetzungsverfahren an den deutsch-schweizer Sprachraum angepasst. Es wurden leichte Veränderungen in den Itemformulierungen vorgenommen, um die Fragestellungen dem täglichen Sprachgebrauch anzupassen. Weitere geringfügige Anpassungen betrafen die Anleitung des Fragebogens und die Zeitangaben.

**Aufbau und
Auswertung**

Der WOMAC beinhaltet 24 Fragen aus drei Subskalen:

- **Schmerz** (5 Items: Gehen auf ebenem Boden; Treppen hinauf- oder hinuntersteigen; Nacht im Bett; Sitzen oder liegen und Aufrecht stehen)
- **Steifigkeit** (2 Items: Morgensteifigkeit und Steifigkeit im späteren Verlauf eines Tages)
- **körperliche Tätigkeiten** (17 Items: Treppen hinuntersteigen; Treppen hinaufsteigen; Aufstehen vom Sitz; Stehen; Sich zum Boden bücken; Gehen auf ebenem Boden; Einsteigen ins Auto/Aussteigen aus dem Auto; Einkaufen gehen; Socken/Strümpfe anziehen; Aufstehen vom Bett; Socken/Strümpfe ausziehen; Liegen im Bett; Ins Bad/aus dem Bad steigen; Sitzen; Sich auf die Toilette setzen/Aufstehen von der Toilette; Anstrengende Hausarbeiten und Leichte Hausarbeiten).

In der deutschsprachigen Version ist jede Frage anhand einer numerischen Gradierungsskala zu bewerten. Für die drei Subskalen werden Mittelwerte statt Summenscores berechnet. Bei der Darstellung des Globalindex unter Berücksichtigung der numerischen Gradierungsskala ist der Wertebereich 0 bis 10. Mit einer Multiplikation mit 10 kann der WOMAC-Globalindex an den Wertebereich der Originalversion (0 bis 100) für Vergleiche angepasst werden.

Gütekriterien

Der WOMAC wurde in der australischen Originalversion in einer chirurgischen Interventionsstudie mit 30 Patienten, bei denen eine Totalendoprothese am Hüftgelenk (n = 16) oder am Knie (n = 14) eingesetzt wurde, bezüglich der Konstruktvalidität, Reliabilität und Sensitivität untersucht. Die Konstruktvalidität wurde anhand des Pearson-Korrelationskoeffizienten für konvergente und divergente Validität zwischen den WOMAC Summenscores und vier weiteren Messinstrumenten ermittelt. Die Validität der drei Subskalen „Schmerz", „Steifigkeit" und „Körperliche Tätigkeit" wurde bestätigt. Die interne Konsistenz wurde anhand von Cronbach's Alpha präoperativ, sechs Wochen und sechs Monate postoperativ erhoben. Sowohl für die Likert-Skala als auch für die visuelle Analogskala ergab sich eine exzellente Zuverlässigkeit (Alpha = .73 bis .97). Die Sensitivität wurde mit dem Wilcoxon-Test berechnet, indem die Summenscores der Postoperativen (sechs Monate) mit denen der Präoperativen verglichen wurden. Die Ergebnisse zeigten signifikante Unterschiede (Bellamy et al., 1988b).

Ebenso wurde die Originalversion in einer pharmakologischen Interventionsstudie untersucht. An zwei Behandlungsgruppen von insgesamt 57 Patienten mit Osteoarthrose im Hüftgelenk (n = 18) oder im Kniegelenk (n = 39), die mit zwei unterschiedlichen nichtsteroidalen Antirheumatika (Isoxicam und Piroxicam) behandelt wurden, wurden die WOMAC Summenscores bezüglich Konstruktvalidität, Reliabilität und Sensitivität untersucht. Die konkurrente Konstruktvalidität zwischen den WOMAC Summenscores und weiteren Messinstrumenten wurde anhand des Pearson-Korrelationskoeffizienten ermittelt und bestätigt die Validität der drei Subskalen „Schmerz", „Steifigkeit" und „Körperliche Tätigkeit". Die interne Konsistenzen für die einzelnen Behandlungsgruppen und Subskalen lagen zwischen Alpha = .73 und .95. Die Retestreliabilität nach einer Woche wurde anhand von Kendalls Tau-C-Statistik ermittelt (.48 bis .72). Die Sensitivität wurde mit dem Wilcoxon-Test berechnet, indem die Werte am Ende der Auswaschphase mit den Werten nach sechs Wochen Behandlung verglichen wurden. Dabei ergaben sich für alle Behandlungsgruppen signifikante Unterschiede (Bellamy et al., 1988a).

In einer weiteren pharmakologischen Studie mit nichtsteroidalen Antirheumatika (Meclomen und Voltaren) wurde die Sensitivität für den WOMAC-Index bestätigt (Bellamy et al., 1992). Hier wurden signifikante Verbesserungen im klinischen Status der Behandlungsgruppen mit Hilfe des WOMAC registriert. Stucki und Kollegen (1996) evaluierten eine deutsche Version des WOMAC-Index mit 51 Patienten, die an einer Gon- (n = 29) oder einer Coxarthrose (n = 22) erkrankt waren, bezüglich Retestreliabilität und Validität. Alle Subskalen („Schmerz", „Steifigkeit" und „Körperliche Tätigkeit") waren intern konsistent (Cronbach's Alpha = .80 bis .96). Die Retestreliabilität war zufriedenstellend (Intraklassen-Korrelationskoeffizient = .55 bis .74). Die WOMAC-Skalen waren mit dem Ausmaß der radiologischen Veränderung, der Einschränkung der Gelenksbeweglichkeit und mit den psychosozialen Beeinträchtigungen nach SF-36 im erwarteten Ausmaß assoziiert. Die drei Subskalen und der Globalindex zeigten in dieser Untersuchung einen Deckeneffekt.

Vergleichswerte/ Normen

Für den WOMAC liegen derzeit keine Normen vor.

Literatur

Bellamy, N. (1982) *Osteoarthritis – An evaluative index for clinical trails*. MSc Thesis. McMaster University, Hamilton, Canada.

Bellamy, N. & Buchanan, W. W. (1984). Outcome measurement in osteoarthritis clinical trails: the case for standardisation. *Clinical Rheumatology, 3* (3), 293–303.

Bellamy, N., Buchanan, W. W., Goldsmith, C. H., Campbell, J. & Stitt, L. W. (1988a). Validation study of WOMAC: a health status instrument for measuring clinically important patient relevant outcomes to antirheumatic drug therapy in patients with osteoarthritis of the hip or knee. *Journal of Rheumatology, 15* (12), 1833–1840.

Bellamy, N., Buchanan, W. W., Goldsmith, C. H., Campbell, J. & Stitt, L. W. (1988b). Validation study of WOMAC: a health status instrument for measuring clinically-important patient-relevantoutcomes following total hip or knee arthroplasty in osteoarthritis. *Journal of Orthopaedic Rheumatology, 1*, 95–108.

Bellamy, N., Kean, W.F., Buchanan, W.W., Gerecz-Simon, E. & Campbell, J. (1992). Double blind randomized controlled trail of sodium meclofenamate (Meclomen) and diclofenac sodium (Voltaren): post validation reapplication of the WOMAC osteoarthritis index. *Journal of Rheumatology, 19*, 153–159.

WWW-Ressourcen   www.womac.org

Autorinnen   Michaela Kirschneck
des Beitrags   Dipl.-Psych. Szilvia Geyh, MPH
Institut für Gesundheits- und Rehabilitationswissenschaften
ICF Research Branch of WHO CC FIC (DIMDI)
Lehrstuhl für Physikalische Medizin und Rehabilitation
Ludwig-Maximilians-Universität München
Marchioninistr. 17
D-81377 München
E-Mail: Michaela.Kirschneck@med.uni-muenchen.de
E-Mail: Szilvia.Geyh@med.uni-muenchen.de

Abschnitt B7

Pneumologie

AWT

Asthma-Wissenstest

Autor(inn)en	Stephan Mühlig, Ulrike de Vries, Franz Petermann
Quelle	de Vries, U., Mühlig, S. & Petermann, F. (2004). Entwicklung und Erprobung eines Asthma-Wissenstests. *Prävention und Rehabilitation, 16,* 129–136.
Bezugsquelle	Erhältlich bei den Autoren dieses Beitrags.
Anwendungsbereich	Der AWT ist zur Messung des Informiertheitsgrades und der Selbstmanagementkompetenzen von Patienten mit Asthma bronchiale aller Schweregrade und einem Alter ab 16 Jahre geeignet. Es liegen zwei Testversionen (AWT-A und AWT-B) vor, die sich jeweils einzeln als vollständiges Testverfahren, für eine Wiederholungsmessung oder Gruppentestung einsetzen lassen, beispielsweise zu Beginn und am Ende der Rehabilitationsmaßnahme, um Erinnerungseffekte ausschließen zu können. Das Instrument ist besonders für die Qualitätssicherung und Evaluation von Asthmaschulungsprogrammen geeignet, da es auf handlungsrelevante Aspekte fokussiert und an spezifischen Lernzielen von Schulungsmaßnahmen orientiert ist.
Zielsetzung und Kurzbeschreibung	Der für den Einsatz bei Jugendlichen und Erwachsenen konzipierte AWT liegt in zwei Parallelversionen (AWT-A und AWT-B) mit jeweils 56 Items vor, die inhaltlich vier Dimensionen abbilden. Die Testversionen bilden die für Patienten mit Asthma bronchiale für ein optimales Krankheitsmanagement wesentlichen Wissens- und Fertigkeitsbereiche ab, wie grundlegende Information über die Erkrankung und Behandlung, Durchführung des Selbstmanagements (Selbstmonitoring, Notfallmanagement) und nichtmedikamentöse Behandlungsmaßnahmen. Der Einsatz kann als Einzel- oder Gruppentest erfolgen.
Art des Verfahrens	Selbstbeurteilungsverfahren („Paper & Pencil")
Technische Informationen	– 56 Items in 4 Dimensionen – Bearbeitungszeit: ca. 20 Minuten – Auswertungszeit: 10 Minuten – Eine Auswertungssyntax in SPSS kann relativ einfach selbst erstellt oder bei den Autoren angefordert werden.
Theoretischer Hintergrund	Eine Schlüsselkomponente des Asthmamanagements nach internationalen Therapierichtlinien ist die Schulung der Patienten (Deutsche Atemwegsliga in der Deutschen Gesellschaft für Pneumologie, 1995). Die medizinische, psychologische und gesundheitsökonomische Wirksamkeit von Patientenschulungsprogrammen für Asthmatiker ist gut belegt (Übersicht bei de Vries, 2004). Ein wesentliches Ziel von Patien-

tenschulungsprogrammen ist die Erweiterung und langfristige Etablierung des Wissens über die Erkrankung, ihre Behandlung und Möglichkeiten zum Selbstmanagement. Die Wissenssteigerung stellt eine wesentliche Voraussetzung für ein erfolgreiches Krankheitsmanagement, ausreichende Compliance, Krankheitsbewältigung und den Abbau möglicher krankheitsbegleitender Ängste dar; sie ist somit eine zentrale Komponente zur Sicherung des langfristigen Behandlungserfolges (Petermann, 1997). Obwohl Wissenssteigerung allein keine hinreichende Bedingung für die langfristig angestrebte Optimierung des Selbstmanagements, die Verbesserung der Compliance und damit der Therapieergebnisse dargestellt, bildet sie doch eine notwendige Voraussetzung für die erwünschten Verhaltensänderungen auf Patientenseite (Blessing-Moore, 1996; Gibson et al., 2001). Das krankheitsspezifische Wissen stellt in nahezu allen Evaluationsstudien ein grundlegendes Outcome-Kriterium zur Messung des Schulungserfolges dar. Jedoch sind, zumindest national, noch keine Testverfahren zum Asthmawissen entwickelt, validiert und über die eigenen Forschungsstudien hinaus standardisiert zum Einsatz gelangt. International liegen zwar einige wenige Verfahren für erwachsene Erkrankte und Eltern asthmakranker Kinder vor (Fragebögen, Interviewleitfäden), die jedoch neben dem Informiertheitsgrad der Patienten häufig auch Einstellungen, Krankheitstheorien oder Selbstwirksamkeit erfassen, oder sich nur auf einzelne Aspekte der Asthmabehandlung beziehen (Grant et al., 1999). Die Bereitstellung derartiger Assessments bietet die Möglichkeit, die Effektivität von Schulungsprogrammen zu erfassen und vorhandene Schulungsprogramme, aber auch die Therapieplanung und -steuerung optimal zu gestalten und auf die Bedürfnisse und Ressourcen der Patienten ausrichten zu können.

Entwicklung des Verfahrens

Erstellung eines Itempools (310 Items) und Festlegung relevanter Inhaltsdimensionen nach testtheoretischen Standards, Relevanz, Eindeutigkeit, Verständlichkeit unter Analyse von Asthmaschulungsprogrammen, Lernzielkatalogen, krankheitsspezifischen Therapieleitlinien und Empfehlungen; Literaturrecherche, Einbeziehung weiterer Wissenstests.

Inhaltsvalidierung: 40 Experteninterviews mit zehn führenden Pneumologen und Schulungsentwicklern sowie 30 Asthmapatienten zur Prüfung der Relevanz und Vollständigkeit, Verständlichkeit, Praktikabilität und Akzeptanz der Items; Hospitationen in Rehabilitationskliniken; intensiver Austausch mit der „Arbeitsgruppe Patientenschulung" (Universität Würzburg) sowie mit weiteren auf dem Gebiet der Entwicklung von Patientenschulungen Tätigen.

Erste Revision und Zusammenstellung der Items mit der höchsten Praxisrelevanz und besten Verständlichkeit nach Experten- und Patientenratings (213 Items). Die Items wurden inhaltlich zunächst folgenden fünf Fragekomplexen bzw. Dimensionen zugeordnet: „Krankheitslehre", „Behandlungswissen", „Selbstmanagementkompetenz", „Interozeption und nichtmedikamentöse Maßnahmen" sowie „Applikationsfertigkeiten" (Handhabung der Medikamente). Die Realisierung der Dimension „Applikationsfertigkeiten" wurde zunächst anhand verschiedener Antwortformate versucht (bspw. „Reihenfolge der Applikationsschritte beschreiben").

Erste empirische Testphase: AWT mit 213 Items wurde 339 Asthmapatienten im stationären und ambulanten Setting vorgelegt, jeweils vor und nach der Teilnahme an einem Schulungsprogramm.

Zweite Revision: Eliminierung aller Items mit zu hoher oder zu niedriger Lösungsschwierigkeit, zu geringer Trennschärfe oder mangelnder Korrelation (nicht signifikant); zusätzlich derjenigen Items einer Skala, die höher mit anderen Skalen (kreuz)korrelieren; Verteilung der Itempaare auf zwei Testparallelversionen (A und B) nach inhaltslogischen Kriterien und maximaler Ähnlichkeit ihrer Testkennwerte; aufgrund der hohen Fehlerquote bei der Frage nach der Applikationskompetenz (Skala „Applikationsfertigkeiten") mit mehr als 85 % falschen Antworten wurde dieses Item überarbeitet und der zwischenzeitlichen Weiterentwicklung auf dem Arzneimittelmarkt (Entwicklung neuer Applikationssysteme) angepasst. Resultat: Zwei Testparallelversionen mit jeweils 82 Items.

Zweite empirische Testphase: Erneute empirische Testphase mit dem Ziel, den bestehenden Itempool erneut auf seine psychometrischen Eigenschaften zu prüfen und den Fragebogen erheblich zu kürzen; hierzu wurden insgesamt 143 Patienten aus vier Rehabilitationskliniken beide Testversionen vor und nach einer Schulung vorgelegt.

Dritte Revision: Bewertung der Itemschwierigkeiten pro Version und der Paralleltest-Reliabilität. Da auf der Ebene der Einzelitems eine Verletzung der Äquivalenzannahme festzustellen war, wurde der Itempool des AWT um diese Items reduziert. Das Item zur Ermittlung der Applikationsfertigkeit wurde endgültig aus dem Itempool entfernt. Nach Analyse der Itemschwierigkeiten der Subitems und Bestimmung der Trennschärfeindizes wurden insgesamt 45 Items, die größtenteils außerhalb des gesetzten Referenzbereiches lagen aus dem Fragebogen entfernt. Darüber hinaus wurden einige grenzwertige Items aus inhaltlichen Erwägungen im Test belassen, wenn die gewünschte Verteilung einer gleichen Anzahl von richtigen und falschen Aussagen sonst nicht gewährleistet werden konnte. In einem letzten Revisionsschritt wurde der Test erneut auf seine psychometrischen Eigenschaften geprüft.

Aufbau und Auswertung

AWT-A und AWT-B bestehen jeweils aus 56 Items, die sich inhaltlich vier Skalen zuordnen lassen:

- **Krankheitslehre** (7 Items), z. B. Anatomie, Pathophysiologie, Symptome, Ursachen, Formen; Itembeispiel: „Hauptursache des Asthmas ist ein bestimmter Krankheitsprozess in den Atemwegen. Welcher ist das?
  a) Anhaltende Entzündung der Bronchialschleimhaut.
  b) Verlust der Elastizität (Dehnungsfähigkeit) der Bronchien."
- **Behandlungswissen** Therapieprinzipien und Arzneimittellehre (15 Items), z. B. Bronchialerweiterer, Entzündungshemmer, Basis-/Bedarfstherapie, Stufenschema; Itembeispiel: „Fast jeder Asthmatiker kennt und benutzt ein Spray oder Pulver, das die Bronchien erweitert. Welche Aussagen treffen zu?
  a) Die bronchienerweiternden Sprays wirken dadurch, dass sie die Entzündung in den Bronchien hemmen.
  b) Das kurzwirksame bronchienerweiternde Medikament kann so oft am Tag angewendet werden, wie der Patient es benötigt."
- **Selbstmanagement** (26 Items), z. B. Peak-Flow-Metrie, Ampelschema, Notfallmanagement; Itembeispiel: „Was bedeuten die einzelnen Peak-Flow-Ampelzonen?
  Grüne Ampelzone: (Selbstmanagement)
  a) Sie können Ihr Kortisonspray/-pulver absetzen, da Sie sich in einer stabilen Krankheitsphase befinden.
  b) Ihre Werte sind in Ordnung. Sie können Ihre medikamentöse Therapie so weiter führen wie bisher."

– **Interozeption, nichtmedikamentöse Maßnahmen** (8 Items), z. B. Symptomwahrnehmung und -interpretation, Entspannungspositionen; Itembeispiel: „Welche Maßnahmen können Ihnen bei akuter Atemnot noch helfen?
a) Lippenbremse anwenden.
b) So kräftig wie möglich aus- und einatmen („Hyperventilation")."

Die vorgegebenen Antwortalternativen werden jeweils in den Kategorien „richtig" oder „falsch" bewertet. Pro richtige Antwort wird ein Punkt vergeben (maximale Punktzahl 56). Die Auswertung gestaltet sich relativ einfach durch Auszählen der richtigen Antworten (Auswertungszeit: zehn Minuten) und Bildung eines Gesamtsummenscores.

Gütekriterien

Durch die standardisierte Durchführung und Auswertung kann die Gewährleistung einer **Durchführungs- und Auswertungsobjektivität** als gesichert gelten. Die **Reliabilität** der Einzelversionen (Cronbach's Alpha) ist mit .96 (AWT- A) und .97 (AWT-B) bei jeweils 56 Items als sehr gut zu bezeichnen. Die **Konstrukt- und Kriteriumsvalidität** wurde durch die frühzeitige Expertise von Fachleuten und im Rahmen mehrerer empirischer Testphasen und Revisionen sichergestellt (s. „Entwicklung des Verfahrens"). Die Gesamttestreliabilität beträgt .96. Die Reliabilität der Unterdimensionen liegt bei .71 („Krankheitslehre"), .81 („Behandlungswissen"), .96 („Selbstmanagement") und .80 („Interozeption, nichtmedikamentöse Maßnahmen").

Vergleichswerte/ Normen

Keine vorhanden.

Literatur

Blessing-Moore, J. (1996). Does asthma education change behavior? To know is not to do. *Chest, 109*, 9–11.
de Vries, U. (2004). *Asthma-Patientenschulung im Rahmen ambulanter und stationärer Rehabilitation.* Regensburg: Roderer.
Deutsche Atemwegsliga in der Deutschen Gesellschaft für Pneumologie (1995). Empfehlung zum strukturierten Patiententraining bei obstruktiven Atemwegserkrankungen. *Pneumologie, 49*, 455–460.
Gibson, P. G., Coughlan, J., Wilson, A. J., Abramson, M., Bauman, A., Hensley, M. J. et al. (2001). *Limited (information only) patient education programs for adults with asthma (Cochrane Review). The Cochrane Library, Issue 3.* Oxford: Update Software.
Grant, E. N., Turner-Roan, K., Daugherty, S. R., Li, T., Eckenfels, E., Baier, C. et al. (1999). Development of a survey of asthma knowledge, attitudes, and perceptions. *Chest, 116*, 178–183.
Petermann, F. (1997). Patientenschulung und Patientenberatung – Ziele, Grundlagen und Perspektiven. In F. Petermann (Hrsg.), *Patientenschulung und Patientenberatung* (2., vollst. überarb. Aufl.; S. 3–21). Göttingen: Hogrefe.

Autor(inn)en des Beitrags

Dr. phil. Ulrike de Vries, Prof. Dr. Franz Petermann
Zentrum für Klinische Psychologie und Rehabilitation
Universität Bremen
Grazer Straße 6
D-28359 Bremen
E-Mail: fpeterm@uni-bremen.de

FAP-R

Fragebogen für Asthmapatienten – revidierte Fassung

Autoren	Rainer Schandry, Stefan Duschek
Quelle	Schandry, R. & Duschek, S. (2002). *Fragebogen für Asthmapatienten – revidierte Fassung (FAP-R). Handanweisung und Fragebogen.* Frankfurt a. M.: Swets Test Services.
Bezugsquelle	Erhältlich unter www.testzentrale.de.
Vorgänger-/ Originalversion	Schandry, R. (1995). *Fragebogen für Asthmapatienten (FAP). Handanweisung und Fragebogen.* Frankfurt a. M.: Swets Test Services.
Anwendungsbereich	Erwachsene Patienten mit Asthma bronchiale aller Schweregrade, Status- und Verlaufsdiagnostik in der Akutversorgung und Rehabilitation, Begleitforschung und Qualitätssicherung
Zielsetzung und Kurzbeschreibung	Der FAP-R stellt ein Selbstbeurteilungsinstrument zur mehrdimensionalen Quantifizierung von Beeinträchtigungen der gesundheitsbezogenen Lebensqualität bei Asthma bronchiale dar. Die 35 Items des Instruments verteilen sich auf folgende fünf Subskalen: „Emotion", „Körperliche Asthmasymptome", „Asthmaspezifisches Vermeidungsverhalten", „Wohlbefinden" sowie „Einschränkungen im sozialen und persönlichen Bereich".
Art des Verfahrens	Selbstbeurteilungsverfahren („Paper & Pencil")
Technische Informationen	– 35 Items auf 5 Subskalen – Bearbeitungszeit: ca. 5 bis 10 Minuten – Auswertungszeit: 5 Minuten – Eine SPSS-Syntax zur automatischen Auswertung ist bei den Autoren erhältlich.
Theoretischer Hintergrund	Der Konzeption des Messinstruments liegt ein mehrdimensionales Konstrukt der gesundheitsbezogenen Lebensqualität zugrunde, bei dem die subjektive Befindlichkeit sowie verfügbare Ressourcen und Handlungsmöglichkeiten eines Individuums im Zentrum stehen. Damit wird einem auf der subjektiven Ebene verankerten Gesundheitsverständnis Rechnung getragen, das analog zum Gesundheitsbegriff der WHO körperliche, psychische, soziale und funktionale Aspekte des Wohlbefindens umfasst. Gesundheitsbezogene Lebensqualität stellt hierbei kein statisches Merkmal im Sinne einer überdauernden Disposition dar, sondern einen dynamischen Zustand, der in Abhängigkeit von unterschiedlichen, sich wandelnden Randbedingungen (z. B. dem sozialen Umfeld oder dem körperlichen Zustand) einem ständigen Veränderungsprozess unterliegt.

Inhaltlich lässt sich dieser Lebensqualitätsbegriff in vier Bereiche untergliedern (z. B. Patrick & Erickson, 1988; Duschek & Schandry, 2002). Der erste Bereich besteht in krankheitsbedingten körperlichen Beschwerden, die von vielen Patienten als primäre Ursache für Einschränkungen der Lebensqualität betrachtet werden. Den zweiten Komplex bildet die psychische Verfassung im Sinne von emotionaler Befindlichkeit, allgemeinem Wohlbefinden und Lebenszufriedenheit. Die dritte Dimension umfasst erkrankungsbedingte Einschränkungen der Funktionsfähigkeit in Alltagsbereichen wie Beruf, Haushalt und Freizeit. An vierter Stelle stehen schließlich die Ausgestaltung zwischenmenschlicher Beziehungen und sozialer Interaktionen sowie erkrankungsbedingte Störungen in diesem Bereich.

Entwicklung des Verfahrens

Der FAP-R stellt die Weiterentwicklung des „Fragebogens für Asthmapatienten" (FAP; Schandry, 1995) dar. Dieses 68 Items umfassende Instrument wurde in mehreren sukzessiven Evaluationsdurchgängen erstellt (Koch et al., 1991; Schandry, 1994, 1995). Hierbei wurden zunächst auf Grundlage der Urteile von 50 Asthmapatienten relevante Items aus einem größeren Aussagenpool ausgewählt. Die so entstandene Vorform wurde einer neuen Patientengruppe (N = 169) vorgelegt. Auf dieser Datenbasis erfolgte die endgültige Itemselektion nach den Kriterien der klassischen Testtheorie. Die Grundlage für die Subskalenbildung lieferte eine Faktorenanalyse über den ausgewählten Itemsatz. Zur abschließenden Validierung der Fragebogenendform wurde eine weitere Patientenstichprobe (N = 321) herangezogen. Die Überprüfung der externen Validität sowie der Veränderungssensitivität erfolgte auf Basis weiterer Evaluationsstudien (z. B. Müller et al., 1993).

Mit der Revision des Verfahrens war die Entwicklung eines Instruments angezielt, mit dem sich derselbe Inhaltsbereich in möglichst zeitökonomischer Form mit reduzierter Itemzahl reliabel erfassen lässt. Die Subskalenstruktur der Originalform sollte dabei erhalten bleiben. Hierzu wurde der Itemsatz des FAP einer Stichprobe von 818 Patienten vorgelegt und die im Sinne ihrer Trennschärfe besten Items ausgewählt (Selektionskriterium $r_{ii} > .65$). Die revidierte Form wurde anhand einer Gruppe von 140 Asthmapatienten validiert (Duschek & Schandry, 2002). Dabei ließ sich zeigen, dass die revidierte Form in ihren psychometrischen Eigenschaften mit der Originalfassung praktisch gleichwertig ist.

Aufbau und Auswertung

Die 35 unterschiedlich gepolten Items des FAP-R sind in fünf möglichen Kategorien („trifft nicht zu" bis „trifft voll zu") zu beantworten. Alle Items sind als Aussagesätze in der Ichform formuliert. Das Zeitfenster der Aussagen ist einheitlich auf „die vorangegangenen vier Wochen" festgelegt.

Die fünf Subskalen sind folgendermaßen charakterisiert:

- **Emotion** (affektive Befindlichkeit, z. B. „Ich fühle mich oft niedergeschlagen.")
- **Körperliche Asthmasymptome** (asthmatypische Beschwerden, z. B. „Ich habe ein Gefühl der Enge im Brustkorb.")
- **Asthmaspezifisches Vermeidungsverhalten** (selbstauferlegtes Vermeidungsverhalten im Alltag, z. B. „Ich muss bei meiner Arbeit jede Anstrengung vermeiden.")
- **Wohlbefinden** (allgemeine psychische Verfassung, z. B. „Ich kann auch mit Asthma zufriedenstellend leben.")

– **Einschränkungen im sozialen und persönlichen Bereich** (Be-
eintächtigung durch primär psychische Stressoren, z. B. „Bei gesel-
ligen Veranstaltungen achte ich darauf, dass mir jederzeit eine
Rückzugsmöglichkeit bleibt.").

Zusätzlich wird ein Gesamtscore der gesundheitsbezogenen Lebensqualität ermittelt. Zur Testauswertung werden nach Umpolung bei einigen Aussagen die Itemrohwerte aufsummiert. Um für alle Subskalen
sowie die Gesamtskala eine identische Spannweite zu erhalten, wird in
einem zweiten Schritt eine Transformation vorgenommen, die zu Skalen mit den Endpunkten 0 und 100 führt. Die verfügbare SPSS-Syntax
erleichtert die schnelle und fehlerfreie Auswertung.

Ergänzende Verfahren

Bei entsprechenden Fragestellungen kann zusätzlich ein generisches
Instrument zur gesundheitsbezogenen Lebensqualität, z. B. der SF-36
„Fragebogen zum Gesundheitszustand", vorgelegt werden.

Gütekriterien

Die Überprüfung von Reliabilität und Validität des FAP-R erfolgte anhand einer Stichprobe von 140 Asthmapatienten aller Schweregrade
(Duschek & Schandry, 2002).

Reliabilität: Die internen Konsistenzen (Cronbach's Alpha) der fünf
Subskalen liegen zwischen .82 und .94, die des Gesamtscores bei .96.
Der FAP-R weist sich damit, insbesondere gemessen an der geringen
Itemzahl, als hoch reliables Messinstrument aus.

Validität: Die postulierten fünf Dimensionen des Messinstruments ließen sich durch faktorenanalytische Resultate stützen. Als externe Vali-
ditätsindikatoren wurden Arzturteile hinsichtlich der erkrankungsbe-
dingten Beeinträchtigung, spirometrische Kennwerte der Lungenfunkti-
onen sowie zusätzliche Indikatoren der Erkrankungsschwere (u. a.
Notarztkontakte, stationäre Behandlungen, Arbeitsunfähigkeitszeiten,
Status astmathicus) mit positivem Ergebnis herangezogen. Zudem ließen sich bedeutsame Zusammenhänge mit Subskalen des SF-36
„Fragebogen zum Gesundheitszustand" nachweisen. Weiterhin fanden
sich hohe Korrelationen der Skalen des FAP-R mit denen der Originalform.

Die **Durchführungs- und Auswertungsobjektivität** können bei dem
standardisierten Fragebogenverfahren als gegeben angesehen werden. Die Interpretationsobjektivität wird durch im Testmanual darge-
stellte Interpretationsrichtlinien sichergestellt.

**Vergleichswerte/
Normen**

Die Normierung des FAP-R basiert auf einer Gruppe von 346 Asthmapatienten (137 Männer, 209 Frauen) aller Schweregrade. Die Normstichprobe umfasst das Altersspektrum von 18 bis 80 Jahren (M = 45.9
Jahre, SD = 14.1 Jahre). Im Testmanual befinden sich alters- und geschlechtsspezifisch aufgegliederte Normwerte in Form von Prozent-
rängen und Stanine-Normen.

Literatur

Duschek, S. & Schandry, R. (2002). Entwicklung und Validierung einer
    Kurzform des Fragebogens für Asthmapatienten. *Zeitschrift für Me-
    dizinische Psychologie, 11*, 53–62.
Koch, H. J., Schandry, R. & Rädler, U. (1991). Die Entwicklung eines
    Fragebogens für Asthmapatienten (FAP) zur Messung der Lebens-
    qualität. *Verhaltensmodifikation und Verhaltensmedizin, 12*, 309–
    328.

Müller, A., Schandry, R., Petro, W. & Weber, N. (1993). Verbesserung der Lebensqualität und Lungenfunktion durch Rehabilitation bzw. Aufenthalt im Akutkrankenhaus bei Patienten mit Asthma bronchiale. *Praxis der klinischen Verhaltensmedizin und Rehabilitation, 6,* 274–278.

Patrick, D.L. & Erickson, P. (1988). Assessing health-related quality of life for clinical decision making. In S. Walker & R.M. Rosser (Eds.), *Quality of life: Assessment and application* (S. 9–49). Lancaster: MTP Press.

Schandry, R. (1994). Entwicklung des Fragebogens für Asthmapatienten (FAP). In F. Petermann & K.-C. Bergmann (Hrsg.), *Lebensqualität und Asthma* (S. 55–66). München: Quintessenz.

Autoren des Beitrags

Dr. Stefan Duschek, Prof. Dr. Rainer Schandry
Ludwig-Maximilians-Universität München
Department Psychologie
Leopoldstr. 13
D-80802 München
E-mail: duschek@psy.uni-muenchen.de

Teil C
Sozialmedizinische Begutachtung

AVEM

Arbeitsbezogenes Verhaltens- und Erlebensmuster

Autoren	Uwe Schaarschmidt, Andreas W. Fischer
Quelle	**Papier-Bleistift-Version:** Schaarschmidt, U. & Fischer, A.W. (2003). *AVEM – Arbeitsbezogenes Verhaltens- und Erlebensmuster* (2. Aufl.). Frankfurt a.M.: Swets Test Services. **Computerversion:** Dr. Schuhfried GmbH, Wien/Mödling, 1996, 2003 (2., überarbeitete und erweiterte Auflage).
Bezugsquelle	Erhältlich bei den oben genannten Verlagen.

Anwendungsbereich	Die Einsatzmöglichkeiten werden vor allem im Rahmen der betrieblichen Gesundheitsförderung, der Personalentwicklung, der Arbeits- und Organisationsgestaltung und nicht zuletzt der beruflichen Rehabilitation gesehen. Die Anwendung des Verfahrens kann in der individuellen Beratungssituation, aber auch in Form umfassender Erhebungen bei Berufs- und Tätigkeitsgruppen erfolgen. Besonders zu empfehlen ist der Einsatz im Sinne der Prä-Post-Messung im Kontext mit gesundheits- und motivationsbezogenen Interventionsmaßnahmen. So hat es sich u.a. auch bewährt, das Verfahren zu Beginn und am Ende der Rehabilitation anzuwenden. Die Erstmessung kann zur genaueren Abklärung berufsbezogener gesundheitlicher Risiken und zur Individualisierung der rehabilitativen Maßnahmen beitragen. Die Zweitmessung sollte dann zur Erfolgskontrolle des Rehabilitationsprozesses herangezogen werden.
Zielsetzung und Kurzbeschreibung	AVEM erlaubt gesundheitsrelevante Aussagen über individuelle Verhaltens- und Erlebensmuster bei der Bewältigung von Arbeits- und Berufsanforderungen. Es werden vier Muster unterschieden: „Muster G" (Engagement, Widerstandskraft und Wohlbefinden), „Muster S" (Schonung), „Risikomuster A" (Selbstüberforderung) und „Risikomuster B" (Überforderung und Resignation). Während Muster G ein gesundheitsförderliches Verhältnis gegenüber der Arbeit anzeigt, weisen die Muster A und B auf (qualitativ und quantitativ) unterschiedliche Gesundheitsgefährdungen hin. Muster S wiederum ist weniger unter Gesundheits-, sondern mehr unter Motivationsaspekt von Interesse.
Art des Verfahrens	Selbstbeurteilungsverfahren („Paper & Pencil" oder Computerversion)
Technische Informationen	– 66 Items auf 11 Skalen – Bearbeitungszeit: ca. 10 Minuten – Computergestützte Auswertung auch bei „Paper & Pencil" möglich (Diskette mit dem Auswerteprogramm liegt dem Testmaterial bei.)

Theoretischer Hintergrund

AVEM diagnostiziert berufliche Beanspruchung auf der Grundlage eines salutogenetischen Ansatzes. Diesem Ansatz gemäß reicht es nicht aus, Belastungseffekte in Form von psychischen und körperlich-funktionellen Beeinträchtigungen zu erfassen, sondern entscheidend ist die Frage nach den individuellen und sozialen Ressourcen, Hilfen und Schutzfaktoren für die gesundheitsförderliche Bewältigung der Anforderungen. Die betroffenen Menschen sind nicht als Opfer der auf sie einwirkenden Belastungen zu sehen, sondern als Mitgestalter ihrer Beanspruchungsverhältnisse. Von den mittels AVEM erfassten Verhaltens- und Erlebensmerkmalen hängt es in hohem Grade ab, wie die beruflichen Belastungen verarbeitet werden, in welchem Maße sie zu positiven oder negativen Beanspruchungsfolgen führen. Aus diesem Grunde werden sie als Indikatoren für Gesundheit verstanden.

Entwicklung des Verfahrens

Die Entwicklung des AVEM erfolgte auf der Grundlage der klassischen Testtheorie. Die Struktur des Verfahrens (s. „Aufbau") wurde über Faktorenanalysen an umfangreichen Stichproben abgeklärt und mehrfach repliziert.

Die Differenzierung nach Mustern arbeitsbezogenen Verhaltens und Erlebens erfolgte auf der Grundlage von Clusteranalysen. Es ergab sich eine Lösung mit vier Clustern. Sie repräsentieren jene Muster, die oben beschrieben wurden. Wie die Faktorenstruktur erwies sich auch diese Clusterstruktur als sehr gut replizierbar.

Über eine Diskriminanzanalyse wurde im Weiteren geprüft, in welchem Maße die Skalen zur Trennung der Cluster und damit zur Konstituierung der Muster beitragen. Unter Zugrundelegung der Diskriminanzfunktionen erwies es sich als möglich, die Gruppenzugehörigkeit der Probanden in Bezug auf Cluster 1 bis 4 mit hoher Wahrscheinlichkeit zu bestimmen (94.3 %). Auch dieses Ergebnis ließ sich unter Hinzuziehung weiterer Stichproben replizieren. (Genaueres zum statistischen Vorgehen vgl. Schaarschmidt & Fischer, 2003.)

Aufbau und Auswertung

AVEM setzt sich aus den folgenden 11 Dimensionen (Skalen) arbeitsbezogenen Verhaltens und Erlebens zusammen:

1. **Subjektive Bedeutsamkeit der Arbeit** (Stellenwert der Arbeit im persönlichen Leben). Beispielitem: „Die Arbeit ist für mich der wichtigste Lebensinhalt."
2. **Beruflicher Ehrgeiz** (Streben nach beruflichem Aufstieg). Beispielitem: „Ich möchte beruflich weiter kommen, als es die meisten meiner Bekannten geschafft haben."
3. **Verausgabungsbereitschaft** (Bereitschaft, die persönliche Kraft für die Erfüllung der Arbeitsaufgabe einzusetzen). Beispielitem: „Wenn es sein muss, arbeite ich bis zur Erschöpfung."
4. **Perfektionsstreben** (Anspruch bezüglich Güte und Zuverlässigkeit der eigenen Arbeitsleistung). Beispielitem: „Was immer ich tue, es muss perfekt sein."
5. **Distanzierungsfähigkeit** (Fähigkeit zur psychischen Erholung von der Arbeit). Beispielitem: „Nach der Arbeit kann ich ohne Probleme abschalten."
6. **Resignationstendenz bei Misserfolg** (Neigung, sich mit Misserfolgen abzufinden und leicht aufzugeben). Beispielitem: „Wenn ich keinen Erfolg habe, resigniere ich schnell."
7. **Offensive Problembewältigung** (Aktive und optimistische Haltung gegenüber Herausforderungen und auftretenden Problemen). Beispielitem: „Nach Misserfolgen sage ich mir: Jetzt erst recht!"

8. **Innere Ruhe und Ausgeglichenheit** (Erleben psychischer Stabilität und inneren Gleichgewichts). Beispielitem: „Mich bringt so leicht nichts aus der Ruhe."

9. **Erfolgserleben im Beruf** (Zufriedenheit mit dem beruflich Erreichten). Beispielitem: „Mein bisheriges Berufsleben war recht erfolgreich."

10. **Lebenszufriedenheit** (Zufriedenheit mit der gesamten, auch über die Arbeit hinausgehenden Lebenssituation). Beispielitem: „Im Großen und Ganzen bin ich glücklich und zufrieden."

11. **Erleben sozialer Unterstützung** (Vertrauen in die Unterstützung durch nahe stehende Menschen, Gefühl der sozialen Geborgenheit). Beispielitem: „Mein Partner/meine Partnerin zeigt Verständnis für meine Arbeit."

Eine weitere Strukturierung mittels Sekundäranalyse ließ erkennen, dass diese 11 Dimensionen drei umfassenden inhaltlichen Bereichen zugeordnet werden können. Es sind dies das „berufliche Engagement" (Skalen 1 bis 5), die „erlebte Widerstandskraft gegenüber den beruflichen Belastungen" (Skalen 5 bis 8) und die „Emotionen, die die Berufsausübung begleiten" (Skalen 9 bis 11). In ihrem Zueinander machen diese drei Bereiche die jeweiligen Muster (s.o.) aus. Es kommt aber auch jedem dieser Bereiche eine eigenständige Bedeutung in den diagnostischen Aussagen zu.

Die Auswertung geschieht üblicherweise in zwei Schritten: Erstens werden die Skalenwerte ermittelt und zweitens die Wahrscheinlichkeiten für die Zugehörigkeit zu den vier Mustern G, S, A und B berechnet. Die Ergebnisrückmeldung erfolgt in Form der Skalenwerte (Stanine) und der Wahrscheinlichkeitsangaben bezüglich der jeweiligen Musterzugehörigkeit. Zusätzliche Erläuterungen machen es der untersuchten Person möglich, ihre individuellen Werte mit den Normwerten zu vergleichen, die Musterzuordnung nachzuvollziehen und verhaltensbezogene Schlussfolgerungen abzuleiten. In der Regel sollte die Auswertung mit einem Beratungsgespräch verbunden sein.

Ergänzende Verfahren

Gut bewährt hat sich der ergänzende Einsatz des Fragebogens „Inventar zur Persönlichkeitsdiagnostik in Situationen" (IPS). Mittels IPS lassen sich die aus dem AVEM abzuleitenden Hinweise auf Entwicklungs- und Veränderungsbedarf weiter untersetzen. Da bei der Konzipierung des IPS dem sozial-kommunikativen Anforderungsbereich besondere Beachtung geschenkt wurde, ist seine ergänzende Anwendung vor allem in solchen Tätigkeits- und Berufsgruppen zu empfehlen, die sich durch ein höheres Maß psychosozialer Beanspruchung und durch akzentuierte Anforderungen an das sozial-kommunikative Verhalten auszeichnen (Führungskräfte, Lehrer, Pflegepersonal usw.).

Gütekriterien

Reliabilität: AVEM weist in allen 11 Skalen hohe innere Konsistenz auf (Cronbach's Alpha zwischen .78 und .87; Split-half-Reliabilität zwischen .76 und .90). Erwartungsgemäß liegen die Stabilitätskoeffizienten niedriger. Sie lassen eine Veränderbarkeit der Merkmale in Abhängigkeit von der Zeitspanne und der Variabilität der Umweltbedingungen erkennen. Es ist also gewährleistet, dass mittels AVEM zuverlässig und zugleich veränderungssensitiv gemessen werden kann. Damit erlaubt es der wiederholte Einsatz des Verfahrens, interventionsbedingte Modifikationen abzubilden. Auf Musterebene schlagen sich die Veränderungen in der Regel in Akzentverlagerungen, kaum aber in völlig anderen Musterzuordnungen nieder. Der Wechsel zwischen „reinen" Mustern bildet die Ausnahme.

Validität: AVEM ist ein umfassend validiertes Verfahren. Die Validität wird durch Ergebnisse auf mehreren Ebenen belegt: Erstens ist eine klare, mit der Messintention übereinstimmende und bei verschiedenen Stichproben replizierbare Faktoren- und Clusterstruktur hervorzuheben. Zweitens konnten für die einzelnen Skalen inhaltlich schlüssige Beziehungen zu Merkmalen anderer Verfahren bestätigt werden. Drittens ließ sich für die vier Verhaltens- und Erlebensmuster anhand einer Vielzahl von Binnen- und Außenkriterien die Gesundheitsrelevanz überzeugend nachweisen (Näheres vgl. Schaarschmidt & Fischer, 2001, 2003; Heitzmann et al., 2005; Schaarschmidt, 2005).

Vergleichswerte/ Normen

AVEM liegen zwei verschiedene Arten von Normen zugrunde: Zum Ersten sind die auf die Skalenwerte bezogenen Normen zu nennen. Sie werden für Berufsgruppen, Studierende und Patienten ausgewiesen. (Bei der Patientenstichprobe handelt es sich um Psychosomatikpatienten. In der in Vorbereitung befindlichen dritten Auflage werden noch weitere Patientennormen für die Indikationsbereiche Herz-Kreislauf, Orthopädie und Onkologie mitgeteilt.)

Zum Zweiten ist auch die für jede Person bestimmbare Ähnlichkeit mit den vier Referenzmustern G, S, A und B (ausgedrückt über die Zuordnungswahrscheinlichkeit) als Norm zu betrachten. Es wird damit eine zusammenfassende Aussage über das Ausmaß gesundheitsförderlicher oder -gefährdender Verhaltens- und Erlebensweisen getroffen. Unter diesem Gesichtspunkt ist es geboten, für alle Personen das gleiche Bezugssystem, also eine generelle Norm, zugrunde zu legen.

Literatur

Heitzmann, B., Schaarschmidt, U. & Kieschke, U. (2005). Diagnostik beruflichen Bewältigungsverhaltens bei Rehapatienten – die Leistungsmöglichkeiten des Verfahrens AVEM im Bereich medizinischer Rehabilitation. *Praxis Klinische Verhaltensmedizin und Rehabilitation, 70*, 269–280.

Schaarschmidt, U. (Hrsg.). (2005). *Halbtagsjobber? Psychische Gesundheit im Lehrerberuf – Analyse eines veränderungsbedürftigen Zustandes* (2. Aufl.). Weinheim und Basel: Beltz.

Schaarschmidt, U. & Fischer, A. W. (2001). *Bewältigungsmuster im Beruf. Persönlichkeitsunterschiede in der Auseinandersetzung mit der Arbeitsbelastung.* Göttingen: Vandenhoeck & Ruprecht.

Autor des Beitrags

Prof. Dr. Uwe Schaarschmidt
Institut für Psychologie, Universität Potsdam
Karl-Liebknecht-Str. 24/25
D-14476 Potsdam OT Golm
E-Mail: Uwe.Schaarschmidt@uni-potsdam.de

DIAMO

Diagnostikinstrument für Arbeitsmotivation

Autoren	Rolf G. Fiedler, Andreas Ranft, Bernhard Greitemann, Gereon Heuft
Quelle	Fiedler, R.G. (2006). *Diagnostik von Arbeitsmotivation bei Rehabilitationspatienten – Konzeptualisierung, Operationalisierung, Strukturanalyse und Kreuzvalidierung neuer Skalen.* Dissertationsschrift, Medizinische Fakultät, Westfälische Wilhelms-Universität Münster.
Bezugsquelle	Erhältlich bei den Autoren oder unter http://psychosomatik.klinikum.uni-muenster.de/einrichtungen/diamo.html.
Anwendungsbereich	Rehabilitation und medizinische Versorgung, anwendbar bei Patienten mit beruflichen Erfahrungen.
Zielsetzung und Kurzbeschreibung	Das DIAMO erfasst die arbeitsbezogene Motivationsstruktur mittels dreier Konzepte, denen zehn Subskalen zugeordnet sind. Ein personenseitiges Screening erfolgt mit den beiden zentralen Konzepten „Motivationales Selbstbild" (MS) und „Motivationale Handlungsentwürfe" (MH). Ausmaß und Art von Arbeitsmotivation wird durch das Zusammentreffen spezifischer personenbezogener Größen (MS/MH) mit den in der Arbeitssituation liegenden Motivierungspotentialen gebildet. Mit dem Konzept „Motivationale Passung" (MP) werden die subjektiv eingeschätzten Bedingungen am Arbeitsplatz erfasst. Durch den DIAMO-Fragebogen lassen sich wichtige, den Krankheits- und Therapieverlauf beeinflussende Faktoren bei berufsbezogenen Problemstellungen in der medizinisch-klinischen Diagnostik berücksichtigen.
Art des Verfahrens	Selbstbeurteilungsverfahren („Paper & Pencil")
Technische Informationen	– 57 Items auf 10 Skalen – Bearbeitungszeit: ca. 10 bis 15 Minuten – Handauswertung: 10 Minuten – Automatisierte Auswertung kürzer als 5 Minuten.
Theoretischer Hintergrund	Die persönlichen Einstellungen eines Rehabilitanden und die damit verbundene Arbeitsmotivation stellt einen entscheidenden Einflussfaktor dar, wenn es um die Frage geht, unter welchen Bedingungen sich der Reha-Erfolg verbessern und die vorzeitige EU-Berentung verhindern lässt. Wir fassen „Arbeitmotivation" als Konstrukt auf, das durch personenseitige Komponenten (Motive) und von der Person subjektiv bewertete, situative Faktoren (Valenzen) definiert ist. Um bei Rehabilitanden arbeitsbezogene Motivationsstrukturen mit ihren Stärken und Defiziten abbilden zu können, wurde eine multidimensionale Betrachtung des Konstruktes „Arbeitsmotivation" vorgenommen. Das DIAMO dient der Erfassung arbeitsbezogener Motivationsstrukturen (Fiedler et al., 2005).

Einer differenzierten Erfassung der arbeitsbezogenen und beruflichen Motivationsstruktur kommt insofern Bedeutung zu, als den Rehabilitanden mit ungünstiger Arbeitsmotivation entsprechende Interventionsmaßnahmen zur Klärung beruflicher Orientierung und zur Verbesserung der beruflichen Integration angeboten werden können.

Entwicklung des Verfahrens

Zu Beginn der Entwicklung des DIAMO fanden Experteninterviews zur Konzeptualisierung von Arbeitsmotivation statt. Drei Bereiche (MS, MH, MP) wurden gebildet, denen ein Pool von 202 Items zugeordnet wurde. Anschließend folgten zwei Querschnittsuntersuchungen (berufliche Reha, N = 300; medizinische Reha, N = 225) und eine Längsschnittuntersuchung (N = 439). Basierend auf den beiden Querschnittuntersuchungen wurde die Skalenstruktur der Konzepte MS und MH faktoranalytisch abgeleitet, modifiziert, kreuzvalidiert und konfirmatorisch mit Strukturgleichungsmodellen getestet und bestätigt. Die Itemanzahl wurde deutlich reduziert und es konnten psychometrisch effizient gekürzte Skalen gebildet werden. Zur Überprüfung der Konstruktvalidität kamen in der Längsschnittuntersuchung vor Antritt der Reha neun weitere Fragebogeninstrumente zur Anwendung.

Aufbau und Auswertung

Das DIAMO ist ein Selbstbeurteilungsverfahren, bei dem auf fünfstufigen Skalen die Zustimmung zu den Items eingeschätzt wird. Es werden Skalensummen aus den Einzelitems gebildet. „Misserfolgs-Vermeidung" MV (MS), „Ziel-Inhibition" ZI (MH) und „Belastungen" BL (MP) sind motivationshemmende, die übrigen motivationsförderliche Skalen. Die Konzepte und Skalen werden im Folgenden inhaltlich beschrieben.

1. Motivationales Selbstbild (MS, 5 Skalen, 29 Items)
Mit den Skalen des „Motivationalen Selbstbildes" sollen personenseitige Aspekte, Dispositionen und Einstellungen zur Arbeit erfasst werden. Zum MS gehören 29 Items die sich fünf Skalen zuordnen lassen

1.1 Neugiermotiv (NM, 6 Items, Bsp.: „Weiterbildungsmöglichkeiten nehme ich gerne wahr."): „Neugier" motiviert, Neues zu entdecken, Unbekanntes zu erforschen und durch explorierendes Verhalten sich Wissen anzueignen und Handlungskompetenzen zu erweitern.

1.2 Anschlussmotiv (AM, 6 Items, Bsp.: „Es bedeutet mir viel, mit anderen gemeinsame Arbeit zu leisten."): Beim AM stehen soziale Verbindungen und Kontakte zu den Kollegen im Vordergrund, die durch ein vertrauensvolles und als bereichernd erlebtes Arbeitsverhältnis gekennzeichnet sind.

1.3 Einflussmotiv (EM, 6 Items, Bsp.: „Ich sage meinen Mitarbeitern gerne, wo es lang geht."): Das Bestreben, das Erleben und Verhalten anderer Menschen zu kontrollieren und zu beeinflussen, sodass eigene Bedürfnisse ermöglicht und befriedigt werden können.

1.4 Einstellungen zur Arbeit (EA, 6 Items, Bsp.: „Arbeit ist mir wichtig."): EA beschreibt die Verbundenheit und Involviertheit mit der Arbeit und welche subjektive Geltung sie für eine Person hat.

1.5 Misserfolg-Vermeidung (MV, 5 Items, Bsp.: „Ich schiebe schwierige Aufgaben gerne auf."): MV erfasst motivationshemmende Aspekte. Die persönliche Anstrengung erfolgt primär aufgrund von Furcht vor Misserfolg. Dies kann zu Gehemmtheit und Zurückhaltung führen.

2. Motivationale Handlungsentwürfe (MH, 2 Skalen, 12 Items)
MH operationalisiert mit zwei Skalen verhaltensnahe Aspekte. Volitionale Prozesse der Zielsetzung und Zielverfolgung stehen im

Mittelpunkt. Zielgerichtetes Verhalten kann als ein wesentliches Merkmal bewussten Handelns aufgefasst werden. Verhalten kann prinzipiell in zwei Arten unterschieden werden: annäherndes und vermeidendes Verhalten. Dieser Unterscheidung wird durch die Skalen „Ziel-Aktivität" und „Ziel-Inhibition" Rechnung getragen.

2.1 Ziel-Aktivität (ZA, 6 Items, Bsp.: „Pläne bezüglich meiner beruflichen Zukunft werde ich auch umsetzen."): Erfassung motivationsförderlicher Aspekte bzw. positive Volitionen. Personen mit hohen Werten auf dieser Skala setzen sich herausfordernde Ziele und strengen sich an, ihre Ziele umzusetzen.

2.2 Ziel-Inhibition (ZI, 6 Items, Bsp.: „Bei großen Herausforderungen resigniere ich oft."): Erfassung motivationshemmender Aspekte. Diese Skala misst Verhaltensweisen wie „Abwarten", „Resignieren" und „Vermeiden".

3. Motivationale Passung (MP, 3 Bereiche, 16 Items)
Bei den Skalen des Konzeptes MP geht es um die individuelle Wahrnehmung der Arbeitssituation und deren subjektive Bewertung. Das Miteinander bei der Arbeit, das Ausüben einer Tätigkeit und die Bedingungen am Arbeitsplatz werden persönlich eingeschätzt in dem Sinne, wie passend der derzeitige/bisherige Arbeitsplatz empfunden wird.

3.1 Arbeitsumfeld (AU, 8 Items, Bsp.: „Wie zufrieden sind Sie mit dem Verhältnis zu ihren Kollegen?"): Es wird zwischen der psychosozialen (Verhältnis zu den Kollegen und Vorgesetzten) und der betrieblichen (Zufriedenheit mit den Arbeitsbedingungen) Ebene unterschieden.

3.2 Belastungen (BL, 6 Items, Bsp.: „Wie belastet fühlen Sie sich durch Lärm?"): Einschätzung, in welchem Ausmaß durch psychische bzw. körperliche Anforderungen, Lärm, Schadstoffe oder die Klimatisierung unangenehme Belastungen vorliegen.

3.3 Arbeitsanreiz und Veränderungswunsch (AV, 2 Items): Mit zwei Markeritems wird direkt erfragt, „Wie sehr motiviert Sie ihre Arbeit?" und „Wie sehr würden Sie gerne einer anderen Erwerbstätigkeit nachgehen?".

Gütekriterien

Das DIAMO ist praxistauglich. Die faktorielle Struktur wurde konfirmatorisch bestätigt, die psychometrischen Eigenschaften sind gut.

Objektivität: Standardisierte Durchführung und Auswertung.

Reliabilität: Die Skalen des DIAMO weisen überwiegend gute Konsistenzwerte für die Konzepte MS und MH auf (Cronbach's Alpha von .77 bis .86). Bei dem inhaltlich-rational abgeleiteten Konzept MP liegen die Werte von Cronbach's Alpha im Bereich von .59 bis .81.

Faktorielle Validität: Die Faktorisierungen zu den Konzepten MS und MH ließen sich in allen Untersuchungen wieder finden und konnten zudem in einer Kreuzvalidierung mit unterschiedlichen Stichproben konfirmatorisch bestätigt werden.

Externe Validität: Hohe Korrelationen des DIAMO fanden sich mit dem „Arbeitsbezogene Erlebens- und Verhaltensmuster" AVEM, der ebenfalls arbeitsbezogene Fragen thematisiert (bis .7). Danach folgten Zusammenhänge mit Konstrukten aus klinischen und persönlichkeitsorientierten Verfahren („Behavioral Inhibition/Approach Scales", BIS/BAS-Skalen, deutsch: Ranft 2001; „Hospital Anxiety and Depression Scale", HADS; „Skala Generalisierte Kompetenzerwartung", GKE; bis .56). Nur geringe bis mäßige, aber durchgehend stetige Zusammenhänge ließen sich mit dem „Multi-Motiv-Gitter" zur Erfassung von Anschluss, Leistung und Macht (MMG) finden (bis .4). Gering bis gar nicht korrelierten die Skalen mit rehabilitations- und krankheitsbezogenen Inhalten. Insgesamt ergab sich ein differenziertes und konsistentes Bild (Reher et al. 2007).

Prognostische Validität: Die Daten aus dem Follow-up der Längsschnittuntersuchung werden derzeit noch ausgewertet (Mai 2007), um Aussagen zur Vorhersagevalidität machen zu können.

Vergleichswerte/ Normen

Skalenmittelwerte über alle Probanden (N = 964) liegen vor. Diese wurden geschlechtsbezogen und für verschiedene Altersgruppen berechnet. In Clusteranalysen konnten zwei Gruppenprofile ermittelt werden: In dem einen (Risiko-)Profil weisen die Probanden deutlich niedriger Werte bei den motivationsförderlichen Skalen und deutlich höhere Werte bei den motivationshemmenden Skalen auf als die andere Gruppe.

Literatur

Fiedler, R.G., Ranft, A., Schubmann, C., Heuft, G. & Greitemann, B. (2005). Diagnostik von Arbeitsmotivation in der Rehabilitation – Vorstellung und Befunde zur faktoriellen Struktur neuer Konzepte. *Psychotherapie, Psychosomatik, Medizinische Psychologie, 55*, 476–482.

Ranft, A. (2001). *Automatische Vigilanz für verhaltensrelevante Stimuli: Differentielle Befunde*. Unveröffentl. Diplomarbeit. Westfälische Wilhelms-Universität Münster.

Reher, C., Ranft, A., Fiedler, R.G., Greitemann, B. & Heuft, G. (2007). Bestimmung der konvergenten und diskriminanten Validität des Diagnostikinstrumentes zur Arbeitsmotivation bei Rehabilitationspatienten (DIAMO). 16. Rehabilitationswissenschaftliches Kolloquium: „Gesund Älter werden – mit Prävention und Rehabilitation" vom 26. bis 28. März 2007 in Berlin. *DRV-Schriften, 72,* 127–129.

WWW-Ressourcen

Projektinfos, Fragebogen, Auswertungssupport: http://psychosomatik. klinikum.uni-muenster.de/einrichtungen/diamo.html.

Autor des Beitrags

Dr. rer. med. Rolf G. Fiedler
Universitätsklinikum Münster
Klinik & Poliklinik für Psychosomatik & Psychotherapie
Domagkstr. 22
D-48149 Münster
E-mail: fiedler@uni-muenster.de

IMBA

Integration von Menschen mit Behinderungen in die Arbeitswelt

Autoren	Hans-Martin Schian, Sigbert Weinmann, Klaus Wieland
Quelle	Schian, H. M., Weinmann, S. & Wieland, K. (1996). *IMBA – Integration von Menschen mit Behinderungen in die Arbeitswelt*, Loseblattsammlung. Bonn: Bundesministerium für Arbeit und Sozialordnung.
Bezugsquelle	IQPR – Institut für Qualitätssicherung in Prävention und Rehabilitation GmbH an der Deutschen Sporthochschule Köln, Sürther Straße 171, 50999 Köln.
Vorgänger-/ Originalversion	Schian, H.-M. & Kronauer, D. (1991). Die ERTOMIS Assessment Methode – EAM-System – Eine Hilfe zur (Wieder-)Eingliederung Behinderter in Arbeit. *Rehabilitation, 1*, 14–17.

Anwendungsbereich

Das Verfahren kann in allen Bereichen angewendet werden, in denen Vergleiche von arbeitsbezogenen Anforderungen und Fähigkeiten des Menschen relevante Informationen liefern. Dies ist insbesondere in folgenden Institutionen bzw. Handlungsfeldern der Fall: Betriebe, Kliniken, Einrichtungen der Behindertenhilfe, Einrichtungen der beruflichen Rehabilitation, Versicherungen, im sozialrechtlichen Kontext, bei niedergelassenen Ärzten. Geeignete Anwendungsbereiche finden sich insbesondere im betrieblichen Gesundheitsmanagement (Gesundheitsförderung, Eingliederung, Arbeits- und Gesundheitsschutz), im Case-Management, im Personalmanagement (Personalauswahl, Personaleinsatz etc.) sowie im Begutachtungswesen.

Die Anwendungsmöglichkeiten in vorgenannten Bereichen ergeben sich insbesondere aus der Ressourcenorientiertheit des Instruments. Nichtsdestotrotz kann die Frage der Anwendung auch defizitorientiert angegangen werden. Indikationsgebiete sind Skelett/Muskeln/Bindegewebe, Kreislaufsystem, Atmungsorgane, Stoffwechselorgane/Verdauung, Neubildungen, Neurologie/-psychologie, Psychosomatik/Psychiatrie, Sucht; keine Indikation ist gegeben bei Pädiatrie und Geriatrie.

Zielsetzung und Kurzbeschreibung

Das Dokumentations- und Profilvergleichssystem IMBA dient dem fähigkeitsgerechten Personaleinsatz einschließlich der fähigkeitsgerechten Integration leistungsgewandelter Menschen. Auf Grundlage von Tests, Beobachtungen und anderen Quellen ermöglicht das System entsprechend geschulten Experten die Dokumentation von Arbeitsfähigkeiten und Arbeitsanforderungen anhand von Skalen und Bemerkungen in Form von Expertenratings – so genannten IMBA-Profilen. Diese Profile können mit Hilfe einer entsprechenden Software in großer Zahl verglichen und nach dem Ausmaß der jeweiligen Abweichungen geordnet werden (Priorisierung). Die einzelnen Profilvergleiche enthalten teilstandardisierte Dokumentationen, auf deren Basis die entsprechenden Profilpassungen bzw. Tätigkeitseignungen entschieden werden können. Die Interpretation der jeweiligen Passung bildet zudem eine Grundlage zur Ableitung von Handlungsbedarf. Dokumentation und auch Profilvergleich gliedern sich in neun Merkmalskomplexe aus den Bereichen „Körper", „Umgebungs- und Arbeitsbedingungen" sowie „Schlüsselqualifikationen". Diese bestehen aus 70 funktions-, aktivitäts- bzw. kontextbezogenen Hauptmerkmalen und 108 Detailmerkmalen. Die Bearbeitungszeit für die reine Dokumentation eines Profils beläuft sich je nach Umfang freitextlicher Bemerkungen meist auf 20 bis 40 Minuten. Profilvergleiche können mit Hilfe der entsprechenden Software auch bei größeren Profilmengen umgehend erstellt und priorisiert werden. Die Passungsentscheidung sowie die Ableitung von Handlungsbedarf durch IMBA-geschulte Experten werden zeitlich verkürzt, nachvollziehbar dokumentiert und anforderungsbezogen untermauert.

Art des Verfahrens

Fremdbeurteilungsverfahren (Profilvergleichs- und Dokumentationsverfahren auf Grundlage von Expertenratings), „Paper & Pencil" bzw. Software MARIE („Matching Abilities and Requirements to Increase Evidence").

Technische Informationen

- 70 Hauptmerkmale und 108 Detailmerkmale
- Bearbeitungszeit: 20 bis 40 Minuten
- Auswertungszeit: ca. 10 Minuten
- Auswertungssoftware ist vorhanden.

Theoretischer Hintergrund

Zum theoretischen Hintergrund zählen das „Person-Environment-Fit-Modell" (s. French et al., 1974), das „Belastungs-Beanspruchungs-Konzept" (s. Rohmert, 1984), europäische Konventionen (s. Council of Europe, 1995) sowie die ICF (siehe Schuntermann, 2005). Der spezifische Nutzen von IMBA ist in folgenden Fällen besonders hoch:

- Die Erfahrung einer unzulänglichen Eignung soll vermieden werden.
- Die Kosten bei unzulänglicher Eignung sollen vermieden werden.
- Person oder Arbeitsplatz sind zu gegebener Zeit nicht verfügbar.
- Die Erprobung ist zu gegebener Zeit nicht möglich oder sinnvoll.
- Die Angemessenheit der Passung soll im Team ermittelt werden.
- Die Angemessenheit der Passung soll nachvollzogen oder belegt werden.
- Mangelnde Passungen sollen optimiert werden.
- Es sollen anforderungsorientierte Interventionen geplant bzw. ausgewählt werden.
- Es sollen aus einer Menge die am besten geeigneten Personen ausgewählt werden.
- Es sollen aus einer Menge die am besten geeigneten Arbeitsplätze ausgewählt werden.

Entwicklung des Verfahrens

Zunächst wurden Merkmale aus bestehenden Verfahren zu einem vorläufigen Katalog zusammengestellt. Auf dieser Grundlage wurde eine kriteriengeleitete Auswahl von Merkmalen vorgenommen (s. BMAS, 1996). IMBA wurde vom Arbeits- bzw. Gesundheitsministerium des Bundes gefördert.

Aufbau und Auswertung

Zu Fähigkeiten und Anforderungen liegen jeweils Definitionen und Merkmalsbögen vor. Darauf werden auf der ersten Seite jeweils 70 Hauptmerkmale gelistet. Diese sind auf den Folgeseiten jeweils in insgesamt 108 Detailmerkmale differenziert. Die Merkmale zum Körper und zur Information sind mit einer sechsstufigen Skala versehen (z. B. „Heben": 0 bis 5), Schlüsselqualifikationsmerkmale mit einer fünfstufigen (z. B. „Konzentration": 1 bis 5). Der Profilwert „0" steht für „keine", „1" für „sehr geringe", „3" für „durchschnittliche" und „5" für „sehr hohe" „Anforderungen" bzw. „Fähigkeiten". Bei den Merkmalen zu Umgebungseinflüssen, Arbeitssicherheit und Arbeitsorganisation finden sich dichotome Antwortvorgaben („Ja"/„Nein" für das Vorhandensein bzw. Nichtvorhandensein der jeweiligen Anforderung oder Fähigkeit). Die Dokumentation wird durch Beurteilungshilfen unterstützt. Zum Profilvergleich liegt ein analog aufgebauter Merkmalsbogen vor. Anstelle der oben angesprochenen Skalen finden sich jedoch Profilvergleichsskalen, auf der alle Profilabweichungen dargestellt werden können (z. B. fünf Unter-, fünf Überforderungsstufen sowie ein Stufe zur Dokumentation von Übereinstimmung). Insbesondere in Fällen, in denen mehrere Profilvergleiche durchgeführt werden sollen, ist Softwareunterstützung sinnvoll. Die Software MARIE ist in der Lage eine große Zahl von Profilen zu „matchen" und die resultierenden Profilvergleiche automatisch nach verschiedenen Kriterien zu priorisieren. Die anschließende Operation der Passungsentscheidung sowie die Ableitung von Handlungsbedarf ist nicht automatisierbar sondern Sache des geschulten Experten. Auch in den Fällen, in denen Fähigkeitsprofile mit Fähigkeitsprofilen bzw. Anforderungsprofile mit Anforderungsprofilen im Sinne einer Verlaufsdokumentation verglichen werden, ist lediglich der Vergleich automatisiert und die Bewertung Sache des Experten.

Ergänzende Verfahren

IMBA-Dokumentationen basieren auf Daten von Fähigkeits- bzw. Anforderungserhebungen. Das Verhältnis von Aufwand und Güte der zu verwendenden Daten bemisst sich insbesondere am Ziel der Auswertung. Grundsätzlich können als Quellen genutzt werden: Auskunft, Aktenlage, Ableitung (u. a. aus medizinischen Befunden), Beobachtung, Test etc. Zur Ermittlung verschiedener Fähigkeits- und Anforderungsbereiche wird besonders auf folgende Verfahren verwiesen:

- Körperliche Fähigkeiten: „Functional Capacity Evaluation"-Verfahren wie etwa ERGOS oder EFL (Erbstößer et al., 2003), insbesondere „ERGOS® Worksimulator" (Glatz et al., 2007). Es handelt sich um ein computergestütztes FCE-Assessment.
- Soziale Fähigkeiten: Psychologische Assessmentverfahren (Schuler, 2000), insbesondere ASKOR (Baumann et al., 2006).
- Arbeitsanforderungsanalyse: MTM- (methods-time measurement, dt. Arbeitsablauf-Zeitanalyse), REFA-orientiert (Reichsausschuss für Arbeitszeitermittlung) etc., siehe insbesondere Seminare zur Arbeitsanforderungsanalyse auf der unten genannten Internetseite.

Gütekriterien

Herkömmliche Gütekriterien sind nicht relevant. Relevant ist die Güte der zur Beurteilung herangezogenen Quellen und die Eignung des Profilerstellers. IMBA ist ein Expertensystem, dass ausschließlich von geschulten Personen sinnvoll angewendet werden kann. Es liegen der Redaktion keine Kennwerte zur Interraterreliabilität vor.

Kurzversion

Mit Blick auf Teilziele oder andere Fragestellungen kann es im Rahmen individueller Lösungen insbesondere unter Aufwandsgesichtspunkten sinnvoll sein, lediglich Teile des Fähigkeits- oder Anforderungsprofils zu nutzen. Die Software MARIE stellt Funktionen für eine besonders ökonomische Verwendung von IMBA zur Verfügung.

Literatur

Baumann, R., Schmidt, C. & Froböse, I. (2006). Assessment Center zur Erfassung sozialer Kompetenzen in der beruflichen Rehabilitation, Güte und Nutzen des neuen Verfahrens ASKOR. *Gesundheitswesen, 68* (7), 453–454.

Council of Europe (1995). *Resolution AP (95) on a charter on the vocational assessment of people with disabilities*, 5–36.

Erbstößer, S., Nellessen, G. & Schuntermann, M. (2003). FCE-Studie – FCE-Systeme zur Beurteilung der arbeitsbezogenen Leistungsfähigkeit - Abschlussbericht. In: Verband Deutscher Rentenversicherungsträger (Hrsg.), *DRV-Schriften Band 44*. Frankfurt a. M.

French, J. R. P. Jr., Rogers, W. & Cobb, S. (1974). Adjustment as Person-Environment-Fit. In G. Coelho, D. A. Hamburg, & J. E. Adams (Eds.), *Coping and Adaption* (pp. 316–333). New York: Basic Books.

Glatz, A., Anneken, V., Heipertz, W., Schian, H.-M. & Weber, A. (2007). Zur ärztlichen Beurteilung arbeitsbezogener körperlicher Leistungsfähigkeit anhand des FCE-Assessments ERGOS® Work Simulator. *Arbeitsmedizin, Sozialmedizin, Umweltmedizin, 2*, 56–63.

Rohmert, W. (1984). Das Belastungs-Beanspruchungs-Konzept. *Zeitschrift für Arbeitswissenschaft, 38*, 193–200.

Schuler, H. (2000). *Psychologische Personalauswahl – Einführung in die Berufseignungsdiagnostik* (S. 77–150). Göttingen: Hogrefe.

Schuntermann, F. (2005). *Einführung in die ICF – Grundkurs – Übungen – offene Fragen*. Landsberg, Lech: ecomed Medizin.

WWW-Ressourcen

www.imba.info

Autoren des Beitrags

Andreas Glatz
Dr. med. Hans-Martin Schian
Institut für Qualitätssicherung in Prävention und Rehabilitation GmbH
an der Deutschen Sporthochschule Köln
Sürther Straße 171
D-50999 Köln
E-Mail: glatz@iqpr.de
E-Mail: schian@iqpr.de

IMET

Index zur Messung von Einschränkungen der Teilhabe

Autor(inn)en	Ruth Deck, Cathleen Muche-Borowski, Oskar Mittag, Angelika Hüppe, Heiner Raspe
Quelle	Deck, R., Borowski, C., Mittag, O., Hüppe, A. & Raspe, H. (2006). IMET (Index zur Messung von Einschränkungen der Teilhabe). Erste Ergebnisse eines ICF-orientierten Assessmentinstruments. *DRV-Schriften, 64*, 152–153.
Bezugsquelle	Erhältlich bei der Autorin dieses Beitrags.

Anwendungsbereich	Patienten mit unterschiedlichen chronischen Erkrankungen (generisches Instrument).
Zielsetzung und Kurzbeschreibung	Mit dem Fragebogen soll in ökonomischer Weise Partizipation und Teilhabe von chronisch Kranken erfasst werden, er orientiert sich an den Dimensionen der „International Classification of Functioning" (ICF).
Art des Verfahrens	Selbstbeurteilungsverfahren („Paper & Pencil")
Technische Informationen	– 9 Items – Bearbeitungszeit: ca. 3 Minuten – Auswertungszeit: ca. 3 Minuten – Automatisierte Auswertung ist verfügbar.
Theoretischer Hintergrund	Die Praxis der Rehabilitation wird zunehmend durch das ganzheitliche Denkmodell der ICF geprägt. Für einen Einsatz in rehawissenschaftlichen Studien ist die Anwendung der ICF aufgrund ihrer Komplexität jedoch weniger geeignet (Körner, 2005; Linden & Baron, 2005). Die Umsetzung der ICF erfordert eigene Assessmentinstrumente, die im rehabilitativen Setting Aktivitäten und Teilhabe in ökonomischer Weise erfassen können (Schuntermann, 2003). Der spezifische Nutzen dieses Instruments ist die Umsetzung des bio-psycho-sozialen Denkmodells der ICF im wissenschaftlichen Kontext.
Entwicklung des Verfahrens	IMET wurde auf der Basis des Pain Disability Index (PDI; Chibnall et al., 1994; Dillmann et al., 1994) entwickelt. Eine interdisziplinär zusammengesetzte Arbeitsgruppe prüfte die Items des PDI hinsichtlich Relevanz und Anwendbarkeit für den Bereich der medizinischen Rehabilitation und für Rehabilitationspatienten unterschiedlicher Indikationen. Nach erforderlichen Itemmodifikationen und nach Abgleich mit den Domänen der ICF resultierte ein Fragebogen, der neun Aspekte alltäglicher Aktivitäten und Teilhabe abbildete. Der Testeinsatz bei einer Teilstichprobe lieferte Hinweise auf hohe Akzeptanz und Praktikabilität.

Aufbau und Auswertung

Der Fragebogen besteht aus neun Items: (1) übliche Aktivitäten des täglichen Lebens, (2) familiäre und häusliche Verpflichtungen, (3) Erledigungen außerhalb des Hauses, (4) tägliche Aufgaben und Verpflichtungen, (5) Erholung und Freizeit, (6) soziale Aktivitäten, (7) enge persönliche Beziehungen, (8) Sexualleben sowie (9) Stress und außergewöhnliche Belastungen. Faktorenanalysen ergaben die von den Testautoren beschriebene einfaktorielle Struktur. Vor allen Items wird eine einheitliche Erläuterung zum Vorgehen und nach jedem Item die Möglichkeit der Einschätzung gegeben:

„Die folgenden Fragen beziehen sich auf mögliche Beeinträchtigungen im Alltag durch Ihre Krankheit. Bitte geben Sie an, wie stark Sie durch Ihre Krankheit in den verschiedenen Bereichen Ihres Lebens beeinträchtigt sind. Kreuzen Sie bitte für jeden der Lebensbereiche die Zahl an, die die für Sie typische Stärke der Behinderung durch Ihre Krankheit beschreibt. Ein Wert von 0 bedeutet dabei überhaupt keine Behinderung, und ein Wert von 10 gibt an, dass Sie in diesem Bereich durch die Krankheit völlig beeinträchtigt sind.
[0] = keine Beeinträchtigung … [10] = keine Aktivität mehr möglich“

Beispielitems:

- **Übliche Aktivitäten des täglichen Lebens** (dieser Bereich bezieht sich auf Tätigkeiten wie z.B. Waschen, Ankleiden, Essen, sich im Haus bewegen, etc.)

- **Soziale Aktivitäten** (dieser Bereich bezieht sich auf das Zusammensein mit Freunden und Bekannten, wie z.B. Essen gehen, besondere Anlässe, Theater- oder Kinobesuche etc.)

- **Stress und außergewöhnliche Belastungen** (dieser Bereich umfasst z.B. familiäre Auseinandersetzungen und andere Konflikte sowie außergewöhnliche Belastungen im Beruf und am Arbeitsplatz)

Die 11-stufige Antwortskalierung wird für acht Items in gleicher Weise verwendet, für ein Item, „Stress und außergewöhnliche Belastung“, werden die Anker (0) „kann Belastung ertragen“ bis (10) „kann Belastung nicht mehr ertragen“ vorgegeben. Einschränkungen von Aktivität und Teilhabe können auf der Ebene von Einzelitems betrachtet werden, ferner kann ein Summenscore aus den Items berechnet werden. Die Auswertungssyntax kann zur Verfügung gestellt werden.

Ergänzende Verfahren

Mini-ICF für psychische Erkrankungen (Linden & Baron, 2005).

Gütekriterien

Reliabilität: Die Gesamtskala zeigt für verschiedene Stichproben eine gute interne Konsistenz von .90 (Cronbach's Alpha).

Konstrukt- bzw. konvergente Validität: Zufriedenstellende, signifikante Korrelationen mit Skalen zur Leistungsfähigkeit in Beruf, Alltag und Freizeit und mit verschiedenen Skalen zu gesundheitsbezogenen Beeinträchtigungen.

Änderungssensitivität: Für kleinere Stichproben liegen Prä-Post-Messungen vor. Bei orthopädischen Reha-Patienten (Anschlussrehabilitation, N = 80) zeigt sich eine hohe Änderungssensitvität (ES = 0.88), bei pneumologischen Reha-Patienten (N = 55) liegt sie erwartungsgemäß deutlich geringer (ES = 0.21).

Vergleichswerte/ Normen

Es liegen Daten aus dem Bereich der medizinischen Rehabilitation (Patienten der Orthopädie, Psychosomatik, Onkologie, Pneumologie, Kardiologie und Neurologie, N = 1 739) und der Versorgungsforschung (Patienten mit Morbus Crohn und Collitis ulcerosa, N = 1 080) vor.

Literatur

Chibnall, J. T., Raymond, M. S. & Tait, C. (1994). The Pain Disability Index: Factor Structure and Normative Data. *Archives of Physical Medicine and Rehabilitation, 75*, 1082–1086.

Dillmann, U., Nilges, P., Saile, H. & Gerbershagen, H. U. (1994). Behinderungseinschätzung bei chronischen Schmerzpatienten. S*chmerz, 8*, 100–110.

Körner, M. (2005). ICF und sozialmedizinische Beurteilung der Leistungsfähigkeit im Erwerbsleben: Alles klar? – Ein Diskussionsbeitrag. *Rehabilitation, 44*, 229–236.

Linden, M. & Baron, S. (2005). Das „Mini-ICF-Rating für psychische Störungen (Mini-ICF-P)“. Ein Kurzinstrument zur Beurteilung von Fähigkeitsstörungen bei psychischen Erkrankungen. *Rehabilitation, 44*, 144–151.

Schuntermann, M. (2003). Grundsatzpapier der Rentenversicherung zur Internationalen Klassifikation der Funktionsfähigkeit, Behinderung und Gesundheit (ICF) der Weltgesundheitsorganisation (WHO). *Deutsche Rentenversicherung, 1–2*, 52–59.

Autorin des Beitrags

Dr. Ruth Deck
Institut für Sozialmedizin
Universitätsklinikum Schleswig-Holstein, Campus Lübeck
Beckergrube 43–47
D-23552 Lübeck
E-Mail: ruth.deck@sozmed.uni-luebeck.de

MOSES

Fragebogen zur Erfassung von Mobilität und Selbstversorgung

Autor(inn)en	Erik Farin, Annette Fleitz
Quelle	Farin, E., Fleitz, A. & Follert, P. (2006). Entwicklung eines ICF-orientierten Patientenfragebogens zur Erfassung von Mobilität und Selbstversorgung. *Physikalische Medizin, Rehabilitationsmedizin, Kurortmedizin, 16*, 197–211.
Bezugsquelle	Erhältlich beim Autor dieses Beitrags.

Anwendungsbereich	Generisch einsetzbar für Personen, bei denen ein ICF-orientiertes Assessment von Mobilität und Selbstversorgung durchgeführt werden soll.
Zielsetzung und Kurzbeschreibung	Der MOSES-Fragebogen stellt ein adaptives, nach den Anforderungen des Rasch-Modells entwickeltes Assessmentinstrument dar, welches die Inhalte der ICF („Internationale Klassifikation der Funktionsfähigkeit, Behinderung und Gesundheit") in den Kapiteln „Mobilität", „Selbstversorgung" und „Häusliches Leben" in weitem Maße abdeckt und die Struktur des Klassifikationssystems auf der Ebene der drei- und vierstelligen Kategorien abbildet. Der Fragebogen umfasst 12 Skalen mit 58 Items und liegt in einer Patientenversion (Selbstbeurteilung) und einer Arzt-/Therapeutenversion (Fremdbeurteilung) vor. Optional einsetzbar ist eine Liste zur Dokumentation von Behandlungszielen, die auf die Skalen des Instruments bezogen sind.
Art des Verfahrens	Selbst- oder Fremdbeurteilungsverfahren („Paper & Pencil")
Technische Informationen	– 12 Skalen mit 58 Items – Bearbeitungszeit: 15 bis 20 Minuten je nach Einschränkungen des Patienten (ohne Liste der Behandlungsziele) – Auswertungszeit: ca. 10 Minuten – Eine automatisierte Auswertung liegt zurzeit noch nicht vor.
Theoretischer Hintergrund	Die von der Weltgesundheitsorganisation WHO im Mai 2001 verabschiedete „International Classification of Functioning, Disability and Health" (ICF) unterscheidet drei Komponenten der Gesundheit (Körperfunktionen, Körperstrukturen, Aktivitäten und Partizipation) und berücksichtigt als Einflussvariablen der Gesundheit persönliche und umweltbezogene Kontextfaktoren. Mit der ICF liegt ein terminologisches System vor, welches eine international einheitliche Klassifikation für die Beschreibung von Gesundheitszuständen darstellt und somit eine theoretische Basis für die Entwicklung eines Assessmentinstruments bereitstellt. Die Items des MOSES-Fragebogens wurden unter engem Bezug auf die Inhalte der dreistelligen und vierstelligen Kategorien der

ICF entwickelt. Dazu wurden so genannte „Itemkonstruktionsregeln" angewandt. Durch den direkten Bezug auf die ICF-Kategorien ermöglicht der MOSES-Bogen im Falle einer ICF-bezogenen Problembeschreibung und Behandlungsziel-Festlegung ein Assessment, welches direkt auf die Behandlungsplanung bezogen ist und somit eine Evaluation erleichtert. Bisher vorliegende Messinstrumente weisen häufig eine nur eine geringe Abdeckung der ICF-Kategorien auf.

Entwicklung des Verfahrens

Bei der Entwicklung des Verfahrens wurde in testtheoretischer Hinsicht ein Item-Response-Modell (das Rasch-Modell) zugrunde gelegt. Nach einer qualitativen Vorstudie mit der Methode des „Lauten Denkens" wurden in einer ersten Studie an N = 1016 Rehabilitanden eine Itemreduktion vorgenommen und die Rasch-Skalierbarkeit sowie Reliabilität belegt. Anhand einer zweiten Studie an N = 1019 Rehabilitanden wurde die Rasch-Skalierbarkeit bestätigt sowie Reliabilität, Validität, Änderungssensitivität und Differential Item Functioning bestimmt. Die Arztversion wurde inhaltsanalog zur psychometrisch geprüften Patientenversion erstellt und in der zweiten Studie auf methodische Gütekriterien getestet.

Aufbau und Auswertung

Die zwölf Skalen sind:

- **Körperposition wechseln** (7 Items), z. B. „In welchem Maß hatten Sie in den letzten 7 Tagen Schwierigkeiten, sich auf ein Bett zu legen und wieder aufzustehen?"

- **Körperposition verbleiben** (3 Items), z. B. „In welchem Maß hatten Sie in den letzten 7 Tagen Schwierigkeiten, über längere Zeit ohne Unterbrechung zu stehen (z. B. 20 Minuten in einer Warteschlange)?"

- **Gegenstände tragen** (3 Items), z. B. „In welchem Maß hatten Sie in den letzten 7 Tagen Schwierigkeiten, einen schweren Gegenstand (z. B. einen 10 kg schweren Wassereimer) vom Boden auf den Tisch zu stellen?"

- **Untere Extremitäten** (4 Items), z. B. „In welchem Maß hatten Sie in den letzten 7 Tagen Schwierigkeiten, einen schweren Gegenstand (z. B. einen Stuhl) mit den Füßen oder Beinen anzustoßen und zu bewegen?"

- **Hand- und Armgebrauch** (6 Items), z. B. „In welchem Maß hatten Sie in den letzten 7 Tagen Schwierigkeiten, mit den Fingern kleine Gegenstände (z. B. Münzen) aufzunehmen?"

- **Gehen** (ohne Hilfsmittel) (8 Items), z. B. „In welchem Maß hatten Sie in den letzten 7 Tagen Schwierigkeiten, lange Entfernungen zu gehen (mehr als 2 Kilometer)?"

- **Fortbewegen** (mit Hilfsmitteln) (7 Items), z. B. „In welchem Maß hatten Sie in den letzten 7 Tagen Schwierigkeiten, mit Ihren Hilfsmitteln (wie z. B. Gehhilfen oder Gehwagen) Entfernungen innerhalb eines Gebäudes (bis 200 Meter) zu gehen?"

- **Körperpflege** (3 Items), z. B. „In welchem Maß hatten Sie in den letzten 7 Tagen Schwierigkeiten, sich am Waschbecken zu waschen?"

- **Sich kleiden** (4 Items), z. B. „In welchem Maß hatten Sie in den letzten 7 Tagen Schwierigkeiten, sich Strümpfe an- und auszuziehen?"

– **Essen und Trinken** (4 Items), z.B. „In welchem Maß hatten Sie in den letzten 7 Tagen Schwierigkeiten, ein Glas zum Mund zu führen und zu trinken?"

– **Beschaffung Lebensnotwendigkeiten** (3 Items), z.B. „In welchem Maß hatten Sie in den letzten 7 Tagen Schwierigkeiten, alltägliche Lebensmittel einzukaufen?"

– **Haushaltsaufgaben** (6 Items), z.B. „In welchem Maß hatten Sie in den letzten 7 Tagen Schwierigkeiten, den Fußboden zu putzen?"

Antwortmöglichkeiten: „ohne -", „geringe -", „mäßige -", „große Schwierigkeiten", „unmöglich".

Die Auswertung erfolgt über die den jeweiligen Summenwerten entsprechenden, empirisch bestimmten Rasch-Personenparameter (über den Autor erhältlich) oder ersatzweise über die einfachen Summenwerte pro Skala. Patienten, die einen Fragenblock des MOSES-Bogens überspringen, weil sie keinerlei Einschränkungen aufweisen, erhalten für diese Auswertung den Rasch-Personenparameter (bzw. den Summenwert) zugewiesen, der minimaler Einschränkung entspricht.

Gütekriterien

Publiziert wurden bisher die Gütekriterien der Patientenversion. Diese werden im Folgenden dargestellt.

Reliabilität: Median der Cronbach's-Alpha-Werte der 12 Skalen: .90 (Range .70 bis .95), Median des Person Separation Index der 12 Skalen: 2.47 (Range 1.58 bis 3.07).

Konstruktvalidität: Erwartungsgemäße Interkorrelationen der Skalen sowie erwartungsgemäße Zusammenhänge zum SF-36 („Short Form-36"), zum SMFA-D („Short Musculoskeletal Function Assessment Questionaire"; bei muskuloskeletalen Erkrankungen), zum „MacNew-Fragebogen" (bei kardiologischen Erkrankungen) und zum FIM („Functional Independence Measure") bzw. „Barthel-Index" (bei neurologischen Erkrankungen).

Änderungssensitivität: Effektstärken (Standardized effect sizes) beim Einsatz zu Beginn und Ende einer stationären Rehabilitation bei Patienten mit zumindest geringfügiger Einschränkung: ca. 0.40 bis 1.20 (je nach Skala und Erkrankung). Reliable Change Index beim Einsatz zu Beginn und Ende einer stationären Rehabilitation bei Patienten mit zumindest geringfügiger Einschränkung: ca. 30% bis 70% reliabel verbessert (je nach Skala und Erkrankung).

Differential Item Functioning: Die Itemschwierigkeiten sind altersinvariant und weitgehend geschlechtsinvariant.

Vergleichswerte/ Normen

Nicht verfügbar

Autor des Beitrags

Dr. phil. Dipl.-Psych. Erik Farin
Universitätsklinikum Freiburg
Abt. Qualitätsmanagement und Sozialmedizin
Breisacherstr. 62 / Haus 4
D-79106 Freiburg
E-Mail: erik.farin@uniklinik-freiburg.de

SPE-Skala

Skala zur Messung der subjektiven Prognose der Erwerbstätigkeit

Autoren	Oskar Mittag, Heiner Raspe
Quelle	Mittag, O. & Raspe, H. (2003). Eine kurze Skala zur Messung der subjektiven Prognose der Erwerbstätigkeit: Ergebnisse einer Untersuchung an 4279 Mitgliedern der Gesetzlichen Arbeiterrentenversicherung zu Reliabilität (Guttman-Skalierung) und Validität der Skala. *Rehabilitation, 42*, 169–174.
Bezugsquelle	Aktuelles Itemformat bei den Autoren des Beitrags erhältlich.

Anwendungsbereich	Sozialmedizinische Begutachtung (z.B. Rehabedarf); epidemiologische bzw. rehabilitationswissenschaftliche Untersuchungen.
Zielsetzung und Kurzbeschreibung	Erfassung der subjektiven Prognose der Erwerbstätigkeit (Gefährdung der beruflichen Leistungsfähigkeit aufgrund des Gesundheitszustandes) mittels einer kurzen, ökonomisch einsetzbaren, validen und reliablen Skala.
Art des Verfahrens	Selbstbeurteilungsverfahren („Paper & Pencil")
Technische Informationen	– Skala mit 3 Items – Bearbeitungszeit minimal (Sekunden) – Auswertungszeit minimal – Automatisierte Auswertung einfach zu realisieren.
Theoretischer Hintergrund	Das erwerbsbezogene Leistungsvermögen ist eine der zentralen Kategorien der praktischen Sozialmedizin. Es spielt insbesondere im Aufgabenbereich der gesetzlichen Rentenversicherung (z.B. bei der sozialmedizinischen Begutachtung) eine Rolle. Hier stellt sich die Frage nach empirisch begründeten Entscheidungshilfen. Auch die epidemiologische sowie die Reha- und Versorgungsforschung erfordern Instrumente, die es erlauben, eine Gefährdung der Erwerbstätigkeit reliabel und valide abzuschätzen. Die Prognose der Erwerbstätigkeit wird von vielen Faktoren beeinflusst (z.B. Art und Schwere einer Erkrankung, Alter, Geschlecht, Berufsstatus, Arbeitsmarkt, Gesetzgebung). Die subjektive Prognose der Erwerbstätigkeit hat sich dabei in verschiedenen Untersuchungen als guter Prädiktor für vorzeitige Berentungen aus Gesundheitsgründen erwiesen.
Entwicklung des Verfahrens	In einer Untersuchung an einer Bevölkerungsstichprobe von Versicherten der Arbeiterrentenversicherung wurde eine kurze vierstufige Skala vorgegeben, die in Form von drei Items die subjektive Prognose der (konkreten) Erwerbstätigkeit erfasst (SPE-Skala). Die drei Items beziehen sich auf (1) die Erwartung, aufgrund des derzeitigen Gesundheitszustandes bis zum Erreichen des gesetzlichen Rentenalters berufstätig sein zu können, (2) die dauerhafte (subjektive) Gefährdung

der Erwerbstätigkeit durch den gegenwärtigen Gesundheitszustand sowie (3) den aktuellen Gedanken daran, einen (vorzeitigen) Rentenantrag zu stellen. Diese drei Items sind so konzipiert, dass sie eine Gefährdung der Erwerbstätigkeit mit zunehmendem Schweregrad abbilden.

Aufbau und Auswertung

Wenn Sie an Ihren derzeitigen Gesundheitszustand und Ihre berufliche Leistungsfähigkeit denken:

1. Glauben Sie, dass Sie **Ihre derzeitige (letzte) Tätigkeit bis zum Erreichen des Rentenalters ausüben** können? („sicher", „eher ja", „unsicher", „eher nein", „auf keinen Fall")
2. Sehen Sie durch Ihren derzeitigen Gesundheitszustand Ihre **allgemeine Erwerbsfähigkeit** dauerhaft gefährdet? („nein", „ja")
3. Tragen Sie sich zurzeit mit dem Gedanken, einen **Rentenantrag aus Gesundheitsgründen** (Erwerbsminderungsrente) zu stellen? („nein", „ja", „habe bereits einen Rentenantrag gestellt")

Das erste Item wird zur Auswertung dichotomisiert („sicher"/„eher ja" = 0; sonst = 1); die im Sinne des Kriteriums positiven Antworten („ja" = 1) werden zu einem Summenwert addiert.

Gütekriterien

Reliabilität: Die sehr gute interne Konsistenz der Skala wurde durch eine Skalierung nach Guttman bestätigt; das Reproduzierbarkeitsmaß beträgt rep = .99 (Mittag & Raspe, 2003).

Validität: In einer Stichprobe von Personen mit hohem Risiko für eine vorzeitige Berentung aus Gesundheitsgründen (Probanden mit schweren, behindernden Rückenschmerzen) zeigte die SPE-Skala einen hohen prädiktiven Wert; das Risiko der vorzeitigen Rentenantragstellung verdreifacht sich mit jeder Skalenstufe und die Wahrscheinlichkeit der Frühberentung verdoppelt sich (Mittag et al., 2003).

Auch in einer Bevölkerungsstichprobe arbeiterrentenversicherter Personen zeigte sich eine gute prädiktive Validität; in der multivariaten Analyse blieb der eigenständige prädiktive Anteil der SPE-Skala unter Kontrolle aller in Frage kommenden Kovariaten für den Endpunkt Rentenantragstellung erhalten (Mittag et al., 2006).

Vergleichswerte/ Normen

Bevölkerungsstichprobe von 4 279 erwerbstätigen Mitgliedern der gesetzlichen Arbeiterrentenversicherung im Alter zwischen 40 und 55 Jahren (69 % Männer).

Literatur

Mittag, O., Glaser-Möller, N., Ekkernkamp, M., Matthis, C., Héon-Klin, V., Raspe, A. et al. (2003). Prädiktive Validität einer kurzen Skala zur subjektiven Prognose der Erwerbstätigkeit (SPE-Skala) in einer Kohorte von LVA-Versicherten mit schweren Rückenschmerzen oder funktionellen Beschwerden der Inneren Medizin. *Sozial- und Präventivmedizin, 48*, 361–369.

Mittag, O., Meyer, T., Glaser-Möller, N., Matthis, C. & Raspe, H. (2006). Vorhersage der Erwerbstätigkeit in einer Bevölkerungsstichprobe von 4 225 Versicherten der LVA über einen Prognosezeitraum von fünf Jahren mittels einer kurzen Skala (SPE-Skala). *Gesundheitswesen, 68*, 294–302.

Autor des Beitrags

PD Dr. Oskar Mittag
Institut für Sozialmedizin, Universitätsklinikum Schleswig-Holstein
Beckergrube 43–47, 23552 Lübeck
E-Mail: oskar.mittag@sozmed.uni-luebeck.de

Alphabetisches Inhaltsverzeichnis

Verzeichnis weiterer Assessmentinstrumente

Quellenangabe aller im Rahmen der Beschreibungen der Verfahren zitierten Assessmentinstrumente

ACS-90	Action Control Scale Kuhl, J. (1994). Action versus state orientation: Psychometric properties of the Action Control Scale (ACS-90). In J. Kuhl & J. Beckmann (Eds.), *Volition and personality. Action versus state orientation* (pp. 47–59). Göttingen: Hogrefe.
ADS	Allgemeine Depressivitätsskala Hautzinger, M. & Bailer, M. (1991). *Allgemeine Depressionsskala (ADS). Die deutsche Version des CES-D*. Beltz: Weinheim.
APHAB	Abbreviated Profile of Hearing Aid Benefit Cox, R. M. (1996). The Abbreviated Profile of Hearing Aid Benefit (APHAB) – Administration and Application. *Phonak Focus, 21*, 1–16.
AUDIT	Alcohol Use Disorders Identification Test Dybek, I., Bischof, G., Grothues, J., Reinhardt, S., Meyer, C., Hapke, U. et al. (2006). The Reliability and Validity of the Alcohol Use Disorders Identification Test (AUDIT) in a German General Practice Population Sample. *Journal of Studies on Alcohol, 67*, 473–481.
AQ-G	Aggression Questionnaire Buss, A. H. & Perry, M. (1992). The aggression questionnaire. *Journal of Personality and Social Psychology, 63*, 452–459.
BI	Barthel-Index Mahoney, F. I. & Barthel, D. (1965). Functional evaluation: the Barthel Index. *Maryland State Medical Journal, 14*, 56–61.
BF-S	Befindlichkeitsskala Zerssen, D. v. (1976). *Die Befindlichkeitsskala*. Weinheim: Beltz.
BIS/BAS-Skalen	Behavioral Inhibition/Approach scales Carver, C. S. & White, T. L. (1994). Behavioural inhibition, behavioural activation and affective responses to impending reward and punishment: The BIS/BAS scales. *Journal of Personality and Social Psychology, 67*, 319–333.
CAI	Colitis-Acticity-Index Rachmilewitz, D. (1989). Coated mesalazine (5-aminosalicylic acid) versus sulphasalazine in the treatment of active ulcerative colitis. Randomized Trial. *British Medical Journal, 298*, 82–86.
Charlson Index	Charlson Index Charlson, M. E., Pompei, P., Ales, K. & MacKenzie, C. R. (1987). A new method of classifying prognostic cormobidity in longitutinal studies: development and validation. *Journal of Chronic Diseases, 40*, 373–383.
CDAI	Crohn-Disease-Activity-Index Best, W. R., Becktel, J. M., Singleton, J. W. & Kern, F. jr. (1976). Development of a Crohn´s disease activity index. National Cooperative Crohn´s Disease Study. *Gastroenterology, 70*, 439–444.
CIDI	Composite International Diagnostic Interview Wittchen, H.-U., Beloch, E., Garczynski, E., Holly, A., Lachner, G., Perkonigg, A. et al. (1995). *Münchener Composite International Diagnostic Interview (M-CIDI), Version 2.2*. München: Max-Planck-Institut für Psychiatrie.

CIPI   Chronic Illness Problem Inventory
                Kames, L. D., Naliboff, B. D., Heinrich, R. L. & Schag, C. C. (1984). The
                chronic illness problem inventory: problem-oriented psychosocial as-
                sessment of patients with chronic illness. *International Journal of Psy-
                chiatry in Medicine, 14*, 65–75.

CIRS   Cumulative Illness Rating Scale
                Linn, B. S., Linn, M. W. & Gurel, L. (1968). Cumulative Illness Rating Scale.
                Journal of the American Geriatrics Society, 16, 622–626.

DAS28   Disease Activity Score
                Prevoo, M. L. L., van't Hof, M. A., Kuper, H. H., van Leeuwen, M. A., van de
                Putte, L. B. A. & van Riel, P. L. C. M. (1995). Modified disease activity
                scores that include twenty-eight-joint counts: Development and valida-
                tion in a prospective longitudinal study of patients with rheumatoid ar-
                thritis. *Arthritis & Rheumatism, 38*, 44–48.

D-FI   Dougados Functional Index
                Ruof, J., Sangha, O. & Stucki, G. (1999). Evaluation of a German version of
                the Bath Ankylosing Spondylitis Functional Index (BASFI) and Dou-
                gados functional index (DFI). *Zeitschrift für Rheumatologie, 58*, 218–
                225.

DS-Skala   Depressivitäts-Skala
                Zerssen D. v. & Koeller, D.-M. (1975). *Depressivitäts-Skala, Manual.* Wein-
                heim: Beltz Test.

E-Skala   Fragebogen zur Erfassung von Empathie
                Leibetseder, M., Laireiter, A.-R., Riepler, A. & Köller, T. (2001). E-Skala:
                Fragebogen zur Erfassung von Empathie – Beschreibung und psycho-
                metrische Eigenschaften. *Zeitschrift für Differentielle und Diagnostische
                Psychologie, 22, 70.*

FAW   Fragebogen zum aktuellen körperlichen Wohlbefinden
                Frank, R., Vaitl, D. & Walter, B. (1990). Zur Diagnostik körperlichen Wohl-
                befindens. *Diagnostica, 36*, 33–37.

FBD   Fragebogen zu Alltagsbelastungen bei Diabetes mellitus
                Waadt, S., Duran, G. & Herschbach, P. (1995). Klinische Diagnose psycho-
                sozialer Belastungen: Der Fragebogen zu Alltagsbelastungen bei Dia-
                betes mellitus. In C. W. Kohlmann & B. Kulzer (Hrsg.), *Diabetes und
                Psychologie* (S. 17–33). Bern: Huber.

FEE   Fragebogen zum erinnerten elterlichen Erziehungsverhalten
                Schumacher, J., Eisemann, M. & Brähler, E. (2000). *Fragebogen zum erin-
                nerten elterlichen Erziehungsverhalten (FEE).* Bern: Huber.

FJQ   Fragebogen zu Juckreizqualitäten
                Droge, U., Mautner, V. & Holting, E. (1986). Differenzierung von Pruritus-
                qualitäten. *Der Deutsche Dermatologe, 34*, 919–932.

FPI-R   Freiburger Persönlichkeitsinventar
                Fahrenberg, J., Hampel, R. & Selg, H. (2001). *Das Freiburger Persönlich-
                keitsinventar FPI.* Revidierte Fassung FPI-R und teilweise geänderte
                Fassung FPI-A1 (7. Aufl.). Göttingen: Hogrefe.

FSK   Fragebogen zur Erfassung schmerzbezogener Kontrollüberzeugungen
                Flor, H. (1991). *Psychobiologie des Schmerzes.* Bern: Huber.

FSS   Fragebogen zur Erfassung schmerzbezogener Selbstinstruktionen
                Flor, H. (1991). *Psychobiologie des Schmerzes.* Bern: Huber.

GAT   Grazer Assertivitäts-Test
                Skatsche, R., Brandau, J. & Ruch, W. (1981). *Grazer Assertivitäts-Test.
                G-A-T.* Wien: Dr. Schufried.

GKE	Skala Generalisierte Kompetenzerwartung Schwarzer, R. (1994). Optimistische Kompetenzerwartung. *Diagnostica, 40*, 105–123.
GSES	Generalised Self-Efficacy Scale Schwarzer, R. & Jerusalem, M. (1995) Generalized Self-Efficacy Scale. In J. Weinman, S. Wright & M. Johnson (Eds.), *Measures in health psychology: A user's portfolio, Causal and control beliefs* (pp. 35–37). Windsor: NFER-NELSON.
GT	Gießen-Test Beckmann, D., Brähler, E. & Richter, H.-E. (1991). *Der Gießen-Test (GT)* (4. Auflage). Bern: Huber.
GWB	General Well-Being Schedule Gross, M. (1990) *Psychological General Well-Being Index - deutsche Fassung.* Unveröff. Dissertation, Ludwig-Maximilians-Universität München, Medizinische Fakultät.
HAM-A	Hamilton Anxiety Scale Hamilton, M. (1996). Hamilton Anxiety Scale (HAMA). In CIPS (Hrsg.), *Internationale Skalen für Psychiatrie.* Göttingen: Beltz Test.
HAq	Helping Alliance Questionnaire Bassler, M., Potratz, B. & Krauthauser, H. (1995). Der „Helping Alliance Questionnaire (HAQ)" von Luborsky. *Psychotherapeut, 40,* 23–32.
HHIE	Hearing Handicap Inventory for the Elderly Ventry, I.M. & Weinstein, I.M. (1982). The hearing handicap inventory for the elderly: a new tool. *Ear and Hearing, 3*, 128–134.
HPPQ	Heart Patients Psychological Questionnaire Erdman, R.A., Duivenvoorden, H.J., Verhage, F., Kazemier, M. & Hugenholtz, P.G. (1986). Predictability of beneficial effects in cardiac rehabilitation: a randomized clinical trial of psychosocial variables. *Journal of Cardiopulmonary Rehabilitation, 6*, 206–213.
H-Skala	Hoffnungslosigkeits-Skala Krampen, G. (1979). Hoffnungslosigkeit bei stationären Patienten – ihre Messung mit einem Kurzfragebogen (H-Skala). *Medizinische Psychologie, 5*, 39–49.
HUI 2 & HUI 3	Health Utilities Indices Mark 2 and 3 Furlong, W.J., Feeny, D.H. & Torrance, G.W. (2002). *Health utilities index (HUI) procedures manual.* Ontario: Health Utilities Inc.
IAF	Interaktions-Angst-Fragebogen Becker, P. (1982). *Interaktions-Angst-Fragebogen.* Weinheim: Beltz.
ICED	Index of Co-Existent Disease Greenfield, S., Apolone, G., McNeil, B.J. & Cleary P.D. (1993). The importance of co-existent disease in the occurrence of postoperative complications and one-year recovery in patients undergoing total hip replacement. *Medical Care, 31*, 141–154.
IFS	Impact-on-Family Scale Stein, R.E.K. & Riessman, C.K. (1980). The development of an Impact-on-Family Scale: preliminary findings. *Medical Care, 18*, 465–472.
IIP	Inventar zur Erfassung Interpersonaler Probleme Horowitz, L.M., Strauß, B. & Kordy, H. (2000). *IIP-D, Inventar zur Erfassung interpersonaler Probleme* (2. Auflage). Göttingen: Hogrefe.
IPC	Fragebogen zu Kontrollüberzeugungen Krampen, G. (1981). *IPC-Fragebogen zu Kontrollüberzeugungen.* Göttingen: Hogrefe.

IPS

Inventar zur Persönlichkeitsdiagnostik in Situationen
Schaarschmidt, U. & Fischer, A. (1999). *IPS - Inventar zur Persönlichkeitsdiagnostik in Situationen.* Handanweisung. Frankfurt: Swets & Zeitlinger. (Computerform: Mödling b. Wien: Schuhfried).

ISEL

Interpersonal Support Evaluation List
Cohen, S. & Hoberman, H.M. (1983). Positive events and social supports as buffers of life change stress. *Journal of Applied Social Psychology, 13,* 99–125.

KAS

Katz Adjustment Scale
Katz, M.M. & Lyerly, S.B. (1963). Methods for measuring adjustment and social behaviour in the community: I. Rationale, description, discriminative validity and scale development. *Psychological Reports, 13,* 503–535.

KFT

Keitel-Funktionstest
Keitel W., Hoffmann H., Weber G. & Krieger U. (1971). Ermittlung der prozentualen Funktionsminderung der Gelenke durch einen Bewegungsfunktionstest in der Rheumatologie. *Deutsches Gesundheitswesen, 26,* 1901–1903.

LAST

Lübecker Alkoholabhängigkeits- und -missbrauchs-Screening-Test
Rumpf, H.-J., Hapke, U. & John, U. (2001a). *LAST. Lübecker Alkoholabhängigkeits- und -missbrauchs-Screening-Test.* Manual. Göttingen: Hogrefe.

Lequesne-Index

Lequesne-Index
Ludwig, F.J., Melzer, C., Grimmig, H. & Daalmann, H.H. (2002). Kulturelle Adaptation des Lequesne-Index für Hüft- und Kniegelenkserkrankungen im deutschen Sprachraum. *Rehabilitation, 41,* 249–257.

LES

Life Experiences Survey
Sarason, I.G., Johnson, J.H. & Siegel, J.M. (1978). Assessing the impact of life changes: development of the Life Experiences Survey. *Journal of Consulting and Clinical Psychology, 46,* 932–946.

LOT-R

Life-Orientation-Test
Scheier, M.F. & Carver, C.S. (1985). Optimism, coping, and health: Assessment and implications of generalized outcome expectancies. *Health Psychology, 4,* 219–247.

MISU

Mannheimer Interview zur sozialen Unterstützung
Veiel, H.O.F. (1989). Das Mannheimer Interview zur sozialen Unterstützung: Konstruktion, Erprobung, Anwendungsmöglichkeiten. In M.C. Angermeyer & D. Klusmann (Hrsg.), *Soziales Netzwerk: Ein neues Konzept für die Psychiatrie?* (S. 77–94). Berlin: Springer.

MMG

Multi-Motiv-Gitter
Schmalt, H.-D., Sokolowski, K. & Langens, T.A. (2000). *Das Multi-Motiv-Gitter zur Erfassung von Anschluss, Leistung und Macht - MMG.* Frankfurt: Swets.

MMPI

Minnesota Multiphasic Personality Inventory
Hathaway, S.R. & McKinley, J.C. (2000). *Minnesota Multiphasic Personality Inventory 2* (dt. Bearbeitung von R. Engel). Göttingen: Hogrefe.

NEO-FFI

NEO-Fünf-Faktoren-Inventar
Borkenau, P. & Ostendorf, F. (1993). *NEO-Fünf-Faktoren-Inventar (NEO-FFI) nach Costa und McCrae.* Göttingen: Hogrefe.

ODI

Oswestry Disability Index
Fairbanks, J.C.T. & Pynsent, P.B. (2000). The Oswestry Disability Index. *Spine, 25,* 2940–2953.

PAR-Q | Physical Activity Readiness Questionnaire
Thomas, S., Reading, J. & Shephard, R. J. (1992). Revision of the Physical Activity Readiness Questionnaire (PAR-Q). *Canadian Journal of Sport Sciences, 17*, 338–345.

POMS | Profile of Mood States
Albani, C., Blaser, G., Geyer, M., Schmutzer, G., Brähler, E., Bailer, H. et al. (2005). Überprüfung der Gütekriterien des Fragebogens „Profile of Mood States" (POMS) in einer repräsentativen Bevölkerungsstichprobe. *Psychotherapie, Psychosomatik, Medizinische Psychologie, 55*, 324–330.

PSE | Present State Examination
Cranach, M. v. (1978). *Standardisiertes Verfahren zur Erhebung des Psychopathologischen Befundes - Present State Examination.* Göttingen: Beltz Test.

PSQ | Perceived Stress Questionnaire
Fliege, H., Rose, M., Arck, P., Levenstein, S. & Klapp, B. F. (2001). Validierung des „Perceived Stress Questionnaire" (PSQ) an einer deutschen Stichprobe. *Diagnostica, 47*, 142-152.

PSS | Perceived Stress Scale
Cohen, S., Kamarck, T. & Mermelstein, R. (1983). A global measure of perceived stress. *Journal of Health and Social Behavior, 24,* 385–396.

QWB | Quality of Well Being Scale
Kaplan, R., Ganiats, T., Sieber, W. & Anderson, J. (1996). The Quality of Well-being Scale. *Medical Outcomes Trust Bulletin*, 2–3.

RMQ | Roland-Morris-Skala
Wiesinger, G., Nuhr, M., Quittan, M., Ebenbichler, G., Wölfl, G. & Fialka-Moser, V. (1999). Cross-cultural adaptation of the Roland-Morris Questionnaire for german-speaking patients with low back pain. *Spine, 24,* 1099–1103.

Rosser-Matrix | Rosser-Matrix
Kind, P., Rosser, R. & Williams, A. (1982). Valuation of quality of life. Some psychometric evidence. In M.W. Jones-Lee (Ed.), *The value of life and safety* (p. 159). Amsterdam: North Holland.

SAM | Fragebogen zur Erfassung dispositionaler Selbstaufmerksamkeit
Filipp, S.-H. & Freudenberg, E. (1989). *Der Fragebogen zur Erfassung dispositionaler Selbstaufmerksamkeit* (SAM-Fragebogen). Göttingen: Hogrefe.

SDS | Skalen sozialer Wünschbarkeit
Lück, H. E. & Timaeus, E. (1969). Skalen zur Messung manifester Angst (MAS) und sozialer Wünschbarkeit (SDS-E und SDS-CM). *Diagnostica, 15,* 134–141.

SES | Self-Esteem-Scale
Ferring, D. & Filipp, S.-H. (1996). Messung des Selbstwertgefühls: Befunde zu Reliabilität, Validität und Stabilität der Rosenberg-Skala. *Diagnostica, 42,* 284–292.

SIP | Sickness Impact Profile
Bergner, M., Bobbitt, R. A., Carter, W. B. & Gilson, B. S. (1981). The Sickness Impact Profile: Development and final revision of a health status measure. *Medical Care, 19*, 787–805.

SKID | Strukturiertes Klinisches Interview für DSM-IV
Wittchen, H.-U., Zaudig, M. & Fydrich, T. (1997). *SKID-I und SKID-II. Strukturiertes Klinisches Interview für DSM-IV.* Göttingen: Hogrefe.

SOF
: Significant Other-Fragebogen
Kröner-Herwig, B. (2000). *Rückenschmerz. Fortschritte der Psychotherapie.* Göttingen: Hogrefe.

SOMS
: Screening für Somatoforme Störungen
Rief, W., Hiller, W. & Hauser, J. (1997). *SOMS – Das Screening für Somatoforme Störungen.* Bern: Huber.

SRS
: Stress-Reaktivitäts-Skala
Schulz, P., Jansen, L. J. & Schlotz, W. (2005). Stressreaktivität: Theoretisches Konzept und Messung. *Diagnostica, 51,* 124–133.

SS-Q-6
: Kurzform des Social Support Questionnaire
Muhr, R. & Beham, M. (1992). Der SSQ-6-Items (Kurzform des Social Support Questionnaire nach Sarason). In H. Schattovits (Hrsg.), *Beratung – Soziales Netzwerk, Evaluierung des sozialen Umfeldes von Ratsuchenden in Beratungsstellen* (S. 121–132). Wien: Institut für Ehe und Familie.

STAI
: State-Trait-Anxiety-Scale
Laux, L., Glanzmann, P., Schaffner, P. & Spielberger, C. (1981). *STAI. Das State-Trait-Angstinventar.* Weinheim: Beltz Test.

STAXI
: State-Trait-Ärgerausdrucks-Inventar
Schwenkmezger, P., Hodapp, V. & Spielberger, C. D. (1992). *Das State-Trate-Ärgerausdrucks-Inventar (STAXI).* Bern: Huber.

TIPI
: Trierer Integriertes Persönlichkeitsinventar
Becker, P. (2003). *Trierer Integriertes Persönlichkeitsinventar.* Göttingen: Hogrefe.

UBV
: Fragebogen zum Umgang mit Belastungen im Verlauf
Reicherts, M. & Perrez, M. (1993). *Fragebogen zum Umgang mit Belastungen im Verlauf (UBV).* Göttingen: Hogrefe.

UCLA-LON
: UCLA-Einsamkeitsskala
Quast, S. H. (1986). Deutsche Version der UCLA-Einsamkeitsskala. In R. Schwarzer (Hrsg.), *Skalen zur Befindlichkeit und Persönlichkeit* (Forschungsbericht Nr. 5, S. 164–178). Berlin: Freie Universität, Institut für Psychologie.

U-Fragebogen
: Unsicherheitsfragebogen
Ullrich, R. & de Muynck, R. (1977). *Der Unsicherheitsfragebogen – Testmanual und Anleitung für den Therapeuten Teil II.* München: Pfeiffer.

WHO-5
: Fragebogen zum Wohlbefinden
Bech, P. (2004). Measuring the dimensions of psychological general well-being by the WHO-5. *Quality of Life Newsletter, 32,* 15–16.

Diagnostik für Klinik und Praxis

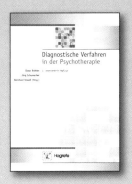
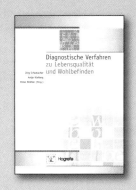
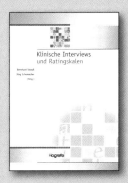
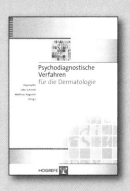
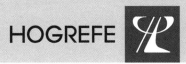

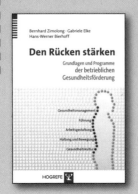
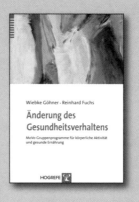
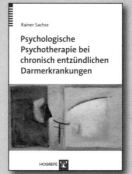
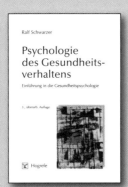
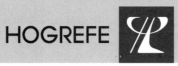